U0359231

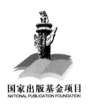
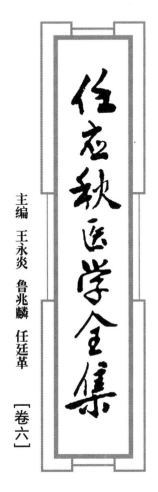

任应秋医学全集

主编　王永炎　鲁兆麟　任廷革

[卷六]

中国中医药出版社

· 北京 ·

图书在版编目（CIP）数据

任应秋医学全集/王永炎，鲁兆麟，任廷革主编．—北京：中国中医药出版社，2015.1

ISBN 978 - 7 -5132 -2115 -3

Ⅰ.①任…　Ⅱ.①王…　②鲁…　③任…　Ⅲ.①中国医药学 - 文集
Ⅳ.①R2 -53

中国版本图书馆 CIP 数据核字（2014）第 253130 号

中 国 中 医 药 出 版 社 出 版
北京市朝阳区北三环东路 28 号易亨大厦 16 层
邮政编码　100013
传真　010 64405750
北京天宇万达印刷有限公司印刷
各地新华书店经销

*

开本 710×1000　1/16　印张 456.75　字数 7600 千字
2015 年 1 月第 1 版　2015 年 1 月第 1 次印刷
书号　ISBN 978 - 7 - 5132 - 2115 - 3

*

定价　1980.00 元（全 12 册）
网址　www.cptcm.com

总目录

中医各家学说研究

中医各家学说

中医专业用

中医各家学说研究

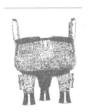

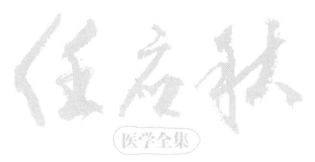

医学全集

中医各家学说

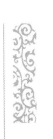

中医专业用　1980年

编写说明

这本是为了适应中医学院设置的"各家学说"课程而编写的。它的目的，主要是在了解历代各个医学流派、医药学家的不同学术见解及其演变与成就。故深入研究"中医各家学说"，对继承发扬祖国医学遗产，具有十分重要的意义。

这本教材初版原名《中医各家学说及医案选》，从宋元明清的医学名家中选出具有代表性的医家二十二人，以系统分析其学术成就为重点，再附列医案印证其学说。这种学术理论和临证经验相结合的编写方法，通过几年的教学经验证明，对于巩固学习成果，以及进一步开辟其钻研的门径，都起到了一定的作用。但是，根据"系统学习，全面掌握，整理提高"的要求，仍是很不够的。因此，在1963年第二版修订时，又增写总论一篇，分别从祖国医学理论体系的形成、各家学说概述、各家学说的演变和发展，以及各家学说对祖国医学的影响等四个方面，做了较有系统的叙述和分析。至于各家学说的具体内容，则在各论中分别叙述。所选医家，自唐至清增为三十九人，附编中还选辑各家原著七十四篇，更名为《中医各家学说讲义》。又经过三年的教学经验证明，效果要比第一版好，主要是内容大大丰富了，对祖国医学所发展的各个流派的基本概念有所加强。惟各医学家仍是分散地存在，所附医家原著，只是按历史顺序排列而已，既嫌杂乱，又缺乏分析，是其所短。

这次改写，主要内容分为上、中、下三编，上编为"医学流派"，分总论、医经学派、经方学派、河间学派、易水学派、伤寒学派、温热学派、汇通学派八大章。中编为"基础理论各家学说"，分脏腑学说、病机学说、诊法学说、治则学说、本草学说、方剂学说六大章。下编为"临床各科各家学说"，分杂病学说、妇科学说、儿科学说、外科学说、眼科学说、喉科学说六大章。

三编共重点介绍了一百〇五个医学家，包括十一个朝代，计战国一人：秦越人。后汉二人：华元化、张仲景。晋代二人：王叔和、皇甫谧。隋代一人：杨上善。唐代二人：王冰、孙思邈。宋代七人：许叔微、庞安时、朱肱、郭雍、寇宗奭、骆龙吉、宋异僧。金代五人：成无己、刘完素、张元素、张从正、李杲。元代六人：朱震亨、王履、王好古、滑寿、罗天益、齐德之。明代二十一人：戴思恭、王肯堂、马莳、吴崑、刘裕德、汪机、缪希雍、王纶、孙一奎、张介宾、虞抟、方有执、李梴、陈实功、刘纯、李中梓、薛立斋、赵献可、吴有性、李时珍、孙文胤。清代五十一人：张璐、张飞畴、喻昌、张遂辰、张志聪、张锡驹、尤在泾、沈朗仲、马元仪、程应旄、吴仪洛、柯琴、徐大椿、钱潢、黄元御、周扬俊、赵学敏、叶桂、沈金鳌、程国彭、薛雪、包诚、武之望、章楠、余霖、高鼓峰、吕留良、董废翁、沈又彭、赵彦辉、汪昂、程知、郑梅涧、戴天章、吴瑭、陈念祖、朱沛文、罗美、石寿棠、陈定泰、王学权、王宏翰、王士雄、姜礼、绮石先生、顾锡、陈根儒、周学海、王清任、傅仁宇、唐宗海。民国七人：丁泽周、陈无咎、曹颖甫、张锡纯、恽树珏、陆彭年、吴棹仙。附医案八十二则，全书约为六十余万字，比二版的内容大大充实了。

为什么要这样改写？一般认为二版教材的总论较好，把历史悠久、内容丰富的祖国医学第一次分析出了几个主要的学术流派，能够清晰地看出祖国医学随着历史的发展而发展的趋势和演变。只是分析还不够深入、还没有抓住每个学术流派的主导思想。更由于叙述较简单，不可能深入了解其内容。这次改写便接受了这一意见，仍保留总论一章，并调整为"祖国医学理论体系的形成""医学流派的创立和发展""学派争鸣在祖国医学发展中的贡献"三部分。同时根据历史发展的史实，突出地叙述了远在战国时期百家争鸣的文化洪流中，医学流派的产生便已逐渐兴起，打破了"医之门户分于金元"之说。其后便按学术流派分章，分别介绍各个流派具有代表性的医学家，充分根据所能掌握的资料进行分析，并尽量注意到各个医学家的师承授受关系，使读者能较清楚地了解各种学说演变的原委及其延续的趋势。

二版教材仅提到了河间、易水、伤寒、温热四个学派，这次改写，增加了医经、经方、汇通三个学派。其中医经学派诸家，对研究《素问》《灵枢》两部古典著作，很有启发作用。特别是中医理论体系的提出，是与医经学派诸家分不开的。经方学派虽久已盛传于医学界，只是人云亦云，它究竟是怎样蔚成的，便很少有介绍。汇通学派虽无甚成就，它毕竟代表了一个时期医学发展的趋势。我们今天提出的"中西医结合"，虽亦为势之必然，毕竟还是在吸取了汇通派的经验教训后才提出来的。因此增写医经、经方、汇通三个学派，绝对不是可有可无，从整个中医学历史的发展来看，不能不补上这几个方面的空白点。

至于各家原著，本书只将其重要内容作为原著者的主要论点，叙述于其学说之中。或者通过某一专题，择其要点把它突出来。例如刘完素的"病机论"，主要是发挥火热为病的主张，便就选其要点，作为他的学说内容来分析，就用不着再附录"病机论"的全文了。张介宾、赵养葵、孙一奎、程知等的有关命火的原著，都集中安排在中编《基础理论各家学说》的"命门说"中，并做了一定的比较分析，这样使读者一望而知祖国医学的命门学说主要有哪几个不同的论点，有助于比较分析的讨论，较之二版教材原封不动地一篇篇作为附录，就要生动得多，同时亦自成系统而有条理了。

基础理论和临床各科两编各个章节的安排，当然也是各有重点的。如基础理论的第一章"脏腑学说"，只分列了"命门说""三焦说""脑说"三个部分。因命门和三焦，是历来争论较多的问题，而关于脑的内容，在典籍中记载得最少，因而便把三个内容列为重点，各选具有代表性的几家汇集起来，略加比较分析，使读者知道这个问题争论的焦点在什么地方，通过这些不同论点，可以启发读者的思考能力。另外，把仅有的几个医学家的"脑说"集中起来，亦可以补充古代典籍之不足，充实了奇恒之腑的内容。临床各科部分，第一章杂病各家学说选列风、劳、臌、膈；第二章妇科各家学说选列经、带、乳、阴；第三章儿科学各家说选列痧疹、惊风等，也都是突出其各科的主要内容而定的。换言之，都是经过有目的的选择而定下来的，并不是信手拈来，随意凑合。正因为如此，所以中下两篇各个章节的内容，仅各自突出其学说的主要论点，不必求其首尾完整，以别于专科书籍的叙述。

对于每个医学家的叙述，先介绍其姓字、里第、出生年代、师承关系以及所有著作等。然后着重介绍其学术思想、主要成就和对祖国医学的影响。至于与医学无甚关系的行状，概不列入。虽有关于医药的活动，但只是一些故事性的描写，非关于学术的议论，亦概从割爱。前者如《宋濂集》中的《丹溪先生墓志》，后者如《北齐书·徐之才传》《周书·姚僧垣传》，《旧唐书》《新唐书》的《孙思邈传》等皆属之。

所有医案，基本是选自二版教材，只有少数是这次新选的。

上、中、下三编共约六十余万字，从现行的一百二十学时的教学计划看来，似显得分量太重一些。但这是高年级的后期课程，目的是要把学生的祖国医学理论水平提高一步，是要从祖国医学的各个方面给学生打开宝库的大门，是要引导学生继续钻研祖国医学循序渐进的途径。因此，内容不能太少，太少了达不到这个目的。至于内容多，时间少，只能提纲挈领地用分析的方法进行讲授，而且要有重点的、有选择性地进行分析，不能按照章节注入。非重点的内容，甚至不分析讲授亦可以。对于高年级的学生应该留一部分内容让他们自行阅读和讨论。各院校教师可按照本单位的具体情况，先做好讲课的计划，某些章节应做重点讲授，某些章节只做概括的分析，某些章节留做学生自行阅读讨论，只要安排好了，仍然可以达到预期的目的。

　　这次编写，是用个人执笔，集体审查的方式进行的。由我写成以后，于1979 年 10 月在成都召开会议，进行审查。出席会议者计有：湖南、云南、辽宁、贵阳、成都、上海、广州、陕西、北京九个中医学院的代表。在会议期间争论最大的问题是：学派的划线，究竟应起自战国，还是断于金元，以及医经、经方学派是否存在的问题。我仍坚持我现在的写法，理由具述于总论中。会议中还提出了许多有益的建议，如：充实总论，各章增加小结和思考题等，都一一采纳照办了。还有一些具体内容的或增或减等问题，由于时间紧迫，只好待诸来日。总之，这本教材的编写，限于个人的水平，存在的问题不少。虽然通过成都会议的审查，所有存在错误的地方，文责均应由个人来承担。希望各兄弟院校教师和从事中医各家学说研究的同志，在教学和研究实践中，不断提出意见，使我有继续进行修订或补充的机会。

北京中医学院　　任应秋

1980 年 1 月于北京

上篇　医学流派

第一章　总　　论

祖国医学中的各个学术流派及其各个医学家的各种学说，是中国医药学伟大宝库的重要组成部分，也是中医理论体系不断发展和不断丰富的反映。那么，研究中医各学术流派、各医家的学说，就首先应该弄清中医理论体系的形成，弄清各医学流派，弄清各医家学说在祖国医学发展中的贡献。这样，才能够对历代医学家的学术成就和经验，全面地进行估价，综合各医学家之所长，正确地进行取舍，更有效地指导临床实践，从而达到发掘、整理、提高的目的。

一、祖国医学理论体系的形成

科学理论的确立，无不是通过反复的生活、生产和科学实践，再从反复认识中得出正确的理性结论。所以祖国医学理论体系也是随着社会的发展，通过历代各医学家在长期与疾病做斗争的医疗实践过程中，不断总结经验，逐步上升为理论知识而形成的。

（一）古代医学流派的传说

远古医药学演变的史迹，在历史文献中可考见者，基本上可分为三个内容：第一，从伏羲制九针的传说，到总结成《黄帝针灸》；第二，由黄帝、岐伯讨论经脉的传说，到总结成《素女脉诀》；第三，由神农氏尝百草的传说，到总结成《神农本草经》。这就是《礼记·曲礼》篇所说的"三世医学"。这充分说明了由于医药文化的不断积累，经诸医学家的著书立说，做成类似总结性的记录，终于形成医学科学的文化。近代谢利恒氏对此颇有解说：

"吾国医学之兴，遐哉尚矣。《曲礼》：医不三世，不服其药。孔疏引旧说云：三世者，一曰《黄帝针灸》，二曰《神农本草》，三曰《素女脉诀》，又云《天子脉诀》。此盖中国医学最古之派别也。其书之传于后世者，若《灵枢经》则《黄帝针灸》一派也；若《本经》则《神农本草》一派也；若《难经》则《素女脉诀》一派也。其笔之于书，盖亦在周秦之际，皆专门学者所为也。《针灸》之有黄帝，《本草》之有神农，《脉诀》之有素女，犹之仲尼所祖述之尧舜，宪章之文武也；其笔之于书之人，则祖述宪章之仲尼也。其传承派别可以推见者，华元化为《黄帝针灸》一派，仲景为《神农本草》一派，秦越人为《素女脉诀》一派。仲景之师，元化之弟子，皆著见于载籍。《史记·扁鹊列传》载其所治诸人，多非同时，或疑史公好奇，不衷于实，不知扁鹊二字，乃治此一派医学者之通称，秦越人则其中之一人耳。此其各有师承，犹两汉之经师也。特医学之显，不及儒术，故其传授世次，不可得而考耳。其中绝不知何时，然亦必当汉魏之际，故后此治医学者，若皇甫士安，若陶弘景，皆无复口说可承，而徒求之于简编也。其搜讨掇拾之功最巨者，于隋则有巢元方，于唐则有孙思邈、王焘，此医家义疏之学也。北宋以后，新说渐兴，至金元而大盛，张、刘、朱、李之各创一说，竞排古方，犹儒家之有程、朱、陆、王[1]，异于汉而又自相歧也。至明末而复古之风渐启，清代医家多承之，则犹儒家之有汉学矣。"[2]

谢氏之论，说明了五个问题：根据孔疏《曲礼》所云，祖国医学很早就是分成《黄帝针灸》《神农本草》《素女脉诀》三个流派不断发展的，此其一。学术流派的传承授受，周秦迄两汉之际，尚有可推见者，此其二。汉魏以后，医家的传授世次虽然中绝，对于医籍简编的缀辑仍大有人在，使医学得以延续发展，此其三。北宋以至金元，学派争鸣的风尚又起，颇多新说的创立，此其四。明清以降，多以治汉学的方法研究医学，对传统医学理论的深入探讨，亦甚有所建树，此其五。于此可知祖国医药学术的发展，向来不是孤立的存在，而是随着社会的变革，整个文化的进步而推进的。所以春秋战国时期，诸子蜂起，儒家、墨家、道家、名家、法家、农家、杂家、阴阳家等各种学术流派，各自立说争鸣，竟汇成丰富多彩的中华民族的文化，医家当然亦是组成这股文化洪流的一个分支，而且是较重要的一个支流。

（二）理论体系的确立

祖国医学在漫长的历史发展过程中，之所以一直起着指导临床的作用，就是由于它具有独特的理论体系。如脏腑、经络、病因、病机、诊法、辨证、治则、方药、针灸、摄生等学说，都属于中医理论体系的组成部分。其中最可贵的，是它在阐述这些学说的时候，均贯穿着古代朴素的唯物辩证法思想。首先是它们承认世界是物质的，《素问·四气调神大论》一而再地指出：

"天地俱生，万物以荣。"

"万物不失，生命不竭。"

"与万物沉浮于生长之门。"

所谓万物，即是说世界的一切无一不是物质，这里还包括了人类本身。所以《宝命全形论》又说：

"天覆地载，万物悉备，莫贵于人。"

意思是说，人固为万物之一，但它在万物中是最可贵的。辩证唯物论指出，承认世界的物质性，是一切科学研究的前提。而人类对世界的物质性的认识，到春秋战国时期，随着生产力和自然知识的发展，逐渐普遍起来，而祖国医学在当时对于这一认识，是居于领先地位的。它不仅认识到构成世界的是物质，而且还以气为物质的最基本单位。《天元纪大论》说：

"在天为气，在地成形，形气相感，而化生万物矣。"

很清楚，古代医学家们把气看成是一切物质的基础。物质是否连续，是哲学史的一个有争论的问题，而《素问》作者把物质当成是连续的气与不连续的形的统一，便把祖国医学的基本理论建立在朴素唯物主义的基础上了。

其次，古代医学家们认识到物质是变化无穷尽的。世界既充满着无限数量的物质，因而世界的变化，就是物质的变化。故《素问·天元纪大论》说：

"物生谓之化，物极谓之变。"

《六微旨大论》又做进一步的解释说：

"物之生，从于化；物之极，由乎变，变化之相搏，成败之所由。"

物质世界的变化是极其复杂的，但古代医家提出了两点：第一，物质的变化是可以认识的，故《灵枢·五音五味》篇既谓"孰能明万物之精"，《逆顺肥瘦》篇又说："将审察于物而心生。"物质的运动虽极精微，但是可以通过明察和大脑的加工，把它反映出来，这就是"心生"。第二，物质的变化是有规律的。故《素问·至真要大论》说："物化之常"。常，就是规律的意思。

又其次藉阴阳五行说以说明事物的对立统一规律和整体观念。范文澜《中国通史简编》说：

"《周易》讲阴阳，《洪范》讲五行，原来是解释宇宙的两种不同的哲学思想。阴阳是朴素的辩证法，五行是朴素的唯物论。"

古代医家首先吸取了阴阳学说，用以阐明医学中的对立统一规律。如《素问·金匮真言论》说：

"夫言人之阴阳，则外为阳，内为阴。言人身之阴阳，则背为阳，腹为阴。言人身之脏腑中阴阳，则脏者为阴，腑者为阳。肝心脾肺肾五脏皆为阴，胆胃大肠小肠膀胱三焦六腑皆为阳。"

总之，可以说人体本身就是一个阴阳对立统一体。但是，阴阳的对立是相对的，而不是绝对的，因而在区分为阴阳的两个方面，还可以对这两个方面进行分析，继续找出它们各自包含的阴阳矛盾。所以《金匮真言论》又说：

"阴中有阳，阳中有阴，平旦至日中，天之阳，阳中之阳也；日中至黄昏，天之阳，阳中之阴也；合夜至鸡鸣，天之阴，阴中之阴也；鸡鸣至平旦，天之阴，阴中之阳也。"

事物的运动，总是存在着平衡和不平衡的两种状态。没有平衡，事物就不可能有一定的质的规定性；没有不平衡，矛盾统一体就不会破裂，一事物就不能转化为他事物。古代医家对于这一理论也是用阴阳说来阐发的。《生气通天论》说：

"阴平阳秘，精神乃治；阴阳离决，精气乃绝。"

前者是阴阳的平衡性，后者是阴阳的不平衡性。又《调经论》说：

"阴阳匀平，以充其形，九候若一，命曰平人。"

这是阴阳的平衡性。《阴阳应象大论》说：

"阴胜则阳病，阳胜则阴病，阳胜则热，阴胜则寒。"

这是阴阳的不平衡性。所以治病的手段，主要就是在调治机体阴阳的不平衡性。即《阴阳应象大论》所谓：

"审其阴阳，以别柔刚，阳病治阴，阴病治阳，定其血气，各守其乡。"

阴与阳的对立统一，不仅相互依存，而且还互为转化。《灵枢·论疾诊尺》说：

"四时之变，寒暑之胜，重阴必阳，重阳必阴。故阴主寒，阳主热，故寒甚则热，热甚则寒，故曰寒生热，热生寒，此阴阳之变也。"

所谓"重阴必阳，重阳必阴"，就是阴阳所代表的事物发展到一定程度，必然要向相反的方面转化。当然，事物的转化是必须具备一定的条件的，如重阴重阳的"重"，寒甚热甚的"甚"，都应该是条件。不论阴阳寒热任何一方面，还没有达到"重"或"甚"的程度，便不可能向相反的一方面转化。说明阴阳矛盾的转化是必以一方发展到一定的必要程度为前提的。

阴阳固然是一对矛盾，但却有主次之分。《素问·生气通天论》说：

"凡阴阳之要，阳密乃固，两者不和，若春无秋，若冬无夏，因而和之，是谓圣度，故阳强不能密，阴气乃绝。"

这充分说明了人体内部阴阳矛盾之中，是以阳气一方为主要矛盾的，所以在同一篇里更形象地强调说：

"阳气者若天与日，失其所则折寿而不彰，故天运当以日光明。"

意思是，要正确处理好人体阴阳的矛盾关系，首先要保护阳气，使其能够致密，起到护卫和调节机体的作用，这是使身体强健的关键。如果阳气不足，便会"若冬无夏""折寿而不彰"，不能维系生命的存在。或者阳气过于亢盛，则发泄太过，不能致密，便会导致"若春无秋""阴气乃绝"。这表明在阴阳矛盾中，阳是主要方面，阴处于次要从属地位。

古代医家同时亦吸取了五行学说来说明医学中的整体观念。首先是从唯物主义的立场，明确地把五行当作宇宙的普遍规律提出来了。《灵枢·阴阳二十五人》说：

"天地之间，六合之内，不离于五，人亦应之。"

五即五行。《内经》作者认为世界上任何事物，不论天上的、地下的，都是按照五行的法则运动来变化的。《素问·天元纪大论》说：

"木、火、土、金、水，地之阴阳也，生、长、化、收、藏下应之。"

木生火，火生土，土生金，金生水，水生木，这是五行相生的运动规律。它表现在一年的五个季节里，春木主生发，夏火主壮长，长夏土主变化，秋金主敛降，冬水主收藏。这生、长、化、收、藏，就是五行相互资生的具体表观。又《宝命全形论》说：

"木得金而伐，火得水而灭，土得木而达，金得火而缺，水得土而绝。万物尽然，不可胜竭。"

金克木，水克火，木克土，火克金，土克水，这是五行相克的运动规律。所谓"万物尽然，不可胜竭"，就是说任何事物的内部，都具有属金、属木、属火、属土、属水的五个方面，它们之间具有相生相克的固定关系，这是一种相对稳定的有规律的结构联系。根据五行说的要求，单独认识五行中的某一行，或仅仅认识某两行之间的关系是不够的，必须全面地研究事物所包含的这五个方面及其相互关系，才能把握事物的本质和运动规律。因此，用五行的观点分析事物，也就不自觉地体现了从事物内部的结构关系及其整体上把握事物的思想。

自然界的运动在直观形式上大量地呈现周期性的循环，这给古代医家们留下了深刻的印象，于是他们便采用五行说来探索自然界和人体中循环式动态平衡的规律性。所以《六节藏象论》说：

"五运之始，如环无端。"

认为事物内部结构的五个方面之间的相生相克关系，造成了事物正常的循环运动。其相生关系为：木生火，火生土，土生金，金生水，水生木。其相克关系为：木克土，火克金，土克水，金克木，水克火。由此可以看出五行结构中每一行都与其他四行发生一定联系。从相生看，有"生我"和"我生"两种关系。从相克看，又有"我克"和"克我"两种关系。这就表明在五行系统中各个部分不是孤立的，而是密切相关的。每一部分的变化，必然影响着其他所有部分的状态，同受五行整体的影响和制约。因而任何一部分状态都反映着所有其他部分和系统整体的情况。任何部分之间，由于总有相生相克的关系，所以是不平衡的，从而处于运动之中。然而就五行整体看，生和克却在总和中表现出相对的平衡。五行中的每一行，由于既生它，又被生；既克它，又被克，在总体上也呈现出动态均势。可见五行所达到的平衡，不是绝对的静止，而是建立在运动的基础之上。同时认为这种运动是周而复始的循环，它对于事物的正常生化，又是必不可少的条件，故张介宾在《类经图翼》里说：

> "造化之机，不可无生，亦不可无制。无生则发育无由，无制则亢而为害。生克循环，运行不息，而天地之道，斯无穷已。"[3]

这就比较充分地阐明了五行相生相克的意义。

总之，古代医学家们应用五行说于医学中，促使人们从系统结构观点观察人体，有助于比较辩证地认识人体局部与局部、局部与整体之间的有机联系，以及人体与生活环境的统一。整体观念是祖国医学的一个基本特点，五行学说的应用，加强了祖国医学关于人体是一个统一整体的论证。祖国医学所采用的整体系统方法，在五行说的帮助下，得到了进一步的加强和系统化。

但是，阴阳说的范畴和唯物辩证法所说的矛盾范畴有着本质的区别。矛盾范畴对于各对立面的性质除了指出它的对立统一外，不加任何其他限定。而阴阳却包含着一定的具体内容。对于对立面双方的性质做了某种限定的概括。矛盾范畴是对世界上一切具体矛盾现象的最抽象、最一般的概括，所以它比阴阳说所概括的内容要广阔得多，阴阳仅是矛盾中的一类而已。五行说把整个世界看作是大大小小的系统整体，并且在某种固定的简单的数字排列中，在特殊的物质属性（木火土金水）和特殊的关系（相生相克）中，去寻找系统整体普遍适用的一般结构模型，这只能在一个很狭小的范围内说明事物的某些关系，而不能更科学地更深刻地揭示系统结构的本质联系和一般规律。因此，它的内涵虽具有唯物辩证法因素，毕竟还是较朴素的。

二、医学流派的创立和发展

由于中国早期的社会变化比较急剧，各种学术文化的创立和发展，亦比较迅速，各种学术专门家以及各个学术流派，远在春秋战国时期便相继出现了，下面引用几段范文澜《中国通史简编》的资料来说明这一历史事实。

> "郑国子产创法家，齐国孙武创兵家，鲁国孔丘创儒家，重要学派除了道家，东周后半期都创始了。基本原因就在于东周社会由于兼并战争而发生大变化。宗族制度在破坏，家族制度在兴起。在兴起的经济基础上，反映出创造性的学术思想。"[4]

> "战国时韩国有著名法家申不害、韩非（韩灭郑后，郑韩合一），因为郑

国社会在东周时期变化最大，法家学派正是代表商人和新兴地主利益的学派，郑国成为法家学派的中心产地，不是偶然的，而子产则是法家学派的创始人。"[5]

"古来文化积累至战国，经诸子百家著书立说，作成类似总结的记录。儒墨道三大学派主要是论述社会方面的知识，三大学派以外，诸子百家中还记载不少关于自然的社会的知识，这些知识，或有书流传，或仅存书名，或偶见征引，虽然残缺不全，一般文化状况大体可以推见。"[6]

紧接着这一节的后面，作者列举天文历算学、地理学、医学、农学、制器技术、军事学、艺术等在当时的成就，竟形成多面性的战国文化。特别是关于医学的成就，作者在这里叙述特详，照录如下：

"医学从巫术开始。刘向《说苑》说上古有人名叫苗父，向北诵十字咒，轻重病立即平复。这个苗父就是苗黎族的巫师。巫治病主要是用祈祷禁咒术，但也逐渐用些酒、草等药物。《山海经·大荒西经》有灵山，说巫咸、巫彭等十巫，往来灵山采百药。咸、彭是商朝名巫，大概他们开始兼用草药。东周时医与巫分业，医专用药治病。鲁国上卿季康子曾送孔子一服药，孔子说，我不懂药性，不敢尝试。《孟子·滕文公篇》引《尚书》说：'如果吃了药，病人不昏闷，病不会好。'可见医生用药，病人服药，都带有冒险性。因之国君饮药，要臣先尝；父母饮药，要子先尝，免得病人遭危险。许悼公患疟疾，太子许止没有先尝药，许悼公被药毒死了，许止哭泣一年也死了。《礼记·曲礼》说：'医不三世，不服其药。'《左传》定公十三年载齐大夫高疆说：'三折肱知为良医'，这都是说经验的重要。战国初李悝计算一个普通农民家庭的用费，其中包括疾病费，这是宗族制度破坏后，民间也有了医生，从此治病经验愈益增多了。战国时医学就在这个基础上发展起来。

战国时著名医生有号称扁鹊（相传黄帝时有扁鹊）的齐国秦越人。扁鹊是一个民间医生，他发明脉理，能望色、听声，写（观）形，知病轻重。他周游各国大都市间行医；到赵都邯郸，俗重妇人，就做带下医（妇科）；到周都洛阳，俗尊老人，就做耳目病医；到秦都咸阳，俗爱小儿，就做小儿医。秦国太医官李醯自知技术不如，使人刺杀扁鹊。《史记》为良医立传，扁鹊居首，是有理由的。扁鹊明确地反对巫术，说病有六种不可治，'信巫不信医'，就是不可治的一种。扁鹊著《难经》，用人体解剖来阐明脉理和病理，完全脱离了鬼神迷信的影响。巫医分业以后，扁鹊是总结医学经验的第一人，又是切脉治病的创始人。

战国医学家托名黄帝，作《内经》十八卷，现存《素问》《灵枢》，就是《内经》的残余。《素问》谈病理，《灵枢》又名《针经》，治病用针灸。《灵枢·经水》篇说：'其（病人）死可解剖而视之。'战国医学家知道从解剖求病理，确是找到了发展医学的道路，不过当时的解剖术很粗疏，要说明病理，不得不采取阴阳五行说。

《周礼·天官》冢宰属官有医师（大医生）、食医（掌调饮食）、疾医（内科）、疡医（外科），又有兽医，这是官医的分类。《汉书·艺文志》分方技为四类：有医经类，总论医理；有经方类，包括内科、妇科、小儿科、狂颠病科所用药方及食物宜忌；有房中类，说是调节情欲以求寿考；有神仙类，包括步引（体操）、按摩、芝菌（不死药）、黄冶（炼丹砂为黄金）等长生法。上述方技四类，前两类属医学，后二类多是方士欺人邪术，《汉志》总称为方技，从巫术分出的医学，又被方士邪术混淆了。"[7]

以上资料，说明了两个问题，第一，中国文化的学术流派，远在春秋战国时期，随着社会的变革，文化的积累，便逐渐成长和发展起来。第二，战国时期已经出现了扁鹊等著名的大医学家，并出现了托名黄帝，带有总结性的医学巨著《内经》，这时产生医学流派，是理所当然的。

或谓凡一学派之成立，必有其内在的联系，否则，便无学派之可言。此说诚是也。所谓内在联系，不外两端：一者，师门授受，或亲炙，或私淑，各承其说而光大之。一者，学术见解之不一致，各张其立说，影响于人。斯二者，祖国医学于春秋战国之际，均已见其端倪矣。就师承言，《史记·扁鹊仓公列传》略谓：

"扁鹊者，勃海郡郑（当作鄚）人也。姓秦氏，名越人，少时为舍长，舍客长桑君过，扁鹊独奇之，常谨遇之。长桑君亦知扁鹊非常人也，出入十余年，乃呼扁鹊私坐，间与语曰：我有禁方，年老欲传与公，公毋泄。扁鹊曰：敬诺。乃出其怀中药予扁鹊：饮是以上池之水，三十日当知物矣。乃悉取其禁方书尽与扁鹊。忽然不见，殆非人也。扁鹊以其言饮药三十日，视见垣一方人，以此视病，尽见五脏癥结，特以诊脉为名耳。"

扁鹊的医术授自长桑君，而扁鹊的学生，又有子阳、子豹二人，均见于传中。

据《说苑》的记载，还有子容、子明、子越、子游、阳仪诸人。至于太仓公医学的渊源呢，《史记·扁鹊仓公列传》说：

"太仓公者，齐太仓长，临菑人也，姓淳于氏，名意。少而喜医方术。高后八年，更受师同郡元里公乘阳庆。庆年七十余，无子，使意尽去其故方，更悉以禁方予之，传黄帝、扁鹊之脉书，五色诊病，知人死生，决嫌疑，定可治，及药论，甚精。受之三年，为人治病，决死生多验。"

传中同时还提到，阳庆曾给淳于意以《脉书》《上下经》《五色诊》《奇咳术》《揆度阴阳》《外变》《药论》《石神》《接阴阳》等禁书，也就是秘而不传的医书。淳于意在未师事阳庆前，曾先学医于公孙光，而且是由于公孙光的先容，才认识阳庆而师事之的。淳于意的学生，先后有宋邑、高期、王禹、冯信、杜信、唐安等。以上说明祖国医学的师承脉络，自周迄汉，尚有足资征信的。

至于学术见解之不一致，各有发挥，在古医经中屡见不鲜。例如《难经·三十六难》云：

"脏各有一耳，肾独有两者何也？然，肾两者，非皆肾也，其左者为肾，右者为命门，命门者，谓精神之所舍，原气之所系也，男子以藏精，女子以系胞，故知肾有一也。"

这一以右肾为命门之说，便与《内经》大相径庭。《内经》言命门之处凡三：二见于《灵枢》，一见于《素问》。《根结》篇云：

"太阳根于至阴，结于命门，命门者，目也。"

《卫气》篇云：

"足太阳之本，在跟以上五寸中，标在两络命门，命门者，目也。"

以上为《灵枢》的两说。又《素问·阴阳离合论》云：

"太阳根起于至阴，结于命门，命曰阴中之阳。"（王冰注云：命门者，藏精光照之所，则两目也。）

可见《内经》三处所言的命门，都是指两目，而非指右肾，则右肾为命门之说，是越人另有师承矣。又《三十七难》云：

"邪在六腑，则阳脉不和，阳脉不和，则气留之。气留之，则阳脉盛矣。邪在五脏，则阴脉不和，阴脉不和，则血留之，血留之，则阴脉盛矣。阴气太盛，则阳气不得相营也，故曰格。阳气太盛，则阴气不得相营也，故曰关。

任应秋 医学全集

阴阳俱盛，不得相营也，故曰关格。关格者，不得尽其命而死矣。"

关格之说，本出于《灵枢·脉度》篇，只是格与关互为倒易。《脉度》篇说：

"阴气太盛，则阳气不能荣也，故曰关。阳气太盛，则阴气不能荣也，故曰格。"

《素问·六节藏象论》亦说：

"人迎四盛以上为格阳，寸口四盛以上为关阴。"

《灵枢·终始》和《灵枢·禁服》与《素问》同样叫作格阳关阴，未曾有阴盛为格，阳盛为关之说。是关格之义，越人亦另有师承矣。又《二十五难》说：

"心主与三焦为表里，俱有名而无形。"

但《灵枢·本输》篇云：

"三焦者，中渎之府也，水道出焉。"

又《灵枢·本藏》篇云：

"密理厚皮者，三焦膀胱厚；粗理薄皮者，三焦膀胱薄；疏腠理者，三焦膀胱缓；皮急而无毫毛者，三焦膀胱急；毫毛美而粗者，三焦膀胱直；稀毫毛者，三焦膀胱结也。"

三焦既为中渎之府，水所从出之道，而本身又有厚、薄、缓、急、直、结的区分，则三焦明明为有形之物无疑，而越人却谓为"有名无形"，是其又别有师承矣。看来，越人与《灵枢》《素问》之说多有所异者，正是其学术观点之各有别耳。徐大椿叙《难经经释》有云：

"自古言医者，皆祖《内经》，而《内经》之学，至汉而分。仓公氏以诊胜，仲景以方胜，华佗氏以针灸杂法胜，虽皆不离乎《内经》，而师承各别。逮晋唐以后，则支流愈分，徒讲乎医之术，而不讲乎医之道，则去圣远矣。惟《难经》则悉本《内经》之语，而敷畅其义，圣学之传，惟此为得其宗。然窃有疑焉。其说有即以经文为释者，有悖经文而为释者，有颠倒经文以为释者。夫苟如他书之别有师承，则人自立说，源流莫考，即使与古圣之说大悖，亦无从而证其是非。若即本《内经》之文以释《内经》，则《内经》具在也，以经证经，而是非显然矣。然此书之垂已二千余年，注者不下数十家，皆不敢有异议，其间有大可疑者，且多曲为解释，并他书之是者反疑之，则岂前人皆无识乎？殆非也。盖经学之不讲久矣，惟知溯流以寻源，源不得，则中道而止，未尝从源以及流也。故以《难经》视《难经》，则《难经》自无可议；以《内经》之义疏视《难经》，则《难经》正多疵也。余始也，盖尝崇信而佩习之，习之久而渐疑其或非，更习之久而信己之必是。非信己也，信乎《难经》之必不可违乎《内经》也。于是本其发难之情，先为申述《内经》本意，素其条理，随文诠释，既乃别其异同，辨其是否，其间有殊法异议，其说不本于《内经》，而与《内经》相发明者，此则另有师承，又不得执《内经》而议其可否。"

徐大椿这番议论，旨在尊《内经》而抑《难经》，厚古薄今，这一点是不足为训的。但他最后说到"其说不本于《内经》，而与《内经》相发明者，此则别有师承"。这一点还是正确的，正因为越人别有师承，所以"有悖经文而为释者，有颠倒经文以为释者"。这正是百家争鸣，各抒己见，并不是什么"颠倒经文"或"悖经文"的问题。说明越人在当时在某些医学问题上，确是一位与《内经》具有不同见解，而另立一个学派的大医学家。不仅此也，同一《内经》中的三阴三阳名义，而所指亦各有不同。周学海《读医随笔》云：

"以人身前后两侧之表里分三阴三阳者，是固常说，熟于人口者也。又有以人身之形层分三阴三阳者，又有以人之身形分三阴三阳者。且也，少阳为一阳，厥阴为一阴；阳明为二阳，少阴为二阴；太阳为三阳，太阴为三阴。三阳为极表，一阴为极里，数由一而至三，即由里而达表也。而脉象之三阴三阳，其表里名义，则又不同。《素问》曰：鼓一阳曰钩，鼓一阴曰毛。夫钩毛皆浮之象也，而曰一阴一阳，是以一为极外矣。鼓者，谓脉之来而应指也。其脉来见于浮分，而其气属阳者，钩之脉也；脉来见于浮分，而其气属阴者，毛之脉也。气属阳者，来盛去衰也；气属阴者，来衰去盛，所谓秋日下肤，蛰虫将去也。由此推之，脉见中分，其来盛者，谓之二阳；其去盛者，谓之二阴可知矣。脉见于沉分，其来盛者，谓之三阳；其去盛者，谓之三阴可知矣。明于斯义，则知一阳结谓之隔，决非手足少阳也；二阳结谓之消，决非手足阳明也；三阴三阳结谓之喉痹，决非太阴太阳也。"[8]

在七篇大论中，还有五运的三阴三阳，六气的三阴三阳，为什么三阴三阳有种种不同的说法呢？此无他，《内经》本非一人所作，而是综合多数医学家的产物，宜其百家争鸣，其说不一矣。据现存的《素问》来看，其中采用了二十多种古医经，甚至可以说这些古医经，也就是《素问》成书的基础。这些古医经的名称是：《五色》《脉变》《揆度》《奇恒》《九针》《针经》《热论》《上经》《下经》《阴阳》《从容》《脉经》《脉法》《脉要》《形法》《本病》《阴阳十二官相使》《金匮》《太始天元册文》《大要》《刺法》。除此而外，《素问》里还引用不少《灵枢》的内容。还有多处称经、称论，尚不知其出处的。当时既有这样多的古医经存在，难道还不足以形成学派吗？因此说，《汉书·艺文志》称古代有医经七家，计：《扁鹊内经》《扁鹊外经》《白氏内经》《白氏外经》《白氏旁篇》《黄帝内经》《黄帝外经》，凡二百十六卷。经方十一家，计：《妇人婴儿方》《五脏六腑痹十二病方》《五脏六腑疝十六病方》《五脏六腑瘅十二病方》《风寒热十六病方》《泰始黄帝扁鹊俞拊方》《五脏伤中十一病方》《客疾五脏狂颠病方》《汤液经法》《神农黄帝食禁》《金创疭瘛方》，凡二百七十四卷。这只是粗略而言，只是就现存之目录而言，揆诸实际，应该是远不止此。而其所谓医经家、经方家，实即医经流派、经方流派之称，就当时文化学术的迅速发展来看，这是完全可能的。故谢利恒氏论《上古医派》云：

> "针灸始于黄帝，本草肇自神农，脉诀传之素女，此以言乎其托始之时耳。至按其学术之性质而为之分类，则为医经、经方二家。医经犹今言医学，经方犹今言药学也。《神农本草》当属经方家；《针灸》《脉诀》，则同属医经。其书之传最古者，在医经当推《黄帝内经》，《汉志》作十八篇，皇甫谧以《素问》《针经》各九卷当之。所谓《针经》，当与今《灵枢》相出入，《素问》则即今本也。"[9]

谢氏认为针灸、本草、脉诀，是医学发展较早的三大流派，所以称为"上古医派"。从医学科学发展的过程来看，总是先有医疗实践，然后总结上升为理论。针灸、本草，为医疗实践之所最需，研习之者较众，师徒授受，陈陈相因，可能最早形成流派，亦为势之所必至。经过反复的医疗实践，逐渐注意于疾病的临床诊断，切脉之学因之以兴，渐而习脉诀者亦日广，而为形成流派之阶。医疗实践的日益丰富，医学理论必然日益提高，特别是对基础医学理论的研究，必然要迫不及待地提到日程上来，积之既久，便由原来的针灸、本草、脉诀三大流派，演变而成医经和经方两大流派了。因针灸直接作用于经脉，故谢氏称："针灸脉诀，同属医经。"《灵枢》之称《针经》，《难经》之以脉法和经络为主要内容，均足以为证。本草一派，便演变而为经方，由单味药草进而为复方的研究，这是药学理论的很大提高。《汉书·艺文志》叙医经七家说：

> "医经者，原人血脉、经络、骨髓、阴阳、表里，以起百病之本，死生之分，而用度针石汤火所施，调百药齐和之所宜，至齐之得，犹慈石取铁，以物相使。拙者失理，以愈为剧，以生为死。"[10]

看来医经一派所研究者，多属于基础理论的范畴，医经诸家虽亡，仅就现存的《黄帝内经》进行探讨，仍不失为中医基础理论的渊薮也。《汉志》复叙经方十一家云：

> "经方者，本草石之寒温，量疾病之浅深，假药味之滋，因气感之宜，辨五苦六辛，致水火之齐，以通闭解结，反之于平。及失其宜者，以热益热，以寒增寒，精气内伤，不见于外，是所独失也。故谚曰：'有病不治，常得中医'。"[11]

经方，即经验方也。富有经验之方，其疗效必高，故为历代医家所重视。祖国医学这个宝库中，所存经验方之多，除散失者不计外，尚无一确切的数字。惟自仲景方为世所尊以后，所谓的经方派，实指经论（即《伤寒论》）方而言，经验方的概念便不复存在了。

金元以后，主要的医学流派，分别从南北两方崛起。崛起于北方者，河间学派与易水学派是也。崛起于南方者，伤寒学派与温热学派是也。北方的河间和易水两大学派，都是以探讨病变的机理为主要课题的。河间一派着重探讨六淫病机，而突出对火热的研究，不仅在当时提高了对火热病的疗效，而且为后起的温热学派奠定了基础。易水一派着重探讨脏腑病机，开始仅对脏腑的一般虚损问题，做了一些研究，以后便逐渐发展成为专题研究，如李杲的《脾胃论》，赵献可的"命门说"，张介宾的《大宝论》等都是，这对脏腑方面的病理分析，有了大幅度提高。南方的伤寒和温热两大学派，都是以研究辨证论治为主要课题的。伤寒一派，由探讨外感的辨证，渐发展至对内伤的辨证。也可以说是由对伤寒的辨证，渐及于对杂病的辨证。其辨证的认识，也是多方面的，有从经脉来认识的，有从立法来认识的，有从方证来认识的。由于辨证认识的提高，也就是对病理变化认识的提高。温热一派，开始对热病的认识，只是简单地从表里分证，渐进而提出温热邪在募原。不仅是单一的表和里，而是较复杂的表里分传，渐进而提出"卫之后方言气，营之后方言血"的卫气营血辨证，渐进而提出三焦辨证，这对于热性病辨证的认识，可说已达到新的高度。

自明代西洋医学输入之后，医学家中的有识之士，便开始接受西说，进而提出汇通论者，大有人在，渐形成汇通论一派。他们虽为历史条件所限，汇而未通，成就不大，但确为今日倡言中西医结合的先声。

三、学派争鸣在祖国医学发展中的贡献

综上所述，由于历代医学家的不断产生，各个不同学术流派的形成，在学术上进行百家争鸣，也就促使祖国医学的不断发展，在医药学术的领域内开辟了广阔的园地，而且一批又一批地取得了丰硕的劳动成果，筛选出来了一些优良的种子。它不仅在我国整个医学史上写下了光辉的一页，在我国文化事业上留下了宝贵的遗产，而且也为世界医学的发展，充实了丰富的学术内容。

由于我国的文化发展历史较为悠久，所以我国医药学术的发展，也具有较完整的传统特点，乃至近代，它仍然具有自成的体系。说明这一理论体系，是经历了历史的反复检验，不断地得到充实和提高，逐步成长和完整起来的。这既是祖国医学科学性的历史见证，也是各个学派、各个医家共同努力所得来的丰硕成果。

即以医经一派对祖国医学理论体系的不断完善所做出的努力而论，也是很不平凡的。周秦之际，许多医学家，根据当时既存的文献进行整理，终于写出带有总结性的《内经》《外经》等多种典籍，虽然大多数都亡佚了，然以仅存的《黄帝内经》两个八十一篇而论，已将医学中的基础理论囊括无遗，内容是十分丰富的，但究竟还没有明确地形成体系。经隋代医学家杨上善的一番整理，把它分成阴阳、人合、藏象、经络、腧穴、身度、营卫气、病机、气论、风论、邪论、伤寒、杂病、诊候、摄生、设方、补泻、针刺十八类后，可说这是理论体系的初步提出。元代医经家滑伯仁又约之而为阴阳、运气、藏象、经络、病机、标本、色诊、脉要、治则、针刺、摄生十一

类[12]。明代徐春圃分为十二类，较之滑氏，有骨空、色诊、无色脉，其余皆同[13]。李念莪进一步约之为八类，与徐春圃相较，无运气、骨空、标本、色诊、针刺，而多色脉，其余皆同[14]。张介宾又扩之而为十二类，基本同于滑伯仁，只是有气味，无脉要之别而已[15]。到了清代，薛雪又约之为阴阳、藏象、经络、病机、标本、色脉、治则、气味、摄生九类[16]。汪讱庵分为八类，与薛雪相较，有运气、生死、诊候、脉要，无阴阳、标本、色脉、气味、摄生，其余同[17]。陈念祖又分为十类，基本同于汪讱庵，只是多了色诊、摄生而已[18]。沈尧封的分类最简，仅为平、病、诊、治四集[19]，也就是相当于脏腑、病机、诊法、治则，这确是中医理论体系中最主要的四个方面。兹将诸家的繁简分类列表如下：

时代	书名	阴阳	人合	运气	藏象	营卫气	经络	腧穴	骨空	身度	病机	标本	生死	气论	风论	邪论	伤寒	杂病	色诊	诊候	色脉	脉要	治则	气味	设方	针刺	补泻	摄生
隋	太素	—	—		—	—	—	—		—	—			—	—	—	—					—		—		—	—	—
元	读素问钞				—		—				—											—	—	—		—	—	—
明	内经要旨																		—									
	内经知要																				—							
	类经																				—							
清	医经原旨				—						—		—										—					
	素灵类纂				—						—												—					
	灵枢节要				—						—												—					
	医经读				—						—												—					
备注					（脏腑、平集）		（经度、经脉）				（疾病、证候、病能、病集）								（望色）	（闻声、问察）		（诊集）	（论治、审治、治集）					（道生）
理论体系		阴阳五行		运气	藏象		经络				病机								诊法				治则			针灸		摄生

从上表可以看出医经诸家对《灵枢》《素问》采用分类的方法，从而探索中国医学的理论体系，是比较科学的，并基本可以得出结论，阴阳五行、五运六气、藏象、经络、病机、诊法、治则、针灸、摄生等，便是祖国医学理论体系之所在。不过，阴阳五行不能是理论体系的具体内容，而是用以阐

任应秋 医学全集

3232

明理论体系的思想方法而已。

经方一派，似乎卑之无甚高论，但他们对于记录实际经验，传授实际经验，在历史上是具有不可磨灭的功绩的。如许叔微说：

"取平生已试之方，并记其事实，以为《本事方》。"[20]

这就把他可贵的直接经验流传下来了。又如元代危亦林将其高祖到他本身四代人的医疗实践经验方收缉起来，成《世医得效方》二十卷，把承授的间接经验和他的直接经验都流传下来了，这对于临床医疗的贡献都是很大的。特别是王焘之辑《外台秘要》，保存了许多已经散失的经验方；陈师文之辑《太平惠民和剂局方》把许多秘而不传的经验方公开出来，都是极难能而可贵的。至于后期的经论方学派诸医家，则对于仲景方的研究最有发明，大大扩充了仲景方的疗效，可以说这是临床运用方剂到了由博返约新阶段。日本人的治汉方医学，直到今天，仍是以用仲景方为主，可以说是受到我国经论方学派的影响最深。

至于从河间学派整个学术内容来分析，他们研究的主要课题是火热病证的病机和治疗，由于他们所处的地区有不同，所观察的病种对象亦各异，因此，他们就提出了各自不同的学术主张，所以他们的学术见解，很自然地都会有其局限性。但是，当我们将其学术理论进行汇集整理，那"局限"就会变成比较全面的理论，比较其不同的"所偏"，进行必要的取舍，也就会上升为比较正确的理论。即就河间学派每个医家成就的总和来分析，它已经构成了比较全面地火热病的病机理论和宝贵的治疗经验了。例如，从火热病机的病因学范围来看，既可由外感而成，也可从内伤而生。但人体禀赋有强弱之别，地区有南北之分，气候有四时之异，因而同是外来之火热，其表现的证候，就会有虚实表里的不同。邪实者，宜以寒凉为治，邪火内炽者，于法又当攻下。若邪未实而正即虚者，则在驱邪之时，首应固其本虚；或者于扶正之际，慎勿留邪内扰。至于非外感所生之热，不仅肝肾相火妄动可为其病源，即肺胃心脾又何尝不能为火所灼。临证之时，详审脉证，先察受病之脏腑，再分析其病机，进而论治。肾虚火动者，则滋水以济火；肝郁而化火者，当柔肝达木以散火；脾蕴湿浊而为热者，宜理脾化湿以除热；痰火蒙心者，非豁痰清心不能解其危急；胃火内炽者，尤应降胃气而引水下行以为治。种种方法，在河间学派各医家中，随处都可以体现出来。我们取其偏而得其全，熔各家之长于一炉，不仅整个河间学说得到发扬，我们于火热病的认识和治疗，亦将得以大大提高了。

从易水学派整个学术内容来分析，他们系以脏腑病机作为理论依据，对常见内伤杂病中气血虚损诸证之治疗，做了极精辟的研究。通过张元素、李杲师弟乃至明末诸家之努力，对脏腑与气血的生理病理关系，在理论上大大提高了一步，在实践中收到了良好的医疗效果，尤于脾、胃、肾与命门诸脏腑之发挥尤多。如李杲之脾胃论，正确地阐述了中土清阳之气在人体病理变化中的重要地位，强调了调理脾胃在治疗上的积极作用。至于肾与命门，诸医家从真阴、元阳两个方面对人体阴阳平衡的调节机制，提出了宝贵的理论，均为前世诸家所不及。易水学派诸家在学术上的成就，给我们的概念是：气血阴阳之失调，是脏腑功能失其常度的病理现象。因为营血之化生在脾，其精密藏在肾，宗气之治节在肺，神明血脉所主在心，阳气之生发在肝。其中尤以脾、肾及命门为生机之所系。盖脾不上输水谷之精微，则心肺无所养；肾命之水火不足，亦无以滋木生土。故在临床上，对气血阴阳虚损的证候，便应详审脉证，精析病机。首先认清其证之来，或是损于肺之不能治节，或是损于肝之不能生发，或是损于心之神明失主，或是损于脾之生化无权，或是损于肾之真精不藏。再辨明其属一脏受病，还是多脏为愆。在诊治过程中，虽然未必能尽见脾、肾、命门虚损之明显证候，但能掌握肾、脾、命门与诸脏腑相互之间的关系，便有辨治的方法。其为火不生土者，责在命门的元阳，法当益火以生土；其为水不涵木者，责在肾脏之元精，法当滋水以生木；其为土不生金者，责在脾阳的失运，法当培土以生金。总之，脾胃与肾命，无不有阴阳之用，气血之变。命火之阳有所不足者，必取法乎八味或右归；肾水之阴有所不足者，必取法乎六味或左归，脾胃之阳有所不足者，则宜补中以益气；脾胃之阴有所不足者，则宜养胃以生津。能如此，斯得易水诸家之奥，而不能囿其一偏。

伤寒学派，持错简论者，于旧论之考订颇精，大阐《序例》风伤卫、寒伤营、风寒两伤营卫之说，以桂枝汤、麻黄汤、青龙汤鼎足而三，于太阳之虚、实、寒、热辨析颇精。维护旧论者，用章句方法研究《伤寒论》，示人不要随意移动条文，这对于研究古典著作是很有意义的。复谓伤营伤卫，不必以风寒化分；有汗无汗，亦不必以风寒为界说，总以平脉辨证为指归，这样死书活读，对后人亦有很大的启发作用。以六气言六经者，认为人体三阴

任应秋 医学全集

三阳之气，与在天之风、寒、暑、湿、燥、火是相应的，是上下相因，内外相贯，护于经脉之外的。一旦为病邪所伤，气气相感，才入于经，故三阴三阳之为病，亦即六经气化之病。如言六经而不及六气，便无从辨识经脉为病的性质，亦无法因其病变以祛邪。这一主张，对六气六经和脏腑关系的病机理论有很大提高。提倡按方类证论者，认为《伤寒论》中有一证即有一方，辨证既确，方即随之，主张以方名证，如桂枝汤证、麻黄汤证之类，汇集六经诸证，各以类从，如有关桂枝汤诸条，属于桂枝汤证一类，麻黄汤诸条，属于麻黄汤证一类。这于方证之发挥，对于辨证论治的运用有一定贡献。持按法类证说者，则重视《伤寒论》中治法的分析，对中风证治，则分为正治、坏病、失治、火劫、误吐、误汗、蓄血等；伤寒证治则分为正治、失治、禁汗、误汗、误下、蓄血等，这对于辨证的阐发亦是很有成就的。上述诸家对《伤寒论》的研究表明，他们的主张既各有所长，亦各有不足，如只主经脉而不及脏腑，或只言六气而不及经脉，或只见到伤寒初病，仅是气与气的相感而不及经脉、脏腑等，都会存在有片面性。但如果将经脉、脏腑及六经之气联系起来，合各家之长，就能比较全面完整地阐明伤寒六经的病理机制了。或者将按方类证、按法类证诸说之长，综合而运用之，则对《伤寒论》辨证论治的方法，就更能掌握其全面了。

　　温热学派各医家的主要成就，是他们在病因学上有卓越的发展，也是脏腑病机学说引申至卫。气营血的病理变化及辨证的新阶段。它不仅对《内经》的营卫气血理论，结合温热学的特点作了精辟的阐发，而且也发展了仲景《伤寒论》有关温病的范围和实质内容，实为后汉以来可以羽翼《伤寒论》之学说，弥补了原有祖国医学理论体系的"缺门"。

　　汇通学派的时间较短，一直处于摸索阶段，故无甚成就可言。但有一点是可以肯定的，就是他们的思想是进步的，尽管如何接受西方医学科学的观点有所不同，总的说来，他们还是向前看的。

　　以上，历史地说明不同学派的百家争鸣，是促进医学科学发展的必由之路。摆在我们当前的光荣而艰巨的任务是：如何进一步做好整理提高祖国医学的工作？如何选择更好的方法加快中西医结合的步伐？如何应用新的科学技术提高对祖国医学理论的研究工作？这些都有待于解放思想，百家争鸣，迎着当前实现社会主义四个现代化、科学大繁荣的春天，中医学术界必然要出现一个空前活跃的局面，从不同的角度，把发掘、整理、提高的工作更好地开展起来。

简短的结论

由于古代社会经过兼并战争而发生大变化，特别是东周时期，宗族制度在破坏，家族制度在兴起。在兴起的经济基础上，学术思想大为解放，无论在社会科学和自然科学方面，一时诸子蜂起，百家争鸣，各种学术流派逐渐形成。尤其是医学，关系到人类的生老病死，最为人们所留心研究，故医学名家之出现，医学流派之形成，医学理论之建立，均一直居于领先地位，而有较大的成就。

凡一学派成立的内在联系，师承授受之相因，不同学说的争鸣，均足以致之。如扁鹊、仓公、华佗、张仲景这些大医学家的薪传脉络，都有文献可征。至于学术中的不同见解、互为水火，更是俯拾皆是，如同一命门、三焦之说，《内经》与《难经》各不相同。三阴三阳之说同出于《素问》，而其说则迥异。此无他，各医家之师承不一，各学派之观点有殊也。

历史上既存在无数的医学家或医学派，其中最起主导作用者，莫过于医经、经方、河间、易水、伤寒、温热、汇通七大医学流派。医经一派，实为阐发祖国医学基础理论的中坚，而于理论体系的确立，亦做出了巨大的贡献。经方一派，善于总结临床经验，并通过反复的医疗实践，把许多经验方流传下来，丰富了祖国医学这一伟大的宝库。河间一派发挥病因病机，易水一派发挥脏腑病机。伤寒一派优于用六经辨证，温热一派习惯卫气营血、三焦辨证，汇通一派则以吸取西方医学为先务，亦势之所必然也。

亦正由于医学流派之形成较早，经过各医学家互相发明，故祖国医学的理论体系具有较强的科学性，一直指导着中医的临床实践。也就是说它能经受长时期的实践检验而独特地存在，因为它善于运用古代朴素的唯物辩证法思想，首先把人这一复杂的有机体，看作是对立统一的整体系统，这是非常高明的观点，直到今天仍有进行深入探讨的必要。

复习思考题

1. 祖国医学的医学流派是在什么社会条件下产生的？

2. 中国文化史上所出现的"诸子蜂起、百家争鸣"局面，与医学流派的产生有什么关系？

3. 从我国医学史的发展来看，有哪些主要医学流派？

4. 祖国医学理论体系的形成，与医学流派关系如何？

注释

[1] 即程颢、程颐、朱熹、陆九渊、王安石，均为宋代的大儒家，亦为著名的理学家。

[2] 见《中国医学源流论·医学变迁》。

[3] 出卷一《五行统论》。

[4][5] 见第一编第四章第八节《古代文化的创造》。

[6][7] 见第一编第五章第九节《战国文化的一般状况》。

[8] 见卷二上《三阴三阳名义三》。

[9] 见《中国医学源流论》。

[10] ~ [11] 见《汉书》卷三十。

[12] 见《读素问钞》。

[13] 见《内经要旨》。

[14] 见《内经知要》。

[15] 见《类经》。

[16] 见《医经原旨》。

[17] 见《素灵类纂》。

[18] 见《灵素节要》。

[19] 见《医经读》。

[20] 见《四库全书总目提要》卷一百三。

第二章　医经学派

一、概　　说

《汉书·艺文志》所载的医经七家，计有《扁鹊内经》《扁鹊外经》《白氏内经》《白氏外经》《白氏旁篇》《黄帝外经》《黄帝内经》，其他的都不见了，现仅存《黄帝内经》一家，由《素问》和《灵枢》两个部分，各八十一篇组成。所称黄帝，不过是托名而已，实际是古代劳动人民从临床实践中不断提高认识所总结出来的理论，并且是经过相当长的时期、经由若干医家汇集而成。它分别从脏腑、经络、病机、诊法、治则、针灸、方药等方面，对人体生理活动、病理变化，以及诊断、治疗的方法，结合当时自然科学的成就，进行客观的认识，做出了比较系统、全面的综合叙述。它的价值不仅在于总结了秦汉以前的医疗经验，提高成为理性认识，而且还在于它把医疗和保健的原则提高到古代唯物主义哲学原则的高度，并以自发的辩证法观点向形而上学的医疗观点进行了斗争，从而替祖国医学奠定了比较坚实可靠的理论基础。现在中医运用的传统的基础理论，仍以这部《内经》为主要依据。因而这部古典医籍，颇受到历代许多医家的重视，从而进行研究。他们研究的方法，主要表现为以下几个方面。

二、校订疏证诸家

汉唐以前的书籍，主要是用竹简，或者帛书，或者刻在木板上等方式流传着，都很不容易保存，积久必然发生错落遗佚诸种现象，兼以古今语言文字，不尽皆同，是以了解古代书籍，往往要通过校订和疏证的工作，这是可以理解的。进行这方面的工作最有代表性的，莫如全元起、王冰、吴鹤皋、张志聪、黄元御诸家。

全元起[1]，齐梁间人，是校订疏证《素问》最早的一个，他校注的书，名叫《内经训解》，宋时这书还存在，以后便散失不见了，现在从宋臣林亿等所校订的《重广补注黄帝内经素问》中还可以见到少数全元起《训解》的内容。例如：他在《生气通天论》解释"风客淫气，精乃亡，邪伤肝也"说："淫气者，阴阳之乱气，因其相乱，而风客之，则伤精，伤精，则邪入于肝也。"把"淫气"解释为内在的因素，"风客"为外在的条件，这是合乎病变的机理的。全元起于《热论篇》"三阳经络皆受其病，而未入于脏者，故可汗已"句"脏"作"府"，并解释说："伤寒之病始入于皮肤之腠理，渐胜于诸阳，而未入府，故须汗发其寒热而散之。"这也合乎辨证论治的道理。说明全元起对《素问》做的校注，是颇有价值的。

（一）王冰的注释

王冰[2]，唐人，略后于全元起，他以全氏的《训解》本为依据，首先对《素问》的篇卷大加调整。例如：《上古天真论》本在全氏《训解》第九卷，王氏却改订为第一卷的第一篇；《生气通天论》原在《训解》的第四卷，王氏却改订为第一卷第三篇。两书篇卷，可说基本上没有一篇相同的。合计《训解》仅八卷，六十八篇[3]；王氏注本则二十四卷，七十九篇。最突出的是，全氏《训解》本已经缺了第七卷，王冰却说从他老师那里找到了第七卷[4]，补充以后，竟成完璧。王氏所补的，即今本第十九卷至二十二卷的《天元纪大论》《五运行大论》《六微旨大论》《气交变大论》《五常政大论》《六元正纪大论》《至真要大论》七篇。所以宋臣林亿等在校书的时候说：

> "窃疑此七篇，乃《阴阳大论》之文，王氏取以补所亡之卷，犹《周官》亡《冬官》，以《考工记》补之之类也。又按：汉张仲景《伤寒论·序》云：撰用《素问》《九卷》《八十一难经》《阴阳大论》。是《素问》与《阴阳大论》，两书甚明，乃王氏并《阴阳大论》于《素问》中也。"[5]

七篇大论，主要是阐述五运六气道理的。王冰对于运气学说较有研究，所以他说："词理秘密，难粗论述者，别撰《玄珠》，以陈其道。"王氏著的《玄珠》，亦已失传。现存的《玄珠密语》和《昭明隐旨》两书，虽属伪托，非王氏之旧，但仍然是讨论五运六气的。运气学说的价值如何？尚待做进一步的研究。但王冰于《素问》中某些论点的发挥是比较深刻的，如他阐发《至真要大论》"微者逆之，甚者从之"的制方大义说：

> "夫病之微小者，犹人火也，遇草而焫，得木而燔，可以湿伏，可以水灭，故逆其性气以折之攻之。病之大者，犹龙火也，得湿而焰，遇水而燔。不知其性，以水湿折之，适足以光焰诣天，物穷方止矣。识其性者，反常之理，以火逐之，则燔灼自消，焰光扑灭。"[6]

这种"引火归原"的理论，在临床上是极有指导意义的。王冰在同一篇阐述"诸寒之而热者取之阴，热之而寒者取之阳，所谓求其属也"的理论说：

> "言益火之源，以消阴翳；壮水之主，以制阳光，故曰求其属。"[7]

这对阳虚与阴虚两种不同的病变，采取"益火"与"壮水"两种不同的治疗方法，用于防治疾病的工作中，有很高的理论价值和现实意义。我们今天所见到的王冰注《素问》，已不是王冰原来的面貌了，而是经过宋朝林亿等校正的，所以才叫作《重广补注黄帝内经素问》。林亿等虽不是业医的，但他们对《素问》的新校正[8]工作，确是有较大的贡献。

（二）吴崑与《吴注》

吴崑，字山甫，别号鹤皋，明，歙县人，治病不胶陈迹。有人授以古方，他说："以古方治今病，须出入而通其权，不然，是以结绳治季世也，去治远矣。"[9]这一观点，还是正确的。他注的《素问》叫作《内经吴注》，仍以王冰的二十四卷本为底本，由于他的临床经验较丰富，对《素问》所言生理病理脉法的地方，较有深入的理解。如注释《灵兰秘典论》"三焦者，决渎之官"说：

"决，开也。渎，水道也。上焦不治，水溢高原；中焦不治，水停中脘；下焦不治，水畜膀胱。故三焦气治，则为开决沟渎之官，水道无泛滥停畜之患矣。"

结合临床所见的病变，来说明"三焦决渎"的生理作用，便不觉空泛，而有其实际意义。关于切诊寸口动脉，观察脏腑病变的问题，《五藏别论》说："五脏六腑之气味，皆出于胃，变见于气口。"吴氏进而发挥说：

"五脏六腑之气味，皆出于胃，熏蒸于肺，肺得诸脏腑之气，转输于经，故变见于寸口。"

五脏六腑之气味，始则五味入口藏于胃，继则脾气转输气味，皆出于胃，循经脉而变见于气口，吴氏之说，与传统的概念还是相符的。《五藏生成》篇讨论诊切五脏生死脉时说："诊病之始，五决为纪，欲知其始，先建其母。"王冰以"母"为应时王气，张介宾以"母"指病因，马莳指"母"为五脏相乘之气，高世栻谓"母"为病本，揆之临床，都不尽合，惟吴氏云：

"始，得病之原也。建，立也。母，应时胃气也。如春脉微弦，夏脉微钩，长夏脉微耎，秋脉微毛，冬脉微石，谓之中和而有胃气。土为万物之母，故谓之母也。若弦甚，则知其病始于肝；钩甚，则知其病始于心；耎甚，则知其病始于脾；毛甚，则知其病始于肺；石甚，则知其病始于肾。故曰：欲知其始，先建其母。”

把“母”解释为胃气，这是符合临床经验的。汪昂说：“《素问吴注》，间有阐发，补前注所未备。”这话并没有过誉。吴氏还著有《脉语》二卷，《医方考》六卷，都是实用之作。

以上是单研究《素问》颇具有代表性的几家。至于校注《灵枢》，或并《素问》《灵枢》而进行校注的，实始于明代，并以马莳、张志聪、黄元御最著。

（三）马莳与《发微》

马莳，字仲化，自号玄台子，人或径称之马玄台，明代会稽人。他校注的《素问》，叫作《黄帝内经素问注证发微》；校注的《灵枢》，叫作《黄帝内经灵枢注证发微》，各分九卷。意欲还《汉书·艺文志》所谓《黄帝内经》十八卷的旧观，对王冰把《素问》分为二十四卷，史崧分《灵枢》为十二卷，均有非议。其校注的《素问》部分，少有突出过人之处，不为一般所称许。至其校注《灵枢》，不仅是注《灵枢》的第一家（因他不曾见到《太素》），因其素娴于针灸经脉，所注的质量，实超过于《素问注证》之上。试举《四时气》篇为例，篇中谓“春取经，夏取盛经孙络，秋取经俞，冬取井荥”，马注说：

“春取经之经，当作络，义见《素问·水热穴论》。春取络穴之血脉分肉间，如手太阴肺经列缺为络之类。夏取盛经孙络者，盛经如手阳明大肠经阳溪为经之类；孙络者，即《脉度篇》所谓支而横者为络，络之别者为孙也。秋取各经之俞穴，如手太阴肺经太渊为俞之类。冬取井荥，取井以泻阴逆，则阴经当刺井穴，如手太阴肺经少商为井之类；取荥以实阳气，则阳经当刺荥穴，如手阳明大肠经二间为荥之类。”

由于四时邪气侵犯人体各有深浅之不同，针刺选穴，便有井、荥、输、经、合之各殊，如果不是对针灸的理论和经验并富的人，决不能注到马氏这样准确的程度。又如《经筋篇》说：“经筋之病，阳急则反折，阴急则俯不伸，焠刺者，刺寒急也；热则筋纵不收，无用燔针。”马氏解释说：

“寒急有阴阳之分，背为阳，阳急则反折；腹为阴，阴急则俯不伸，故制为焠剌者。正为寒也。焠剌即燔针。"

没有丰富的临床经验，于阳急、阴急之分，便不会如此熟识。如张介宾理解阳急、阴急为足太阳、少阴，则夫之于臆断了。难怪汪昂本来批评马氏《素问注证》是"舛谬颇多"的，独对《灵枢注证》则曰：

"至明，始有马玄台之注，其疏经络穴道，颇为详明，可谓有功于后学。虽其中间有出入，然以从来畏难之书，而能力开坛坫，以视《素问》注，则过之远矣。"[10]

（四）张志聪与《集注》

继马莳之后而校注《素问》《灵枢》的，则有以张志聪为首的侣山堂诸人[11]。

张志聪，字隐庵，清浙江钱塘人，生于顺治、康熙（1644－1722）年间，师事张卿子，集同学及门弟数十人于侣山堂，讲学研究，先后经过五年的时间，著成《素问集注》《灵枢集注》，实开集体创作之先河。正因为他们发挥了集体智慧，其校注的质量还是较高的。例如：《阴阳别论》中"二阴一阳发病，善胀，心满善气"。什么叫"心满善气"呢？王冰理解为："气畜于上故心满，下虚上盛，故气泄出。"这不符合《素问》的习惯用语，而吴崑、马莳、张介宾等却不做解释，张氏则谓：

"善气者，太息也。心系急，则气道约，故太息以伸出之。"
心满的满，同"懑"，心懑不舒，时欲太息而伸舒之，这是临床常见的症状，本病当由心肾之气不能相交所致。在同篇张氏等校注"所谓阳者，胃脘之阳也"句说：

"所谓二十五阳者，乃胃脘所生之阳气也。胃脘者，中焦之分，主化水谷之精气以资养五脏者也。四时五脏之脉，皆得微和之胃气，故为二十五阳也。"
而王冰却把胃脘之阳，指为人迎之气，这就未免简率，而与祖国医学传统的候脉须候胃气之旨不符合了。《灵枢·邪气藏府病形》说："脾脉急甚为瘛疭，微急为膈中，食饮入而还出，后沃沫。"马莳认为这是脾气不下输的去后沃沫。张氏则谓：

"脾不能游溢津液，上归于肺，四布于皮毛，故涎沫之从口出也。"

根据临床实践，张说仍较马说为优。张氏师门对其校注的《素问》《灵枢》，是颇为自负的。所以他曾说：

"以昼夜之悟思，印岐黄之精义，前人咳唾，概所勿袭；古论糟粕，悉所勿存。惟与同学高良，共深参究之秘；及门诸弟，时任校正之严。"[12]

对待古人的东西，取其精华，扬弃糟粕，又发挥集体力量，共同创作，这一精神还是有可取之处。

附：王冰等所著书目

王冰著

《黄帝素问王冰注》二十四卷

《玄珠密语》十七卷

吴崑著

《素问吴注》二十四卷

《脉语》二卷

《针方六集》六卷

《医方考》六卷

马莳著

《黄帝内经素问注证发微》九卷

《黄帝内经灵枢注证发微》九卷

张志聪著

《素问集注》九卷

《灵枢经集注》九卷

《本草崇原》三卷

《伤寒论宗印》八卷

《金匮要略注》

《侣山堂类辨》二卷

三、分类研究诸家

由于《内经》的内容，既是祖国医学基础理论之所在，又是采取综合叙述的方式来表达的。几乎每一篇中都不是单纯地讨论某一个问题，而是牵涉到好几个不同的内容。因而便引起一些医家用分类的方法，按其不同性质的内容，各以类分。正如汪昂所说：

"《素问》《灵枢》各八十一篇，其中病证脉候、脏腑经络、针灸方药，错见杂出，读之茫无津涯，难得其窾会。本集除针灸之法不录，余者分为九篇，以类相从，用便观览。"[13]

这种比类分次，进行研究的方法，就从现在看来，也还是比较合乎科学的。不过他们分类，亦有两种，一种是把《内经》看作是"言言金石，字字玑珠，竟不知孰可摘而孰可遗"[14]？把所有内容全部保存下来，也就是毫无批判地兼收并蓄，这一派以隋代杨上善、明代张介宾为代表。一种是"删其繁芜，撮其枢要，且所编次，各以类从"[15]。也就是有选择地进行分类，这一派以元代滑寿，明代李中梓、汪昂，清代薛雪为代表。兹将两派分类的内容分述如次。

（一）杨上善与《太素》

杨上善，隋人（一说唐初人），籍贯无所考，他把《素问》《灵枢》的两个八十一篇全部拆散，按其内容的不同性质，分作：摄生、阴阳、人合、脏腑、经脉、腧穴、营卫气、身度、诊候、证候、设方、九针、补养、伤寒、寒热、邪论、风论、气论、杂病十九个大类。每一大类之下，又分作若干小类，这样有纲有目，把原书的系统性，就更加强了，并命名为《黄帝内经太素》。定海黄以周对《太素》的评价说：

"《太素》改编经文，各归其类，取法于皇甫谧之《甲乙经》，而无其破碎大义之失。其文先载篇幅之长者，而以所移之短章碎文附于其后，不使原文糅杂。其相承旧本有可疑者，于注中破其字，定其读，亦不辄易正文，以视王氏之率意窜改，不存本字，任臆移徙，不顾经趣者，大有径庭焉。即如《痹论》一篇，首言风寒湿杂至为痹，次言五痹不已者，为重感寒湿以益内痹，其风气胜者，尚为易治，故曰各以其时重感于寒湿之气，诸痹不已，亦益内也，其风气胜者，其人易已。王氏于重感寒湿句妄增风字，下又窜入《阴阳别论》一段，以致风气易已句，文义不属，经旨全晦。《太素》之文，同全元起本，不以别论羼入其中，其为注，依经立训，亦不逞私见，则其有胜于王氏次注者，概可知矣。"[16]

杨上善把《素问》《灵枢》全部内容分做十九大类，虽属首创，从具体运用来看，仍嫌其琐碎，不得其要。并自宋以后，书已残缺不全，现国内流行的，系自日本影回的仁安二年（宋乾道三年）旧钞本，缺损亦较严重。[17]

（二）张介宾与《类经》

自杨上善而后，则有明代的张介宾。介宾字会卿，号景岳，又号通一子，山阴人（1563－1640）。他认为《素问》《灵枢》"经文奥衍，研阅诚难……详求其法，则唯有尽易旧制，颠倒一番，从类分门，然后附意阐发"[18]的方法，经历四十年，著成《类经》，把两书整个内容分作摄生、阴阳、藏象、脉色、经络、标本、气味、论治、疾病、针刺、运气、会通十二大类，共三百九十篇。他之所以要这样分类的理由是：

"人之大事，莫若死生，能葆其真，合乎天矣，故首曰摄生类。生成之道，两仪主之，阴阳既立，三才位矣，故二曰阴阳类。人之有生，脏气为本，五内洞然，三垣治矣，故三曰藏象类。欲知其内，须察其外，脉色通神，吉凶判矣，故四曰脉色类。脏腑治内，经络治外，能明终始，四大安矣，故五曰经络类。万事万殊，必有本末，所知先后，握其要矣，故六曰标本类。卜之所赖，药食为天，气味得宜，五宫强矣，故七曰气味类。驹隙百年，谁保无恙，治之弗失，危者安矣，故八曰论治类。疾之中人，变态莫测，明能烛幽，二竖遁矣，故九曰疾病类。药饵不及，古有针砭，九法搜玄，道超凡矣，故十曰针刺类。至若天道茫茫，运行今古，苞无穷协，惟一推之以理，指诸掌矣，故十一曰运气类。又若经文联属，难以强分，或互见于别门，欲求之而不得，分条索隐，血脉贯矣，故十二曰会通类。"[19]

张氏分类的某些提法，是不够正确的，如说"人之大事，莫若死生"，是由于他受到历史条件的局限性而造成的；但他根据两书的材料，结合医学的实际应用，共分为十二大类，比起杨上善的分类来，还是扼要得多，提高了一大步。而且张介宾并没有见到杨上善的《太素》，只是通过他的辛勤劳动，做出这样的成绩，还是应该肯定的。

不把《素问》《灵枢》看作"圣经贤传"，而认为它只是前人总结经验和理论的资料，由于实践的不断增加，经验的不断丰富，理论的不断提高，科学的不断进步，过去总结的东西，不可能完全与现在都相符合，因此必须要有选择地吸收，不能无批判地兼收并蓄。元代滑寿对待《素问》，颇具有这样的科学态度。

（三）滑寿与《读素问钞》

滑寿，宇伯仁，又号樱宁生，元，襄城人，从京口王居中学习《素问》，经反复研究，觉得应"删去繁芜，撮其枢要"[20]，也就是扬弃糟粕，取其精华，他把经过选择的有关内容，各分门类，进行编次，计分做藏象、经度、脉候、病能、摄生、论治、色脉、针刺、阴阳、标本、运气、汇萃凡十二类，名曰《读素问钞》。对《素问》先进行删繁撮要，再以类相从，各就部居，当以滑氏为倡首，这种方法，比起杨上善和张介宾，都要高明（张介宾的分类亦基本上是仿滑氏来的[21]）。至于他所删去的和撮取的，是否都很恰当，从今天看来，虽存在一些问题，基本上还是达到了钩元扼要的程度。明代汪机称赞滑氏说："非深于岐黄之学者不能也。"这话有一定的道理，因为学无心得体会，是无从进行选择的。滑氏书后来经汪机给他补入注释，刊入《汪氏医学丛书》中。丁瓚又为之补注，并将滑氏的《诊家枢要》一卷附在书的后面，名为《素问钞补正》，颇风行一时。

（四）李中梓与《知要》

到了明代，李中梓合《素问》《灵枢》两书，再进行选择性的类分，比滑寿又有所提高。

李中梓（1588－1655），字士材，号念莪，华亭（江苏松江）人。后来著《病机汇论》的沈朗仲，著《印机草》的马元仪，著《伤寒贯珠集》《金匮要略心典》的尤在泾，都是传中梓之学的。李中梓类选《素问》《灵枢》，不仅分类简要，所选的内容，数量既比滑氏少，而精的程度实有过之无不及，例如：讲脏腑不选《灵枢·本输》篇，便遗漏了五脏六腑表里相合的重要问题。讲望诊不选《灵枢·五色》篇，对颜面的部位都会茫然。讲经络不选《灵枢·经脉》篇，对于手足阴阳各经的循行起讫，必然毫无所知。相反，如五运六气等不是急切必需的东西，省略它亦无大害。因此，李氏所辑的《内经知要》仅上下两卷，分做道生、阴阳、色诊、脉诊、藏象、经络、治则、病能八类，已足以概括祖国医学的基础理论而无遗，所以这书不仅到现在仍为大众所欢迎，即清代名家薛雪亦承认《内经知要》比他自己选辑的《医经原旨》要高明些[22]。至李氏于各类之末所列的案语，多系浮泛之词，甚至还宣传唯心的东西，如他在"道生类"说：

"兹所摘者，不事百草，而事守一；不尚九候，而尚三奇。盖观天之道，执天之行，进百年为万古尊生之道，于是为大矣。"

所谓"守一""三奇"，不过是道士自欺欺人的神秘语，是应该批判的。

（五）沈又彭与《医经读》

到了清代，有汪昂的《素问灵枢类纂约注》，它分做脏象、经络、病机、脉要、诊候、运气、审治、生死、杂论九类。薛雪的《医经原旨》，分做摄生、阴阳、藏象、脉色、经络、标本、气味、论治、疾病九类。两书与李中梓相较，类分各有优缺点，而所选的内容则远不如《知要》的精审。类分最简要的，莫如沈又彭的《医经读》。

沈又彭，字尧封，江苏嘉善人。他认为"《素问》《灵枢》，非出一手，真伪杂陈，指归非一"，并从"去非存是"的观点反复挑选若干条，分别归纳于平、病、诊、治四类之中，定名曰《医经读》[23]。这算是分类中最简要的。平，即指脏腑的正常生理，取义于《素问·平人气象论》。病，包括病机、疾病。诊即诊法，治即治则。换言之，即脏腑、病机、诊法、治则四大类，从实际运用来看，分类虽不多，却是最恰切的，但从它每一类所选的内容来看，反不如李中梓所选的精当。例如：他在"平集"选列的第一条是《素问·上古天真论》"昔在黄帝，生而神灵，弱而能言，幼而徇齐，长而敦敏，成而登天。"这几句话，对于讨论脏腑生理，可说毫无关系，从来医经选家，皆不入选，沈氏竟列为首条，无论其有意无意，都是宣扬"生而知之"的唯心论。

附：杨上善等所著书目

杨上善著

《黄帝内经太素》三十卷

张介宾著

　　《类经》三十二卷

　　《类经图翼》十一卷

　　《类经附翼》四卷

　　《景岳全书》六十四卷

　　《质疑录》一卷

滑寿著

　　《读素问钞》三卷

　　《难经本义》二卷

　　《诊家枢要》一卷

　　《十四经发挥》三卷

　　《伤寒例钞》三卷

李中梓著

　　《内经知要》二卷

　　《本草通玄》二卷

　　《伤寒括要》二卷

　　《删补颐生微论》四卷

　　《医宗必读》十卷

　　《病机沙篆》二卷

　　《诊家正眼》二卷

汪昂著

　　《素问灵枢类纂约注》三卷

　　《本草备要》四卷

　　《经络歌诀》一卷

　　《医方集解》三卷

沈又彭著

　　《医经读》一卷

　　《女科辑要》二卷

四、专题发挥诸家

　　从以上例举诸家对《内经》的分类来看，《素问》《灵枢》两部分的内容，基本上是概括了祖国医学的基础理论各方面，因而不少医家各就其所长，选择其中的某一个或几个问题，进行发挥，竟成为一家之言的，实大有人在。例如：秦越人之著《难经》，主要是发挥《素》《灵》中的脉诊。张仲景之著《伤寒论》，主要是阐发《素问》的热病。皇甫士安之著《甲乙经》，主要是发挥《素》《灵》中的经络、腧穴、针刺。华佗之著《中藏经》，把《素》《灵》中脏腑寒热虚实的辨证，整理出了一个系统。他如刘完素著《宣明论方》，骆龙吉、刘浴德、朱练著《内经拾遗方论》，陈无咎著《明教方》，于《素》《灵》病症，都有较大的发明，兹分述如下。

（一）秦越人与《难经》

秦越人，即扁鹊，据《史记》称为勃海郑人[24]，姓秦氏，名越人，取《素问》《灵枢》中有关经脉脏腑的议论，发挥为《八十一难经》[25]，其中尤以发挥经脉的内容为多，而经脉之中又以发挥脉法最有成就，为后世所称颂。故圭斋欧阳氏[26]说：

"切于手之寸口，其法自秦越人始，盖为医者之祖也。"

其所言脉法，主要见于"一难"至"二十二难"，其中有所发明者。

1. 独取寸口，并分为寸关尺三部[27]

《素问·五藏别论》仅言"气口何以独为五脏主"，并没有说"独取寸口"，而秦越人以寸口为"脉之大会"[28]，又是"五脏六腑之所终始"[29]，故可以独取之。《素问》切脉的三部，是指头手足[30]，不是寸关尺，偶亦谈尺脉，并未与寸相对而言，全书却没有言及关脉。至说：

"从关至尺，是尺内，阴之所治也；从关至鱼际，是寸口内，阳之所治也。"[31]

这种提法，显然是从秦越人开始的。

2. 以菽法权轻重

《难经·五难》说：

"脉有轻重何谓也？然，初持脉如三菽之重，与皮毛相得者，肺部也；如六菽之重，与血脉相得者，心部也；如九菽之重，与肌肉相得者，脾部也；如十二菽之重，与筋平者，肝部也；按之至骨，举指来疾者，肾部也。故曰轻重也。"

日人丹波元简《脉学辑要》解释说：

"菽，小豆也。三菽者，每部一菽也；六菽者，每部二菽也；九菽、十二菽仿此。"

《素问·经脉别论》说："气归于权衡，权衡以平。"好比天平，以一菽置于一边，则一边低下若干，以比手指在脉口按下若干，所以丹波的解释还是近情合理的。总之，用菽法来说明指按的轻重，主要是说明指按之力要轻，而不宜过重，这个精神是很可取的。

3. 以呼吸定息分脉的阴阳

《难经·四难》说：

"脉有阴阳之法，何谓也？然，呼出心与肺，吸入肾与肝，呼吸之间，脾受谷味也，其脉在中。"

呼出为阳，吸入为阴，心肺为阳，肾肝为阴，各以部位的高下而应之。一呼再动，心肺所主，一吸再动，肾肝所主，呼吸定息脉五动，闰以太息，为脾所主。所谓"其脉在中"，即指脉应于阴阳呼吸之间而言。一般所谓"肺主出气，肾主纳气"，即源于此。

（二）张仲景与《伤寒论》

——伤寒病的发挥

张仲景，名机，东汉南阳郡涅阳（今河南省邓县）人。据《素问·热论》"热病者皆伤寒之类""伤于寒也，则为病热"之说，他认为所伤的寒是病因，所发的热是病症；热为寒的反映，则寒为因，热为果；因是病变的本质，果是病变的现象。辨识疾病，当然要抓住病变的本质，便把这一疾病叫作"伤寒"，而不再叫作热病。并在他的名著《伤寒论》中，一再强调：

"太阳之为病，脉浮，头项强痛而恶寒。"

"太阳病，或已发热，或未发热，必恶寒。体痛呕逆，脉阴阳俱紧者，名为伤寒。"

"病有发热恶寒者，发于阳也，无热恶寒者，发于阴也。"

说明恶寒这一症状是伤寒病的主要表现，而发热这一症状，反而退居第二位。

根据临床实践，仲景这一认识是非常正确的。《热论》对热病的辨证，是以三阴三阳为纲的，它说：

"伤寒一日，巨阳受之，故头项痛，腰脊强。二日阳明受之，阳明主肉，其脉侠鼻络于目，故身热目疼，而鼻干不得卧也。三日少阳受之，少阳主胆，其脉循胁络于耳，故胸胁痛而耳聋。三阳经络皆受其病，而未入于脏者，故可汗而已。四日太阴受之，太阴脉布胃中，络于嗌，故腹满而嗌干。五日少阴受之，少阴脉贯肾络于肺，系舌本，故口燥舌干而渴。六日厥阴受之，厥阴脉循阴器而络于肝，故烦满而囊缩。三阴三阳，五脏六腑皆受病，营卫不行，五脏不通，则死矣。"

张仲景对伤寒病的辨证，仍然是用三阴三阳为纲的，故《伤寒论》说：

"太阳之为病，脉浮，头项强痛而恶寒。"

"阳明之为病，胃家实是也。"

"少阳之为病，口苦、咽干、目眩。"

"太阴之为病，腹满而吐，食不下，自利益甚，时腹自痛，若下之，必胸下结硬。"

"少阴之为病，脉微细，但欲寐。"

"厥阴之为病，消渴，气上撞心，心中疼热，饥而不欲食，食即吐蛔，下之利不止。"

两相比较，《热论》的三阳经证候，都是仲景的太阳证，《热论》的三阴经证候，都是仲景的阳明承气证。而仲景的少阳证和三阴证，都为《热论》所无。但仲景的这一辨证方法，一直指导中医在临床上的运用，说明仲景在《热论》的基础上，结合临证实践，有所取去，有所提高，所以柯韵伯曾经加以评论说：

"《热病》之六经（三阴三阳），专主经脉为病，但有表里之实热，并无表里之虚寒；但有可汗可泄之法，并无可温可补之例。仲景之六经，是分六区地面，所该者广，凡风寒湿热，内伤外感，自表及里，有寒有热，或虚或实，无乎不包。"[32]

的确，仲景的六经辨证方法，可用于多种疾病，不局限于伤寒或热病，并指导临床，行之有效，确是比《热论》大大地提高了它的作用。

（三）华佗与《中藏经》

——脏腑辨证的发挥

华佗，字元化，后汉，沛国谯（安徽亳县）人，所著《中藏经》及《内照法》，专以发挥《素问》《灵枢》的色脉诊，以及辨脏腑虚实寒热的病症。这是从平脉辨证的角度研究《素问》《灵枢》最成系统，而又是最早的著作。其中最有代表性的，莫过于《论五脏六腑虚实寒热生死逆顺之法》十一篇，他从《素问》的《玉机真藏论》《平人气象论》《藏气法时论》《脉解》篇，《灵枢》的《经脉》《本藏》《本神》《淫邪发梦》《邪气藏府病形》等篇来加以分析、归纳，并贯穿着他本人的临证经验而成。例如辨肝脏的脉证，首先明确肝的生理属厥阴，主春气，与少阳胆互为表里，并以"嫩而软，虚而宽"描写肝主柔和、疏泄的特征。其次分析肝主弦脉，而有弦长、弦软、弦实、弦虚之不同，及其所主太过、不及的病变。又其次从肝的病脉缓、急、大、小、滑、涩六个方面，提出其不同的主症。又其次分析肝病的发展和转归，最后列出肝中寒、肝中热、肝虚冷三大证候。其他脏腑详略虽有不同，其体例大致如此。《素问》《灵枢》所言肝的脉证，或其他脏腑的脉证，固然要比华氏详备，但都是分散杂述于若干篇章中的，而不成体系，自华氏第一次以脉症为中心分述五脏六腑寒热虚实病证之后，孙思邈的《千金要方》、张元素的《医学启源》咸宗之，而为脏腑辨证之所本。双流张先识说：

> "华佗之学，精于张机，今取《中藏》《内照》二篇读之，其所著论，往往与《灵》《素》《难经》相为表里。"[33]

不仅是"相为表里"的问题，而是华佗在《素问》《灵枢》的基础上，把脏腑辨证的理论系统化，并大大地提高了一步。

（四）皇甫谧与《甲乙经》

——针灸学的发挥

皇甫谧，字士安，晋，安定朝那（甘肃灵台朝那镇）人，精于针灸学，他把《灵枢》《素问》中有关经脉、腧穴、针法几部分的内容与当时他所见到的《明堂孔穴针灸治要》综合起来，以类相从，撰成《针灸甲乙经》十二卷，第一卷总述脏腑气血津液凡十六论，第二卷概叙经脉经筋凡七篇，第三卷综列全身六百五十四穴，第四卷脉法三篇，第五卷分论针灸大法七篇，第六卷分析病机十二论，第七卷以下，列叙病症四十八篇。这样便将《灵枢》《素问》一变而为针灸专书，因此，皇甫氏的《甲乙经》，一直是今天所能见到的最古老的针灸典籍。特别是他把胸、腹、头、背部的腧穴，均从体表划分几根线来排列，例如：背自第一椎循督脉下行至脊抵凡十一穴，这是正中线；背自第一椎两旁侠脊各一寸五分下至节凡四十二穴，这是第一傍行线；背自第二椎两傍侠脊各三寸行至二十一椎下两傍侠脊凡二十六穴，是为第二傍行线。这样寻找腧穴，便利而准确，自从皇甫氏创此先例以后，唐甄权《明堂图》、孙思邈《千金方》均宗其例，实为腧穴图的一大改革，后来竟引起黄以周的非议，他说：

"人之一身，无非三阴三阳及督任诸脉为之经络，欲治其病，必先原其何经所发，而后按其孔穴，施以针灸，此古道也。后人苦经脉之观觅，孔穴之难检，以《甲乙经》法为简易，遂群焉宗之，往往有知其穴而不知其经，知其治而不知其病之所发，忘本逐末，弊一至此。且《甲乙经》既以人身分部，独于手足题十二经之名，岂十二经专属手足，而头面肩背胸腹之穴，无关于十二经乎！此皇甫谧之疏也。"[34]

其实，皇甫氏所记载的每一腧穴，都注明了所属经脉的。例如：

"肓门，在第十椎下两傍，各三寸，入肘间，足太阳脉气所发，刺入五分，灸三壮。"

"天鼎，在缺盆上，直扶突气舍后一寸五分，手阳明脉气所发，刺入四分，灸三壮。"

这样哪能会造成"知其穴而不知其经，知其治而不知其病之所发"呢？因此说，皇甫氏这一创新的检穴法，对于临床是有便利的。

（五）刘完素与《宣明论方》

——发挥杂病证治的开山

《素问》《灵枢》叙述病症一百余种，对于病机之阐发，治则之确立，制方之大法，针刺之详分缕析，一直为历代医家之所矜式。独于针对病症的具体处方，却忽焉不详，两经中之所可指者，不过汤液醪醴[35]、生铁落饮[36]、左角发酒[37]、泽泻饮[38]、鸡矢醴[39]、治口甘方[40]、乌鲗骨丸[41]、豕膏[42]、半夏汤[43]、菱翘饮[44]、马膏膏法[45]、棉布熨法[46]十二方而已！到了金代，刘完素在其所著《宣明论方》的第一、二两卷中汇集《素问》所述六十一个病症，分别予以对症处方，这算是从临证角度来探讨《内经》病症较早的一个。他在《素问玄机原病式》的序文里说：

"本乎三坟之圣经，兼以众贤之妙论，编集运气要妙之说，十万余言，九篇三部，勒成一部，命曰《内经运气要旨论》[47]，备见圣贤之用矣。然，妙则妙矣，以其妙道，乃为对病临时处方之法，犹恐后学未精贯者，或难施用，复宗仲景之书，率参圣贤之说，推夫运气造化自然之理，以集伤寒杂病脉证方论之文，一部三卷，十万余言，目曰《医方精要宣明论》。"

说明他是在著《要旨论》的基础上，再著这《宣明论方》，除对《素问》六十一病证各系方药外，还有十余门许多杂病，所以他提到"集伤寒杂病脉证方论之文"。其所列病症选用诸方，试略例举如下：

"结阳证，主四肢，四肢肿，热胜则肿，四肢者，谓诸阳之本，阳结者，故不行于阴脉，阴脉不行，故留结也。犀角汤主之，治结阳，四肢肿满，热苑不散，或毒攻注，大便闭涩。犀角、玄参、连翘、柴胡各半两，升麻、木通各三钱，沉香、射干、甘草各一分，芒硝、麦门冬各一两。

结阴证，主便血。结阴便血一升，再结二升，三结三升，以阴气内结，故不得通行，血气无宗，渗入肠下，致使渐多。地榆汤主之，治阴结下血不止，渐渐极多，腹痛不已。地榆四两，甘草三两（半炙半生），缩砂仁七枚。"

结阳、结阴证，在《素问·阴阳别论》中仅简单地说：

"结阳，肿四肢；结阴者，便血一升，再结二升，三结三升。"

刘河间结合其临证经验，把两证的临床见症，病变机理，治疗方药都具体地胪列以示后人，像这种理论联系实际的方法，是很有现实意义的。

（六）骆龙吉、刘浴德、陈无咎

—— 杂病论治的发挥

上述刘完素所集病症，并各系以方药，仅限于《素问》中的一部分。后有骆龙吉者，相传为宋人，集《素》《灵》两经的六十二病症，亦各系以方药，名曰《内经拾遗方论》，但选方多采自刘完素、张元素、朱丹溪、王海藏、李东垣、罗天益、吴崑诸家，显然是明人，而不是什么宋代的人。惟其对于每一病症的病机分析及处方，较河间尤为贴切，足见其临床经验是很丰富的，如痛痹之用乌头汤[48]，飧泄之用调中益气汤[49]，结阴之用艾梅饮[50]等，均足以证之。至明万历年间有刘浴德、朱练二氏在《拾遗方论》的基础上，又续于《素》《灵》两经中增列八十八个病症，合共一百五十，名曰《重订骆龙吉内经拾遗方论》，《内经》中所述病症，基本上都列入了。

刘浴德，字肖斋，淮阴人；朱练，字明羽，棠邑人，虽于所列诸病症无甚发明，而选用诸方，却平正适宜。

治病必宗《内经》，并以征诸实践者，在近代医家中当推陈无咎。

陈无咎，名淳白，一名易简，字茂弘，浙江义乌黄溪人，私淑河间、丹溪之学，曾于临证实践中阐发《素》《灵》病症一百例，著成《明教方》，以实践征诸学理，一以《内经》为依据。试举两例如下：

"郑缝工痈肿证，主血郁。《素问·生气通天论》曰：营气不从，逆于肉理，乃生痈肿（王注：营逆则血郁，血郁则热聚为脓，故为痈肿）。今风府生痈，红肿焮痛，正是血郁上逆，俗名对口，此处与人迎相对，溃烂则脉断脑裂而死，宜一物石藤饮，石蛰龙藤四两，煎浓汁频频饮之，一剂轻，三剂已。"[51]

"徐氏妇伏梁证，主心肾。《素问·腹中论》曰：人有身体髀、股、胻皆肿，环脐而痛，是为何病？曰：病名伏梁，此风根也。其气溢于大肠，而着为肓，肓之原在脐下，故环脐而痛也，不可动之，动之为水溺涩之病。今六脉沉伏，心肾尤涩，舌苔薄白，血不归心，气不归肾，心下有积，大如儿臂，环脐而痛，名曰伏梁。病由于风入肾宫，大肠气壅，更因脑郁伤心，血凝不散，积久成形，不宜攻下，应通肓丸：炙没药二钱，姜黄连、炒丹参、姜厚朴各一钱、当归尾五钱，川郁金、炒香附末、炙乳香各七八分，木通、焦于术各钱半，三七五分。"[52]

总之，陈无咎论病必本于《内经》，而处方则多为自制新方，并都通过实践而证其理，验其方，于近代医家中独树一格，实具有河间之遗绪，而驾于《拾遗方论》诸人之上矣。

（七）七篇大论与五运六气

五运六气，也是《素问》的重要内容之一，反映在十九至二十二卷《天元纪》《五运行》《六微旨》《气交变》《五常政》《六元正纪》《至真要》七篇大论中。这几篇大论，在晋皇甫谧撰《甲乙经》，隋杨上善撰《太素》时都没有，惟唐王冰注《素问》，自称得到师藏的秘本，存在着七篇大论，于是五运六气之说，得以流行。因此，说五运六气倡自王冰，亦无不可。宋臣林亿的"新校正"说：

"详《素问》第七卷，亡已久矣。按皇甫士安晋人也，序《甲乙经》云，亦有亡失。《隋书·经籍志》载《梁七录》亦云，止存八卷。全元起隋人，所注本乃无第七，王冰唐宝应中人，上至晋皇甫谧甘露中，已六百余年，而冰自谓得旧藏之卷，今窃疑之。乃观《天元纪大论》《五运行论》《六微旨论》《气交变论》《五常政论》《六元正纪论》《至真要论》七篇，居今《素问》四卷，篇卷浩大，不与《素问》前后篇卷等，又且所载之事，与《素问》余篇，略不相通，窃疑此七篇，乃《阴阳大论》之文，王氏取以补所亡之卷，犹《周官》亡《冬官》，以《考工记》补之之类也。又按：汉张仲景《伤寒论·序》云：撰用《素问》《九卷》《八十一难经》《阴阳大论》。是《素问》与《阴阳大论》，两书甚明。乃王氏并《阴阳大论》于《素问》中也。要之，《阴阳大论》亦古医经，终非《素问》第七矣。"[53]

五运六气，是古人对天象、气候的观测，获取了丰富的感性知识，然后加以整理和改造，经过概念、判断和推理的阶段，逐渐总结而产生的，其运用于医学中，则如《素问·藏气法时论》所说：

"合人形以法四时五行而治，何如而从，何如而逆？得失之意，愿闻其事。曰：五行者，金木水火土也，更贵更贱，以知死生，以决成败，而定五脏之气，间甚之时，死生之期也。"

五运六气的变化，是通过阴阳五行的道理来说明的，所以五运六气变化的规律，也就是阴阳五行变化的规律。人体在自然界五运六气变化中生存着，随时都影响着五脏六腑生理病理的变化。变化虽极其复杂，而主要是在太过、不及两个方面，太过则盛，不及则衰。所谓"贵"，即是盛；所谓"贱"，即是衰。如木之盛于春，火之盛于夏，都是贵；木之衰于秋，火之衰于冬，都是贱，"更贵更贱"，就是五行的互为生克，阴阳的互为盛衰。五脏六腑的生化规律，既可以用阴阳五行的道理来说明，又受着五运六气的影响，因而判断脏腑生理病理的"间甚之时，死生之期"，就不能离开阴阳五行的道理了。

北宋有刘温舒者，撰《素问入式运气论奥》三卷，并以《刺法论》《本病论》附其后，名曰《素问遗篇》，都在发挥运气之说。金人刘完素所著《素问玄机原病式》，更为以五运六气阐发病机的首创。明代汪机，字省之，著《运气易览》三卷，张介宾《类经·运气类》以及《类经图翼》，较《素问》几篇大论所言更成体系，而使人易于理解。且汪、张二氏均言运气，而不泥于运气，故持论较平允。如汪氏说：

"运气一书，古人启其端，□□□牺之士，岂可徒泥其法，而不求其法外之遗耶！如冬有非时之温，夏有非时之寒，春有非时之燥，秋有非时之热，此四时不正之气，亦能病人也。又况百里之内，晴雨不同；千里之邦，寒暖各异，此方土之候，各有不齐，所生之病，多随土著。乌可皆从运气相比例哉！务须随机达变，因时识宜，庶得古人未发之旨，而能尽其不言之妙也。"[54]

张介宾亦说：

"读运气者，当知天道有是理，不当曰理必如是也。自余有知以来，常以五六之义，逐气推测，则彼此盈虚，十应七八，即有少不相符者，正属井蛙之见，而见有未至耳，岂天道果不足凭耶。今有昧者，初不知常变之道，盛衰之理，孰者为方，孰者为圆？孰者为相胜反胜、主客承制之位，故每凿执经文，以害经意，徒欲以有限之年辰，概无穷之天道，隐微幽显，诚非易见；管测求全，陋亦甚矣。"[55]

的确，五运六气，只是古人对天象观测的部分总结，也可以说是比较粗浅的，因限于当时的历史条件和科学水平，不可能完全观察出天象变化的规律来。因此，汪、张两氏的观点还是较正确的。

附：秦越人等所著书目

秦越人著

《黄帝八十一难经》二卷

张仲景著

《伤寒卒病论》十卷

《金匮要略方论》三卷

华佗著

《中藏经》一卷

皇甫谧著

《针灸甲乙经》十二卷

刘完素著

见河间学派

骆龙吉著

《内经拾遗方论》二卷

刘浴德、朱练著

《重订骆龙吉内经拾遗方论》四卷

陈无咎著

《医轨》二卷

《脏腑通诠》一卷

《妇科难题》一卷

《明教方》一卷

《黄溪大案》一卷

《医量》一卷

简短的结论

《汉书·艺文志》所称的医经家，实即医经学派，因而当时便有黄帝、扁鹊、白氏等七家之多。从《汉志》所称医经家研究的内容来看，都是关于讨论祖国医学的基础理论问题。今天我们所见到的医经各家，虽皆以研究《灵枢》《素问》为指归，就其实质来说，仍不外于对中医基础理论的探讨。

根据其研究方法不同，可概括为校订疏证诸家、分类研究诸家和专题发挥诸家三派。

校订疏证诸家，以王冰、吴崑、马莳、张志聪为代表。王冰、吴崑均注疏《素问》，王冰将《素问》篇第做了全面调整，并补入七篇大论，阐发运气独多；吴崑多从临证出发，理论联系实践较紧密，是其所长。马莳、张志聪全注《素问》《灵枢》，马莳擅长针灸，于《灵枢》中的经脉、腧穴、刺法等独具慧心，远优于所注《素问》；而张志聪集合同学与门人共同疏证，故两经均称《集注》，实开集体创作之先河。

分类研究诸家，以杨上善、张介宾、滑寿、李中梓、沈又彭为代表。他们最大的贡献，就是通过分类综述，使中医的基础理论，日益自成体系，使人们习之，易于掌握。杨上善为类分研究第一家，所分十九类，虽未尽得其要，其所加注，皆有所本，尤精于训诂，实为医家中不可多得者。张介宾分为十二类，比之《太素》较为扼要，其注释水平亦在一般之上，如以辨证论治的精神注解病机十九条，最见工力。滑寿的《读素问钞》亦将《素问》分为十二类，实为张介宾之所取法，其删繁撮要，以类相从的方法，当以滑氏为首倡。明代李中梓合《素问》《灵枢》两书，进行选择性类分，共分八类，数量虽少，然选择精当，却超过滑氏，故《内经知要》尝为后世医家所推崇。沈又彭《医经读》列为平、病、诊、治四集，是分类中的最简要者。黄元御的《素问悬解》《灵枢悬解》，则就原篇分类，虽为独创一格，实不免有捉襟见肘之嫌。

专题发挥诸家，秦越人主要发挥经脉与脉学，著成《八十一难经》，对于祖国医学的诊法做出了贡献。张仲景根据《素问·热论》，发挥六经辨证学说，著成《伤寒论》，确立了辨证论治的基础。华佗《中藏经》发挥《内经》脏腑辨证理论，使之更加系统化，对于临证很有指导意义。皇甫谧的《甲乙经》把《素问》《灵枢》有关经脉、腧穴、针法的内容与《明堂孔穴针灸治要》结合起来，加以整理，成为现存的最有条理的针灸典籍。至于刘完素的《宣明论方》与骆龙吉《内经拾遗方论》、刘浴德《重订骆龙吉内经拾遗方论》、陈无咎《明教方》，均是发挥《内经》病症学的，对《内经》中的病证分别据证处方，这是从临床治疗杂病发挥《内经》的三大家。

总之，医经学派诸家，对于整理医学典籍，发挥基础理论，完成理论体系等，都是做出了一定贡献的。

复习思考题

1. 什么是医经学派？为什么有医经学派的产生？

2. 校订疏证诸家的代表医家有哪些，各有什么特点？

3. 分类研究的代表医家有哪些？各有什么特点？其代表著作是什么？你认为应该怎样分类才符合当前继承、发扬祖国医学的需要？

4. 专题发挥诸家在研究《内经》上各有什么突出成就？其代表著作是什么？这些成就是如何取得的？对我们研究祖国医学有何启示？

5. 通过本章学习，你对学习和研究《内经》有何认识？

注释

[1]《南史·王僧孺传》云："侍郎金元起欲注素问，访以砭石。"金元起即全元起，以字形相近，故有差异。

[2]《古今医统大全·名医姓氏》云："王冰，宝应中为太仆令，号启玄子。笃好医方，得先师所藏《太素》及全元起者，大为次注《素问》，合八十一篇，二十四卷。"

[3] 见日本冈西为人《宋以前医籍考》10 页，1956 年人民卫生出版社版。

[4]《重广补注黄帝内经素问序》云："故第七一卷，师氏藏之。"

[5] 见《重广补注黄帝内经素问序》新校正注。

[6][7] 均见《素问·至真要大论》注文。

[8]《重广补注黄帝内经素问》中注文，凡有"新校正云"的，都是林亿等的校语。

[9] 见《医方考》附载无名氏《鹤皋山人传》。

[10] 见汪昂《素问灵枢类纂约注·凡例》。

[11]《侣山堂类辨》王琦跋云："自顺治至康熙之初，四十年间，外郡人称武林为医薮。盖其时卢君晋公治奇疾辄效，名动一时。张君隐庵继之而起，名与相埒，构侣山堂，招同学友生及诸门弟子，讲论其中，参考经论之同异，而辨其是非。"从其所著书中可以考见的，张氏的同学有：高世栻、莫承艺、杨象乾、朱长春、倪朱龙、卢冶、仇时御、徐先开、徐桢、王逊、闵振儒、张文启、尚绸、沈晋垣、吴嗣昌、姚宋、余国锡、任充谦、赵尔功十九人。门人有：朱景韩、王弘义、黄绍姚、莫善昌、徐永时、杨应选、王庭桂、金绍文、倪昌大、朱轮、莫瑕、倪昌士十二人。还有他的儿子张兆璜。

[12] 见《素问集注》自序。

[13] 见《素问灵枢类纂约注·凡例》。

[14] 见张介宾《类经·自序》。

[15] 见汪机《续素问钞·自序》。

［16］见《微季文钞·旧钞太素经校本叙》。

［17］除第九、第十一、第十三、第十五、第十九、第二十三、第二十四、第二十五、第二十六、第二十七、第二十八共十一卷完整的外，其他各卷都有缺损或全佚。

［18］［19］见《类经·自序》。

［20］见《读素问钞·汪机序》。

［21］《慈云楼藏书志》云："后来张景岳介宾《类经》，亦仿伯仁为之也。"

［22］光绪三年重镌的常郡振玉山房薛校《内经知要·薛序》云："《内经知要》比余向日所辑《医经原旨》，尤觉近人，以其仅得上下两卷，至简至要，方便时师之不及用功于鸡声灯影者，亦可以稍有准则于其胸中也。"

［23］见沈氏《医经读·自序》。

［24］《史记·集解》："徐广曰：郑当为郑，郑，县名，今属河间。"

［25］《四库全书总目》："《难经》八十一篇，《汉·艺文志》不载，《隋·唐志》始载《难经》二卷，唐张守节注《史记·扁鹊列传》，所引《难经》，悉与今合，则今书犹古本矣。"

［26］《难经本义·汇考》引，欧阳氏名玄，字厚功，庐陵人。

［27］见《难经·一难》。

［28］［29］见《难经·一难》。

［30］见《素问·三部九候论》。

［31］见《难经·二难》。

［32］见《伤寒论翼·六经正义》。

［33］见张氏著《后汉书华佗传补注·序》。

［34］《微季文钞·读医孔穴书》。

［35］见《素问·汤液醪醴论》，又《移精变气论》，又《玉版论要》。

［36］见《素问·病能论》。

［37］见《素问·缪刺论》。

［38］见《素问·病能论》。

［39］见《素问·腹中论》。

［40］见《素问·奇病论》。

［41］见《素问·腹中论》。

［42］见《灵枢·痈疽》。

［43］见《灵枢·邪客》。

［44］见《灵枢·痈疽》。

［45］见《灵枢·经筋》。

[46] 见《灵枢·寿夭刚柔》。

[47]《内经运气要旨论》据现在实际见到的书名为《图解素问要旨论》，系河间的学生马宗素所重编，凡九篇：彰释元机第一，五行司化第二，六化变用第三，抑沸郁发第四，互相胜复第五，六步气候第六，通明形气第七，法明标本第八，守正防危第九。纯为发挥运气学说的。

[48] 乌头汤：乌头、麻黄、赤芍、黄芪、甘草。

[49] 调中益气汤为《脾胃论》中方。

[50] 艾梅饮：蕲艾四钱，乌梅一个。

[51]《明教方》第22病例。

[52]《明教方》第79病例。

[53] 见《重广补注黄帝内经素问序》注。

[54] 见《运气易览·序》。

[55] 见《类经·运气类十》注。

第三章　经方学派

一、概　　说

《汉书·艺文志》载有经方十一家，计《五脏六腑痹十二病方》三十卷，《五脏六腑疝十六病方》四十卷，《五脏六腑瘅十二病方》四十卷，《风寒热十六病方》二十六卷，《泰始黄帝扁鹊俞拊方》二十三卷，《五脏伤中十一病方》三十一卷，《客疾五脏狂颠病方》十七卷，《金创疭瘛方》三十卷，《妇人婴儿方》十九卷，《汤液经法》三十二卷，《神农黄帝食禁》七卷，共二百七十四卷。所谓"经方"，即是经验方，因前人在长期医疗实践中，为了不断提高疗效，是重视经验的积累和搜集的。《孔丛子》[1]记载一则故事说：

"宰我使齐，反见夫子曰：梁丘据遇虺毒三旬而后瘳，朝于君，君大夫众宾而庆焉，弟子与在宾列，大夫众宾并复献攻疗之方。弟子谓之曰：夫所以献方，将为病也。今梁丘子已瘳，而诸夫子乃复献方，意欲梁丘大夫复有虺毒当用之乎？众座默然无辞，弟子此言何如？孔子曰：汝说非也。夫三折股而后为良医，梁丘子遇虺毒而获瘳，虑有与同疾者，必问所以已之方焉，众人为此之故各言其方，欲售之以已人疾也，凡言其方者，称其良也，且以参据所以已之方之优劣也。"

"三折股而后为良医"，也就是反复实践，经验丰富的意思，久经实践检验的效方，称之为经方，其含义是朴素的，现实的，是临证治疗所必不可少的，所以孙思邈说：

"凡欲为大医，必须谙《素问》、《甲乙》、《黄帝针经》、《明堂》、流注十二经脉、三部九侯、五脏六腑、表里孔穴、《本草》、《药对》、张仲景、王叔和、阮河南、范东阳、张苗、靳邵等诸部经方。"[2]

这统统都是指的经验方而言。

二、诸家经验方的佚遗

据文献所载，历代所积累的经验方是不少的，除《汉书·艺文志》所载的十一家，二百七十四卷，已佚逸无从考据外，但从现存文献中尚可考见者，亦十分可观，试列举如下。

（一）六朝诸家经验方

1. 陈延之《小品方》十二卷

《外台秘要》引有一百七一条，《医心方》引有二百十五条，《证类本草》引有三条。

2. 范东阳《范汪方》百七十卷

《外台秘要》引有八十三条，《医心方》引有百五十一条，《证类本草》引有五条。

3. 支法存《申苏方》五卷

《千金方·论风毒状》云："诸经方往往有脚弱之论。自永嘉南渡，衣缨人士，多有遭者。岭表江东有支法存、仰道人等，并留意经方，偏善斯术，晋朝仕望，多获全济，莫不由此二公。又宋齐之间，有释门深师，师道人述法存等诸家旧方为三十卷，其脚弱一方近百余首。"

4. 阮炳《阮河南药方》十六卷

《外台秘要》引有阮河南一条。

5. 葛洪《玉函方》一百卷

《外台秘要》引有葛氏三条。《证类本草》引有《玉函方》二条、《葛氏方》十九条，葛氏二条，葛稚川三条。《医心方》引有《玉箱方》七条，《玉函箱方》一条，《葛氏方》三百八十五条。

6. 秦承祖《秦承祖药方》四十卷

《医心方》引有《秦承祖方》二条，《承祖方》三条，秦承祖九条。

7. 胡洽《胡洽百病方》三卷

《外台秘要》引有胡洽一条。《医心方》引有《胡洽方》一条。

8. 释僧深《僧深药方》三十卷

《外台秘要》引有《深师方》三十条，《医心方》引有《僧深方》一百四十六条，《证类本草》引有《深师方》七条。

9. 谢士泰《删繁方》十三卷

《外台秘要》引有《删繁方》百另八条。《医心方》引有《删繁方》十条，《删繁论》六条。

10. 姚僧垣《集验方》十二卷

《外台秘要》引有姚氏一条，《医心方》引有《集验方》百三十四条，《证类本草》引有《集验方》三十四条，《姚氏方》六条，姚氏一条。

11. 宋侠《经心录》十卷

《外台秘要》引有《经心录》二十二条。《医心方》引有《经心方》五十二条。

（二）唐代诸家经验方

1. 甄权《古今录验方》五十卷

《外台秘要》引有《古今录验》二百六十四条。《医心方》引有《录验方》百四十三条。《证类本草》引有《古今录验》十二条。

2. 苏游《玄感传尸方》一卷

《外台秘要》引有苏游二条。《医心方》引有《玄感传尸方》六条，《玄感方》三条。

3. 钱惟演《钱氏箧中方》

《证类本草》引有《钱相公箧中方》九条。

4. 崔知悌《崔氏纂要方》十卷

《外台秘要》引有《崔氏方》百六十五条。《医心方》引有《崔侍郎方》二条。《证类本草》引有崔氏四条，《崔氏方》一条，《崔氏海上集》一条。

5. 孟诜《孟氏必效方》十卷

《外台秘要》引有《必效方》百二十一条。《医心方》引有《孟诜食经》十六条，孟诜五八条，《孟诜方》一条，孟说一条。《证类本草》引有《必效方》八条。

6. 张文仲《疗风气诸方》

《外台秘要》卷十四引张文仲疗诸风方九条。

7. 苏敬、唐临、徐玉《三家脚气论》一卷

《外台秘要》引有苏敬三条，苏长史一条，苏唐一条，唐侍郎二条，唐二条，徐一条。《医心方》引有《苏敬脚气论》三条，苏敬四条，苏七条，徐思恭四条，徐四条，《唐临脚气论》二条，唐临三条，唐十三条，唐侍中一条，苏徐三条，苏唐四条，徐唐一条。

8. 唐玄宗《开元广济方》五卷

《外台秘要》引有《广济方》二百十六条。《医心方》引有《广济方》四十八条。《证类本草》引有《广济方》六条。

9. 《近效方》

《外台秘要》引有十二条。《证类本草》引有一条。

10. 唐德宗《贞元集要广利方》五卷

《医心方》引有《广利方》二十八条。《证类本草》引有《广利方》三十八条。

11. 薛弘庆《兵部手集方》三卷

《证类本草》引有《兵部手集》二十六条。

12. 刘禹锡《传信方》二卷

《医心方》引有六条。《证类本草》引有二条。

13. 崔元亮《海上集验方》十卷

《证类本草》引有《崔氏海上方》一条。

14. 僧文梅《梅师方》

《证类本草》引有《梅师方》百另八条。

15. 独孤滔《丹房镜源》三卷

《证类本草》引有《丹房镜源》六十条。

（三）北宋诸家经验方

1. 周应《简要济众方》五卷

《证类本草》引有五十二条。

2. 沈存中《灵苑方》二十卷

《证类本草》引有十五条。

3. 《杜壬方》

《证类本草》引有十条。

4. 孙用和《传家秘宝方》三卷

《证类本草》引有《孙用和方》九条。《孙尚药方》十一条。

5. 刘元宾《神巧万全方》十二卷

日人丹波元坚从《医方类聚》中辑出。

6. 初虞世《古今录验养生必用方》三卷

《证类本草》引有初虞世十三条，《初虞方》一条。

7. 《经效方》十卷

《证类本草》引有二回。

8. 《斗门方》

《证类本草》引有《斗门方》五十二条，《斗门经》一条。

9. 刘甫《十全博救方》一卷

《证类本草》引有《十全博救》五条，《十全搏济》二条。

10. 《胜金方》一卷

《证类本草》引有二十二条。

三、对诸家经验方的评价

以上仅是粗略的举例，据查《外台秘要》中，便保存了许多方书虽已经
佚逸，而尚有部分内容存在的经验方，达五十余种。至于由六朝到两宋，尚

完整存在的古经验方书，如葛洪《肘后方》、孙思邈《千金要方》《千金翼方》、王焘《外台秘要》、王怀隐《太平圣惠方》、王衮《博济方》、沈括《苏沈良方》、董汲《脚气治法总要》《旅舍备要方》、陈师文《太平惠民和剂局方》、宋徽宗《圣济总录》、王贶《济世全生指迷方》、史堪《史载之方》、张锐《鸡峰普济方》、许叔微《普济本事方》、陈无择《三因极一病证方论》、洪遵《洪氏集验方》、王硕德《易简方》、杨倓《杨氏家藏方》、王璆《是斋百一选方》、严用和《严氏济生方》、杨士瀛《仁斋直指方论》、窦材《扁鹊心书》等，都是经方中具有代表性的。因为他们所集的方药，都经过直接或间接的经验积累而成。如《四库全书总目》给许叔微《类证普济本事方》作的提要所说：

"取平生已试之方，并记其事实，以为《本事方》。"[3]

这是直接的经验。《外台秘要·脚气门》说：

"吴氏窃寻苏长史、唐侍中、徐王等脚气方，身经自患二三十年，各序气论，皆有道理，具述灸法，备说医方，咸言总试，但有效验，比来传用，实愈非虚。今撰此三本，勒为二卷，色类同者，编次写之，仍以朱题苏、唐、徐姓号各于方论下，传之门内，以救疾耳。"[4]

这是间接的经验。无论直接间接，只要是曾经实践检验的方药，都是很可宝贵的，都值得学习，藉以丰富临床的效用。所以孙思邈说："世有愚者，读方三年，便谓天下无病可治；及治病三年，乃知天下无方可用。故学者必须博极医源，精勤不倦，不得道听途说，而言医道已了。"[5]

当然，也有人鄙视唐宋以来的经验方的，徐大椿就是这样的人，他说："唐时诸公，用药虽博，已乏化机；至于宋人，并不知药，其方亦板实肤浅；元时号称极盛，各立门庭，徒骋私见；迫乎有明，蹈袭元人绪余而已。今之医者，动云古方，不知古方之称，其指不一。若谓上古之方，则自仲景先生流传以外，无几也；如谓宋元所制之方，则其可法可传者绝少，不合法而荒谬者甚多，岂可奉为典章。"[6]

就实际而言，方剂用不着以古今来判断优劣，而在于效用的高低。古方的效用未必都好，今方的效用未必都次。屡经实践检验的方，必然效用高；经验不足的方，效用必然较逊。故无论学习古方或今方，既要观其组方的理法，更要验之于临证。有效验的方药，自有理法存乎其中，效验不明显的方药，即于理法有所未合，亦只有通过实践，不断改进，提高其疗效。徐大椿不从方药的实际效用来判高下，其所谓可法不可法，都是徒托空谈。若谓唐人制方，不如上古；宋元之方，复不如唐；有明以下，卑不足道，这种今不如古的议论，是错误的。其实现在运用于临床的方剂，除《伤寒论》《金匮要略》三百多个方药外，更多的仍是唐宋以后的经验方。当宋臣林亿校订《金匮要略》时，于各个病门多少不同地附录一些后世验方，如《古今录验》《近效方》《崔氏方》《肘后方》《千金方》《外台秘要》之类，以补其不足，这是符合医学科学的发展规律的。若以古方都比后世方好，《素问》《灵枢》里仅存的十二方[7]，除半夏汤尚有一定效用外，其余诸方，功效均不甚著。因此，以古今分方剂之良否，是没有现实意义的。

要之，搜葺经验方的风气，起于唐而盛于北宋，迄元、明、清，犹有未艾。其中唐王焘的《外台秘要》四十卷，宋陈师文的《太平惠民和剂局方》十卷，《圣济总录》二百卷，元危亦林的《世医得效方》二十卷，明周定王的《普济方》四百二十六卷，清陈梦雷的《图书集成医部全录》五百二十卷，陶东亭的《惠直堂经验方》四卷，最有代表性。兹分别略述如下。

王焘，唐郿（陕西岐山县）人，曾持节邺（河南临漳县）郡诸军事兼守刺史，这一官职，当时称作外台，并在富藏图书的宏文馆阁住了二十多年，便在这时从事《外台秘要》的编辑工作，书分一千一百另四门，皆先论述，后列方，论述多以《巢氏病源》为主，每条下必详注原书在某卷。所列方多为唐以前专门授受之遗，如引《小品》、《深师》、《崔氏》、许仁则、张文仲等，书均早佚，仅赖《外台》的搜葺，得以保存，这是很可珍贵的。

陈师文，宋钱塘名医，供职库部郎中提辖措置药局，奉敕编《太平惠民和剂局方》十卷，分十四门，六百七十四方，方的数量并不多，但所选方，皆当时都曾几经名医之手才选定的，并均经药局加工，制成成品，供应群众的服用，如四君子汤、四物汤等名方都出于其中。正如张海鹏所说：

"当时精集群方，几经名医之论定，献于朝，行于世，所谓得十全之效，无纤芥之疑者，苟非实有足以惠民，岂竟为纸上空谈，以误世哉！"

经过长期的实践证明，其中许多方剂，如至宝丹、牛黄清心丸、活络丹、人参败毒散、藿香正气散、五积散、苏子降气汤、诃黎勒丸、养脏汤等等，不下数百方，临床疗效确是较好的。

《圣济总录》二百卷，是宋徽宗在政和年间敕廷臣修纂的，广集当时名医，古今医笈，分门别类，编次而成，所集经验方，将近两万，其搜集之富，是空前的。

危亦林，字达斋，元人，从高祖到他本身五代人都是医生，曾做本州医学教授。其将五代人所搜葺的经验方，编成《世医得效方》二十卷，分大方脉、小方脉、风科、产科、眼科、口齿兼咽喉科、正骨兼金镞科、疮肿八门，历十年编成，其中既有他五代人的直接经验方，也保存了更多的其他古方。

朱橚，明代诸王之一，为周定王。搜集古今经验方，自为订定，成《普济方》四百二十六卷，凡一千九百六十论，二千一百七十五类，七百七十八法，六万一千七百三十九方，二百三十九图，集方之富，远过于《圣济总录》，李时珍《本草纲目》所附的方，采自《普济》的特多。今用《永乐大典》所载相同的经验方，互为勘校，往往有所出入。古代的许多经验方，正借此得以流传。

陈梦雷，清康熙时人，奉诏谕纂集《图书集成》一万卷，其中医部为五百二十卷，列身形、妇人、小儿、外科、痘疹各杂症，所列方药，亦以万计，其来源多采自宋明以来诸家，虽不能单以方书视之，而其列方之富，实为有清一代之冠。

陶东亭，字承熹，清雍正会稽人，将其祖父修合施送，外祖父平生所集录，及其二十年中在各地见闻所得，选择用有成效之方九百余条，分为十七门，又取怪疾、急救、救荒三门附于卷末，共一千余条，名曰《惠直堂经验方》，是一部最切实用的经验方书。

当金元之际，《和剂局方》最为盛行，正如朱震亨所说：

"和剂局方之为书也，可以据证检方，即方用药，不必求医，不必修制，寻赎见成丸散，病痛便可安痊。自宋迄今，官府守之以为法，医门传之以为业，病者恃之以立命，世人习之以为俗。"

但是，朱震亨是反对《局方》的，他认为《局方》的流传，造成"以方试病"的歪风，他说：

"医者，意也，以其传授虽的，造诣虽深，临机应变，如对敌之将，操舟之工，自非尽君子随时反中之妙，宁无愧于医乎！今乃集前人已效之方，应今人无限之病，何异刻舟求剑，按图索骥，冀其偶然中，难矣。"

《和剂局方》本身，是有不少的好方剂，已如前述，问题在是否能正确地运用，用之而准，其效立见，如果不辨证而滥用，责任在使用的人，而不在方。朱震亨的反对，也不是在于局方本身，而在于用局方的人。从这一点说，朱震亨的《局方发挥》虽不免过于偏激，但仍有可取之处，至于他否定"集前人已效之方，应今人无限之病"的观点，比丹溪更早的张元素便有这种倡说了。《金史·列传》张元素条说：

　　"平素治病不用古方，其说曰：运气不齐，古今异轨，古方新病，不相能也。自为家法云。"

　　当《和剂局方》盛行于南之时，北方则刘完素、张元素之学突起，朱震亨传河间之学于南，临证处方，亦与《局方》大异，从此盛行《局方》的风气，渐为河间、易水、东垣、子和、丹溪诸大家所掩。在当时，金元诸大家所处之方，都属于今方的范畴，今方也可以说是时方的新派，因《和剂局方》中虽亦有古方，当时也目之为时方了，所以戴良的《丹溪翁传》[8]说：

　　"时方盛行陈师文、裴宋元所定大观二百九十方。"

陈念祖亦说：

　　"经方尚矣，唐宋以后始有通行之时方。"[9]

"经方尚矣"，这话固然不错，但亦应该是经验方，绝不是以后"经论方"这一新的概念。

四、经论方的突起

　　正当《局方》及刘张诸大家的时方盛行之际，尊张仲景为医圣，奉《伤寒论》《金匮要略》为医经，于是《伤寒》《金匮》方都成了经论方，这一别具含义的"经方"之风，竟俨然与时方成为对峙之局。

　　据《外台秘要》所集，古代研究伤寒病有成就的凡八家，张仲景、王叔和、华佗、陈廪丘、范汪及《小品》《千金》《经心录》，独张仲景有书流传，经宋臣林亿等的校勘，尤其是经金人成无己的注解后，《伤寒论》竟得以风行弗替。由于《伤寒论》本身的实用价值很大，便引起人们对《伤寒论》作者张仲景的尊敬，如郑佐说：

　　"夫扁鹊、仓公，神医也，神尚矣；人以为无以加于仲景，而称仲景曰圣。"[10]

刘完素亦说:

"仲景者,亚圣也,虽仲景之书未备圣人之教,亦几于圣人。"[11]

即把仲景尊为医中之圣,当然《伤寒论》便成为医书中的经书了。早在晋初的陈延之《小品方》里,就有称《金匮要略》为仲景经[12]的,实际宋臣林亿等校医书所见,另一《伤寒论》本,即名《金匮玉函经》[13],所以他们在校书的"疏"里说:

"《金匮玉函经》与《伤寒论》,同体而别名,取宝而藏之之义也。"[14]

因此,从成无己《注解伤寒论》起,以后喻昌、张志聪、周扬俊、钱潢、徐大椿、张锡驹诸大家,无不以《伤寒论》为经,特别是张志聪在他著的《伤寒论宗印》自序里说:

"不获变通'经'理者,究未可医名也。……而本'经'之旨,非惟伤寒为然……近世又以本'经'文义深微……本经立法甚活……重释全'经',不集诸家训诂,以'经'解'经',罔敢杜撰。"

既称仲景之书为经,其中的方剂,便得称为"经方"了,所以徐大椿一而再地指出:

"其方则皆上古圣人历代相传之经方,仲景间有随证加减之法,真乃医方之经也。"[15]

"惟仲景则独祖经方,而集其大成,惟此两书,真所谓经方之祖。"[16]

这个"经方"的含义,是指出自圣人经书之方,是一种尊称,远非晋唐以前经验之谓。因此说,未称仲景书为经以前的经方,是指经验方;称《伤寒论》《金匮要略》方为经方,则与经验的意义迥别。所以陶弘景说:

"惟仲景一部,最为众方之祖。"[17]

喻嘉言亦称仲景方说:

"众法之宗,群方之祖。"[18]

陶喻二氏所说,实为称仲景方为经方的基本含义。至于陈无咎说:

"经方有二,一遵六经而制方,如《伤寒论》方是;一循经而治方,如《宣明论方》是。下此者,非经方也。"[19]

这只是陈氏自尊之说。如谓遵六经而制方,便谓经方,则张元素于太阳病之用九味羌活汤,少阳证之用一物黄连泻心汤,厥阴病之用正阳散[20]等,迄今并无人称之为经方家。河间《宣明论》固然是循《内经》病机之理来处方的，不但无人称之为经方，甚以之属于时方的范畴，如其六一散、凉膈散等，陈修园均以之列入《时方歌括》是其例。陈氏的《明教方》，正如其所说，是"循经而治方"的，但亦从无人以经方目之。可见宋以来之所谓经方，实指仲景方而言，不存在其他的含义。

五、近代两经方家

近百年来，善用经方者，颇不乏人，如蜀之唐宗海、邹趾痕、吴棹仙，苏之曹颖甫等皆是，尤以曹、吴二氏为最著。

曹氏名家达，字颖甫，别号拙巢老人，江苏江阴人。早年读张志聪所注的《伤寒论》，并以治大承气证初试而效，便笃嗜仲景方，一往直前，绝无旁顾。四十余年，悉用仲景方治病，可说是近代一个纯粹的经方家。先后著有《伤寒发微》《金匮发微》两书，其中往往掺入了他的治验，和他在治验中的一些新的体会。他谓一物瓜蒂汤所以治疗太阳中暍，仅使微汗而愈，并不具有吐下之力；甘草粉蜜汤的粉为铅粉，不落赵以德注胡粉的窠臼；蒲灰散之蒲为大叶菖蒲，一改尤在泾言香蒲之旧例；蜘蛛散之蜘蛛并无毒，用以治狐疝如神；蛇床子散本治阴中痒，而温阴寒之坐药，当是吴茱萸蜀椒丸等，均足以见其实践功夫的纯熟，绝非徒托空言者。因此，凡是从他学习的，多能以经方大剂起沉疴，愈废疾，一时盛称之为善用经方的曹派，章次公是其中较著名的一个，后来他的另一个学生姜佐景，把他用仲景方治愈的许多验案搜集起来，编成《经方实验录》三卷，共列二百余案，传诵一时云。

吴棹仙，名显宗，四川巴县人，清光绪年间，肆业于巴县医学堂。从内江王恭甫先生游，于《素问》《灵枢》《伤寒论》《金匮要略》的研究，极有心得。在重庆执医业五十余年，接应患者，不分朝夕，门庭如市，其用子午针法，能极《灵枢》补泻迎随之妙。乙未冬，出席北京全国政治协商会，献"子午流注环周图"于毛泽东主席，因此神针之誉，驰于国中。其用方药，一以仲景方为主，方小而效用卓著，时人均以经方家称之。曾见其与某医同治噫气症，三用旋覆代赭石汤不效，某医谢去，吴棹仙独见其心下痞硬如故，噫气频频如故，又是出现于严重腹泻之后，脉来沉弱无力，的系胃气已亏，升降之机失调所致，仍用旋覆代赭石汤原方，只是将白人参五钱，炙甘草三钱，另煎先服，约隔一时许，继服方中合煎诸药，仅一服而噫气顿止。他说：患者胃气大虚，先以人参、甘草益其胃气，安定中州，再进余药，或降其逆，或宣其郁，或涤其饮邪，则清气自有所归而能升，浊气自有所纳而能降，噫气得以除矣。其灵活运用仲景方之妙，往往如此，惜其毕生忙于活人，除著《子午流注说难》外，一生用仲景方的丰富经验，未能及时著录以传，真是太可惋惜了。

附一：曹颖甫治桂枝汤证三案

1. 汤左，二月十八日。太阳中风，发热，有汗，恶风，头痛，鼻塞，脉浮而缓，桂枝汤主之。

川桂枝三钱　生白芍三钱　生甘草钱半　生姜三片　红枣六枚

曹颖甫曰：桂枝汤一方，予用之而取效者屡矣，尝于高长顺先生家，治其子女，一方治三人，皆愈。大约夏令汗液大泄，毛孔大开，开窗而卧，外风中其毛孔，即病中风，于是有发热自汗之证，故近日桂枝汤方独于夏令为宜也。

2. 余尝于某年夏，治一同乡杨兆彭病。先，其人畏热，启窗而卧，周身热汗淋漓，风来适体，乃即睡去。夜半觉冷，覆被再睡，其冷不减，反加甚。次日，诊之，病者头有汗，手足心有汗，背汗不多，周身汗亦不多，当予桂枝汤原方。

桂枝三钱　白芍三钱　甘草一钱　生姜三片　大枣三枚

又次日，未请复诊。后以他病来乞治，曰：前次服药后，汗出不少，病遂告瘥。药力何其峻也？然，安知此方乃吾之轻剂乎！

3. 治一湖北人叶君，住霞飞路霞飞坊。大暑之夜，游大世界屋顶花园，披襟当风，兼进冷食，当时甚为愉快。顷之，觉恶寒，头痛，急急回家，伏枕而睡。适有友人来访，乃强起坐中庭，相与周旋。夜阑客去，背益寒，头痛更甚，自作紫苏生姜服之，得微汗，但不解。次早乞诊，病者被扶至楼下，即急呼闭户，且吐绿色痰浊甚多，盖系冰饮酿成也，两手臂出汗，抚之潮，随疏方用：

桂枝四钱　白芍三钱　甘草钱半　生姜五片　大枣七枚　浮萍三钱

加浮萍者，因其身无汗，头汗不多故也。次日未请复诊。某夕，值于途，叶君拱手谢曰：前病承一诊而愈，先生之术，可谓神也。

（选自《经方实验录》）

按：《伤寒论》云："太阳病，发热，汗出，恶风，脉缓者，名曰中风。"又云："太阳病，头痛，发热，汗出，恶风，桂枝汤主之。"据此，知桂枝汤证的病因为风邪，临床表现的主要症状为发热、恶风、汗出。准此以用桂枝汤，无有不效者。

附二：曹颖甫等所著书目

曹颖甫著

《伤寒发微》不分卷

《金匮发微》不分卷

吴棹仙著

《子午流注说难》一卷

《灵枢经解》

简短的结论

《汉书·艺文志》载有经方十一家，已遗佚无存，但从《外台秘要》中可查到虽方书佚逸而尚有部分内容保存的经验方，达五十余种，可见六朝至唐宋，经验方流行之盛况。在宋以前，经方学派是指经验方的积累，而宋以后，由于张仲景《伤寒论》的盛行，凡用仲景方以治病者，亦称为经方，即形成经论方一派，与以前之经验方的含义迥然不同。由于经论方的出现，后世凡非仲景之方，悉名时方，以后则渐有时方派之称。因此，对经方学派的认识，应有两个含义。但要看到，经方与时方，均能治病，其疗效的高低，取决于医者的正确运用与否，故不能以经方时方分优劣，应当取长补短，正确运用。

复习思考题

1. 宋朝前后的经方概念有何不同，其不同的原因何在？

2. 《肘后方》《千金方》《千金翼方》《外台秘要》《局方》《三因极一病证方论》诸书各有什么特点？

3. 怎样评价宋以前的经方，对这部分内容今后应如何发掘与整理？

4. 宋以后的经方派有何特点？是怎样形成的？

5. 曹颖甫、吴棹仙二家研究经方有何特色？对我们有何启示？

注释

[1]《孔丛子》旧题孔鲋撰，书凡三卷。

[2] 见《千金要方·论大医习业》。

[3] 见《四库全书总目提要》卷一百三。

[4] 见卷十八。

[5] 见《千金要方·论大医精诚》。

[6] 见《医学源流论，方剂古今论》。

[7] 计《灵枢》五方：豕膏、半夏汤、菱翘饮、马膏膏法、棉布熨法。《素问》方七：汤液醪醴、生铁落饮、左角发酒、泽泻饮、鸡矢醴、治口甘方、乌鲗骨丸。

[8] 见《九灵山房文集》。

[9] 见《时方歌括·小引》。

[10] 见《医籍考》卷二十三引。

[11]《素问玄机原病式·序》。

[12]《巢氏病源》引"《小品方》云：仲景经有侯氏黑散、紫石英方。"

[13] 1955 年人民卫生出版社有影印本。

[14]《金匮玉函经·校正金匮玉函经疏》。

[15] 见《医学源流论·金匮论》。

[16] 见《金匮心典·徐序》。两书，指《伤寒论》《金匮要略》。

[17] 见《名医别录序》。

[18] 喻昌《尚论篇·序》。

[19] 见《明教方》。

[20] 以上数方均见《济生拔粹·此事难知》。

第四章　河间学派

一、概　　说

刘完素，字守真，约生于宋大观四年（1110），金代河间（河北河间县）人，以阐发火热病机，善治火热病证，名噪一时，成为河间学派的开山，他的学术思想实渊源于五运六气，故其在所著的《素问玄机原病式》中，竟以五运六气来概括《素问·至真要大论》的病机十九条。并说：

"识病之法，以其病气归于五运六气之化，明可见矣。"[1]

六气之中，火居其二，病机十九条之中，火热居其九，他通过"兼并同化"的理论，力倡"六气皆能化火"之说，及其著《宣明论方》，用药亦多主寒凉，从来对热病的方治而自成体系者，实自河间始。

刘完素的弟子有穆大黄、荆山浮屠、马宗素等。荆山浮屠一传于罗知悌、再传于朱震亨。于是河间学说便由北方而传到南方了。火热为阳，亢盛之后，必伤阴精，其论治多以补阴为主，而开后世滋阴一派的先河，是河间之说至震亨而已渐变。

传朱震亨学说的，先后有赵道震、赵以德、戴原礼、王履诸人。惟原礼尝著《推求师意》一书，畅发朱震亨临证治验诸议论，传诸祁门汪机，以致明代震亨之学颇为盛行。如这时的虞抟、王纶、徐彦纯、刘宗厚等，无不景从震亨，并能取长补短，不拘一格，主张"外感法仲景，内伤法东垣，热病用河间，杂病用丹溪"。诸氏之学，虽不局限于丹溪，究其说归于丹溪，故仍属于丹溪一派。

略先震亨而宗河间者，有睢州张从正，以及葛雍、镏洪、麻九畴、常德等。张从正阐发河间六气病机之旨，尝有"风从火化，湿与燥兼"，之论，但无论其为风为火，或湿或燥，总是不应留在人体的邪气，邪留则正伤，邪去则正安，故其治法以攻伐去邪为宗。是河间之学传至张从正，又为之一变矣。

近人陈无咎，与朱震亨同为义乌人，私淑丹溪、河间，办丹溪学社于上海，但并不见其倡言火热以及"阳常有余，阴常不足"之说，惟其创制新方，必宗《内经》，颇具有刘朱"起度量、立规矩、称权衡、必也《素》《难》诸经"[2]的遗意。

河间学派的师承授受关系，略为表列如下。

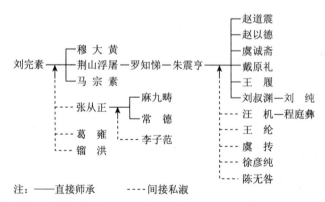

注：——直接师承　----间接私淑

河间学派的师承授受关系，已如上表所列，而其阐发学术的主要内容，则不外乎以下三个方面。

二、刘完素的火热论

以火热为导致多种病症的原因，是刘完素阐发病变机理的主要内容之一，他的火热论，可以从三个方面来说明。

（一）火热为病的广泛性

首先他把《素问》病机十九条属于火热病症的范围予以扩大，在《至真要大论》所述的病机中，属于火的，仅有瞀冒、口噤、瘛疭、鼓栗、胕肿、酸疼、冲逆、惊骇、狂、躁十种；属于热的，仅有转戾、胀满、呕吐、吐酸、下迫、泄泻、水液混浊七种。而刘完素在他著的《素问玄机原病式》里，则扩大为：

"诸病喘呕吐酸、暴注下迫、转筋、小便浑浊、腹胀大鼓之如鼓、疝疝痃疹、瘤气结核、吐下霍乱、瞀郁肿胀、鼻塞鼽衄、血溢血泄、淋闷、身热、恶寒战栗、惊惑、悲笑、谵妄、衄蔑血汗，皆属于热。"

"诸热瞀瘛、暴喑冒昧、躁扰狂越、骂詈惊骇、胕肿疼酸、气逆冲上、禁栗、如丧神守、嚏呕、疮疡喉痹、耳鸣及聋、呕涌、溢食不下、目昧不明、暴注瞤瘛、暴病暴死，皆属于火。"

共扩大成五十多种病症。其中气喘、气郁，在病机仅属于肺，肿满呕吐，仅属于脾或属于上，而刘完素悉以之属于火热，并为之解释云：

"热则息数气粗而为喘，热火为阳，主乎急数也。胃膈热甚则为呕，火气炎上之象也。凡郁结甚者，转恶寒而喜暖，所谓亢则害，承乃制，而阳极反似阴者也。"[3]

其条说诸种病症之属于火热者，大略如此。

（二）六气皆能化火说

刘完素在谈论火热与风、湿、燥、寒诸气的关系时，强调风、湿、燥、寒诸气在病理变化中，皆能化热生火；而火热也往往是产生风、湿、燥、寒的原因之一。例如：

风与火热的关系，刘完素认为风属木，木能生火，故"火本不燔，遇风洌乃焰"[4]。反之，病理上的风，又每因热甚而生。他说：

"风本生于热，以热为本，以风为标，凡言风者，热也……热则风动。"[5]

故风之于火热，在病变过程中，多为兼化的关系。所以他在解释"诸风掉眩"的病机说："所谓风气甚而头目眩晕者，由风木旺，必是金衰不能制木，而木复生火，风火皆属阳，阳主乎动，两动相搏，则为之旋转。"[6]所以对这种由火生的风，在治疗时当用清凉之剂，即《素问》所谓"风淫于内，治以辛凉"的道理。

湿之与火热，不仅是由于"积湿成热"，更重要的是，"湿为土气，火热能生土湿"[7]。他说：

"湿病本不自生，因于火热怫郁，水液不能宣通，即停滞而生水湿也。"[8]

这种病变，反映在临床上，则多为水肿。所以他说：

"诸水肿者，湿热之相兼也。"[9]

"湿热相搏，则怫郁痞隔，小便不利而水肿也。"[10]

所以刘完素治这种湿热兼化的水肿腹胀，则主张用"辛苦寒药为君"，以利其大小便，并说："以其辛苦寒药，能除湿热怫郁痞隔故也。"[11]

燥病的形成，刘完素认为，或由寒凉收敛，气血不通所致，故"冬月甚，夏月衰"[12]。或由中寒吐泻，亡液而成燥。但更为多见的燥病，乃是"风能胜湿，热能耗液"[13]的结果。如"风热耗损水液，气行壅滞，不得滑泽通利，则皮肤燥裂，肢体麻木不仁"[14]。又如："大便干涩，乃大肠受热，化成燥涩"[15]的，亦属常见。就是秋凉成燥，亦每多为与火热同化所致。故刘完素说：

"金燥虽属秋阴，而其性异于寒湿，反同于风热火也。"[16]

因此，燥就和风热分不开了。在治疗上，完素则主张：

"宜开通道路，养阴退阳，凉药调之，慎毋服乌附之药。"[17]

至于寒气，除阴盛阳衰而为"中寒"（即里寒）者外，他如感冒寒邪，或内伤生冷，"冷热相并"，均能使"阳气怫郁，不能宣散"而生热，不可便认为寒，"当以成症辨之"[18]。

刘完素的"六气皆能化火"说，其论点大略如此。

（三）火热病的治法

刘完素对火热病的治疗法则，主要是从表证和里证两个方面来确定的。

1. 表证

他认为表证固应汗解，但"怫热郁结"于表，绝非辛热药所宜，致表虽解而热不去。惟有用辛凉或甘寒以解表，则表解热除，斯为正治。临床时的具体施用，略如："夏季暑热当令，一般不宜用麻黄、桂枝等辛热解表；若必须使用时，也应适当增入寒性药物，否则就会助长热邪而发生他变。故以甘草、滑石、葱、豉等发散为最妙"。[19]

阳热郁遏于表，虽亦见恶寒战栗诸症，实为阳热郁极而产生的假象，不能辛热解表以助其热，而应以石膏、滑石、甘草、葱、豉等以开发其郁结[20]，必须从脉证上细心分辨。

表证而兼有内热的，一般可用表里双解的办法，如防风通圣散、双解散[21]，即为两解表里之剂。或用天水[22]一凉膈[23]半，或用天水凉膈各半，以散风壅，开结滞，使气血宣通，郁热便自然解除[24]了。

表证依法汗之不解，前证别无变异者，通宜凉膈散调之，以退其热；若汗后热退不尽，可用天水散、黄连解毒汤[25]、凉膈散等，以"调顺阴阳，洗涤脏腑"余热；若汗后不解，而下证又未全者，可用白虎汤清之[26]。

2. 里证

里证用下法，可根据下述三种情况灵活运用。

（1）表证已解，而里热郁结，汗出而热不退者，都可用下法。可下之证在临床上的表现，多有目睛不了了、腹满实痛、烦躁谵妄、脉来沉实诸症，也就是热邪郁结在里的反映。必须以大承气汤或三一承气汤[27]下其里热[28]。

（2）热毒极深，以致遍身清冷疼痛、咽干或痛、腹满实痛、闷乱喘息、脉来沉细，乃热蓄极深，阳厥阴伤所致。其病变已影响到血分，就不能单纯用承气汤攻下，而必须和黄连解毒汤配合使用[29]。

（3）在大下之后，热势尚盛；或下后湿热犹甚而下利不止的，可用黄连解毒汤清其余热。必要时可兼以养阴药物。若下后热虽未尽，而热不盛的，则宜用小剂黄连解毒汤，或凉膈散调之[30]。

从上述三个方面看来，刘完素在探讨所以造成火热病症的种种原因和机理，是有所发明的。可说在宋金以前言火热病机和治法的，无出其右者，他对火热之所以有较深细的认识，主要还是来源于医疗实践，是从临证中不断总结出来的。所以他说：

"余自制双解、通圣辛凉之剂，不遵仲景法桂枝、麻黄发表之药，非余自炫，理在其中矣。故此一时、彼一时，奈五运六气有所更，世态居民有所变，天以常火，人以常动，动则属阳，静则属阴，内外皆扰，故不可峻用辛温大热之剂。"[31]

这就是刘完素创言"火热论"的思想基础。由于赵宋南渡以后，中国北部的广大地区，沦为民族斗争的战场，人民处在动荡不安、水深火热的环境中，热性疾病广泛的流行，给人民带来深重的痛苦。刘完素在这样的条件下，结合医疗实践研究《素问》病机，对于火热病变的阐发，竟做出了不平凡的贡献。《四库全书提要》给刘完素的评论说："作是书，亦因地因时，各明一义，补前人所未及。"

给刘完素这样的评价，还是较中肯的。第不能片面地认为刘完素的火热论概括所有疾病的病变，更不能认为刘完素只对火热病机有所研究，而不及其他。在完素书中既有讨论多种属于寒凉病变的，更制有如双芝丸、内固丸[32]一类的温中散寒方剂。因此说，刘完素对火热病症的病理变化，在《素问》病机的基础上既有所创新，并从临床上总结出对热性病的治疗原则，提出辛凉解表和清热养阴的治法，不仅对后世治疗温热病以很大的启示，同时也突破了魏晋之后墨守仲景成规的保守风气，使后来的学者敢于设想，敢于研究，能理论联系实际，促进祖国医学的理论和治疗不断地发展与提高。

三、刘完素的门人及其私淑者

亲炙河间之学的有：穆大黄、马宗素、荆山浮屠等。

穆大黄，姓穆，人以大黄名之，其为善用寒凉药者无疑，惟其名字里贯，俱无从考。第锦溪野叟跋《三消论》云：

"麻征君止取《三消论》即付友人穆子昭，子昭乃河间门人穆大黄之后也。"

马宗素，平阳人，著有《伤寒医鉴》一卷，大发《素问·热论》三阴三阳，均为热证之理，反对朱肱《活人书》以寒热释阴阳之说，是从伤寒病的角度来宣扬刘完素的火热论者。《宋以前医籍考》云：

"按《医学源流》引《列代名医图》曰：金有何公务、侯德和、马宗素、杨从正、袁景安。而是书又载正治反治之法，曰闻诸守真之言，则宗素亦金人，当得亲炙于守真之门者。"

荆山浮屠的姓氏里籍，亦无从考。惟《明史·列传》云：

"戴思恭又学医于宋内侍钱塘罗知悌，知悌得之荆山浮屠，浮屠则河间守真门人也。"

罗知悌，字子敬，号太无，钱塘人。宋濂《丹溪先生墓表》云：

"罗司徒知悌，宋宝祐中寺人，精于医，得金士刘完素之学，而旁参于李杲、张从正二家。尝言医学之要，必本于《素问》《难经》，而湿热相火，为病最多，人罕有知其秘者。兼之长沙之书，详于外感，东垣之书，详于内伤，必两尽之，治疾方无所憾。区区陈裴之学，泥之且杀人。"

看来，这完全是以后朱震亨学医的张本。

此外，尚有葛雍、镏洪二人，虽非刘完素门人，确是最守完素的火热论的。《医籍考》云：

"葛雍，字仲穆，号华盖山樵，临川人，编《河间刘守真伤寒直格》三卷，亦为传河间之学者。"

《医籍考》又云：

"镏洪，号瑞泉野叟，其始末未详，亦似为金人。"

《伤寒辨注》云：

"《伤寒心要》，都梁镏洪编，其论伤寒，大率以热病为主，此得河间之一偏。"

葛雍编的《伤寒直格》，镏洪编的《伤寒心要》，虽内容的多寡悬殊，而其立论之旨，都是从"邪热在表，腑病为阳；邪热在里，脏病为阴"立说，与马宗素的《伤寒医鉴》略无差异。

附：刘完素等所著书目

刘完素著

《素问玄机原病式》一卷

《宣明论方》十五卷

《素问病机气宜保命集》三卷

《伤寒标本心法类萃》二卷

《三消论》一卷

《保童秘要》二卷

马宗素著

《伤寒医鉴》一卷

镏洪著

《伤寒心要》一卷

葛雍著

《河间刘守真伤寒直格》三卷

四、张从正的攻邪论

攻邪论的代表者为张从正。

张从正，字子和，号戴人，宋金（约 1156－1228）时睢州考城（河南）人。据元人张颐斋序《儒门事亲》说：

"近世惟河间刘守真，深得长沙遗意，故能以斯道鸣于大定明昌间，南渡以来，宛丘张子和出焉，探历圣之心，发千载之密，凡所拯疗，如取如携，识者谓长沙河间，复生于斯世矣。"

这仅是把张从正比拟于刘完素，《金史·本传》则迳称：

"张从正，精于医，贯穿《素》《难》之学，其法宗刘守真，用药多寒凉，然起疾救死多取效。"

是从正之学，远则取法乎《素问》《伤寒论》，近则独宗于刘完素。观其娴于汗、吐、下三法，并从六气分证，又倡"三消当从火断"之说，其宗于河间者实多。他学说的主要内容，可从以下几点来分析。

（一）病由邪生，攻邪已病

张从正首先认为病邪是由外而到于人体的，或者是由体内变化而产生的，病邪留于体内而不去，是一切病症之所由。所以他说：

"夫病之一物，非人身素有之也。或自外而入，或由内而生，皆邪气也。天之六气，风暑火湿燥寒；地之六气，雾露雨雹冰泥；人之六味，酸苦甘辛咸淡。故天邪发病多在乎上；地邪发病多在乎下；人邪发病多在乎中，此为发病之三也。"[33]

这个观点，是符合祖国医学传统概念的，如《灵枢·百病始生》说：

"夫百病之始生也，皆生于风雨寒暑，清湿喜怒。喜怒不节则伤脏，风雨则伤上，清湿则伤下。三部之气，所伤异类。喜怒不节则伤脏，脏伤则病起于阴也；清湿袭虚，则病起于下；风雨袭虚，则病起于上，是谓三部。至于其淫泆，不可胜数。"

总的说来，也就是内在和外在的问题。风雨清湿，都属于外在的因素；喜怒则为内在的变动。不论内因外因，疾病总是由病邪强加于人体而成，不是人体本身应有的变化，张从正这一认识，还是较正确的。疾病既是由病邪强加于人体而成，则治疗疾病，便首应攻去病邪。他说：

"邪气加诸身，速攻之可也，速去之可也，揽而留之可乎？虽愚夫愚妇，皆知其不可也。及其闻攻则不悦，闻补则乐之。今之医者曰：当先固其元气，元气实，邪自去，世间如此妄人，何其多也？夫邪之中人，轻则传久而自尽，颇甚则传久而难已，更甚则暴死，若先论固其元气，以补剂补之，真气未胜，而邪已交驰横骛而不可制矣。有邪积之人而议补者，皆鲧湮洪水之徒也……先论攻其邪，邪去而元气自复也。"[34]

这是张从正提出攻邪论的主要根据，也是较有说服力的，其理论的根据，亦来源于《素问》。如《阴阳应象大论》说：

"因其轻而扬之，因其重而减之，其高者因而越之，其下者引而竭之，中满者泻之于内，其有邪者，渍形以为汗，其在皮者，汗而发之，其实者散而写之。"

这些都属于不同方式的攻邪方法。病邪攻去，正气自安，亦正如《至真要大论》所谓：

"病气衰去，归其所宗，此治之大体也。"

"暴者夺之，皆随胜气，安其屈伏，无问其数，以平为期。"

"盛者夺之，汗之下之，寒热温凉，衰之以属，随其攸利。"

因此说，张从正的攻邪论，无论从临床实际讲，或从传统的治则理论讲，都是具有卓识的。

（二）攻邪三法

发汗、催吐、泻下，是张从正攻去病邪的三个主要方法。他说：

"处之者三，出之者亦三也。诸风寒之邪，结搏皮肤之间，藏于经络之内，留而不去，或发疼痛走注、麻痹不仁，及四肢肿痒拘挛，可汗而出之；风痰宿食，在膈或上脘，可涌而出之；寒湿固冷，热客下焦，在下之病，可泄而出之。至其统论诸药，则曰：辛、甘、淡三味为阳，酸、苦、咸三味为阴。辛甘发散，淡渗泄，酸苦咸涌泄。发散者归于汗，涌者归于吐，泄者归于下。渗为解表归于汗，泄为利小溲归于下，殊不言补，乃知圣人只有三法，无第四法也。且予之三法，能兼众法。如引涎漉涎，嚏气追泪，凡上行者皆吐法也；灸、蒸、熏、渫、洗、熨、烙、针刺、砭射、导引、按摩，凡解表者皆汗法也；催生、下乳、磨积、逐水、破经、泄气，凡下行者皆下法也。"[35]

看来，张从正的汗、吐、下三法，是极其广泛的，包括方药、针灸、熏洗、按摩、导引等等，从当时来说，充分发挥他所能掌握的各种治疗方法，来与疾病做斗争，借以提高疗效，比起单纯用某一种方法来治疗，总要好得多，这可说是张从正在临床上的创见。至于他对三法的具体运用，略如下述：

1. 汗法

张从正在《凡在表者皆可汗式》中指出，风、寒、暑、湿邪气在于皮肤之间而尚未深入者，最迅速有效的治法，就是发汗。《素问》有刺热的方法，开玄府而逐邪气，与发汗的道理并无二致，但不如用药发汗收效更速。发汗的方法有多种，不但辛温可发汗，寒凉亦能发汗，此外还有熏渍、导引等。发汗的方法既多，施用的范围亦较广。

对于汗法的具体运用，他认为首要明辨阴阳、表里、虚实。凡表证如麻黄汤类为表实而设，桂枝汤类为表虚而设。但汗法的实际施用，远不止此。如飧泄不止，日夜无度，完谷不化，若脉见浮大而长，身表微热者，都可用汗法。还可与吐法、下法先后连用，或者吐法和汗法兼用。如破伤风、惊风、狂、酒病、痹症等，都可随证情酌于吐下之后继用汗法，甚至吐汗法并用。至于辛温发汗与辛凉发汗的分辨，张从正确具有丰富的经验，他说：

"凡解利伤寒时气疫疾，当先推天地寒暑之理，以人参之。南陲之地多热，宜辛凉之剂解之；朔方之地多寒，宜辛温之剂解之。午未之月多暑，宜辛凉解之；子丑之月多冻，宜辛温解之。少壮气实之人，宜辛凉解之；老者气衰之人，宜辛温解之。病人因冒寒食冷而得者，宜辛温解之；因役劳冒暑而得者，宜辛凉解之。病人禀性怒急者，可辛凉解之；病人禀性和缓者，可辛温解之。病人两手脉浮大者，可辛凉解之；两手脉迟缓者，可辛温解之，如是之病，不可一概而用，偏寒凉及与辛温，皆不知变通者。夫地有南北，时有寒暑，人有衰旺，脉有浮沉，剂有温凉，服有多少，不可差互。"[36]

张从正汗法所用的方药，除辛温剂概用仲景麻桂汤方外，辛凉剂则惯用防风通圣散与双解散。

2. 吐法

《素问·阴阳应象大论》说："其高者，因而越之。"这基本是指吐法而言，亦说明吐法的运用由来已久。但是，正如张从正所说：

"夫吐者人之所畏，且顺而下之，尚犹不乐；况逆而上之，不悦者多矣。"[37]

长时期以来，无论病家和医家，对吐法往往都存在这样的顾虑，以致临证中用吐法的，向来不多。惟张从正则认为：

"自胸以上，大满大实，痰如胶粥，微丸微散，皆儿戏也，非吐病安能出？仲景之言曰，大法春宜吐，盖春时阳气在上，人气与邪气亦在上，故宜吐也。"[38]

从理论上来说，病变在胸膈之上，无论其为痰涎、为邪浊、为饮食，用催吐剂因势利导，使之从上而出，最为捷径，即"高者越之"之义，这是很可以理解的。张从正既理解到上脘之病，可涌而去之的理论，又吸收了前人的经验，如：

"仲景《伤寒论》中以葱根白豆豉汤以吐头痛，栀子厚朴汤以吐懊恼，瓜蒂散以吐伤寒六七日，因下后腹满无汗而喘者；孙氏《千金方·风论》中散、方，往往皆效；近代《本事方》中稀涎散吐膈实中满，痰厥失音，牙关紧闭，如丧神守；《万全方》以郁金散吐头痛眩晕，头风恶心，沐浴风；近代《普济方》以吐风散、追风散吐口噤不开，不省人事；以皂角散吐涎潮；《总录》方中以常山吐疟；《孙尚方》以三圣散吐发狂，神验方吐舌不正；《补亡篇》以远志去心，春分前服之，予吐瘟疫。此皆前人所用之药也，皆有效者。"[39]

张从正充分接受这些经验，并通过医疗实践的验证，便益信之笃而用之神。他说：

"余之用此吐法，非偶然也。曾见病之在上者，诸医尽其技而不效，余反思之，投以涌剂，少少用之，颇获微应。既久，乃广访多求，渐臻精妙。过则能止，少则能加，一吐之中，变态无穷，屡用屡验，以至不疑。故凡可吐令条达者，非徒木郁然，凡在上者，皆宜吐之。"[40]

任何一门科学，都是从实践中得来的，实践愈丰富，获得的成就便愈大，所谓"实践出真知"者是也。张从正对吐法的具体运用，伤寒头痛，瓜蒂散；杂病头痛，葱根白豆豉汤；痰食证，瓜蒂末（独圣散）加茶末少许；两胁肋刺痛，濯濯有水声（湿在上），独圣散加全蝎梢。凡吐至昏眩，不必惊疑，如见头眩，饮冰水可解，无冰水，亦可用凉水。身强体壮的，可一次强吐而愈；身体较弱的，可分三次轻吐。吐后第二天，无论是见轻快或者转甚，只要吐之未尽，可等候数日再吐。吐后觉渴的，可用冰水、凉水、瓜、梨、柿之属以解渴，不必服药。吐后禁贪食过饱和难以消化的食物，并禁房事和七情激刺。他的这些经验，都是指偏于热证实证而言的。

他并认为：凡用吐剂，宜先小服，未效，渐加，并可用钗股、鸡羽探吐，不吐，再服药，再探引，中病则止，不必尽剂，过则伤人。如吐不能止，因于藜芦的，可用葱白汤解之；因石药吐不止的，可用甘草贯仲汤解之；因于瓜蒂的，用麝香煎汤解之；其他一切草木药吐不止的，都可用麝香汤解。如有下列情况，则禁用吐法：①性情刚暴；②好怒喜淫；③信心不坚；④病势临危；⑤老弱气衰；⑥自吐不止；⑦亡阳血虚；⑧诸种血症。这些都是经验之谈，是值得重视的。他还恳切地说：

左侧竖排：任启林 医学全集

"必标本相得，彼此相信，真知此理，不听浮言，审明某经某络，某脏某腑，某气某血，某邪某病，决可吐者，然后吐之，是余之所望于后之君子也，庶几不使此道湮微。"[41]

总而言之，吐法必须辨证而后用，切不可孟浪从事。

3. 下法

王太仆释《素问》"土郁夺之"曰："夺谓下之令无壅碍也。"《素问》又说"因其重而减之"，减去其重积，亦具有泻下之义。壅碍既夺，重积得减，则气血流通，而身自健，胜于服补药多多，这是张从正重视下法以强身的理论根据。所以他说：

"下之攻病，人亦所恶闻也。然积聚陈莝于中，留结寒热于内，留之则是耶!? 逐之则是耶!?《内经》一书，惟以气血通流为贵，世俗庸工，惟以闭塞为贵，又只知下之为泻，又岂知《内经》之所谓下者，乃所谓补也。陈莝去而肠胃洁，癥瘕尽而荣卫昌，不补之中有真补存焉。"[42]

有邪实存在，下之即所以补之，这是具有辩证法的观点。攻下疗法，尤适用于在脾胃方面的病邪，他说：

"《内经》曰：脾为之使，胃为之市。人之食饮酸咸甘苦百种之味，杂凑于此，壅而不行，荡其旧而新之，亦脾胃之所望也。况中州之人，食杂而不劳者乎! 中州土也，兼载四象，木金水火，皆聚此中，故脾胃为病。奈何中州之医不善扫除仓廪，使陈莝积而不能去也。"[43]

脾主运化，胃主消磨，总以通畅为贵，一有积滞，诸症蜂起，惟有攻下而消其积，导其滞，才是根本之图。故张从正甚赞大承气汤的功用说：

"土郁之为夺，虽大承气汤亦无害也。试举大承气之药论，大黄苦寒，通九窍，利大小便，除五脏六腑积热。芒硝咸寒，破痰散热，润肠胃。枳实苦寒为佐使，散滞气，消痞满，除腹胀。厚朴辛温，和脾胃，宽中通气。此四味虽为下药，有泄有补，卓然有奇功。刘河间又加甘草，以为三一承气，以甘和其中，最得仲景之秘也。余尝以大承气改作调中汤，加以姜枣煎之，俗见姜枣以为补脾胃而喜服，不知其中有大黄芒硝也。此药治中满痞气不大便者，下五七行殊不困乏，次日必神清气快，膈通食进。"[44]

张从正用攻下法，并不局限于脾胃的积滞，他认为：伤寒大汗之后，重复劳发，热气不尽者，可下；杂病腹中满痛不止者，此为内实，可下；伤寒发热大汗之后，脉沉实，寒热往来，时时有涎嗽者，可下；目黄九疸食劳，可下；落马坠井，打仆损伤，肿发㿗痛，日夜号泣不止者，可下；杖疮发作，肿痛㿗及上下，语言错乱，时时呕吐者，可下。至于攻下之方，或用大承气汤，或用导水丸[45]，或用大柴胡汤加味，或用茵陈蒿汤，或用禹功散[46]，或用神佑丸，总以辨证其或为热实，或为水实，或为痰实，或为湿积，或为血瘀等之不同，而分别施用。如非实证，则不能任意妄攻。如洞泄寒中，伤寒脉浮，表里俱虚，心下虚痞，厥而唇青，手足冷，小儿内泻转生慢惊，小儿两目直视，鱼口出气，以及十二经败证等，均为禁下之例。惟对于"大积大聚，大实大秘，大涸大坚"，下药直是补药。

总之，张从正对汗、吐、下三法的灵活运用，积累了丰富的经验，扩充了张仲景在《伤寒论》中所应用的范围，对祖国医学的"治则"理论的发展，做出了贡献，值得继续予以发扬，特别是吐法，近来医者运用尤少，根据他的经验，往往对顽固性疾患，可一吐而愈，颇值得重视和研究。

五、张从正的门人及其私淑者

传张从正之学的，有麻九畴、常德、李子范等。

麻九畴，字知几，莫州人，长于经史，因疾尝从张从正学医，尽得其妙。从正所著书，多半出于麻九畴手。张颐斋序《儒门事亲》云：

"宛丘张子和，兴定中召补太医，居无何求去，盖非好也。于是退而与麻征君知几，常公仲明辈，日游溵上，相与讲明奥义，辨析至理，一法一论，其大义皆子和发之，至于博之于文，则征君所不辞焉。议者咸谓，非宛丘之术，不足以称征君之文；非征君之文，不足以弘宛丘之术，所以世称二绝。"

常德，字仲明，镇阳人。熊氏种德堂本《张子和心镜》一卷，题为"门人镇阳常德仲明编"，而《心镜》的内容，仅有七篇，首论河间双解散，及从正增减之法，其余都属于刘张二家的绪论。则常德为从正的弟子，已无疑义。

李子范，字林虑，因母老志于医，私淑从正之学。《儒门事亲·后序》云：

"有隐士林虑李君子范者，以其有老母在，刻意岐黄，及得是书，喜而不舍，遂尽得宛丘之传。"

则李子范亦为私淑从正之学而有心得者。

附一：医案八则

1. 面肿风

南乡陈君俞，将赴秋试，头项遍肿连一目，状若半壶，其脉洪大，戴人出视，《内经》"面肿者风"，此风乘阳明经也。阳明气血俱多，风肿宜汗，乃与通圣散入生姜、葱根、豆豉，同煎一大盏。服之微汗，次日以草茎鼻中，大出血，立消。（《儒门事亲》卷六）

按：本案用防风通圣散加姜、葱、豉以取汗，在张从正固为汗以祛风之法，但其中却寓有刘完素"热为本，风为标"，以及"肿属于热"的论点。在张从正固谓"风乘阳明，阳明气血俱多"，而为泻热出血的张本，实际上就是刘完素"风热兼化"理论在张从正医疗实践中的体现。

2. 狂

一叟年六十，值徭役烦扰而暴发狂，口鼻觉如虫行，两手爬搔，数年不已。戴人诊其两手，脉皆洪大如绠绳，断之曰：……口者，胃之上源也。鼻者，足阳明经起于鼻交頞之中，故其病如是。夫徭役烦扰，便属火化，火乘阳明经，故发狂。故《经》言阳明之病，登高而歌，弃衣而走，骂詈不避亲疏。又况肝主谋，胆主决，徭役迫遽，则财不能支，则肝屡谋而胆屡不能决，屈无所伸，怒无所泄，心火磅礴，遂乘阳明金。然胃本属土，而肝属木，胆属相火，火随木气而入胃，故暴发狂。乃命置燠室中，涌而汗出，如此三次。《内经》曰：木郁则达之，火郁则发之，良谓此也。又以调胃承气汤半斤，用水五升，煎半沸，分作三服，大下二十行，血水与瘀血相杂而下数升，取之乃康。以通圣散调其后矣。（《儒门事亲》卷六）

按：本案是按照刘完素"躁扰狂越，皆属于火"的论点而治疗的。刘氏认为"心火旺则肾水衰，乃失志而狂越"，又说："火实制金，不能平木，故肝实则多怒而为狂。"张从正则以"徭役烦扰，便属火化""肝屡谋而胆屡不能决，屈无所伸，怒无所泄，心火磅礴"，为主要病变之所在，与完素的认识基本一致。在治法上，完素"治癫狂病久不已，用二圣散吐后，大下之"。本案亦先用涌吐法，后用调胃承气汤大下二十行而愈，先后一揆，毫无二致。

3. 白带

息城李左衙之妻，病白带，如水窈满中，绵绵不绝，臭秽之气不可近，面黄食减，已三年矣。诸医皆云积冷，起石、硫黄、姜、附之药，重重燥补，污水转多，烆艾烧针，三年之间，不可胜数。戴人断之曰：此带浊水，本热乘太阳经，其寒水不可胜如此也。夫水自高而趋下，宜先绝其上源，乃涌痰水二三升，次日下污水十余行，三遍，汗出周身。至明旦，病人云：污已不下矣。次用寒凉之剂，服及半载，产一子。治带下同治湿、治泻利，皆宜逐水利小溲，勿以赤为热，白为寒，今代刘河间书中言之详矣。(《儒门事亲》卷六)

按：刘完素在《素问玄机原病式》中，阐发了白带属热的理论，并反对以白带为寒之说。他认为"下部任脉湿热甚者，津液涌溢而为带下。"其色的赤白，与下痢赤白的道理相同（以白痢乃燥金热化之故），不得遽以为寒。张从正对本案的治疗，除以吐法"先绝其上源"，是其独特见解外，其用寒凉之剂久服，并谆谆告诫"勿以赤为热，白为寒"，亦完全取法于刘完素。

4. 因惊风搐

新寨马叟，年五十九，因秋欠税，官杖六十，得惊气，成风搐，已三年矣。病大发，则手足颤掉，不能持物，食则令人代哺，口目张眨，唇舌嚼烂，抖擞之状，如线引傀儡。每发市人皆聚观。夜卧发热，衣被尽去，遍身燥痒，中热而反外寒，久欲自尽，手不能绳，倾产求医，至破其家，而病益坚。叟之子，邑中旧小吏，以父病讯戴人，戴人曰：此病甚易治，若隆暑时，不过一涌再涌，夺则愈矣。今已秋寒，可三之，如未，更刺腧穴必愈。先以通圣散汗之，继服涌剂，得痰一二升，至晚又下五七行，其疾小愈。待五日，再一涌，出痰三四升，如鸡黄成块，状如汤热。叟以手颤，不能自探，妻与代探，咽嗌肿伤，昏愦如醉，约一二时许，稍稍省，又下数行，立觉足轻，颤减，热亦不作，足亦能步，手能巾栉，自持匙箸，未至三涌，病去如濯，病后但觉极寒。戴人曰：当以食补之，久则自退。盖大疾之去，卫气未复，故宜以散风导气之药，切不可以热剂温之，恐反成他病也。(《儒门事亲·风形》)

按：这是因精神刺激而起的风痫症，先用汗法，继用涌吐，又下五七行，隔五日又再用吐法至昏愦如醉，又下数行，未三吐而病已愈。应为木郁生火，火动而风起痰盛之候，汗法足以疏木之郁，下法足以抑火之炽，吐法所以涌痰之盛。木既疏而风则息，火既降而痰源清，三法并行，颇具有"木郁达之，火郁发之，土郁夺之"之义。

5. 妇人二阳病

一妇月事不行，寒热往来，口干颊赤喜饮，旦暮闻咳一二声，诸医皆云经血不行，宜䗪虫、水蛭、干漆、硇砂、芫青、红娘子、没药、血竭之类。惟戴人不然。曰：古方中虽有此法，奈病人服之，必脐腹发痛，饮食不进，乃命止药，饮食稍进。《内经》曰：二阳之病发心脾。心受之则血不流，故女子不月。既心受积热，宜抑火升水，流湿润燥，开胃进食。乃涌出痰一二升，下泄水五六行。湿水上下皆去，血气自行沸流，月事不为水湿所隔，自依期而至矣。亦不用䗪虫、水蛭之类有毒之药，如用之，则月经纵来，小溲反闭，他证生矣。凡精血不足，当补之以食，大忌有毒之药，偏胜而成夭阏。(《儒门事亲·热形》)

6. 月闭寒热

一妇年三十四岁，经水不行，寒热往来，面色萎黄，唇焦颊赤，时咳三两声，向者所服之药，黑神散、乌金丸、四物汤、烧肝散、鳖甲散、建中汤、宁肺散，针艾百千，病转剧。家人意倦，不欲求治，戴人悯之，先涌痰五六升，午前涌毕，午后食进，余证悉除。后三日，复轻涌之，又去痰一二升，食益进。不数日，又下通经散[47]，泻讫一二升后，数日去死皮数重，小者如麸片，大者如苇膜，不一月，经水行，神气大康矣。（《儒门事亲·热形》）

按：以上两案，按一般治法，多从血分治疗，而张从正均用涌痰行水法，使气血流通而愈。这正是他所说的"贵流不贵滞"的实践证明。另一方面，亦说明痰水和气血有相互影响的关系。前一案精血不足，从正令其停服破血药，先进饮食，以养心脾之气，然后涌其痰，即先补后攻之意。第二案痰热内结，已成痼疾，张从正使用溃坚之法，竟一吐再吐，吐之不足，再继之以泻，痰由吐涌，湿从泻去，痰湿无滞，经血因之以通。张从正的攻邪法是较有分寸的。

7. 大便燥结

戴人过曹南省亲，有姨表兄，病大便燥涩，无他证，常不敢饱食，饱则大便极难，结实如针石。或三五日一如圊，目前星飞，鼻中出血，肛门连广肠痛，痛极则发昏，服药则病转剧烈，巴豆、芫花、甘遂之类皆用之，过多则困，泻止则复燥。如此数年，遂畏药性暴急不服，但卧病待尽。戴人过诊，其两手脉息、俱滑实有力，以大承气汤下之，继服神功丸[48]、麻仁丸等药，使食菠菱葵菜，及猪羊血作羹，百余日充肥，亲知见骇之。呜呼！粗工不知燥分四种：燥于外则皮肤皴揭，燥于中则精血枯涸，燥于上则咽鼻焦干，燥于下则便溺结闭。夫燥之为病，是阳明化也，水寒液少，故如此。然可下之，当择而药之，巴豆可以下寒，甘遂芫花可以下湿，大黄、朴硝可以下燥。《内经》曰：辛以润之，咸以软之。《周礼》曰：以滑养窍。（《儒门事亲·燥形》）

按：大便燥结，任何人都知当用下法，但这是津枯液燥的便秘，泻后必更枯燥，张从正却于泻后继用神功、麻仁丸行气润燥，更用食物润肠，因而获得成功。如果只用攻下，病必不除。说明张从正运用攻法的灵活性，确有识见高明之处。

8. 小儿风水

郾之营兵秋家小儿，病风水，诸医用银粉、粉霜之药，小溲反涩，饮食不进，头肿如腹，四肢皆满，状若水晶。家人以为勉强求治于戴人。戴人曰：此证不与壮年同，壮年病水者，或因留饮及房室，此小儿才七岁，乃风水证也，宜出汗。乃置燠室，以屏帐遍遮之，不令见火，若内火见外火，必昏愦也，使大服胃风汤[49]而浴之，浴讫，以布单重复之，凡三五重，其汗如水，肿乃减五分。隔一二日，乃依前治之，汗出，肿减七分。乃二汗而全减，尚未能食，以槟榔丸[50]调之，儿已喜笑如常日矣。（《儒门事亲·风形》）

按：以汗法治头肿，符合"水已气在上，汗之则愈"的治疗原则，是法实从《金匮要略》风水治法变化而来。

附二：张从正等所著书目

张从正著

　　《儒门事亲》三卷　附《治病百法》二卷

　　《十形三疗》三卷

　　《杂记九门》一卷

　　《撮要图》一卷

　　《治法杂论》一卷

　　《三法六门》一卷

　　《刘河间三消论》一卷

　　《扁华生死诀》一卷

　　《世传神效诸方》一卷

常德著

　　《伤寒心镜》一卷

六、朱震亨的"阳有余阴不足"论

　　刘完素的火热论，到了张从正，仍着重于外来的火热邪气，故用汗、吐、下三法攻而去之。朱震亨亦言火热，但他却侧重于内在火热的化生了。

　　朱震亨，字彦修，生于公元 1281－1358 年，元代金华（浙江义乌县）人，世居县之丹溪，学者尊之为丹溪翁。他三十岁才开始读《素问》，五年之后，已能临证；到四十岁，又将《素问》反复研究，历四年，从学于罗知悌，始得读河间、戴人、东垣、海藏的著作。自谓："医之为书，至是始备；医之为道，至是始明。"可见震亨之学，师承有自，除深研《素问》外，刘完素、李杲对他都有较大的影响。刘完素的发明火热，固无论矣，而李杲亦倡湿热阴火之说，其影响的结果，便谓：

　　"见河间、戴人、东垣、海藏诸书，始悟湿热相火为病甚多。徐而思之，湿热相火，自王太仆注文已成湮没，至张李诸老始有发明。人之一身，阴不足而阳有余，虽谆谆然见于《素问》，而诸老犹未表章，是宜局方之盛行也。"[51]

震亨在这里表达的意思是：湿热相火之说，我是欣赏的，刘张诸人虽有所发挥，但表章得很不够，尤其是阴不足、而阳有余的问题。震亨阴不足阳有余的论据，首先是从对天象的观测提出来的，他说：

"天地为万物父母，天大也为阳，而运于地之外；地居于天之中为阴，天之大气举之。日实也，亦属阳，而运于月之外；月缺也，属阴，禀日之光以为明者也。"[52]

天为阳，天体比地球大，是阳有余；地为阴，地球比天体小，是阴不足。日为阳，日恒圆而不缺，是阳有余；月为阴，月虽圆而常缺，是阴不足。这是从整个自然界的现象来看，是阴不足而阳有余的。以大谕小，就人身而论，亦颇类似。他说：

"人身之阴气，其消长视月之盈缺。故人之生也，男子十六岁而精通，女子十四岁而经行，是有形之后，犹有待于乳哺水谷以养，阴气始成，而可与阳气为配，以能成人，而为人之父母。古人必近三十、二十而后嫁娶，可见阴气之难于成，而古人之善于摄养也。《礼记》注曰：惟五十然后养阴者有以加。《内经》曰：年至四十，阴气自半，而起居衰矣。又曰：男子六十四岁而精绝，女子四十九岁而经断。夫以阴气之成，只供给得三十年之视听言动，已先亏矣。人之情欲无涯，此难成易亏之阴气，若之何而可以供给也。《经》曰：阳者，天气也，主外；阴者，地气也，主内。故阳道实，阴道虚。又曰：至阴虚，天气绝；至阳盛，地气不足。观虚与盛之所在，非吾之过论。主闭藏者，肾也；司疏泄者，肝也。二脏皆有相火，而其系上属于心，心君火也，为物所感则易动，心动则相火亦动，动则精自走，相火翕然而起，虽不交会，亦暗流而疏泄矣。"[53]

看来，震亨所谓的"阴不足"，主要是指肾所藏的阴精难成易亏而言；所谓"阳有余"，主要是指肝肾之中所存在的相火容易妄动而言。肾精的难于生长，相火的易于妄动，震亨认为是人身中容易发生病变的关键问题，因此，要想保持肾精的充足，首先就得使相火不要妄动。也就是说，如果要避免"阴不足"，首先就在于不要使"阳有余"。从养身方面来说，使相火不致妄动的方法是：

"古人谓不见所欲，使心不乱。夫以温柔之盛于体，声音之盛于耳，颜色之盛于目，馨香之盛于鼻，谁是铁汉，心不为之动也。善摄生者，宜暂远帷幕，各自珍重，保全天和。"[54]

凡此温柔、声音、颜色、馨香诸物欲，均为使相火易动的外在因素，因而震亨在论"阳有余，阴不足"之前，首列饮食、色欲两箴，要人节饮食，戒色欲，不使相火妄动，保持"阴平阳秘"。可见震亨之谓"阳常有余"，尤着重在指出情欲容易妄动，导致相火炽盛，而发生诸种病变，并不是指人身的真阳而言。诸如他在《养老论》里说的：

"人生至六十、七十以后，精血易耗，百不如意，怒火易炽。"

以及在《张子和攻击注论》里说的：

"于是定为阴易乏，阳易亢，攻击宜详审，正气须保护。"

等等，皆足以证明震亨"阳有余"的提出，主要是在倡说抑制相火，保护阴精，非言人身真阳之气有余，而可以肆行攻伐者。有余之阳，既指相火，震亨对相火的阐述，则有以下几个方面。

（一）相火为人身动气

火为五行之一。古人无论言生理，言病变，每每提到火的问题，朱震亨仍从阳主动、阴主静的理论中，悟出了动气即是火的道理。他说：

"火内阴而外阳，主乎动者也，故凡动皆属火。以名而言，形气相生，配于五行，故谓之君；以位而言，生于虚无，守位禀命，因其动而可见，故谓之相。"[55]

所谓"生于虚无"，即言人身内本无可供燃烧的火，但在生理变化，或病理变化时，都可能见到火热的象征，这正是"因其动而可见"的征验。所谓动，概指脏腑的生理机能，这与后世薛立斋、张介宾、赵养葵所谈的"命门之火"，同一意义。如他说：

"天主生物，故恒于动；人有此生，亦恒于动。其所以恒于动，皆相火之为也。"[56]

意思就是人之所以富有生命力，无不根源于相火一气的运动。可见震亨心目中的相火，并不神秘，不过是人身生生不息的机能活动而已。这种活动机能，虽然各脏腑都具备着，但它主要发源于肾肝。所以他说：

"具于人者，寄于肝肾二部，肝属木而肾属水也。胆者，肝之府；膀胱者，肾之府；心包络者，肾之配；三焦以焦言，而下焦司肝肾之分，皆阴而下者也。天非此火，不能生物；人非此火，不能有生……肝肾之阴，悉具相火，人而同乎天也。"[57]

相火既为肝肾二脏专司，复分属于心包络、膀胱、三焦、胆诸府。这是朱震亨综合了刘完素、张从正、李杲诸家之说而提出来的。于是后世言相火者，大都以震亨之说为其理论根据。

（二）相火妄动为贼邪

相火既为人身生命活动机能之所系，因而它和心火一上一下，一君一相，皆为生理之常。故朱震亨说：

"彼五火之动皆中节，相火惟有禆补造化，以为生生不息之运用耳。"[58]

"动皆中节"，就是人身生理机能的运动正常，人身也就有了健全的生活力。如果反常而妄动，则病变丛生，就成为危害生命的贼邪了。震亨说：

"相火易起，五性厥阳之火相煽，则妄动矣。火起于妄，变化莫测，无时不有，煎熬真阴，阴虚则病，阴绝则死。君火之气，《经》以暑与湿言之；相火之气，《经》以火言之，盖表其暴悍酷烈，有甚于君火者也，故曰相火元气之贼。"[59]

"相火元气之贼"，这倡说于李杲，《内外伤辨惑·饮食劳倦论》说：

"相火，下焦包络之火，元气之贼也。火与元气不两立，一胜则一负。"

朱震亨既言"人非此火，不能有生"，又说"相火元气之贼"，便引起以后张介宾的反对。实际上"人非此火，不能有生"，乃言其常，也就是从生理功能方面来讲的；"相火元气之贼"，乃言其变，是从病理变化方面来谈的。相火虽一，常变迥异。相火有常有变这一见解，张介宾与朱震亨是相同的。不过震亨言常言变，都叫作相火；介宾则称其常为相火，称其变为邪火。故《景岳全书·传忠录》说：

"凡火之贼伤人者，非君相之真火，无论在内在外，皆邪火耳! 邪火可言贼，相火不可言贼。"

又说：

"人之情欲，多有妄动，动则俱能起火，火盛致伤元气，即谓元气之贼。"

可见朱震亨与张介宾，对于相火的学术见解，并无任何原则上的分歧，只是在名称上有所争执而已。

（三）火热证的辨治

朱震亨所言的火热病变，多着重于内伤，也就是他所谓"火起于妄"者，因而他治火邪的方法，与刘完素、张从正都有所不同。他对邪火亢盛而阴精不足之证，惯用降火之剂，反对浪用辛燥。《丹溪心法·火门》记载他的辨治方法说：

"阴虚火动难治，火郁当发，看在何经，轻者可降，重者则从其性而升之。实火可泻，黄连解毒汤之类；虚火可补，小便降火最速。凡气有余便是火，不足者是气虚。火急甚重者，必缓之以生甘草，兼泻兼缓，参术亦可。人壮气实，火盛癫狂者，可用正治，或硝黄冰水之类。人虚火盛狂者，以生姜汤与之，若投冰水正治，立死。有补阴火即自降，炒黄柏、生地黄之类。凡火盛者，不可骤用凉药，必兼温散。有可发者二：风寒外来者可发；郁火可发。气从左边起者，乃肝火也；气从脐下起者，乃阴火也；气从脚下起，入腹如火者，乃虚之极也；盖火起于九泉之下，多死。一法，用附子末津调，塞涌泉穴，以四物汤加降火药服之，妙。阴虚证本难治，用四物汤加炒黄柏，降火补阴。龟板补阴，乃阴中之至阴也。四物汤加白马胫骨降阴中火，可代黄连、黄芩。黄连、黄芩、栀子、大黄、黄柏降火，非阴中之火不可用。生甘草缓火邪；木通下行，泻小肠火；人中白泻肝火，须风露中二三年者；人中黄大凉，治疫病须多年者佳；中气不足者，味用甘寒。山栀子仁大能降火，从小便泄去，其性能屈曲下降，人所不知，亦能治痞块中火邪。"

可见朱震亨治火热的经验是十分丰富的，足补前人之所未及。但从其所谓"阴虚火动难治"，以及用四物加炒黄柏等来看，对于阴虚火亢的治疗，远不如后世完备。惟后世的养阴、救津、填精等法，正是受到他的影响而发展起来的，特别是用附子末塞涌泉，以救真阳外脱，热因热用，这是刘完素、张从正都不可能道及的，临床上亦颇有现实意义。

七、朱震亨的门人及其私淑者

朱震亨的门人，可以考知的，有赵道震、赵以德、戴思恭、王履等。

赵道震，字处仁，金华人，精于医。《定远县志》略谓：

"凡轩岐以下诸书，靡不精究。受学丹溪，所造益深。洪武己巳，徙籍定远，活人颇多，未尝言利。永乐丙戌，上命行人召修大典运气书，震董其事，归而课子医业，暇则歌《楚辞》以自适，卒年八十四，所著有《伤寒类证》传于世。"

惟赵氏书迄未见有传本，其学术思想，难于测知。

赵良仁，字以德，本属吴人。《苏州府志》说："张氏踞吴，良仁挈家去浙。"他从朱震亨学医，可能就在这段时间。又说：

"少试吏宪司，即弃去，从丹溪朱彦修学医，治疗多有奇效，名动浙东西。所著《医学宗旨》《金匮方衍义》，并《丹溪药要》等书。后复来吴，占籍常洲，以高寿终。"

《宗旨》《药要》两书均未见，《衍义》亦未能梓行，康熙朝经周扬俊补注，名为《金匮玉函经二注》之后，始有传本。周氏在自序中说：

"赵以德先生衍义，理明学博，意周虑审，惜乎未有梓本，读者甚少，更有遗篇，注递颇缺，余购之二十余载，未得全璧。因不揣疏陋，拟为补注，又大半采嘉言之议，融会成之，而续貂之诮，知不免也。"

今《二注》本，凡"衍义"存在的，每条均"衍义"在前，"补注"在后，"衍义"缺的，则仅有"补注"。故欲研究良仁之学，尚可于《二注》中求之。

（一）戴思恭

戴思恭，字原礼，明，浦江人，生于公元 1342－1405 年。随父垚从学于朱震亨，最得其传。思恭在朱震亨学术思想指导下，往往能透过师承而加以发明。例如震亨在《阳有余阴不足论》曾说：

"人受天地之气以生，天之阳气为气，地之阴气为血。故气常有余，血常不足。"

但震亨以后所发挥的，主要仍为阴精与阳火的关系，而思恭据之，则以泛论气血的盛衰，其主要内容如次。

气血盛衰论

思恭认为气属阳，阳主动，动而中节，方能周流全身，循环无已，外则护卫体表，内则温养脏腑百节。而气之所以能够周流不息，无微不至，实有赖于肺气之不断敷布，故曰肺主气而司治节。但是，气动的太过，便可以导致乖戾失常，使清者变浊，行者留止，甚或一反其顺降之势，而致变生冲逆之象。病症如喘、躁、惊骇、狂越、痈疽、疮疡之类无不随之以起。凡此种种，虽曰病起于气行失常，实当归咎于气机的火化，所以他说：

"捍卫冲和不息之谓气，扰乱妄动变常之谓火。"[60]

说明火与气，原属一家。因其常变之不同而分化为二。常则为气，足以化生万物；变则为火，足以败乱生机。因此他在临证时，对火热的病理变化，一本于震亨，极为重观的。

血属阴，阴主静，静而有守，方能和调于五脏，洒陈于六腑，约束于血脉之中。而营血之所以能遍营于身内外，亦必有赖于心为之主，肝为之藏，脾为之裹，肺为之布，以及肾为之施泄。故目得之而能视，耳得之而能听，手得之而能摄，掌得之而能握，足得之而能步，脏得之而能液，腑得之而能气[61]，总之，不论视、听、言、动，在在都需营血的资助，才能维持其正常的活动。戴氏认为人在气交之中，常多动而少静，故阳气最易滋长，阴血最易被耗。所谓"阳道常饶，阴道常乏，阳常有余，阴常不足"的道理，即在于此。若阴血既亏，复受阳扰，此实百病变生之所由。

据此可知戴氏在继承震亨"阳有余阴不足"的基础上，对气血盛衰病机的阐述，颇有其独到的见解。这给后来汪机的学术思想影响很大。

（二）王　履

王履，字安道，元末，江苏崑山县人，约生于公元 1332—1391 年。也是朱震亨的弟子。当朱震亨初学医，见到陈师文、裴宗元所定的《和剂局方》时，便悟出：

"操古方以治今病，其势不能以尽合，苟将起度量，立规矩，称权衡，必也《素》《难》诸经乎！然吾乡诸医鲜克知之者。"[62]

后来从学于罗知悌，罗投以刘张李诸书，为之敷扬三家之旨，而一断于经，因此震亨着重对医经研习这一经验，颇受到王履的重视，而王履在这方面的成就，亦较突出。

1. 对"亢害承制"的创见

《素问·六微旨大论》阐发五运六气的生化关系，着重于"亢则害，承乃制"。这种一常一变的运动变化，从王冰到刘完素，已经做了一定的发挥，迨王履则解说得更为切实。他说：

"亢则害，承乃制二句……言有制之常与无制之变也。承，犹随也……有防之之义存焉。亢者，过极也；害者，害物也；制者，克胜之也。然所承也，其不亢，则随之而已，故虽承而不见；既亢，则克胜以平之，承斯见矣……盖造化之常，不能以无亢，亦不能无制焉耳。"[63]

亢为气之甚，承所以防其甚，如木甚则为风，火甚则为热，不甚便无风无热，而失去了木、火的作用。当其甚而未至于过极，则制木之金，和制火之水，仅随之而已。至其甚而过极，金气便起而制木，水气便起而制火，以维持其相对的平衡，这些都是正常的生化现象。相反，或木火之气不能甚，或甚而过极，金水之气不能制，是为生化反常的现象。所谓"不能以无亢，亦不能以无制"，这实为精深的体会。这种观点，已具有明显的辩证法因素，所以张介宾之于王履，在这问题上亦很佩服。

2. 对四气发病的分析

《素问·生气通天论》和《阴阳应象大论》阐发四气所伤，一再提出春伤风则夏病泄，夏伤暑则秋病疟，秋伤湿则冬病咳，冬伤寒则春病温的理论。历代注家都是以四气之因，从而说明所以致病之理。惟王履认为这是不符合临床事实的。应该是从现有的病以逆料其病原，所以他说：

"夫洞泄也，痎疟也，咳与痿厥也，温病也，皆是因其发动之时，形诊昭著，乃逆推之，而知其昔日致病之原，为伤风、伤暑、伤湿、伤寒耳，非是初受伤之时，能预定其今日必为此病也。且夫伤于四气，有当时发病者，有过时发病者，有久而后发病者，有过时久自消散而不成病者，何哉？盖由邪气之传变聚散不常，及正气之虚实不等故也。且以伤风言之，其当时而发，则为恶风、发热、头痛、自汗、咳嗽、喘促等病；其过时与久而发，则为疠风、热中、寒中、偏枯、五脏之风等病。是则洞泄、飧泄者，乃过时而发之中之一病耳。因洞泄、飧泄之病生，以形诊推之，则知其为春伤风，藏蓄不散而致此也。苟洞泄、飧泄之病未生，孰能知其已伤风于前，将发病于后耶？假如过时之久自消散而不成病者，人亦能知乎？夏伤暑为痎疟，冬伤寒为温病，意亦类此。但秋伤湿，上逆为咳嗽，为痿厥，其因病知原，则与三者同；其令行于时，则与三者异。"[64]

据形诊以求病因，这是临证必然之事，亦即所谓"治病必求于本"。从现在的形症，推测既往的病原，考虑将来的演变，便须从病邪的聚散，正气的虚实，体质的强弱，时令的太过不及等方面，结合起来研究，可以断其然，而不能断定其必然，临证如此，理解前人医籍更应如此。《素问》四气所伤之说，虽有其可能性，但究非必然之事。王履根据临证实践，做此平易解说，经旨既明，而毫无穿凿之弊，给后人研究古医籍的启发不小，洵有卓识。

3. 对阴阳虚实补泻的发挥

《难经·五十八难》说："伤寒阳虚阴盛，汗出而愈，下之则死；阳盛阴虚，汗出而死，下之则愈。"后人多不得其解。如《外台秘要》以阴阳指表里言；《伤寒微旨》以阴阳指尺寸脉言；丁德用注以阴阳指六气病六经言，都不能令人满意。惟王履认为寒邪外客，是为阴盛阳虚；热邪内炽，是为阳盛阴虚，表阳虚于外而遭受寒邪，便助卫阳以解表，一汗而愈，下之，适足以引邪入里，所以表邪攻里为大忌。阳热盛于内，势必伤及阴津，下其阳热，适足以保存阴津，故热盛于里，下不可缓，汗之，将反助热益炽，所以里热无表证的，汗法大忌。他以阴阳之盛者指病邪言，阴阳之虚者指表里精气言，平正通达，临证可验，不费辞而理益彰。

又《七十五难》说：

"东方实，西方虚，泻南方，补北方。东方肝也，则知肝实；西方肺也，则知肺虚。南方火，火者木之子也；北方水，水者木之母也。水胜火，子能令母实，母能令子虚，故泻火补水，欲令金不得平木也。"

后世解《难经》的，都没有很好地把这虚实补泻精义畅发出来。独王履认为火乃木之子，子火既助母木而致肝气亢实，只有补水泻火，使水能胜火，则火势退而木气衰，这就是母能虚子之义。所谓虚，即抑其太过而使之衰也。

这在临证时，多属于阴虚火旺一类病证。补水泻火之法，表面虽没有益金，实则火退则金不受克而制木，土又不受克而生金。因此，虽不补金，而金自受益，所谓"不治之治"的效验，往往如此。王履临证经验的成熟，有一定的理论指导，亦于此可征。

以上看出王履治学，虽本于震亨"一断于经"之旨，但并不为经所囿，不屈从于经，总以征诸实践而为"断经"的根据，这种实事求是的态度，是很可宝贵的，《四库全书提要》称王履"实能贯彻源流，非漫为大言以夸世者"。的是持平之论。

刘叔渊，字橘泉，明初，吴陵人，刘纯之父也。纯著《医经小学》序云：

"昔丹溪朱先生以医鸣江左，家君亲从之游，领其心授。纯生晚学陋，承亲之训有年矣。"

杨士奇序亦谓："其父叔渊，彦修之高弟，授受有自云。"惜叔渊之学不传，惟从刘纯著作中见之。

刘纯，字宗厚，既得其父之传，复从江左冯庭干游，《玉机微义·莫士安序》胃"其学则私淑丹溪朱彦修，其法则有本乎汉长沙，及近代刘河间，李东垣之秘旨"。因此，纯实为朱震亨的再传弟子。著有《医经小学》，徐彦纯的《医学折衷》，亦赖其续订，始得以传世。

虽非震亨门人，而私淑震亨，竟传其学的，则有汪机、王纶、虞抟、徐彦纯、陈无咎等。

（三）汪　　机

汪机，字省之，明，安徽祁门人，世居祁门之石山，人亦称之汪石山，生于公元 1463－1539 年。其学继承于朱震亨，着重于气血的调理，但汪氏对气的概念，与一般所说的略有不同，主要是指营中之气而言，兹将其论营卫的要点，略述如下。

营卫论

汪机认为人身有卫气和营气的区别，分而言之，卫气为阳，营气为阴；合而言之，如果营阴不能禀承卫气之阳，便不可能营昼夜，利关节。古人在营字下加一气字，可见卫固为阳，营亦属阳，阳固然是此气，阴亦何尝不是此气。阴中有阳，阳中有阴，是阴阳本同一气，若固执地以营为卫之配，营属于纯阴，则孤阴不长，便不能营养于脏腑了。所以营实兼血气而言。《灵枢》说"气之清者为营，浊者为卫"，可见无论为营为卫，皆为一气之所化。并认为震亨说的阳有余，是指卫气而言；阴不足，是指营气而言。因此，他主张：

"卫气固无待于补，而营之气亦谓之阳，此气或虚或盈，虚而不补，则气愈虚怯矣。"[65]

又说：

"补营之气，即补营也。营者，阴血也。丹溪曰：人身之虚皆阴虚者，此也。"[66]

营气既虚，当如何补益呢？汪氏则习用人参、黄芪。他说：

"阴不足者，补之以味，参芪味甘，甘能生血，非补阴而何？又曰：阳不足者，温之以气，参芪气温，又能补阳。可见参芪不惟补阳，而亦补阴。"[67]

并认为营气、卫气，皆借脾胃水谷而生，脾胃喜温而恶寒，脾胃有伤，非借甘温之气不能补。参芪味甘性温，为补脾胃圣药，脾胃无伤，营卫便有所资，元气有所助，邪就可以不治自除了。

看来，汪机虽是传震亨之学的，但却避开相火论，而以为阳有余是气有余，又避开阴不足说，而以阴不足是营气不足。以参芪补营气犹可说，谓卫气有余而不待于补，又未发明其理，其说虽辩，实未足以取信于大众，震亨之说至于汪机，实大有变异，与震亨泻火养阴之宗旨，已面目全非矣。

（四）王　　纶

王纶，字汝言，号节斋，明，浙江慈溪人，因父病治医，学宗丹溪。他在《明医杂著》序里说："尝欲续丹溪语录余论等书，著得医论二十条，及补阴、枳术等丸方论，皆未及成书。"足见其对震亨之学，是有所体验的。

王纶的医学最可得而言者有二。

1. 四子大全论

《明医杂著·医论》说：

"或问：仲景、东垣、河间、丹溪诸书孰优？学之宜何主？曰：宜专主《内经》，而博观乎四子，斯无弊矣。四子之书，初无优劣，但各发明一义耳。仲景见《内经》载伤寒，而其变迁反复之未备也，故著论立方，以尽其变。后人宗之，传用既久，渐失其真，用以通治温暑、内伤诸证，遂致误人。故河间出，而始发明治温暑之法；东垣出，而始发明治内伤之法。河间之论，即《内经》五运六气之旨；东垣之说，即《内经》饮食劳倦之义。仲景非不知温暑与内伤也，特其著书未之及。河间、东垣之于伤寒，则遵用仲景而莫敢违矣。至于丹溪出，而又集诸医之大成，发明阴虚发热，类乎外感，内伤及湿热相火，为病甚多，随病著论，亦不过阐《内经》之要旨，补前贤之未备耳。故曰：外感法仲景，内伤法东垣，热病用河间，杂病用丹溪，一以贯之，斯医道之大全矣。"

祖国医学的基础理论，基本存在于《素问》《灵枢》中。而仲景、东垣、河间、丹溪各有所长，这一论点，亦是正确的，从《素》《灵》打好基础理论，再取各家之长，以丰富临床实际。王纶这一论点，对当前学习祖国医学，仍有一定的指导意义。后来有尊仲景为圣人，高出于诸医家之上的，比起王纶来，未免失之厚古薄今矣。

2. 四法治病论

王纶传丹溪之学，尤其对丹溪治杂病的心法，确有深刻的体会。《明医杂著·医论》说：

"丹溪先生治病，不出乎气、血、痰，故用药之要有三：气用四君子汤，血用四物汤，痰用二陈汤，久病属郁，立治郁之方，曰越鞠丸。盖气、血、痰三病，多有兼郁者，有郁久而生病，或久病而生郁，或误药杂乱而成郁，故余每用此方，治病时以郁法参之，气病兼郁，则用四君子加开郁药，血病、痰病皆然。故四法者，治病用药之大要也。丹溪又云，近世治病，多不知分气血，但见虚病，便用参芪，属气虚者固宜矣，若是血虚，岂不助气而反耗阴血耶！是谓血病治气，则血愈虚耗甚，而至于血气俱虚。故治病用药，须要分别气血明白，不可混淆。"

重视朱震亨气、血、痰、郁之说，用于临证，以分析病变，在王纶之前，有戴思恭，除上述者外，备见于戴氏所著《金匮勾玄》中，戴氏而后，则惟王纶。故传震亨杂病之学的，王戴二氏，可叹观止。但王纶偏于寒凉太过，颇为世所诟病。

（五）虞抟

虞抟，字天民，浙江义乌人，世居花溪，自号花溪恒德老人。世业医，其曾叔祖虞诚斋曾游于朱震亨之门，世代相传，都以震亨为宗，故其著《医学正传》序云："愚承祖父之家学，私淑丹溪之遗风，其于《素》《难》，靡不苦志钻研。"因而他之宗于丹溪，是有家学渊源的。对丹溪的心法，亦理解较深，他所著书的各个病症，都列有"丹溪要语""丹溪方法""丹溪活套"几个部门外，对丹溪"阳有余阴不足论"的发挥，亦独具心得。兹摘录如下。

阴阳气血有余不足论

"夫阳常有余，阴常不足者，在天地则该乎万物而言，在人身则该乎一体而论，非直指气为阳，血为阴也。《经》曰：阳中有阴，阴中有阳，正所谓独阳不生，独阴不长也。姑以治法兼证论之，曰气虚者，气中之阴虚也，治法用四君子汤，以补气中之阴；曰血虚者，血中之阴虚也，治法用四物汤，以补血中之阴；曰阳虚者，心经之元阳虚也，其病多恶寒，责其无火，治法以补气药中加乌附等药，甚者三建汤、正阳散之类；曰阴虚者，肾经之真阴虚也，其病多壮热，责其无水，治法以补血药中加知母黄柏等药，或大补阴丸、滋阴大补丸之类。《经》曰：诸寒之而热者，取之阴；热之而寒者，取之阳，所谓求其属也。王冰曰：此言益火之源，以消阴翳；壮水之主，以制阳光也。夫真水衰极之候，切不可服乌附等补阳之药，恐反助火邪，而灼真阴；元阳虚甚之躯，亦不可投芎苓等辛散淡渗之剂，恐反开腠理，而泄真气。昧者谓气虚即阳虚，只可用四君子，断不可用芎辛之属；血虚即阴虚，只可用四物，决不可用参芪之类。殊不知东垣有曰：阳旺则能生阴血。又曰：血脱益气，古圣人之法也。血虚者须以参芪补之，阳生阴长之理也。惟真阴虚者，将为劳极，参芪固不可用，恐其不能抵当，而反益其病耳！非血虚者之所忌也。如王汝言之通达，亦未明此理，其所著《明医杂著》，谓近世治病，但见虚证，便用参芪，属气虚者，固宜；若是血虚，岂不助气而反耗阴血耶！是谓血病治气，则血愈虚耗。又曰：血虚误服参芪等甘温之药，则病日增，服之过多，则死不治。盖甘温助气属阳，阳旺则阴愈消。又曰：妇人产后阴血虚，阳无所依而浮散于外，故多发热，只可用四物汤补阴血，而以炙干姜之苦温从治，而收其浮散，使归依于阴，亦戒勿用参芪也。丹溪曰：产后当以大补气血为主，既曰阳无所依而浮散于外，非参芪等药，何以收救其散失之气乎？噫！汝言之论，何其与东垣、丹溪俱不合耶？世之胶柱调瑟者，比比皆是，予不容不辨也。"

虞抟这篇议论，谓血虚可以从益气着手，借助阳气以化生阴血，并指出王纶谓"血虚而用参芪，反耗阴血"的错误，的是经验之谈，亦是确论。惟云"气虚者气中之阴虚也，血虚者血中之阴虚也"，这便有些神秘化，两"阴"字，不知究何所指？临证中有气虚而津伤的，则用益气生津法；气虚而燥的，则用甘润法；气虚而寒的，则用甘温法；气虚而热的，则用甘寒法。血虚的同时，亦有偏寒偏热之不同，无论气虚血虚，不辨寒热燥湿，而笼统地用四君四物，其失也与王纶等。至阳虚不限于心，阴虚亦不限于肾，故其言虽辨，理实有所未洽。以臆度之，所谓"气中之阴虚"者，殆亦穿凿附会于丹溪"阴常不足论"之所致。

徐彦纯，字用诚，明初，会稽人。杨士奇序《玉机微义》，谓其学私淑朱彦修，著有《本草发挥》，又著《医学折衷》，言杂病证治，多采刘完素、张从正、朱震亨，以及其他诸家之说，经刘纯的续增，更名《玉机微义》云。

陈无咎，已述于医经学派中。

附一：医案十则

【朱震亨医案五则】

1. 伤寒

治一老人，饥寒作劳，患头痛、恶寒、发热、骨节疼、无汗、妄语时作时止。自服参苏饮取汗，汗大出而热不退。至第四日，诊其脉洪数而左甚。朱曰：此内伤证，因饥而胃虚，加以作劳，阳明虽受寒气，不可攻击，当大补其虚，俟胃气充实，必自汗而解。遂以参、芪、归、术、陈皮、甘草，加附子二片，一昼夜尽五帖。至三日，口稍干，言有次序，诸证虽解，热尚未退，乃去附，加芍药。又两日，渐思食，颇清爽，间与肉羹。又三日，汗自出，热退，脉虽不散，洪数尚存。朱谓此脉洪，当作大论，年高而误汗，以后必有虚证见。又与前药，至次日，自言病以来不更衣十三日矣，今谷道虚坐努责，进痛如痢状不堪，自欲用大黄等物。朱曰：大便非实闭，乃气因误汗而虚，不得充腹，无力可努。仍用前药，间以肉汁粥及苁蓉粥与之，翌日，浓煎椒葱汤浸下体，方大便。诊其脉仍未敛，此气血仍未复，又与前药。两日小便不通，小腹满闷，但仰卧则点滴而出。朱曰：补药未至，与前方倍加参芪，两日小便方利。又服补药半月而安。（《古今医案按》卷一）

按：本病系内伤伤寒证。年老阴阳已不足，后感伤寒，复因大汗不解，益致阳虚，形成正虚邪盛之证。丹溪从扶正祛邪立法，并以补阳为主，乃宗东垣补中益气汤加减，补中寓以解表。并本《素问》"精不足者，补之以味"之旨，以助其阴。病程中虽症状杂见，而立法不乱，其学养工夫，于此慨见。且通案未用伐阳之药，始终以补阳为主。由此可见，丹溪虽创"阳有余"之说，如逢阳虚之证，未尝不运用温补。有人认为丹溪只知养阴而不知扶阳，实属偏见。

2. 咳嗽

一男子，三十五岁，因连夜劳倦不得睡，感嗽疾，痰如黄白脓，嗽声不出。时初春大寒，医与小青龙汤四帖，觉咽喉有血腥气上逆，遂吐血线，自口中左边出一条，顷遂止。如此，每一昼夜十余次，诊其脉弦大散弱，左大为甚，人倦而苦于嗽。丹溪云：此劳倦感寒，因服燥热之剂以动其血，不急治，恐成肺痿。遂与参、芪、术、归、芍、陈皮、炙甘草、生甘草、不去节麻黄，煎成，入藕汁。服两日而病减嗽止，却于前药去麻黄，又与四帖，而血证除。脉之散大未收敛，人亦倦甚，食少，遂于前药去藕汁，加黄芩、砂仁、半夏，至半月而安。（《古今医案按》卷五）

按：本病因劳倦后感寒而发，误于迭进燥热药以动血，遂致内则脾阳伤而肝火亢，虚火上炎，濒于"木火刑金"之势；外则寒犹未解。丹溪以治内伤为主，用甘温扶脾，甘寒降火以凉血，佐以祛邪为法，病得以除。

丹溪固为"阴不足"论者，但以患者尚属壮年，虽见木火刑金之象，知阴虚非为当前之急，故亦不得拘泥于滋阴之法。

3. 痢疾

陈宅仁年近七十，厚味人也。有久喘病，而作止不常。新秋患痢，食大减，五七日，呕逆发呃，丹溪视脉皆大豁，众以为难。朱曰：形瘦者尚可为，以黄柏炒燥研末，陈米饭丸，小豌豆大，每服三十丸，人参、白术、茯苓三味，煎浓汤下，连服三剂即愈。切不可下丁香等热药。（《古今医案按》卷三）

按：高年久喘，脉皆大豁，其为气虚可知。四君子汤为气虚而设，呕家不喜甘，故去甘草。新痢兼呃逆，而平素厚味，其有里热又可知。黄柏为热实而设，体虚病实，故补泻同用，为标本兼顾之法。参、术、苓浓煎，取其温养脏气。黄柏为丸送服，取其缓清胃肠积热，又为法中之法。体虚形瘦，为形气相得，故曰"尚可为"。

4. 阴挺

一妇人产后，有物不上如衣裙，医不能喻。翁曰：此子宫也。气血虚，故随子而下，即与黄芪、当归之剂，而加升麻举之。仍用皮工之法，以五倍子作汤洗濯，皱其皮。少选，子宫上，翁慰之曰：三年后可再生儿，无忧也，如之。（戴九灵撰《丹溪翁传》）

按：此案治法，从东垣补中益气汤悟出，五倍子禀金水清凉之性，性极收敛，用之洗濯，能使子宫收缩内敛，见效甚捷。

5. 疟疾

浦江洪宅一妇，病疟三日一发，食甚少，经不行已三月。丹溪诊之，两手脉俱无，时当腊月，议作虚寒治，以四物加附子、吴萸、神曲为丸。心疑误，次早再诊，见其梳妆无异平时，言语行步，并无怠倦，知果误矣。乃曰：经不行者，非无血也，为痰所碍而不行也。无脉者，非气血衰而脉绝，乃积痰生热，结伏其脉而不见尔。以三花神佑丸与之。旬日后，食稍进，脉渐出，但带微弦，证尚未愈。因谓胃气既全，春深经血自旺，便自可愈，不必服药，教以淡滋味、节饮食之法，半月而疟愈，经亦行。（《古今医案按》卷三）

按：观此案可知丹溪治病，殚精熟虑，辨证入微之处。腊月食少无脉，断为虚寒，人所易知；从言语举止，断其非为虚寒，而为痰积，则人所难识。虚尚未愈，而断其胃气既全，不服药可自愈，此不治之治，非胸中有真知灼见，不能语此，故辨证不可以不细。

【戴思恭医案二则】

1. 郁证

姑苏朱子明之妇，病长号数十声，暂止复如前，人以为厉所凭，莫能疗。戴曰：此郁病也。痰闭于上，火郁于下，故长号则气少舒。经曰：火郁发之是也。遂用重剂涌之，吐痰如胶者数升，乃愈。（《续名医类案·卷二十一·哭笑》）

按：《素问·至真要大论》云："燥淫所胜，则病善叹息。"《阴阳应象大论》称"肝之病，于声为呼"。盖金旺克木，木郁不达使然。今用涌痰之剂，痰去则肺清而不制肝，肝无所制，得遂其生发之性，而无所郁闭，则火发木达，病自愈矣。

2. 恶寒

松江诸仲文，盛夏畏寒，常御重纩，饮食必令极热始下咽，微温即吐，他医投以胡椒煮伏雌之法，日啖鸡者三，病更剧。戴曰：脉数而大且不弱，刘守真云火极似水，此之谓也。椒发三阴之火，鸡能助痰，只益其病耳！乃以大承气汤下之，昼夜二十余度，顿减纩之半。后以黄连导痰汤加竹沥饮之，竟瘳。（《续名医类案·卷六·恶寒》）

按：本证初为盛夏恶寒，重棉不温，饮食稍冷即吐，一似沉寒痼冷之证，迨服胡椒煮伏鸡，病更加剧，且脉数大而不弱，则内实有热可知。戴氏以大承气汤下之，竟减重纩之半，火极似水之象已明，颇与"热深厥深"之义同。痰火遏郁，阳热不能宣于外也，故复用黄连导痰汤[68]加竹沥，以去痰火之郁而自愈矣。

【汪机医案三则】

1. 痞满

一人年逾三十，形瘦苍白，病食则胸膈痞闷，汗多，手肘汗出尤多，四肢倦怠或麻，晚食若迟，来早必泄。初取其脉，浮软近快，两关脉乃略大。余曰：此脾虚不足也。彼曰：已服参术膏，胸膈亦觉痞闷，恐病不宜于参芪耶！余曰：膏则稠黏，难以行散故也，改用汤剂，痞或愈乎。今用参、芪各二钱，白术钱半，归身八分，枳实、厚朴、甘草各五分，麦门冬一钱，煎服一帖。上觉胸痞，下觉矢气，彼疑参芪使然。余曰：非也。若参芪使然，只当胸痞，不当矢气，恐由脾胃过虚，莫当枳朴之耗耶！宜除枳朴，加陈皮六分，再服一帖，顿觉胸痞宽，矢气除，精神爽恺，脉皆软缓不大，亦不快矣。可见脾胃虚者，枳朴俱散，用为佐使，即有参、芪、归、术为之君，尚不能制，然则，医之用药，可不慎哉！（《石山医案·卷中》）

按：此证确属脾虚不能运化，故食则胸膈痞闷，自宜参芪白术之类补脾。然前医已用过参芪膏而痞闷不除，在一般人的见解，势必怀疑参术补脾之不当，应改予宽胸理气之剂。而汪氏辨证，认定参术不误，只是膏滋稠黏，难以行散之故。遂改服汤剂加枳朴行气之品。迨服后，上觉胸痞，下觉矢气，汪氏非但不疑参芪之不当，反咎枳朴之泄气，以为脾胃过虚所致，又改用陈皮以健脾和中，痞满乃除，其运用参芪的经验，竟纯熟如此。

2. 血热腹痛

一妇瘦小，年二十余，经水紫色，或前或后，临行腹痛，恶寒喜热，或时感寒，腹亦作痛，脉皆细濡近滑，两尺重按略洪而滑。余曰：血热也。或谓恶寒如此，何得谓热？曰：此热极似寒也。遂用黄连（酒煮）四钱，香附、归身各二两，五灵脂一两，为末粥丸，空腹吞之，病退。（《石山医案·卷中》）

按：经水紫色，或前或后，经行腹痛，似属于实，兼恶寒喜热，或感寒腹亦痛，像是血分有寒的病。但寒实病脉必沉实而迟，此案之脉，细濡而滑，特别是两尺重按，反见洪滑，是寒证所没有的脉象。这和《伤寒论》所说的"脉滑而厥者，里有热也"的病机，大致相同，所以汪氏断为热极似寒的病变。并根据《素问》"血实宜决之"的治法，用黄连泄热为君，香附、当归调其气血，又用五灵脂引药直达病所，以清热祛邪。本案的诊断和治疗都较精审，足以启示后学。

3. 阳虚腹痛

一孺人年近五十，病腹痛，初从右手指冷起，渐上至头，则头如冷水浇灌，而腹痛大作，痛则遍身大热，热退则痛亦止，或过食或不食皆痛，每常或一岁一发，近来二三日一发，远不过六七日，医用四物加柴胡、香附，不应；更医用四君、木香、槟榔，亦不效。余诊脉皆微弱，似有似无，或一二至一止，或三五至一止，乃阳气大虚也。以独参五钱，陈皮七分，煎服十余帖而愈。夫四肢者，诸阳之末，头者诸阳之会。《经》曰：阳虚则恶寒，又曰：一胜则一负，阳虚阴往乘之，则发寒；阴虚阳往乘之，则发热。今指梢逆冷，上至于头，则阳负阴胜可知矣。阳负则不能健运而痛大作，痛作而复热者，物极则反也。及其阴阳气衰，两不相争则热歇，而痛亦息矣。况脾胃多气多血经也，气能生血，气不足则血亦不足，故用独参汤服，而数年之痛遂愈矣。（《汪石山医案·卷下》）

按：此案的关键在于脉微弱和过食、不食均痛。《伤寒论》说："脾胃气弱，不能消谷，脉微弱者，此无阳也。"过食则痛，是胃虚不能消谷，气血失其化源所致；不食亦痛，是脾虚无谷以营运气血所致。本案之妙，全在用药。用独参汤稍佐陈皮，于大补气之中兼以行气，药仅两味，分两悬殊。正如《素问》所谓"远而奇偶，制大其服，大则数少，少则二之"，是也。

附二：朱震亨等所著书目

朱震亨著

《素问纠略》一卷

《本草衍义补遗》一卷

《局方发挥》一卷

《格致余论》一卷

《金匮钩元》三卷（戴元礼校补）

赵道震著

《伤寒类证》（佚）

赵以德著

《金匮方衍义》（今存于《金匮二注》）

戴思恭著

《证治要诀》十二卷

王履著

《医经溯洄集》一卷

刘纯著

《伤寒治例》一卷

《玉机微义》五十卷

汪机著

《石山医案》三卷

《读素问钞》三卷

《本草会编》二十卷

《补订脉诀刊误》二卷

《针灸问对》三卷

《伤寒选录》八卷

《医学原理》十三卷

《外科理例》八卷

《痘治理辨》一卷

《运气易览》三卷

王纶著

《本草集要》八卷

《明医杂著》一卷

《医论问答》一卷

虞抟著

《医学正传》八卷

徐彦纯著

《本草发挥》四卷

《医学折衷》（今仅见于《王机微义》）

附录有关丹溪诸书

《丹溪医案》一卷

《丹溪脉因证治》二卷

《丹溪手镜》三卷（清常校本）

《丹溪秘传方诀》十卷

杨珣《丹溪心法类集》四卷

程充《丹溪心法》四卷

方广《丹溪心法附余》二十四卷

庐和《丹溪纂要》八卷

《丹溪心要》八卷

《丹溪发明》五卷（见《玉机微义》中）

简短的结论

以刘完素为代表的河间学派，是以阐发火热病机为中心内容的一个医学流派。开始研究外感病之火热病机，继而演变为研究内伤之阴虚火旺病机。它促进了祖国医学病机学说的发展，亦为后来温热学派奠定了基础。

刘完素的火热学说思想，渊源于《素问·热论》和《至真要大论》病机十九条。火热论的主要论点是"六气皆能化火"说。临床运用则分为表里二证，火热在表，则用辛凉、甘寒之法以汗解；火热在里，则用承气诸方以下解；表里俱热，则用防风通圣、凉膈散以两解之。自完素以后，讨论火热病的理法方药乃自成体系，宜其为火热论一派的开山。

直接传完素之学的有穆大黄、马宗素、荆山浮屠，浮屠传之罗知悌，知悌传之朱震亨，震亨传之赵道震、赵以德、虞诚斋、戴原礼、王履、刘叔渊等人，而以朱震亨最有成就。私淑完素之学的有：张从正、葛雍、镏洪等。当然以张从正的影响于后世最大。

张从正虽言"风从火化，湿与燥兼"，临床亦多采用完素所制诸方，但不都强调"兼并同化"。而谓凡非人体所自有以致病者，不论其为火热与否，概属邪气。主张祛邪务尽、攻邪从速，而倡汗吐下三法以攻邪之说。三法亦分表里，在表汗之，在里或吐或下之，特别是用吐法有得心应手之妙。说明从正师河间而又发展了河间之学，便成为攻邪论者的宗师。

朱震亨为刘完素的再传弟子，受到完素火热论的启示，发挥为"阳有余阴不足"之说，变六淫之火邪，为内伤之火热。所谓"阳有余"，乃指相火之易于妄动而言，相火妄动，则阴精易伤，是为"阴常不足"，于是提出养阴泻火之法。使河间之火热论一变而为滋阴说，这对后世的影响极为深远。

总之，刘、张、朱为河间学派最具有代表性的三大家。其火热论、攻邪论、养阴论三家立说不同，各有发明，各尽其妙用，皆足资取法者。

复习思考题

1. 河间学派学术思想的中心是什么？是怎样形成和发展起来的？对祖国医学的发展有何贡献？

2. 试述刘完素火热论的基本内容？

3. 张从正如何发挥河间的学术思想，有何特点？对临床有什么指导意义？

4. 丹溪传河间之学提出什么新的学术观点？与河间的火热论有何不同？

5. 传丹溪之学的主要医家有哪些？他们各自在哪些方面有所创见？对其评价如何？

6. 你学习本章后，有何心得体会？

注释

[1] 见《素问玄机原病式·自序》。

[2] 见戴良《丹溪翁传》。

[3] 见《素问玄机原病式·热类》。

[4] 见《素问玄机原病式·火类》。

[5] 见《素问病机气宜保命集·中风论》。

[6] 见《素问玄机原病式·五运主病》。

[7][8] 见《宣明论方·水湿门》。

[9] ～[11] 见《素问玄机原病式·热类》。

[12] 见《素问玄机原病式·燥类》。

[13] 见《宣明论方·燥门》。

[14] 见《素问玄机原病式·燥类》。

[15][16] 见《宣明论方·燥门》。

[17] 见《素问病机气宜保命集·病机论》。

[18] 见《宣明论方·伤寒门》。

[19] 见《素问玄机原病式·火类》。

[20] 见《素问玄机原病式·热类》。

[21] 双解散：防风、川芎、当归、芍药、薄荷叶、大黄、麻黄、连翘、芒硝、石膏、桔梗、滑石、白术、山栀子、荆芥、甘草、黄芩、葱白、豉、生姜。（见《伤寒直格》卷下）

[22] 天水散，即六一散。

[23] 凉膈散：连翘、山栀、大黄、薄荷、黄芩、甘草、朴硝、蜜。（见《伤寒直格》卷下）

[24] 见《伤寒标本心法类萃》及《伤寒直格》。

[25] 黄连解毒汤：黄连、黄怕、栀子、黄芩。（见《伤寒直格》卷下）

[26] 见《伤寒标本心法类萃》及《伤寒直格》。

[27] 三一承气汤：大黄、芒硝、厚朴、枳实、甘草、生姜。（见《伤寒直格》卷下）

[28] ～[30] 见《伤寒标本心法类萃》及《伤寒直格》。

[31] 见《素问病机气宜保命集·伤寒论》。

[32] 双芝丸：熟地黄、石斛、五味子、黄芪、肉苁蓉、牛膝、杜仲、菟丝子、麋鹿角霜、沉香、麝香、人参、茯苓、覆盆子、山药、木瓜、天麻、秦艽、苡仁。内固丸：肉苁蓉、茴香、破故纸、胡芦巴、巴戟天、黑附子、川楝子、胡桃仁。（均见《宣明论方》卷十二）

［33］～［35］见《儒门事亲·汗下吐三法该尽治病诠》。

［36］见《儒门事亲·立诸时气解利禁忌式》。

［37］～［41］见《儒门事亲·凡在上者皆可吐式》。

［42］～［44］见《儒门事亲·凡在下者皆可下式》。

［45］导水丸：大黄、黄芩、滑石、牵牛子。

［46］禹功散：黑牵牛、茴香。

［47］通经散：陈皮、当归各一两，甘遂（以面包，不令透水。煮百沸，取出，用冷水浸过，去面，焙干）共为细末，每服三钱，温汤调下。

［48］神功丸：大黄（面裹蒸）、诃子皮、麻子仁（另捣）、人参（去芦）各一两，为细末，入麻子仁捣研匀。炼蜜丸如梧桐子大，每服二十丸，温水下，或米酒饮下。

［49］胃风汤：人参（去芦）、茯苓（去皮）、川芎、官桂、当归、芍药、白术。各等分为末，每服三钱，水一盏，入陈粟米煎，空心服之。

［50］槟榔丸：槟榔一钱半，陈皮一两，木香二钱半，牵牛半两。为末，醋糊丸，桐子大，每服三十丸，生姜汤下。

［51］见《格致余论序》。

［52］～［54］见《格致余论·阳有余阴不足论》。

［55］～［59］见《格致余论·相火论》。

［60］见《金匮钩玄·气属阳动作属火论》。

［61］见《金匮钩玄·血属阴难成易亏论》。

［62］见戴良《丹溪翁传》。

［63］见《医经溯洄集·亢则害承乃制论》。

［64］见《医经溯洄集·四气所伤论》。

［65］见《石山医案·营卫论》。

［66］见《石山医案·病用参芪论》。

［67］见《石山医案·营卫论》。

［68］黄连导痰汤：即《济生方》导痰汤（半夏、天南星、广橘红、枳实、赤茯苓、炙甘草、生姜）加黄连。

第五章　易水学派

一、概　　说

略后于刘完素，而能与河间学派媲美者，首推以张元素为代表的易水学派。他们是以脏腑证候的病机及治疗作为研究课题，而取得了伟大成就的一派学说。

张元素于"五运六气"亦极有研究，但与刘完素的论点却有很大程度的不同。首先他并不以"亢害承制"为研究运气的中心，仅以其盛衰变化的现象来分析病理反映，研究治疗方法；亦不以"六气皆能化火"之说来阐发病机，所以他并不强调火热之为病。相反，他是以脏腑的寒热虚实论点来分析疾病的发生和演变，他这种脏腑议病之说，是继《灵枢》《中藏经》之后，并受到钱乙"五脏辨证"的影响而来的。

李杲传元素之学，在其辨脏腑虚实议病的启示下，独阐发《素问》"土者生万物"的理论，创"脾胃论"和"内伤说"。其论脾胃的要点有四："人赖天阳之气以生，而此阳气须化于脾胃，一也；人赖地阴之气以长，而此阴气须化于脾胃，二也；人赖阴精之奉以寿，而此阴精必源于脾胃，三也；人赖营气之充以养，而此营气必统于脾胃，四也。"脾胃之病，又多由于虚损，因此，病因方面，则重视内伤。他的《内外伤辨惑论》，尽管亦本于《素问》，提出病因有天地之邪气与水谷之寒热两种，惟其仍注意于水谷内伤的发挥，临床惯于运用补中、升阳、益气、益胃诸法，自成为"补土"一派。

比李杲稍幼，同时师事张元素的，有赵州王好古，后又从李杲学习。他在张、李两家的影响下，颇重视内因在病变中的作用，认为无论内伤或外感发病，都是由于人体本虚。体内无虚，腠理固密，即或受到六淫的侵袭，也能抵抗而不易发病。所以他说伤寒病的来源之一是：

"房室劳伤与辛苦之人，腠理开泄，少阴不藏，肾水涸竭而得之。"[1]
很明显，这种说法，既与《素问》"邪之所凑，其气必虚"[2]的理论一致，也与李杲"饮食失节，劳倦所伤"的主张有共同之点。不过，李杲重在阐发内伤脾胃，而好古则兼论外感，并重在肾，是又各有侧重了。

罗天益亦师事李杲，并在脏腑辨证的启示下，独详于三焦的辨治。他认为三焦既可包括五脏六腑，又为"元气之别使"，元气能充，则脾胃亦自健运不息。此为善于运用元素、李杲两家的理论，而又自成一说者。

到了明代，遥承易水学说的，则有薛己、李中梓、张介宾诸家。

薛己既私淑李杲，兼及钱乙。故李杲的补脾、钱乙的补肾，最是薛己擅长。认为阳虚发热，惟宜用"补中益气"，以升举清阳；阴虚发热，则应用"六味地黄"，以补益阴精。补脾补肾，尽管有阴阳气血的区分，实则源于脾胃之不足者居多，是脾肾并重，而以脾胃为主，又略有不同于李杲。若赵养葵，则独取薛己补肾之一偏，倡肾命水火之说，认为两肾俱属水，命门居中属火，命火养于肾水，而为生机之所系，故习用"六味""八味"丸，以补肾水命火，而为其论治诸病的要领。宗赵氏之学的，清代有高鼓峰、董废翁、吕晚村诸家，几以六味、八味二丸，统治诸病，失之偏颇，故遭到徐大椿的斥责。

李中梓遥承易水之遗绪，仍以兼顾脾肾为说，谓先天之本在肾，后天之本在脾，脾有阴阳，肾分水火，宜平而不宜偏，宜交而不宜分。辨治则主张补气当在补血之先，养阳应在滋阴之上，这又貌似薛己而不尽然者。中梓之学，一传为沈朗仲，再传为马元仪，三传为尤在泾，如《病机汇论》十八卷，六十门，辑前贤方论，皆终于中梓，即由朗仲、元仪、在泾参订而成，故为中梓一派之学最完全的典籍。

山阴张介宾，既出入李杲、薛己之间，又于王冰水火有无之说最有研究。谓命门之火为元气，肾中之水为元精，无阴精之形，不足以载元气，故提出人身之阳既非有余，而真阴亦常不足的理论。这样以脾、胃、肾、命共论元气，不仅于李杲的"脾胃论"有所补充，即于丹溪"阴常不足"之说，亦大有发展。清初张璐多承其说，方药主治，亦多出入于介宾、薛己之间。

兹将易水学派的师承和私淑的关系，试为表列如次。

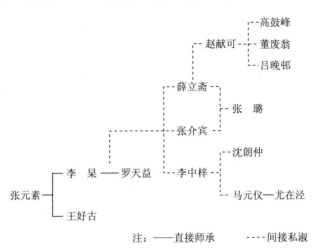

注：——直接师承　----间接私淑

二、张元素的两大学说

张元素，字洁古，金之易州（河北易水县）人，二十七岁后，便潜心于医学，经历二十多年，临证疗效甚高，年龄略小于刘完素，因治好了刘的伤寒病，声名大噪，不在刘下，竟成为易水学派的开山。元素的学术成就，可得而言者有二。

（一）脏腑辨证说

脏腑辨证之说，滥觞于《灵枢》，如《邪气藏府病形》《经脉》《经筋》《本藏》诸篇均是。后来华元化著《中藏经》，便综合之而成为论五脏六腑《虚实寒热生死逆顺脉证之法》十一篇。后来孙思邈著《千金要方》，更类列脏腑虚实病症，凡数十篇。后来钱乙著《小儿药证直诀》，亦以寒热虚实分析五脏病症。三者相较，元化失之略，思邈失之泛，钱乙重点在小儿病症，而于六腑又多略。张元素治医学，本来就很重视《内经》这部古典著作，曾达到"梦寐以求"的境地，他在学习古典著作的同时，又接受前人的经验，结合自己数十年的临证实践，自成其从脏腑寒热虚实以言病机辨证的学说，较之以前诸家所辑，实有所提高。其具体内容，主要包括五个方面，现以肝脏为例，分述如次。首先提出肝脏的正常生理，他说：

"肝脏本部在于筋，与胆为表里，足厥阴也，王于春，乃万物之始生也，其气软而弱，其脉弦长而平，病则两胁下引痛。"

这就将肝的性质、功用、部位、特征等，都概括地反映出来了。其次列述肝脉六种不同的病理变化。他说：

"脉急甚，主恶言；微急，气在胁下。缓甚，则呕逆；微缓，水瘅。大甚，内痛、吐血；微大，筋痹。小甚，多饮；微小，痹。滑甚，癫疝；微滑，遗尿。涩甚，流饮；微涩，疭挛。"

调脉之缓、急、大、小、滑、涩，以占脏腑病症，本出于《灵枢·邪气藏府病形篇》，元素当亦以此为依据，但与《灵枢》并不完全相同，其中便有他自己的经验了。又其次叙肝的虚、实、寒、热及是动、所生诸病。如谓：

"肝中寒，则两臂不举，舌燥，多太息，胸中痛，不能转侧，其脉左关上迟而涩者是也。肝中热，则喘满多嗔，目痛，腹胀不嗜食，所作不定，梦中惊悸，眼赤，视物不明，其脉左关阳实者是也。肝虚冷，则胁下坚痛，目盲臂痛，发寒热如疟状，不欲食，妇人则月水不来，气急，其脉左关上沉而弱者是也。是动则病腰痛，甚则不可俯仰，丈夫癫疝，妇人小腹肿，甚则嗌干、面尘色。主肝所生病者，胸中呕逆、飧泄、狐疝、遗尿、闭癃病。"

所述诸种病变，有本之于《灵枢》者，有取之于《金匮》者，有元素自己的经验，尤其脉症并举的地方，更是如此。又其次指出肝病的种种演变和预后，如说：

"脉沉而急，浮之亦然，主胁支满，小便难，头痛眼眩。肝病旦慧、晚甚、夜静。肝病头痛目眩，胁满囊缩，小便不通，十日死。又身热恶寒，四肢不举，其脉当弦而急；反短涩者，乃金克木也，死不治。"

这是取之于《中藏经》的。最后从补虚、泻实、温寒、清热几个方面，提出常用的药和方，如：

"肝苦急，急食甘以缓之，甘草。肝欲散者，急食辛以散之，川芎。补以细辛之辛，泻以白芍药之酸。肝虚，以陈皮、生姜之类补之。经曰：虚则补其母。水能生木，水乃肝之母也，若以补肾，熟地黄、黄柏是也。如无它证，惟不足，钱氏地黄丸补之。实则芍药泻之，如无它证，钱氏泻青丸主之，实则泻其子，心乃肝之子，以甘草泻之。"[3]

元素这一治则，基本是取法于《素问·藏气法时论》，并结合其医疗实践，才能具体地规定出较标准的药和方来。其他各个脏腑，亦大略如此。这样不繁不简，自成体系，既有理论，也有经验，对脏腑的辨证方法，不仅在当时具有指导意义，即于现在临床，亦是极有价值的参考文献。

（二）遣药制方论

寒、热、温、凉，药之气也；酸、苦、辛、咸、甘、淡，药之味也。气与味合，而成药性，也就是药效作用的根本所在，张元素在医疗实践的遣药过程中，是重视这一问题的，他说：

"凡同气之物，必有诸味。同味之物，必有诸气，互相气味，各有厚薄，性用不等，制方者必须明其用矣。"[4]

药物气味，各分阴阳，气为阳，味为阴，阳气主上升，阴味主下降，这是气味升降的基本理论。但其中还有厚薄的区分，正如《素问·阴阳应象大论》所说：

"味厚者为阴，薄为阴之阳；气厚者为阳，薄为阳之阴。"

从气味中分厚薄，即从阴阳中又分阴阳，说明气薄者未必尽升，味薄者未必尽降。张元素对这一理论的体会，颇为深刻。他说：

"茯苓淡，为天之阳，阳也，阳当上行，何谓利水而泄下？《经》云：气之薄者，阳中之阴，所以茯苓利水而泄下，亦不离乎阳之体，故入手太阳也。麻黄苦，为地之阴，阴也，阴当下行，何谓发汗而升上？《经》曰：味之薄者，阴中之阳，所以麻黄发汗而升上，亦不离乎阴之体，故入手太阴也。附子，气之厚者，乃阳中之阳，故《经》云发热；大黄，味之厚者，乃阴中之阴，故《经》云泄下。竹淡，为阳中之阴，所以利小便；茶苦，为阴中之阳，所以清头目也。"[5]

因此，他在药物分类的时候，都是从气味厚薄，以及升降浮沉的作用来区分的。并将常用诸品，分为五类：

1. 风升生

味之薄者，阴中之阳。味薄则通，酸、苦、咸、平是也。防风、羌活、升麻、柴胡、葛根、威灵仙、细辛、独活、白芷、鼠粘子、桔梗、藁本、川芎、蔓荆子、秦艽、天麻、麻黄、荆芥、薄荷、前胡之类属之。

2. 热浮长

气之厚者，阳中之阳。气厚则发热，辛、甘、温、热是也。黑附子、干姜、生姜、川乌头、良姜、肉桂、桂枝、草豆蔻、丁香、厚朴、益智仁、木香、白豆蔻、川椒、吴茱萸、茴香、玄胡索、缩砂仁、红蓝花、神曲之类属之。

3. 湿化成

戊土本气，平；兼气，温、凉、寒热，以胃应之。己土本味，淡；兼味，辛、甘、咸、苦，以脾应之。黄芪、人参、甘草、当归、熟地黄、半夏、白术、苍术、橘皮、青皮、藿香、槟榔、广茂、京三棱、阿胶、诃子、桃仁、杏仁、大麦蘖、紫草、苏木之类属之。

4. 燥降收

气之薄者，阳中之阴。气薄则发泄，辛、甘、淡、平、寒、凉是也。茯苓、泽泻、猪苓、滑石、瞿麦、车前子、木通、灯草、五味子、白芍、桑白皮、天门冬、麦门冬、犀角、乌梅、丹皮、地骨皮、枳壳、琥珀、连翘、枳实之类属之。

5. 寒沉藏

味之厚者，阴中之阴。味厚则泻，酸、苦、咸、寒是也。大黄、黄柏、黄芩、黄连、石膏、龙胆草、生地黄、知母、汉防己、茵陈蒿、朴硝、栝楼根、牡蛎、玄参、苦参、川楝子、香豉、地榆、栀子之类属之。

从气味厚薄的升、降、浮、沉，并骧栝五行之性来做药物分类，这是张元素的创见。

由于张元素很重视脏腑辨证，在临证遣药时，又发明药物归经之说，他认为取各药性之长，使之各归其经，则力专用宏，疗效更著。如同一泻火药，黄连则泻心火，黄芩则泻肺火，白芍则泻肝火，知母则泻肾火，木通则泻小肠火，黄芩又泻大肠火，石膏则又泻胃火。用柴胡泻三焦火，必佐以黄芩；用柴胡泻肝火，必佐以黄连，泻胆火亦同，黄柏又泻膀胱火。如归经不明，无的放矢，即难以获得确效。不仅如此，他还认为制方亦必须引经报使，才能更好地发挥作用。如太阳小肠膀胱经病，在上则用羌活，在下则用黄柏，阳明胃与大肠经病，在上则用升麻、白芷，在下则用石膏；少阳胆与三焦经病，在上则用柴胡，在下则用青皮；太阴脾和肺经病，用白芍药；少阴心和肾经病，用知母；厥阴肝与心包络经病，在上则用青皮，在下则用柴胡。归经是遣用每味药的专司，引经是向导全方主治的效用。药性有专司，制方有专主，则临证疗效，必将得到更大的提高。

张元素遣药之重在气味，略如上述。其制方亦以气味与病机之调协为基础，并拟订制方之原则如下：

"风制法：肝、木、酸，春生之道也，失常则病矣。风淫于内，治以辛凉，佐以苦辛，以甘缓之，以辛散之。

暑制法：心、火、苦，夏长之道也，失常则病矣。热淫于内，治以咸寒，佐以甘苦，以酸收之，以苦发之。

湿制法：脾、土、甘，中央化成之道也，失常则病矣。湿淫于内，治以苦热，佐以咸淡，以苦燥之，以淡泄之。

燥制法：肺、金、辛，秋收之道也，失常则病矣。燥淫于内，治以苦温，佐以甘辛，以辛润之，以苦下之。

寒制法：肾、水、咸，冬藏之道也，失常则病矣。寒淫于内，治以甘热，佐以苦辛，以辛散之，以苦坚之。"

他并为解释说：

"酸、苦、甘、辛、咸，即肝木、心火、脾土、肺金、肾水之本也。四时之变，五行化生，各顺其道，违则病生。圣人设法以制其变，谓如风淫于内，即是肝木失常也，火随而炽，治以辛凉，是为辛金克其木，凉水沃其火，其治法例皆如此。"[6]

同时他还举出"当归拈痛汤"，作为启示后学处方方法的示例，并为之分析云：

"当归拈痛汤：

羌活半两，防风三钱（二味为君），升麻一钱，葛根二钱，白术一钱，苍术三钱（四味为臣），当归身三钱，人参二钱，甘草五钱，苦参二钱（酒浸），黄芩一钱，知母三钱（酒洗），茵陈五钱（酒炒），猪苓三钱，泽泻三钱。

治湿热为病，肢节烦痛，肩背沉重，胸膈不利，遍身疼，下注于胫，肿痛不可忍。《经》云：湿淫于内，治以苦温。羌活苦辛，透关利节而胜湿；防风甘辛温，散经络中留湿，故以为君。水性润下，升麻、葛根苦辛平，味之薄者，阴中之阳，引而上行，以苦发之也。白术苦甘温，和中除湿；苍术体轻浮，气力雄壮，能去皮肤腠理之湿，故以为臣。血壅而不流则痛，当归身辛温以散之，使气血各有所归。人参、甘草，甘温，补脾养正气，使苦药不能伤胃。仲景云：湿热相合，肢节烦痛。苦参、黄芩、知母、茵陈者，乃苦以泄之也。凡酒制药，以为因用。治湿不利小便，非其治也。猪苓甘温平，泽泻咸平，淡以渗之，又能导其留饮，故以为佐。气味相合，上下分消，其湿气得宣通矣。"[7]

元素所订定的制方大法，分风、暑、湿、燥、寒五条，都引自《素问·至真要大论》诸气在泉之治法。说明他从遣药到制方，都是在阐发《素问》气味的理论，其中又参以五运六气之说，但都是朴素地就木、火、土、金、水，风、暑、湿、燥、寒，酸、苦、甘、辛、咸等相生相制的关系，来说明所以疗疾的道理，颇具有辩证法的因素在其中，这是难能可贵的。

总之，张元素在脏腑辨证、遣药制方两方面的成就，以掌握前人已经达到的成就为基础，结合自己临床实践的经验，经过研究整理，使之成为更有系统性的理论概括，是相当成功的。尤其是发明引经报使之说，直到今日，仍具有极大的现实意义。

元素的入室弟子，首为李杲，其次是王好古，他们的学说另详。

附一：医案一则

风痰头痛

病头痛旧矣，发则面颊青黄，晕眩，目慵张而口懒言，体沉重，且兀兀欲吐。此厥阴、太阴合病，名曰风痰头痛。以《局方》玉壶丸治之，更灸侠溪穴，寻愈。

生南星、生半夏各一两，天麻五钱，头白面三两，研为细末，滴水为丸如梧桐子大，每服三十丸，清水一大盏，先煎令沸，下药煮五七沸，候药浮即熟，漉出放温，另以生姜汤送下，不计时服。(见《名医类案》卷六)

按：六经皆有头痛，色青主肝，色黄主脾，肝开窍于目，脾开窍于口。诸风掉眩，皆属于肝。脾病则体重，胸膈有痰则兀兀欲吐。头为诸阳之会，胸为阳气发源之所，病发"面颊青黄，兀兀欲吐，"以其在肝脾两经，故断为厥阴太阴合病，风气上逆，痰浊随之而上。故名曰风痰。玉壶丸以星夏去痰，天麻熄风，佐以白面，以复其脾运，并以去其湿也，更灸侠溪，以振刷其甲胆之阳，俾风痰消而清明复，寻愈不发，理有可信。

附二：张元素所著书目

张元素著

《珍珠囊》一卷

《洁古注叔和脉诀》十卷

《医学启源》三卷

《洁古家珍》一卷

三、李杲的脾胃内伤论

李杲，字明之，晚号东垣老人，宋金时真定（河北保定市）人，生于公元 1180—1251 年，从学于易州张元素，在其脏腑辨证的启示下，竟创说

"内伤脾胃，百病由生"的论点，对于内伤诸病，做出了卓越的贡献。

（一）脾胃论

1. 脾胃与元气

"气"是人体生命活动的动力和源泉，它既是脏腑功能的表现，又是脏腑活动的产物。因此，气与人体的病理变化，就有非常密切的关系。李杲认为内伤病的形成，就是气不足的结果。而气之所以不足，实由脾胃伤损所致。故在其论著中，曾不厌其详地反复论述这一点。如他说：

"真气又名元气，乃先身生之精气也，非胃气不能滋之。"[8]

又说：

"夫元气、谷气、营气、卫气、生发诸阳之气，此数者，皆饮食入胃上行，胃气之异名，其实一也。"[9]

"脾胃之气既伤，而元气亦不能充，而诸病之所由生也。"[10]

说明脾胃是元气之本，元气是健康之本，脾胃伤则元气衰，元气衰则疾病所由生，这是李杲内伤学说中的基本论点。

2. 脾胃为升降枢纽

李杲认为，自然界一切事物都是时刻运动着的，其运动形式，主要表现为升、降、浮、沉的变化。而这种变化即为"天地阴阳生杀之理"。例如：一年四季，以春为首，春夏地气升浮而生长，万物由萌芽而繁茂；时至秋冬，则天气沉降而杀藏，万物斯凋落而死亡。这一年之气的升降，惟长夏土气居于中央，为之枢纽。而人身精气的升降运动，亦赖脾胃居于其中以为枢纽。他说：

"盖胃为水谷之海，饮食入胃，而精气先输脾归肺，上行春夏之令，以滋养周身，乃清气为天者也；升已而下输膀胱，行秋冬之令，为传化糟粕，转味而出，乃浊阴为地者也。"[11]

假使脾胃受到损伤，便将出现两种不同的病变，即：

"或下泄而久不能升，是有秋冬而无春夏，乃生长之用陷于殒杀之气，而百病皆起；或久升而不降，亦病焉。"[12]

不过，李杲在升降问题上，特别强调生长和升发的一面，他认为只有谷

任应秋 医学全集

气上升，脾气升发，元气才能充沛，生机才能洋溢活跃，阴火才能戢敛潜藏。与此相反，若谷气不升，脾气下流，元气即将亏乏和消沉，生机也会受到影响，不能活跃起来，阴火即可因之上冲而为诸病。因此，他在理论上就非常重视升发脾之阳气，在治疗时就喜用升麻、柴胡，以遂其生升之性。并由此提出："胃虚脏腑经络皆无所受气而俱病""脾胃虚则九窍不通""胃虚，元气不足，诸病所生"等论点，在发病论中大加阐发，以强调升发脾胃之气的重要性，而构成其"土为万物之母"之说。

惟必须指出，李杲在主张升发脾胃之气的同时，也注意到潜降阴火的一方面，并认为升胃气和降阴火，是相反相成的。因胃气的升发，即有利于阴火的潜降；而阴火的潜降，亦有利于胃气的升发。不过在掌握上，升发是主要的，基本的；潜降是次要的、权宜的。

（二）内伤论

1. 病因

李杲认为内伤病的致病原因，主要有下列几个方面：

（1）**饮食不节**：《脾胃盛衰论》云：

"饮食不节则胃病，胃病则气短精神少，而生大热，有时而显火上行，独燎其面，《黄帝针经》云：面热者，足阳明病。胃既病则脾无所禀受……故亦从而病焉。"

（2）**劳役过度**：《脾胃盛衰论》又云：

"形体劳役则脾病，脾病则怠惰嗜卧，四肢不收，大便泄泻。脾既病则其胃不能独行津液，故亦从而病焉。"

（3）**精神刺激**：李杲认为精神刺激能资助心火，壮火食气。所以长期的精神刺激，实为内伤病的重要因素之一，《脾胃盛衰论》说：

"此因喜怒忧恐，损耗元气，资助心火……火胜则乘其土位，此所以病也。"

而且这三方面的因素，在形成内伤病的过程中，往往是其综合作用的结果。他说：

"皆先由喜怒悲忧恐，为五贼所伤，而后胃气不行、劳役饮食不节继之，则元气乃伤。"[13]

这不啻说明精神因素在内伤病发病过程中还起着先导的作用。此外，身体素弱者，更易发病，如《兰室秘藏》所谓：

"或素有心气不足，因饮食劳倦，致令心火乘脾。"[14]

则内伤诸病亦可由之而生。这里还须指出，造成内伤病的因素，实际上并不止此。不过李杲内伤学说的提出，正当中原战乱频仍，人民生活极为困难，精神上的恐惧，无休止的劳役，以及饥饿冻馁等恶劣条件，对于内伤病的形成就显得很突出了。

2. 病理

李杲的内伤学说，对于病理变化的阐述，主要有以下两点：

（1）**气火失调**：李杲认为元气与阴火具有相互制约的关系。内伤病的病理变化，就在于气与火关系的失调。元气不足时，阴火则亢盛；反之，元气若充沛，阴火自降敛。他说：

"火与气，势不两立，故《内经》曰：壮火食气，气食少火，少火生气，壮火散气。"[15]

阴火愈炽，元气将愈被伤耗，因此，李杲称这种阴火，叫作"元气之贼"。并谓：

"元气不足而心火独盛，心火者，阴火也，起于下焦，其系系于心，心不主令，相火代之，相火，下焦包络之火，元气之贼也，火与元气不两立，一胜则一负。"[16]

可见李杲所说的阴火，实际上是指相火。相火与元气是相互对立的，元气充沛，则相火戢敛，而发挥正常的生理作用，这就是"气食少火，少火生气"的对立统一；元气不足，则相火妄动而发生病变，这是"少火生气"的对立统一受到破坏，即所谓"壮火散气"。李杲在这个问题上，主要是阐发了它在病变这一方面，认为这种阴火的产生，就是由于饮食不节等原因，损伤脾胃元气所引起的。所以他说：

"脾胃气虚，则下流于肾，阴火得以乘其土位。"[17]

另一方面，劳役过度和情志不宁，也会直接引起阴火上冲。例如：

"或因劳役动作，肾间阴火沸腾；事闲之际，或于阴凉处解脱衣裳；更有新沐浴，于背阴处坐卧，其阴火下行，还归肾间。"[18]

又如：

"夫阴火之炽盛，由心生凝滞，七情不安故也，心君不宁，化而为火。"[19]

说明不论饮食不节，劳役所伤，或者忿、怒、悲、思、恐、惧等情志变化，皆能使元气亏损，阴火炽盛，由于阴火上冲，就会出现："气高而喘，身热而烦，脉洪大而头痛，或渴不止。"[20]等内伤热中的病变。这些论述，可说都是李杲通过临证实践的经验之谈。

(2) **升降失常**：脾胃居于中焦，是升降运动的枢纽，升则上输于心肺，降则下归于肝肾。因而脾胃健运，才能维持"清阳出上窍，浊阴出下窍；清阳发腠理，浊阴走五脏；清阳实四肢，浊阴归六腑"的正常升降运动。若脾胃气虚，升降失常，则内而五脏六腑，外而四肢九窍，都会发生种种病症。内伤病既都有脾胃气虚，所以升降失常也就成为内伤病变的主要关键。例如，李杲论内障眼病说：

"元气不行，胃气下流，胸中三焦之火及心火乘于肺，上入脑灼髓……瞳孔开大。"[21]

说明内伤目病的病机，也不离乎升降失常。不仅如此，凡九窍之疾，李杲认为均可因升降失常而发生。所以他说：

"脾胃既为阴火所乘，谷气闭塞而下流，即清气不升，九窍为之不利。"[22]

事实上，九窍是受五脏支配的，五脏接受了水谷的营养而发挥其正常作用，九窍才能通利；若脾胃气衰，则胃不能分化水谷，脾不能为胃行其津液，"故六腑之气已绝，致阳道不行，阴火上乘"，上下升降转输的枢机失常，五脏无所禀气，九窍就不通利，这就是《素问·生气通天论》所谓"阳不胜其阴，则五脏气争，九窍不通"的道理。

又如，内伤所以会出现恶寒发热之症，也是与升降失常分不开的。李杲认为：

"饮食入胃，其营气上行，以输于心肺，以滋养上焦皮肤腠理之元气。"

就能维持人体的正常，如果营气不升而反下流，就会导致：

"心肺无所禀受，皮肤间无阳，失其营卫之外护，故阳分皮毛之间虚弱，但见风见寒，或居处阴寒无日处，便恶之也。"

这就是造成内伤恶寒的基本病变。

至于内伤病的发热，与外感伤寒的发热亦不同，乃由于：

"肾间受脾胃下流之湿气，闭塞其下，致阴火上冲，作蒸蒸而躁热，上彻头顶，傍彻皮毛，浑身躁热作，须待袒衣露居，近寒凉处即已。"[23]

如上所述，脾胃气虚而升降失常，可以发生许多病症，故李杲对此颇为重视，特从一上一下，一升一降两个方面，提出"肺之脾胃虚"及"肾之脾胃虚"两大问题来加以阐发，其中许多理论和经验，是很可取的。

（三）升阳泻火的用药法度

由于李杲重视脾胃，并强调胃气升发的一面，因而在治疗上便着重于对脾胃升阳益气药物的运用和处方。虽然有时也用苦降的方法，但只是权宜之计。他所创造的补中益气汤，就是这一思想的代表方剂。他认为内伤不足，应用补益法，肺为气之本，故重用黄芪以补肺气，益皮毛而固腠理，不令自汗损其元气；脾为肺之母，"脾胃一虚，则肺气先绝"，故辅以人参、甘草，"泻火热而补脾胃中元气"，脾气下流，则生湿热，而补气升阳。须防阳亢，故以白术、当归除湿和阴；胃中清气在下，故用升麻、柴胡，以升清阳之气，并引黄芪、甘草等甘温之性上升，以补胃气而实肌表。综观其立方大旨，总不外乎补气升阳，阳气升发，则阴火下潜而热自退；元气充足，则肌表固密而腠理坚。故恶寒发热诸症，悉得以除。李杲这一论点，被称为"甘温除热法"。凡属于内伤之气虚发热者，用之得当，确有奇效。

李杲在各科的治疗中，都贯穿着这一主导思想。如升阳汤[24]治"膈咽不利，逆气里急，大便不行"的病症。方以黄芪、升麻为主，重在升发阳气，因为气逆里急诸症，统由于清阳不升，浊阴不降的结果。这对气虚便秘的治疗，指出了新的途径。李杲在外科、眼科方面的治疗，亦常运用这一原则。如在外科，用圣愈汤[25]治出血多而心烦不安；用黄芪肉桂柴胡酒煎汤[26]治坚硬漫肿、不变肉色的疮疡。在眼科用圆明内障升麻汤[27]治内障，用当归龙胆汤[28]治眼中白翳。凡此等等，都是以升散阳气为主，而佐以潜降之法。升阳是扶正，潜降是祛邪，因此也可以说这是李杲"扶正祛邪"的手法之一。

对苦寒泻火，或解表散火的治法，李杲在某种情况下也并不放弃。他认为苦寒泻火与解表散火的目的，也是为了照顾元气，同升阳降火，有相反相成的作用。一般的情况，升胃气就可以降火；但有时则必须泻火或散火，才能使胃气升发。所以无论泻火、散火，都是为升发胃气提供有利条件。故李杲的朱砂安神丸[29]、升阳散火汤[30]等，虽重在散火或泻火，都辅以补益和中的药物。可见其是以增强人体本身的机能为主，足以补刘完素、张子和之不足，使祖国医学的治疗法则更加全面了。

传李杲之学的，有王好古与罗天益。好古的阴证论，已成一家言，当于另章述之。若罗天益，字谦甫，亦真定人，居李杲门下凡十数年，《卫生宝鉴·胡广序》云：

"谦甫，东垣李明之之门人，东垣在当时有国医之目，已达窍奥，谦甫盖升其堂而入其室者，发言造诣，酷类其师，有裨于前人之未备。"

细阅天益所著的《卫生宝鉴》，可以说他是全面继承了李杲之学，如其论脾胃所伤，尚有饮与食之分；论劳倦所伤，虚中有寒与热之辨，比李杲所说，更加有条理。尤其难得的是，罗天益的许多论点，都通过临证治验来说明，所以他著的《卫生宝鉴》二十四卷，不失为一部理论结合实践较好的书籍。

附一：医案六则

【李杲医案三则】

1. 麻木

李正臣夫人病，诊得六脉俱中得弦洪缓相合，按之无力，弦在上，是风热下陷入阴中，阳道不行。其证闭目则浑身麻木，昼减而夜甚，觉而开目，则麻木渐退，久则绝止。常开其目，此证不作，惧其麻木，不敢合眼，致不得眠，身体皆重，时有痰嗽，觉胸中常似有痰而不利，时烦躁，气短促而喘，肌肤充盛，饮食不减，大小便如常。麻木为风，三尺之童，皆以为然，细校之则有区别耳。久坐而起，亦有麻木，如绳缚之久，释之觉麻坐而不敢动，良久则自已，以此验之，非为风邪，乃气不行。主治之当补其肺中之气，则麻木自去矣。如经脉中阴火乘其阳分，火动于中为麻木也，当兼去其阴火则愈矣。时痰嗽者，秋凉在外在上而作也，当以温剂实其皮毛。身重脉缓者，湿气伏匿而作也。时见躁作，当升阳助气益血，微泻阴火与湿，通行经脉，调其阴阳则已矣。

补气升阳和中汤：生甘草（去肾热）、酒黄柏（泻火除湿）、茯苓（除湿导火）、泽泻（除湿导火）、升麻（行阳助经）、柴胡以上各一钱，苍术（除湿补中）、草豆蔻仁（益阳退外寒）以上各一钱五分，橘皮、当归身、白术以上各二钱，白芍药、人参以上各

三钱，佛耳草、炙甘草以上各四钱，黄芪五钱。上咬咀，每服五钱，水二盏，煎至一盏，去柤，食远服之。(《兰室秘藏·妇人门》)

按：本案以补气升阳为治疗重点，而佐以去湿调经。李杲认为麻木乃气不行，气之所以不行，是由于阳气不能升发，湿邪停滞的缘故。阳气升发，则湿邪自能运，这和"阳气升发，阴火自降"的道理是一致的，至于方中泻火的药物，则在"火与元气不两立"的理论指导下，是用来除去贼火，以助阳气的升发。

2. 目疾

白文举年六十二，素有脾胃虚损病。目疾时作，身面目睛俱黄，小便或黄或白，大便不调，饮食减少，气短上气，怠惰嗜卧，四肢不收。至六月中，目疾复作，医以泻肝散下数行，而前疾增剧。予谓：大黄、牵牛虽除湿热，而不能走经络，下咽不入肝经，先入胃中，大黄苦寒，重虚其胃，牵牛其味至辛，能泻气，重虚肺本，嗽大作。盖标实不去，本虚愈甚。加之适当暑雨之际，素有黄证之人，所以增剧也。此当补脾胃肺之本脏，泻外经中之湿热，制清神益气汤主之而愈。

清神益气汤：茯苓、升麻以上各二分，泽泻、苍术、防风以上各三分，生姜五分，青皮一分，橘皮、生甘草、白芍药、白术以上各二分，黄柏一分，麦冬、人参以上各二分，五味子三分。(《脾胃论》下卷)

按：本案重点在于补益脾胃，脾胃气足，清阳上升，目疾面黄等症自退。从以上两案，可以看出李杲对内伤脾胃病的处理，总以升补中气为主，其祛湿泻火，则可根据情况适当增减，故两案的处方，都以升补中气的药物为主，而以泻火祛湿药为佐使。

3. 大头瘟

泰和二年四月，民多疫病，初觉憎寒、壮热、体重，次传头面肿甚，目不能开，上喘，咽喉不利，舌干口燥，俗云大头伤寒，染之多不救，张县丞患此，医以承气汤加蓝根下之，稍缓，翌日其病如故，下之又缓，终莫能愈，渐至危笃，请东垣视之，乃曰：身半以上，天之气也，邪热客于心肺之间，上攻头面而为肿，以承气泻胃，是诛伐无过，殊不知适其病所为故。遂用芩连各五钱，苦寒泻心肺之火；元参二钱，连翘、板蓝根、马勃、鼠粘子各一钱，苦辛平清火、散肿、消毒；僵蚕七分，清痰利膈；甘草二钱以缓之，桔梗三分以载之，则诸药浮而不沉；升麻七分，升气于右，柴胡五分，升气于左。清阳升于高巅，则浊邪不得复居其位。经曰：邪之所凑，其气必虚。用人参二钱以补虚，再佐陈皮二钱以利其壅滞之气，名普济消毒饮子。若大便秘者，加大黄，共为细末，半用汤调，时时服之，半用蜜丸嚼化。且施其方，全活甚众。(《古今医案按》)

按：从本案可以看出，李杲用药在必要情况下，也采用泻火为主的方剂。但他的泻火，正是为了升阳，所以在大队苦寒泻火药中，仍加入人参一味，以照顾元气；复用升麻、柴胡少许，以升清阳。统观三案，可以窥见李杲理论与实践的一贯主张。

【罗天益医案三则】

1. 阴证阳证辨

静江府提刑李君长子，年一十九岁，至元壬午四月间，病伤寒九日，医者作阴证治之，与附子理中丸数服，其证增剧，别易一医，作阳证议论，差互不敢服药，李君亲来邀请予为决疑，予避嫌辞。李君拜泣而告曰：太医若不一往，犬子祇待死矣。不获已，遂往视之，坐间有数人，予不欲直言其证，但细为分解，使自忖度之。

凡阳证者，身须大热，而手足不厥，卧则坦然，起则有力，不恶寒，反恶热，不呕不泻，渴而饮水，烦躁不得眠，能食而多语，其脉浮大而数者，阳证也。

凡阴证者，身不热而手足厥冷，恶寒，蜷卧，面向壁卧，恶闻人声，或自引衣盖覆，不烦渴，不欲食，小便自利，大便反快，其脉沉细而微迟者，皆阴证也。

诊其脉，沉数得六七至，其母云：夜来叫呼不绝，全不得睡，又喜冰水。予闻其言，阳证悉具，且三日不见大便，宜急下之。予遂秤酒煨大黄六钱，炙甘草二钱，芒硝二钱，水煎服之。至夕，下数行，燥粪二十余块，是夜汗大出。翌日，又往视之，身凉脉静矣。予思《素问·热论》云：治之各通其脏腑。故仲景述《伤寒论》，六经各异，传受不同。《活人书》亦云：凡治伤寒，先须明经络，若不识经络，触途冥行。前圣后圣，其揆一也，昧者不学经络，不问病源，按寸握尺，妄意疾证，不知邪气之所在，动致颠覆，终不肯悔。韩文公曰：医之病，病在少思。理到之言，勉人学问，救生之心重矣。（《卫生宝鉴·医验记述》）

按：本案对阴证阳证的辨识，至为明晰，宜其一药而愈。引《素问·热论》语，原作"治之各通其脏脉"，也就是要通晓各脏腑经脉的意思。就本案而言，邪热在阳明胃经，属于《伤寒论》胃家实证，故用调胃承气汤，泻其热实，而病即退，并以此反证前医的用附子理中丸，完全是错误的。

2. 执方用药辨

省掾曹德裕男妇，三月初病伤寒八九日，请予治之。脉得沉细而微，四肢逆冷，自利腹痛，目不欲开，两手常抱脐下，昏昏嗜卧，口舌干燥，乃曰：前医留白虎加人参汤一服，可服否？予曰：白虎虽云治口燥舌干，若执此一句亦未然。今此证不可用白虎者有三。《伤寒论》云：立夏已前，处暑以后不可妄用，一也。太阳证无汗而渴者不可用，二也。况病人阴证悉具，其时春天尚寒，不可用，三也。仲景云：下利清谷，急当救里，宜四逆汤。遂以四逆汤三两，加人参一两，生姜十余片，连须葱白九茎，水五大盏，同煎至三盏，去滓，分三服。一日服之，至夜得止，手足温，翌日大汗而解，继以理中汤数服而愈。孙真人《习业篇》云：凡欲为大医，必须谙《甲乙》、《素问》、《黄帝针经》、《明堂》、流注十二经络、三部九候、《本草》药性、仲景、叔和，并须精熟，如此方为大医，不尔，犹无目夜游，动致颠陨。执方用药者，再斯可矣。（《卫生宝鉴·医验纪述》）

按：白虎加人参证，在《伤寒论》中凡五条：①"服桂枝汤，大汗出后，大烦渴不解，脉洪大者。"②"伤寒若吐若下后，七八日不解，热结在里，表里俱热，时时恶风，大渴，舌上干燥而烦，欲饮水数升者。"③"伤寒无大热，门燥渴，心烦，背微恶寒者。"④"渴欲饮水，无表证者。"⑤"若渴欲饮水，口干舌燥者。"综合来看，白虎加人参汤，只适用于里热伤津证，故烦渴，脉洪大，热结在里等，都是着眼点。而且白虎证之渴，都是渴欲饮冷。四逆证之渴，必不欲饮冷，是其大较。

3. 过汗亡阳变证治验

中山王知府次子薛里，年十三岁，六月十三日，暴雨方过，池水泛溢，因而戏水，衣服尽湿，其母责之，至晚，觉精神昏愦，急惰嗜卧，次日，病头痛身热，腿脚沉重。一女医用和解散发之，闭户塞牖，覆以重衾，以致苦热不胜禁，遂发狂言，欲去其衾。明日，寻衣撮空，又以承气汤下之，下后，语言渐不出，四肢不能收持，有时项强，手足瘈疭，搐急而挛，目左视而白睛多，口唇肌肉蠕动，饮食减少，形体羸瘦。命予治之，具说前由，予详之，盖伤湿而失于过汗也。

且人之元气，起于脐下肾间，动气周于身，通行百脉，今盛暑之时，大发其汗，汗多则亡阳，百脉行涩，故三焦之气不能上荣心肺，心火旺而肺气焦，况因惊恐内畜，《内经》曰：恐则气下，阳主声，阳既亡而声不出也。阳气者，精则养神，柔则养筋。又曰：夺血无汗，夺汗无血。今发汗过多，气血俱衰，筋无所养，其病为痉，则项强，手足瘈疭，搐急而挛，目通于肝，肝者筋之合也，筋既燥而无润，故目左视而白睛多。肌肉者，脾也，脾热则肌肉蠕动，故口唇蠕动，有时而作。经云：肉痿者，得之湿地也；脾热者，肌肉不仁，发为肉痿。痿者，痿弱无力，运动久而不仁，阳主于动，今气欲竭，热留于脾，故四肢不用，此伤湿过汗，而成坏证明矣。

当治时之热，益水之源，救其逆，补上升生发之气，《黄帝针经》曰：上气不足，推而扬之。此之谓也。以人参益气汤治之。《内经》曰：热淫所胜，治以甘寒，以酸收之。人参黄芪之甘温，补其不足之气，而缓其急搐，故以为君；肾恶燥，急食辛以润之，生甘草甘微寒，黄柏苦辛寒以救肾水，而生津液，故以为臣；当归辛温和血脉，橘皮苦辛，白术苦甘，炙甘草甘温，益脾胃，进饮食，肺欲收，急食酸以收之，白芍药之酸微寒，以收耗散之气，而补肺金，故以为佐；升麻柴胡苦平，上升生发不足之气，故以为使，乃从阴引阳之谓也。

人参益气汤：

黄芪五分，人参、黄柏、升麻、柴胡、白芍药各三分，当归、白术、炙甘草各二分，陈皮三分，生甘草二分。

十一味，叹咀，都为一服，水二盏半，先浸两时辰，煎至一盏，去滓热服，早食后、午饭前各一服，投之三日后，语声渐出，少能行步，四肢柔和，饮食渐进，至秋而愈。

（《卫生宝鉴·医验纪述》）

按：综观全案，患儿先外感于寒湿之邪，继因受责而肝气郁抑于内，外感内伤，营卫不谐，高热以作，又从而汗之下之，津气大伤，神因之不安而欲狂，筋因之失养而抽搐矣。人参益气汤实即补中益气汤加生甘草、白芍、黄柏，在补益津气的基础上，白芍所以和肝以柔筋，则抽搐自止；生甘草黄柏所以泻热以安神，则狂乱自宁。罗氏实不愧受到李杲的真传，其用益气泻火之法，竟恰切至如此地步。不过，其中的解说，颇嫌蛇足。

附案：阴挺

患者，傅某，女，工人，主诉下腹部胀痛如坠，又似临产感。

患者于一月前，先感全身不适，劳倦无力，但月经愆期，继以外感，而致形寒，咳嗽较剧，但尚坚持工作，越数日，觉少腹胀滞，疼痛日增，现感下腹胀痛如坠，终日如欲临盆，白带有腥臭，小溲短少不爽，左少腹自觉有硬块，全身乏力，微有形寒感，口淡无味，饮食少思。

检查：精神萎靡，面容微苍而黄，步履呈蹒跚下俯，舌质红，苔白微厚，两脉软弱无力。

诊断：中气不足，气虚下陷，导致阴挺，用补中益气汤加减治之。

党参三钱　炙黄芪三钱　炒冬术三钱　炙升麻八分　炙柴胡七分　炙甘草一钱　炒当归三钱　新会红二钱　云茯苓三钱　净瞿麦三钱　白芍药三钱

连服四剂后，完全痊愈，休息一星期，即恢复工作。（见《江苏中医》1958年第8期23页）

按：此案即根据"劳者温之，虚者补之，陷者举之"的基本原理，运用李杲升补元气的方法治疗的。于此可见，补中益气汤的适应范围是很广泛的，凡属中气下陷的病证均可施用。

附二：李杲等所著书目

李杲著

《脉诀指掌病式图说》一卷（旧题朱震亨撰，误。）

《内外伤辨惑论》三卷

《脾胃论》三卷

《兰室秘藏》三卷

《活法机要》一卷

《医学发明》一卷

《东垣试效方》九卷

四、王好古的阴证论

任启林 医学全集

王好古，字进之，号海藏，元，赵州（河南赵县）人，约生于公元1200－1264年，曾同李杲学医于张元素，以年幼于李杲二十岁，又师事之，尽传其学。他受到张元素辨脏腑虚实的影响，独重视脏腑虚损的一面；受到李杲脾胃气虚的影响，却重视三阴阳虚的一面，二者便奠定其阴证学说的基础。

麻信之序王好古的《阴证略例》，并追述其说云：

"伤寒，人之大疾也，其候最急，而阴证毒为尤惨，阳则易辨而易治，阴则难辨而难治。"

似乎好古所说的"阴"，是指邪气而言，但他针对张元素三阴实证说：

"洁古既有三阴可下之法，亦必有三阴可补之法也。予欲举内伤三阴可补之剂，未见仲景药，时人皆不言三阴；既举仲景药，分而三之，皆得知有三阴也。"[31]

既言"内伤三阴可补"，决非泛指病邪而言可知，至其所列的仲景三方，即当归四逆、通脉四逆、理中丸也。当归四逆汤是仲景用以治厥阴病手足厥寒，脉微欲绝者，为血脉阻滞，不能荣于四肢之证。王好古亦谓：

"若面青黑，脉浮沉不一，弦而弱者，伤在厥阴肝之经也。"[32]

同样属于肝阳虚损，血因缺乏升发之气，而不能正常萦回于经脉之中，故面色青黑，脉弦，并属于内伤，故弦而弱。通脉四逆汤，仲景用以治少阴病下利清谷，内寒外热，手足厥冷，面色赤，脉微欲绝者，为阴盛格阳，生气离决之证。王好古则谓：

"若面红而赤，或红赤俱见，脉浮沉不一，细而微者，伤在少阴肾之经也。"[33]

这种面赤，纯为虚阳上泛，故予附子、干姜大力回阳之剂，复加葱白以引阳气下行。理中丸仲景用以治霍乱寒多不饮水，大病差后，喜睡，久不了了，胸上有寒，统属中焦脾胃虚寒之证，故用参、术、姜、草以温中阳、益脾胃。王好古乃云：

"若面黄或洁，或黄洁俱见，脉浮沉不一，缓而迟者，伤在太阴脾之经也。"[34]

色黄洁，即萎黄不泽之谓，脾胃虚损，津气不营于肌肤所致。综观王好古的"内伤三阴例"，实指肝阳虚损，肾阳虚损，脾阳虚损而言。王好古之所以要特地提出"阴证"这一问题，其中心思想是：仲景《伤寒论》法，既可用以治外感，又可用以治内伤，既可用以治伤寒，又可用以治杂病。但是一般研究《伤寒论》的，都详于三阳证，而略于三阴证，所以他特将仲景温里扶阳诸方证如吴茱萸汤、四逆汤、白通汤、真武汤、小建中汤、理中汤、桂枝附子汤、附子汤、茯苓四逆汤等证加以反复阐述外，并列述王叔和、朱奉议、许叔微、韩祗和诸家有关阴证阴脉的阐发，以为其立论的依据。并认为构成"阴证"的主要原因，在于人身本气的先有虚损，他说：

"有单衣而感于外者，有空腹而感于内者，有单衣空腹而内外俱感者，所禀轻重不一，在人本气虚实之所得耳；岂特外寒饮冷，误服凉药而独得阴证哉！重而不可治者，以其虚人，内已伏阴，外又感寒，内外俱病，所以不可治也。"[35]

外感寒，内饮冷，都是外在的条件，"人本气虚实"，这才是内在的根据。人本气实，虽感寒饮冷，均不足以病人；人本气虚，感寒饮冷虽不甚，或者既未感寒，又未饮冷，亦可以病阴证，即所谓"内已伏阴"也。王好古这一论点，是很有现实意义的。

王好古既重视"阴证"，故于阴证的鉴别，颇为精审，从他所搜集前人有关"阴证"的记载中，不仅全面介绍了"阴证"的具体症状，还分析了"阴证"在某种情况下所表现的变证及假象，并阐明其病机，使人在临证时便于理解和掌握。如《论元阳中脱有内外》云：

"或有人饮冷内伤，一身之阳，便从内消，身表凉，四肢冷，脉沉细，是谓阴证，则易知之；若从外走，身表热，四肢温，头重不欲举，脉浮弦，按之全无力，医者不察，便与表药双解等，复使汗出，三焦之气绝，以此杀人者多矣。"

"身表热，四肢温"，只是元阳外脱的现象，而脉"按之无力"，这是阳已脱失的本质，如不能透过现象，认清本质，乱用解热药，就会犯使"三焦气绝"的严重错误。这种辨证方法，在临证时很有实用价值。

在治疗方面，从王好古所搜集的方剂来看，他是主张温养脾肾的。如返阴丹[36]、回阳丹[37]、火焰散[38]、霹雳散[39]、正阳散[40]等，都是以附子为主药的温肾方剂，有的还是同硫黄并用的峻剂。如附子散[41]、白术散[42]、肉桂散[43]等，皆为脾肾双补之剂，由于他是传张、李之学的，故对于药物归经，亦很重视。

据《三三医书》本《阴证略例》麻信之序末有"门人皇甫戬、张沌、宋廷圭、张可、弋毂英同校正"等字，则五人皆为好古弟子，可存以待考。

附一：医案二则

1. 外阳内阴证

牌印将军完颜公子之小将军，病伤寒六七日，寒热间作，腕后有癍三五点，鼻中微血出，医以白虎汤、柴胡等药治之不愈。及余诊之，两手脉沉涩，胸膈间及四肢按执之殊无大热，此内寒也。问其故，因暑热卧殿角之侧，先伤寒，次大渴，饮冰酪水一大碗，外感者轻，内伤者重，外从内病，俱为阴也，故先癍衄，后显内阴，寒热间作，脾亦有之，非往来少阳之寒热也。与调中汤，数服而愈。（《阴证略例·治验》）

按：饮食冷物，内伤脾胃，外现假热，与李杲所说脾胃内伤的热中病，大致略同。所不同者，本案是脾阳伤，而不是脾阳下陷，故不用升柴，以调中汤（理中汤加茯苓）温养脾胃即可，其鉴别内寒的关键，在于脉沉涩和胸膈、四肢无大热。否则，脉来弦数，胸膈、四肢扪之烙手矣。

2. 阴血证

潞州义井街北浴堂秦二母病太阴证，三日不解，后呕逆恶心，而脉不浮，文之（即宋廷圭，为好古弟子）与半硫丸二三服不止，复以黄芪建中等药。脉中得之极紧，无表里，胸中大热，发渴引饮。众皆疑为阳证，欲饮之水，余与文之争不与。又一日，与姜附等药，紧脉反沉细，阳犹未生，以桂附姜乌之类酒丸，每百丸接之，二日中凡十余服，渴止，脉尚沉细。以其病人身热，躁烦不宁，欲作汗，不禁其热，去其衣被盖覆，体之真阳营运未全，而又见风寒，汗不能出，神慣不醒，家人衣之，装束甚厚，以待其毙，但能咽物，又以前丸接之，阳脉方出，而作大汗。盖其人久好三生茶，积寒之所致也。愈后，大小二便始得通利。翌日，再下瘀血一盆，如豚肝然。文之疑不能判，余教以用胃风汤加桂附，三服血止，其寒甚如此，亦世之所未尝见也，治宜详之。大抵前后证变之不同，以脉别之，最为有准，不必求诸外证也。（《阴证略例·治验》）

按：王好古《阴证略例·论下血如豚肝》云："下血如豚肝者，饮冷太极，脾胃过寒，肺气又寒，心包凝泣，其毒浸渗入于胃中，亦注肠下，所以便血如豚肝，非若热极妄行下血，而为鲜色也。"说明血被寒凝过久，经服姜附等药以温化之，凝积之血得化而下泻，以胃为多气多血之经也。脉极沉紧，是断为寒凝的根据，寒凝而胸中大热渴饮，乃寒极生热之变证，热既由寒生，寒化则热自退，其坚不与水饮，而服以热药，正为欲化其寒，不欲增其冷也。

附二：王好古所著书目

王好古著

《汤液本草》三卷

《阴证略例》一卷

《伊尹汤液仲景广为大法》四卷

《医垒元戎》十二卷

《此事难知》二卷

《斑疹萃英》一卷

五、私淑易水学说诸家及其演变

易水一派学说，由明至清的数百年间，颇为盛行，其中足以代表于有明一代者，莫如薛立斋、赵献可、张介宾、李中梓。

（一）薛立斋

薛立斋，字新甫，名己，吴人。通晓各科，均能尽其妙用，实为明季一大临床学家。而其学术思想，实渊源于张元素的脏腑辨证，又以李杲的脾胃论为其核心，从他所类集的《内科摘要》凡二百另二病案的分析，便可以说明这一点。首先指出全部病案都是以五脏为主来分辨的，其中属于元气亏损的二十五案，饮食劳倦十三案，脾胃亏损四十三案，脾肾亏损二十九案，命门火衰八案，肾虚火动七案，脾肺亏损二十案，脾肺肾亏损三十九案，肝肾亏损四案，肝脾肾亏损十四案，足见其治疗脾气虚损的经验是十分丰富的，至其对脾胃生理病变的理解，一本于李杲，毫无二致。他说：

"人以脾胃为本，纳五谷，化精液，其清者入营，浊者入卫，阴阳得此，是谓之橐籥。故阳则发于四肢，阴则行于五脏，土旺于四时，善载乎万物，人得土以养百骸，身失土以枯四肢。东垣以饮食自伤，医多妄下，清气下陷，浊气不降，乃生膜胀。所以胃脘之阳不能升举，其气陷入中焦，当用补中益气，使浊气得降，不治自安。窃谓饱食致崩者，因伤脾气，下陷于肾，与相火协合，湿热下迫而致，宜用甘温之剂，调补脾气，则血自归经而止矣。若误用寒凉，复损胃气，则血无所羁，而欲其止，不亦难哉！大凡脾胃虚弱，而不能摄血，宜调补脾气为主。"[44]

故其在临证凡属脾胃虚损者，统以补中益气汤为主，或出入于四君子汤、六君子汤之间。立斋既服膺李杲之学，重视脾胃，复遥承王冰、钱乙之说，而重视肾中的水火，以及脾与肾的关系，故其注王节斋的《补阴丸论》云：

"肾经阴精不足，阳无所化，虚火妄动，以致前症（指阴虚火旺，咳嗽咯血）者，宜用六味地黄丸补之，使阴旺则阳化；若肾经阳气燥热，阴无以生，虚火内动而致前症者，宜用八味地黄丸补之，使阳旺则阴生，若脾肺虚不能生肾，阴阳俱虚而致前症者，宜用补中益气汤、六味地黄丸培补元气，以滋肾水。若因阳络伤，血随气泛行，而患诸血者，宜用四君子加当归，纯补脾气，以摄血归经。太仆先生云：大寒而盛，热之不热，是无火也；大热而盛，寒之不寒，是无水也。又曰：倏忽往来，时发时止，是无水也，昼现夜伏，夜见昼止，不时而动，是无火也。当求其属而主之，无火者，主益火之源，以消阴翳；无水者，宜壮水之主，以镇阳光；不可泥用沉寒之剂。"[45]

因此，在立斋的方案中，六味地黄丸、八味地黄丸，都是其习用之剂，尤其是补中益气与地黄丸合用，更为常见，如此脾肾并重，则又不尽同于李杲了。

（二）赵献可

赵献可，字养葵，自号医巫闾子。明，鄞县人，阐发立斋之学，独重于肾水、命火，易水之学至此，可谓发生了一大变革。薛立斋只是概括地重视肾阴肾阳的虚损，究竟孰为肾阴？孰为肾阳？未能予以具体的分析，献可则谓：

"两肾俱属水，但一边属阴，一边属阳，越人谓左为肾，右为命门非也。命门即在两肾各一寸五分之间，当一身之中。"[46]

自献可倡此说之后，命门的概念，基本以此为准则了。至于命门与肾的关系，即水与火的关系，他说：

"命门君主之火，乃水中之火，相依而永不相离也。火之有余，缘真水之不足也，毫不敢去火，只补水以配火，壮水之主，以镇阳光；火之不足，因见水之有余也，亦不必泻水，就于水中补火，益火之原，以消阴翳。"[47]

薛立斋持王太仆之说，以用六味、八味，赵献可亦本王太仆此说，以阐发肾水、命火，同样在这一思想指导下，认为六味为补水之剂，八味为益火之方，并对两方的应用，做了广泛的发挥。如说：

"以有形之水，沃无形之火，当而可久者也。是为真水真火，升降既宜，而成既济矣。医家不悟先天太极之真体，不穷无形水火之妙用，而不能用六味、八味之神剂者，其于医理，尚欠大半。"[48]

他认为六味丸是壮水的主剂，凡肾水虚而不足以制火者，非此方便无以济水；八味丸是益火的主剂，凡命门火衰不足以化水者，非此方便无以济火。两方运用得宜，能达到益脾胃而培万物之母的目的。于此看出赵献可与薛立斋的异同点，立斋脾肾并举，而无上下，赵献可则以肾命概括脾胃，是其大较。

宗赵氏之学的，在清代有高鼓峰、吕留良、董废翁诸人。

高鼓峰，清康熙朝鄞县人，为浙中二高之一，据《医家心法·胡念庵序》云：

"浙中精于医者，有二高子。居钱塘者，曰士宗先生，居四明者，曰鼓峰先生。余志学时，慕士宗先生之名，欲受业其门，迫于贫不果，每得其著述，不厌研究，以为私淑之益。泊后闻鼓峰先生，所言多奇论，治病多奇中，则又心窃愿见之，而不获一晤其人以为恨。乙巳春，越溪王谦甫来，为余言鼓峰医术，当代少有出其右者，且以其所著《医家心法》示余，余深喜数十年景企之私，一日得读其书，不啻见其人，何快如之。"

高鼓峰的医学理论较浅薄，实为遥承薛、赵一偏之说的临床家，其治病以五脏生克关系，各主以五方，竟以二十五方概治五脏诸病，其中尤着重于养肾的一面，如肝病五方中的七味饮[49]、滋肾生肝饮[50]；脾病五方中的养营汤[51]；肺病五方中的生金滋水饮[52]，肾病五方中的六味饮[53]、疏肝益肾汤[54]、八味丸、右归饮[55]、左归饮[56]等，都是在发明六味丸、八味丸的功用，尤其是对薛、赵二氏的加减用法如滋肾生肝饮、滋阴肾气丸[57]、人参补肺汤[58]、抑阴地黄丸[59]、九味地黄丸[60]、益阴肾气丸[61]等，大加阐发，竭其推崇之至意。

吕留良，字庄生，又字不昧、用晦，又名光纶、耐可，号晚邨，又号何求山人、吕医山人，清初浙之石川县人，以儒者知医，亦留意于薛、赵之学，存《东庄医案》一卷，皆记其益气补水之能事，故无案不用人参与地黄，其推重也如此。

董废翁，里贯不详，当亦为浙人，略后于高鼓峰、吕留良，以薛、赵之法治感证，亦同于高、吕，倡言：

"治感证大法，总以始终照管胃中津液，为第一奥旨。热得风而益炽，阴被劫而速亡，故始终照顾阴津，以为胜邪回生之本"。

废翁此话，对于后世温热家实大有启发。

（三）张介宾

明代医家，根底较深者，首推张介宾，初颇崇信朱震亨，四十以后，学验愈富，转而对张元素、李杲益气补脾诸说，颇为信服，并倡"阳非有余，阴常不足"之说，认为阴不能没有阳，无气便不能生形；阳不能没有阴，无形便不能载气，所以物生于阳而成于阴，故阴阳二气，不能有所偏，不偏则气和而生，偏则气乖而死。他这一论点，充分反映在以下两个方面。

1. 阳非有余论

张介宾这一论点，突出地反映在他著的《大宝论》中，首先从形气、寒热、水火三个方面，来说明阳的重要性。就形与气言，形为阴，气为阳，阳化气，阴成形。是形本属阴，但人之所以通体能温，由于阳气，一生之所以有活力，由于阳气，五官五脏气化之所以变化无穷，亦无不由于阳气。相反，当人一死，便身冷如冰，这就是阴形虽在，而阳气业已消亡的原故。此阳气之重要者一。就寒与热言，寒为阴，热为阳，春夏为阳故多暖，秋冬为阴故多寒。春生夏长，显示着阳热的生化万物；秋收冬藏，象征着阴寒的缺乏生意。此阳气之重要者二。就水与火言，水为阴，火为阳，天地造化之权，固然全在水火，但"天一生水"，是阴水亦由天一之阳而生，故水之所以生物，惟赖其含有阳气；水之所以能化气，亦惟阳气是赖，此阳气之重要者三。

张介宾还根据《素问·生气通天论》"阳气者若天与日，失其所则折寿而不彰，故天运当以日光明"之说，提出：

"可见天之大宝，只此一丸红日；人之大宝，只此一息真阳。凡阳气不充，则生意不广，故阳惟畏其衰，阴惟畏其盛，非阴能自盛也，阳衰则阴盛矣。凡万物之生由乎阳，万物之死亦由乎阳，非阳能死万物，阳来则生，阳去则死矣。"[62]

如此反复申述阳在人身的重要，其旨趣即在阐明"阳非有余"。而持"阳常有余，阴常不足"之说者，每以"天癸"的来迟去早，作为重要的论据。张介宾则认为这只是"但见阴阳之一窍，而未见阴阳之全体"。他说：

"夫阴阳之道，以纲言之，则位育天地；以目言之，则缕析秋毫，至大至小，无往而非其化也。若以清浊对待言，则气为阳，精为阴，此亦阴阳之一目也。若以死生聚散言，则凡精血之生皆为阳气，得阳则生，失阳则死，此实性命之化源，阴阳之大纲也。"[63]

说明属于"天癸"的阴精，是由"天一"之阳气化生的，所以称为"天癸"。"天癸"的来迟，正是由于阳气生机之未至；"天癸"的去早，亦正由于阳气生机之早衰。所以张介宾最后说：

"然则，欲有生者，可不以此阳气为宝，即日虑其亏，亦非过也。而余谓阳常不足者，盖亦惜春之杞人耳。"[64]

右归丸[65]、右归饮[66]两方，就是张介宾所制扶阳的代表方剂，右归丸，所以培右肾之元阳；右归饮，所以治命门之阳衰阴胜者。

2. 真阴不足论

真阴，一名元阴，又叫作真精，是存于肾中最基本的物质。真阴与元阳，是互为其根，而不可分割的。所以张介宾认为，人身阳既非有余，阴亦仍属不足。他对真阴的阐发，约有以下五点。

第一、真阴之象。阴为精，阴成形，此精此形，即是真阴之象。《灵枢·本神》篇说：

"五脏主藏精者也，不可伤，伤则失守而阴虚，阴虚则无气，无气则死矣。"

阴虚，即精虚，精虚则气无所附，生化之机息矣，故曰主死。《素问·三部九候论》还说：

"形肉已脱，九候虽调犹死。"

是外在的形肉，即由内在阴精之所由生，所谓"阳化气，阴成形"，精藏于内，肉形于外，故观其形质之坏与未坏。即可以察其真阴之伤与未伤。

第二、真阴之脏。五脏虽各有阴精，但又统归于肾。所以《素问·上古天真论》说：

"肾者主水，受五脏六腑之精而藏之。"

肾的藏精之所，叫作命门。精藏于此，是为阴中之水；气化于此，是为阴中之火。命门居于两肾之中，而兼俱水火，为性命之本。故欲治真阴，当先识命门。

第三、真阴之用。真阴是水，是命门火的基础，命火养于阴水之中，才能尽其水火的功用。他说：

"凡水火之功，缺一不可。命门之火，谓之元气；命门之水，谓之元精。五液充，则形体赖而强壮；五气治，则营卫赖以和调。此命门之水火，即十二脏之化源。故心赖之，则君主以明；肺赖之，则治节以行；脾胃赖之，济仓廪之富；肝胆赖之，资谋虑之本；膀胱赖之，则三焦气化；大小肠赖之，则传导自分。此虽云肾脏之伎巧，而实皆真阴之用。"[67]

张介宾这个论点，与赵献可"命门十二经之主"基本相同，所不同者，献可系单就命门无形之火言，而介宾则并水火而言也。

第四、真阴之病。真阴本无有余，故其病多为不足。如所谓阴胜于下者，原非阴盛，而是命门之火衰；阳胜于标者，原非阳盛，而是命门之水亏。水亏其源，阴虚之病迭出；火衰其本，则阳虚之证丛生。正如王太仆所说：

"寒之不寒，责其无水；热之不热，责其无火。"

无水无火，皆在命门，统称为阴虚之病。

第五、真阴之治。五脏为人身之本，肾为五脏之本，命门为肾之本。阴精为命门之本。凡阴阳诸病变，当责之于并具水火的命门。所以王太仆说：

"壮水之主，以制阳光；益火之源，以消阴翳。"

严用和亦认为补脾不如补肾，薛立斋常用八味丸和六味丸分治水火，多收奇效。这些都是求责于阴精的治本方法。

张介宾之于真阴既如此珍视，便认为用六味或八味丸以益真阴，仍有不足之处，他说：

"真阴既虚，则不宜再泄，二方俱用茯苓、泽泻，渗利太过，即仲景

《金匮》，亦为利水而设。虽曰于大补之中，加此何害？然未免减去补力，而奏功为难矣。"[68]

因而他便自制左归丸[69]、左归饮[70]两方，前者以培左肾之元阴，后者以壮命门之真水。

附：张璐

信薛己、介宾之学最笃的，莫如清初张璐。璐字路玉，号石顽，吴江人，所著《医通》的方药主治，多本薛己《医案》及介宾《景岳全书》，而以己意参定之。易水一派温补之法，至此已臻于极盛矣。

（四）李中梓

李中梓，字士材，号念莪，明，华亭（江苏松江）人，生于公元 1588－1655 年，其学术思想，在李杲、薛己、张介宾诸家的影响下，既重视脾胃，为人身根本；复阐发阴阳，而以阳气为主的议论，分述如次。

1. 先后天根本论

李中梓认为人身之有本，如同木之有根，水之有源。治病若能抓住根本，则诸症不难迎刃而解。人身根本有二：一是先天，一是后天。先天之本在肾，后天之本在脾。他说：

"肾何以为先天之本？盖未有此身，先有两肾，故肾为脏腑之本，十二脉之根，呼吸之本，三焦之源，而人资之以为始者也，故曰先天之本在肾。脾何以为后天之本？盖一日不食则饥，七日不食则胃肠涸绝而死。《经》云：安谷则昌，绝谷则亡……胃气一败，百药难施，一有此身，必资谷气，谷入于胃，洒陈于六腑而气至，和调于五脏而血生，而人资之以为生者也，故曰后天之本在脾。"[71]

脾与肾之在于人身，既然具有这样重要的意义，故自古医家，在临证时无不重视脾和肾的病理变化。例如病当危急之顷，必诊太溪以候肾气的盛衰，或诊冲阳以察胃气之有无。二脉若能应手，则尚有回生之望；若二脉不应，便多为危殆之候。故人之有尺，犹树之有根，枝叶虽枯槁，根本将再生。有胃气则生，无胃气则死，这些都是前人重视脾肾的具体验证。至于治疗，治先天之本，当分水火，治后天之本，当分饮食劳倦。水不足而火旺的，用六味丸壮水以制阳光；火不足而水盛的，用八味丸益火以消阴翳。饮食伤者，是虚中有实，用枳术丸消而补之；劳倦伤者，则属于纯虚，用补中益气汤升而补之。于此不难看出，李中梓之于肾，与赵献可、薛立斋无二致；其于脾胃，则又取法于张元素、李东垣了。

2. 水火阴阳论

水火阴阳，互为升降不已，李中梓认为，这是天地能造化万物的根本问题。由于水升火降，阴阳相交，推动了万物的生长和发展。惟水性本就下，火性本上炎，怎么会使之一反其性而升降呢？盖水之所以能上升，实有赖于火气的蒸腾；火之所以能下降，亦有赖于水湿的润泽。故水火二气在人体的作用，分之虽为二，实有其统一的方面。火下水上，是谓相交，交则古人谓之"既济"，既济则能生物；火上水下是谓不交，不交前人谓之未济，未济则能死物。例如，大旱而万物不生，正是由于火热的上炎而不能下降；大涝而万物不生，正是由于水湿的下淫而不能上升。凡此，都是属于水火未济，阴阳不交的现象，故水火宜平而不宜偏，阴阳宜交而不宜分。自然界如此，人身也未尝不是如此。他说：

"人身之水火，即阴阳也，即气血也。无阳则阴无以生，无阴则阳无以化。"[72]

这就说明了阴血的生成，必有赖于阳气的温煦；阳气的化生，亦有赖于阴血的供给。这阴阳互为生化之中，又以阳为最主要。故李中梓又说：

"譬如春夏生而秋冬杀，向日之草木易荣，潜阳之花卉善萎也。故气血俱要，而补气在补血之先；阴阳并需，而养阳在滋阴之上。是非昂火而抑水，不如是不得其平也。"[73]

由此可以看出李中梓对阴阳的看法，不是绝对的平均，而是着重于阳的一面，以维持其相对的均衡。因此才有"补气在补血之先，养阳在滋阴之上"的治疗主张。正由于他重视阳气，故对于药性的解释亦说：

"药性之温者，于时为春，所以生万物者也；药性之热者，于时为夏，所以长万物者也；药性之凉者，于时为秋，所以肃万物者也；药性之寒者，于时为冬，所以杀万物者也……故凡温热之剂，均为补虚；寒凉之剂，均为泻实。"[74]

所谓"温热补虚"，显然是指补阳而言，并没有提到补阴的药物；所谓"寒凉泻实"，显然是指泻热而言，并没有提到存阴的一面。中梓这一重视阳气的思想，酷似张介宾，因而介宾对刘完素、朱震亨的批评，他都是完全同意的。

中梓之学，一传于沈朗仲，再传为马元仪，三传为尤在泾。

据《苏州府志》，沈朗仲名颋，沈颢之弟。笃嗜中梓之学，尝辑《病机汇论》十八卷，分六十门，首脉、次因、次症、次治，列举前贤诸论，皆终于李中梓，实为中梓一派学说最完全的著作。

马元仪，名俶，清初苏州府人，既从学于李中梓，复游于喻昌之门，而于张璐之学亦有酷嗜，故其治学，颇侧重于甘温和中，益气扶阳方面。

尤在泾，名怡，号拙吾，清乾隆年间江南长州人，从学于马元仪，但亦私淑喻昌之学。其治《伤寒论》，立正治、权变、斡旋、救逆、类病、明辨、杂治诸法，颇为医林推重，虽目空时人的徐大椿亦甚称道之。

附一：医案十八则

【薛立斋医案二则】

1. 阴虚咳嗽

司厅陈国华，素阴虚，患咳嗽。以自知医，用发表化痰之剂，不应；用清热化痰等药，其证愈甚。余曰：此脾肺虚也。不信，用牛黄清心丸，更加胸腹作胀，饮食少思，足三阴虚证悉见，朝用六君、桔梗、升麻、麦冬、五味，补脾土以生肺金；夕用八味丸，补命门火以生脾土，诸症渐愈。《经》云：不能治其虚，安问其余？此脾土虚不能生肺金而金病，复用前药而反泻其火，吾不得而知也。（《内科摘要·脾肺亏损咳嗽痰喘等证》）

按：阴素虚而遽用发表，则益伤其阴；阴虚之热，亦非苦寒所能清解，宜其脾肺益虚而不思食。薛立斋独具手眼，双管齐下，朝用六君加味，培土以生金；夕用八味丸，补火以生土，则阴精之化源得滋，阳有所养而热自退，脾能健运而痰能自绝，肺能肃降而咳嗽宁矣。

2. 肝肾亏损

阁老李序庵，有门生馈坎离丸，喜而服之。余曰：前丸乃黄柏、知母，恐非所宜者。《内经》有云：壮火食气，少火生气。今公之肝肾二脉，数而无力，宜滋其化源，不宜泻火伤气也。不信。服将两月，脾气渐弱，发热愈甚，小便涩滞，两拗肿痛。公以为疮毒。余曰：此肝肾二经亏损，虚火所致耳，当滋补为善。遂朝用补中益气汤，夕用六味地黄丸，诸症悉愈。余见脾胃素弱，肝肾阴虚而发热者，悉服十味固本丸。与黄柏、知母之类，反泄真阳，令人无子，可不慎哉！（《明医杂著注·医论》按语）

按：肝肾两虚之火，即龙雷之火而不潜者也。龙雷之火为阴火，非苦寒之品所能折，惟补中益气汤能升举清阳，消阴翳，则阴火自除；复以六味丸养其肝肾，则龙雷不再升腾矣。此即"先其所主，伏其所因"之旨。

【高鼓峰医案一则】

吴章成弟，八岁，发热闷乱，大便不通，医作外感治。予曰：此得之伤食，因发散太过，遂成虚热，兼风药燥血，故不便耳；先以六味饮加肉苁蓉三钱饮之，下黑矢十数枚，继以补中益气汤数剂，而诸病悉除。

按：杨乘六评云："伤食则气阻而脾不能运，斯时若以六君、补中等剂，少加枳桔，助脾以消食，则气通脾运，而发热便秘等病预却矣。治者乃误认为外感，而妄加发散，则阴虚血燥，肠胃干枯，所伤之食，因愈秘而不出，设再遇粗工，吾知其非倍进硝黄，即重用枳朴耳！岂能以滋肾润肠之剂，使阴血濡润，而燥矢自下哉！今而后凡只求一便矢以毕其技能者，请以熟地、苁蓉代硝黄枳朴可也。"（《增注医宗己任编》卷四）

【吕留良医案一则】

孙子用久患下血，夏末忽滞下，口渴不饮食，继而体热，脉洪数，余曰：若论滞下，则诸症皆死候也。今在下血之后，则不可尽责之滞下，当变法治之。先用白术、茯苓、山药、神曲、薏苡仁、陈皮、甘草等药，强其中以统血，次用黄连、泽泻、黄芩、丹皮等药，以解郁积之热；后用熟地黄、当归、芍药等药，以复其阴，次第进之，乃瘥。

按：杨乘六评云："开手便用白术等以助脾，则其久患下血者，脾虚不能统血也。然其人必素多郁结者，郁久则积而生热，故又患滞下耳。其实，原只一串也。彼头痛救头，脚痛救脚者，试认此参之。"（《增注医宗己任编》卷五）

【张介宾医案四则】

1. 便秘

朱翰林太夫人，年近七旬，于五月时，偶因一跌，即致寒热，群医为之滋阴清火，用生地、芍药、丹皮、黄芩、知母之属，其势日甚。及余诊之，见其六脉无力，虽头面、上身有热，而口则不渴，且足冷至股。余曰：此阴虚受邪！非跌之为病，实阴证也。遂以理阴煎加人参、柴胡。二剂而热退，日进粥食二三碗，而大便以半月不通，腹且渐胀，咸以为虑，群议燥结为火，复欲清凉等剂，余坚执不从。谓其如此之脉，如此之年，如此之足冷，若再一清火，其原必败，不可为矣。《经》曰：肾恶燥，急食辛以润之。正此谓也。乃以前药更加姜附，倍用人参、当归，数剂而便即通，胀即退，日渐复原矣。病起之后，众始服其定见。（《景岳全书·杂证谟·秘结》）

按：高龄之人，真阴本亏，兼之病久，元阳亦虚，津涸气馁，不能传送，致成阴凝秘结之证。张介宾据《内经》"肾恶燥，急食辛以润之"之义，用理阴煎（熟地、炙甘草、当归、干姜）加人参、附子，倍用当归，既育阴以滋干润，复温化以消凝结，而便秘自通。

2. 便秘

余尝治一壮年，素好火酒，适于夏月，醉则露卧，不畏风寒，此其食性脏气皆有大过人者，因致热结三焦，二便俱闭。余先以大承气汤用大黄五七钱，如石投水，又用神佑丸及导法，俱不能通，且前后俱闭，危剧益甚，遂仍以大承气汤加生大黄二两，芒硝三钱，加牙皂二钱煎服。黄昏进药，四鼓始通，大便通而后小便渐利，此所谓盘根错节，有非斧斤不可者。即此之类，若优柔不断，鲜不害矣。（《景岳全书·杂证谟·秘结》）

按：患者年壮气实，素嗜辛热，虽未叙舌脉，但必有火热积结致闭的证候。张介宾迭用峻剂，始获斩关夺隘之功，诚非诊无定见、优柔寡断者所能及，则知介宾不但娴于温补，亦且善于凉泻。

以上两案，同为便秘，前者阴结，温润而安；后者阳结，峻攻获愈。于此益足以说明辨证论治于临床上所占的重要位置。

3. 下消不寐

省中周公者，山左人也，年逾四旬，因案牍积劳，致成赢疾。神困食减，时多恐惧，自冬春达夏，通宵不寐者凡半年有余，而上焦无渴，不嗜汤水，或有少饮，则沃而不行，然每夜必去溺二三升，莫知其所从来，且半皆如膏浊液，怔赢至极，自分必死。及予诊之，脉犹带缓，肉亦未脱，知其胃气尚存，慰以无虑。乃用归脾汤去木香，及大补元煎[75]之属，一以养阳，一以养阴，出入间用至三百余剂，计服人参二十斤，乃得全愈。此神消于上、精消于下之证也。可见消有阴阳，不得尽言为火，姑纪此一案，以为治消不寐者之鉴。（《景岳全书·杂证谟·三消干渴》）

按：不渴而夜尿二三升，当属下消，通宵不寐，张介宾断为神消于上者，因案牍积劳，心衰脾困使然，以心藏神，脾主思也。归脾汤的参、苓、芪、术、炙草甘温以养脾，龙眼、当归、远志濡润以养心。心得养则神能藏，脾得养则虑能定，神藏虑定，便可成寐了。小便浊如膏液，用大补元煎而愈，必因气不摄精然而。大补元煎固为温肾润燥，壮水益气之剂，肾在下为至阴之脏，此即其所谓"一以养阳，一以养阴"之义。

4. 吐血、下血

倪孝廉者，年逾四旬，素以灯窗思虑之劳，伤及脾气，时有呕吐之证，过劳即发，予常以理阴煎[76]、温胃饮[77]之属，随饮即愈。一日于暑末时，因连日交际，致劳心脾，遂上为吐血，下为泄血，俱大如手片，或紫或红，其多可畏，急以延余，而余适他往，复延一时名者云：此因劳而火起心脾，兼之暑令正旺，而二火相济，所以致此。乃与以犀角、地黄、童便、知母之属。药及两剂，其吐愈甚，脉益紧数，困惫垂危。彼医云：此其脉证俱逆，原无生理，不可为也。其子惶惧，复至恳余，因往视之，则形势俱剧，第以素契不可辞，乃用人参、熟地、干姜、甘草四味大剂与之。初服毫不为动，次服觉呕恶稍止，而脉中微有生意。乃复加附子、炮姜各二钱，人参、熟地各一两，白术四钱，炙甘草一钱，茯苓二钱。黄昏与服，竟得大睡，直至四鼓，复进之，而呕止，血亦止。遂大加温补调理，旬日而复健如故，余初用此药，适一同道者在，见之惊骇，莫测其谓，及其既愈，乃始心服曰：向使不有公在，必为童便、犀角、黄连、知母之所毙……人莫及也。嗟嗟！夫童便最能动呕，犀角知连最能败脾。时当二火，而证非二火，此人此证，以劳倦伤脾，而脾胃虚弱，气有不摄，所以动血，再用寒凉，脾必败而死矣。倘以此杀人，而反以此得誉，天下不明之事，类多如此，亦何从而辩白哉！此后有史姓等数人，皆同此证，予悉用六味回阳饮[78]活之。此实至理，而人以为异，故并纪焉。（《景岳全书·杂证谟·血证》）

按：犀角地黄汤为治热伤阴阳络而吐下血的方剂，所以犀角、地黄为主，两清阴阳络之热。若脾虚统摄失职所引起的失血，便不属于犀角地黄主治的范围了。这个病案的患者，脾气素虚，呕吐时发，复因一再劳损心脾而上下失血，其为中焦虚损之不能统摄也可知。虽时当盛暑，介宾乃屡以理中汤加味，并进退于附子、地黄之间，即培脾土之气，复养脾土之血，血气两益，则中焦健运自如，统摄有权，血自不吐不泻了。介宾治本病不仅深得血化中焦之旨，尤具有"热无远热"的胆识，足资借鉴。

【李中梓医案七则】

1. 吐痰泄泻

姚岱芝，吐痰泄泻，见食则恶，面色痿黄，精神困倦，自秋及春，无剂不投，经久不愈，口不能言，亟以补中益气去当归，加肉果二钱，熟附一钱，炮姜一钱，半夏二钱，人参四钱，日进二剂，四日而泻止，但痰不减耳！余曰：肾虚水泛为痰，非八味丸不可，应与补中汤并进。凡四十日，饮食大进，痰亦不吐，又半月酬而对如常矣。（《医宗必读·卷七》）

按：久泻恶食，非伤食恶食可比。伤食属实，宜消宜攻；久泻属虚，宜温宜补。本案自秋至春，泄仍不止，反增口不能言，是脾胃之气衰竭无疑。吐痰者，乃土不制水，水势上泛所作。而肾水之所以上泛，不能单纯归究于脾土之虚，尤应责之肾阳的不足。因此，李中梓先用补中益气去当归之滑窍，加肉果之涩固，乃以治脾气之下陷为主；又取姜、附补火以生土。最后用八味丸，益火之源以消阴翳，待至阴翳尽消，则痰涎之来源自绝。这是中梓宗薛己之学，并重先后天的验案。

2. 郁怒成痞

亲家，工部王汉梁，郁怒成痞，形坚而痛甚，攻下太多，遂泄泻不止，一昼夜计下一百余次，一月之间，肌体骨立，神气昏乱，舌不能言，已治终事，待毙而已。余诊之曰：在证虽无活理，在脉犹有生机，以真脏脉不见也。举家喜曰：诸医皆曰必死，何法之治而可再起耶？余曰：大虚之候，法当大温大补。一面用枯矾、龙骨、粟壳、樗根之类以固其肠；一面用人参二两、熟附五钱以救其气。三日之间……泻遂减半，舌转能言。更以补中益气加生附子、干姜，并五帖为一剂，一日饮尽。如是者一百日，精旺食进，泻减十九。然每日夜犹下四五行，两足痿废，用仙茅、巴戟、丁、附等为丸，参附汤并进。计一百四十日，而步履如常，痞泻悉愈。向使委信不专，有一人参以他说，有片语畏多参附，安得

有再生之日哉？详书之，以为信医不专者之药石。(《医宗必读·卷七》)

按：郁怒成瘤，其症结在于肝气可知，治当采用"木郁达之"之法，今不用达法，而反行下夺，是谓诛伐无过。数以百计的泻下，经月不止，脾气虚乏之极可知。继又出现神气昏乱，舌不能言，两足痿废等症；则知不仅是脾胃极虚，即肾中元阳也大为亏损。所幸真脏脉未现，是亏虚尚未至于竭绝。中梓用枯矾、龙骨、粟壳、樗根先涩其滑，以堵绝元阳下夺之路，这是急则治标之法。再用大剂参附，补气固脱以治本，待元气稍固，复用补中益气加姜附，以救治误下之递。其所以精旺食进，而仍然泄泻不止，足痿不用者，知其已不在脾，而在于肾，故中梓又以仙茅、巴戟、丁附制丸，大补命门之火而获愈。本案补肾而所以不用八味丸者，主要是由于病机重在火衰，远非八味丸平补阴阳之力所能胜任也。

3. 大实如羸状

社友韩茂远伤寒，九日以来，口不能言，目不能视，体不能动，四肢俱冷，众皆曰阴证。比余诊之，六脉皆无，以手按腹，两手护之，眉皱作楚。按其趺阳，大而有力，乃知腹有燥屎也。欲与大承气汤，家属惶惧不敢进。余曰：吾郡能辨是证者，惟施笠泽耳。延至诊之，与余言若合符节，遂下之，得燥屎六七枚，口能言，体能动矣。故按手不及足，何以救此垂绝之证耶？(《医宗必读·卷五》)

按：这是阳明大实大满之证，阳明腑实，当见潮热谵语，烦躁直视，甚则登高而歌，弃衣而奔等症；今反口不能言，目不能视，体不能动，四肢俱冷，显然是反映在外表的假象。脉伏不出，则寸口亦无以为凭。惟趺阳胃脉大而有力，腹满而手拒按，则知其为热实内郁之证，故一经泻下，热实外泄而愈。

4. 阴证似阳

休宁吴文哉，伤寒，烦躁面赤，昏乱闷绝，时索冷水。其弟日休乞余决死期，手扬足掷，难以候脉，五六人制之，方得就诊，洪大无伦，按之如丝。余曰：浮大沉小，阴证似阳也，与附子理中汤，当有生理。日休骇曰：医者十辈至，不曰柴胡承气，则曰竹叶石膏，今反用热剂，乌敢乎？余曰：温剂犹生，凉剂立毙矣。遂用理中汤加人参四钱、附子二钱，煎成入井冰冷与饮，甫及一时，狂躁定矣。再剂而神爽。(《医宗必读·卷五》)

按：烦躁面赤，昏乱闷绝，时索冷水，扬手掷足等一系列的症状，都属有余的证候，原非虚寒证之所有。但从脉象洪大而重按如丝的情况看来，可以测知这是由于阴盛于里，格阳于外的缘故，当然无服柴胡、承气、竹叶、石膏之理。证本属危候，中梓所以处附子理中汤而重用人参者，是固其欲脱之阳也。所以先入井冰冷而后服者，是防制阴寒格拒，药不得入，亦即"热因寒用"之法也。

5. 痿证

大学朱修之，八年痿废，更医累百，毫末无功，一日读余《颐生微论》，千里相招。

余诊之，六脉有力，饮食若常。此实热内蒸，心阳独亢，证名脉痿。用承气汤下六七行，左足便能伸缩，再用大承气，又下十余行，手中可以持物。更用黄连、黄芩各一斤，酒蒸大黄八两，蜜丸，日服四钱，以人参汤送。一月之内去积滞不可胜数，四肢皆能舒展。余曰：今积滞尽矣，煎三才膏（天门冬、人参、熟地黄）十斤与之，服毕而应酬如故。（《医宗必读·卷十》）

按：由于实热内蒸，心火亢盛，致成脉痿，连用承气汤，继用参汤送苦寒下降之药，是皆《素问》治痿独取阳明之义。实热既去，再用三才膏益肺胃之阴，使肺气能降，水谷精气得以输布四末，故痿躄得复康。

6. 痿症

崇明文学倪君俦，四年不能起床，延余航海治之。检其平日所服，寒凉者十六，补肝肾者十三，诊其脉大而无力，此营卫交虚，以十全大补加秦艽、熟附各一钱，朝服之；夕用八味丸加牛膝、杜仲、远志、萆薢、虎骨、龟板、黄柏，温酒送七钱。凡三月而机关利。（《医宗必读·卷十》）

按：此系气血俱虚，脾肾两亏之痿症。脾为生血之本，肾为化气之源，故用十全大补汤加味，以治后天之脾；又用八味丸加味，以治先天之肾，阳壮阴布，故关节得利。

7. 痿症

兵尊高悬圃，患两足酸软，神气不足，向服安神壮骨之药，不效。改服滋肾合二妙，加牛膝、苡仁之属，又不效，纯用血药，脾胃不实。李诊之，脉皆冲和，按之亦不甚虚，惟脾部重取之，则涩而无力，此土虚下陷，不能制水，则湿气坠于下焦，故膝胫为患耳。进补中益气，倍用升柴，数日即愈。夫脾虚下陷一证，若用牛膝下行之剂，则陷而病愈甚矣。（《宋元明清名医类案》）.

按：证由脾虚下陷，湿气坠于下焦所致，原非肾家湿热之为病，故用壮骨、滋肾、二妙散等剂不能收效，而用补中益气倍加升柴，升提下陷之阳，使清阳能举，湿邪得化，病自愈矣。

【马元仪医案一则】

痢疾

腹痛下痢，此湿热伤脾，利久而积气上攻于胃，致饮食不进。幸服黄连清湿热之药，而痢止食进，但补之太早，余邪未尽，蕴蓄于肠胃之中，所以不饥而食不得进。脉息左手弦数，右手滑大，系胃中湿痰积滞，尚未清爽也。法当和胃理气，疏肝清热之药治之。

黄连　木香　半夏　广皮　枳壳　青皮　白芍（《印机草》）

按：善于辨别湿热之所在，最是治痢要着。故凡治痢疾，均不能骤用补法。案中"湿热伤脾"，以及"余邪蕴蓄"八字，很值得治痢者深思，处方极简当，又面面俱到，确是高手。木香、半夏、广皮、枳壳，和胃理气也；黄连、青皮、白芍，疏肝清热也。湿热清胃气和，积滞消而肝以疏，其病必愈。

【尤在泾医案二则】

1. 肝阳化风，逆行脾胃之分，液聚成痰，流走肝胆之络，左体麻痹，心膈痞闷，所由来也。而风火性皆上行，故又有火升气逆鼻衄等症，此得之饥饱劳郁，积久而成，非一朝一夕之故矣。治法，清肝之火，健脾之气，亦非旦夕可图也。

羚羊角、橘红、白术、枳实、天麻、半夏、茯苓、甘草、麦冬。（《静香楼医案》）

按：本案的主要症状是：左侧麻痹、胸膈痞闷、鼻衄等。主要病机则是肝亢侮脾，痰湿流注经络。所谓风火上行，即肝亢的表现，痰湿流注，乃脾胃受伤的结果。方由二陈汤、枳术丸加味，羚羊角、天麻、麦冬，清火弭风，所以平肝之亢；二陈、枳术，利湿祛痰，所以健脾之气。

2. 中气虚寒，得冷即泻，而又火升齿衄等症，古人所谓胸中聚集之残火，腹内积久之沉寒。此当温补中气，俾土厚则火自敛。

人参、茯苓、白术、炙草、干姜、益智仁（《静香楼医案》）

按：所谓残火，即是虚火。中气虚寒，得冷即泻，这是病本，故用参、茯、术、草、姜，以温中补虚，亦即补中益气的变法。因虚火在上，故不用升柴，而加益智仁温涩之品，即以固冷泻，亦摄虚火，巧妙之至。

附二：薛己等所著书目

薛己著

《本草约言》四卷

《明医杂著注》六卷

《内科摘要》二卷

《校注陈氏小儿痘疹方论》一卷

《保婴金镜录注》一卷

《保婴撮要》二十卷

《校注妇人良方》二十四卷

《女科撮要》二卷

《外科发挥》八卷

《外科心法》七卷

《外科经验方》一卷

《正体类要》二卷

《外科精要注》三卷

《外科枢要》四卷

《口齿类要》一卷

《疬疡机要》三卷

赵献可著

《医贯》六卷

高鼓峰著

《医家心法》三卷

《四明医案》一卷

吕留良著

《东庄医案》一卷

董废翁著

《西塘感证》三卷

张介宾著

（见医经学派）

张璐著

《本经逢原》四卷

《诊宗三昧》一卷

《伤寒缵论》二卷

《伤寒绪论》二卷

《千金方衍义》三十卷

《医通》十六卷

李中梓著

（见医经学派）

沈朗仲著

《病机汇论》十八卷

马元仪著

《印机草》一卷

《马师津梁》八卷

尤在泾著

《伤寒贯珠集》八卷

《金匮要略心典》三卷

《医学读书记》三卷

《医学续记》一卷

《静香楼医案》一卷

简短的结论

以张元素为代表的易水学派，是以研究脏腑病机及其辨证为中心内容的一个医学流派。

元素之学，先后传于李杲与王好古，李杲之学传于罗天益。私淑李杲之学者，有薛立斋、张介宾、李中梓诸家。赵献可又私淑薛立斋。传献可之学者，有高鼓峰、董废翁、吕晚邨诸人。张璐于立斋与介宾二家之学均有所承受。中梓之学一传沈朗仲，再传马元仪，三传尤在泾。易水学派的师承关系，大体如此，而以张元素、李杲、张介宾、薛立斋、李中梓、赵献可六大家为最著。

张元素在《灵枢》《素问》《中藏经》的脏腑辨证基础上，结合自己的临证实践，以脏腑的寒热虚实论点来分析疾病的发生与演变，探讨脏腑的虚实病机，在当时的诸医学家中是最有成就的。其制方遣药，又发明性味归经以及引经报使之说，实不愧为一代宗师。李杲创立"内伤脾胃，百病由生"的论点，以脾胃为元气之所出，相火为元气之贼，"火与元气不两立，一胜则一负"，因而发明升阳泻火和甘温除热的用药法度，后世称之为补土派的先导者。张介宾则信服张元素、李东垣之学，倡"阳非有余，阴常不足"论，制左归丸、左归饮、右归丸、右归饮诸名方，而为阴阳两补之巨匠。薛立斋为明代一大临床家，学术思想渊源于张元素、李杲，同时，复遥承王冰、钱乙之说，而重视肾中水火，因而临床多脾肾并重。李中梓之重视先后二天，既酷似东垣，又酷似介宾。赵献可虽私淑薛立斋，而对肾命水火说，独具匠心，提出"两肾各一寸五分之间"为命门，并对六味丸、八味丸大加阐发，广泛应用，以肾命概括脾胃，又与立斋的学术思想略异。至于王好古，师事张元素、李杲，而于阳虚的三阴证独有发挥。

总之，易水学派的探讨脏腑病机为核心，特别留心于精气虚损一面，尤以脾肾虚损最为突出。其临证治疗，多偏于温补，故时人径称之为温补学派。

复习思考题

1. 易水学派学术思想的中心是什么？有哪些具有代表性的医家？

2. 易水学派的师承授受关系如何？

3. 李杲"脾胃论"有哪些主要论点？在治疗上的特点是什么？试述其机理。

4. 试述薛立斋、李中梓、王好古的学术思想？

5. 赵献可命门说的主要内容是什么？

6. 如何理解张介宾的"阳非有余，阴常不足"论？

7. 你对易水学派的评价如何？

注释

[1] 见《此事难知·伤寒之源》。

[2] 见《评热病论》。

[3] 以上均见《医学启源·五脏六腑除心络十一经脉证法》。

[4] 见《医学启源·制方法》。

[5] 见《医学启源·气味厚薄阴阳升降之图》。

[6][7] 见《医学启源·五行制方生克法》。

[8]《脾胃论·脾胃虚则九窍不通论》。

[9]《内外伤辨惑论·辨阴证阳证》。

[10]《脾胃论·脾胃虚实传变论》。

[11][12] 见《脾胃论·天地阴阳生杀之理在升降浮沉之间论》。

[13] 见《脾胃论·阴病治阳、阳病治阴》。

[14] 见《经漏不止有三论》。

[15]《兰室秘藏·内障眼论》。

[16][17]《脾胃论·饮食劳倦所伤为热中论》。

[18]《内外伤辨惑论·辨劳役受病表虚不作表实治之》。

[19]《脾胃论·安养心神调治脾胃论》。

[20]《脾胃论·饮食劳倦所伤始为热中论》。

[21]《兰室秘藏·内障眼论》。

[22]《脾胃论·脾胃虚则九窍不通论》。

[23] 以上均见《内外伤辨·辨寒热》。

[24] 升阳汤：又名升阳泻湿汤，青皮、槐子各二分，生地黄、熟地黄、黄柏各三分，当归身、甘草梢各四分，苍术五分，升麻七分，黄芪一钱，桃仁十个。（见《兰室秘藏·大便结燥门》）

[25] 圣愈汤：生地黄、熟地黄、川芎、人参各三分，当归身、黄芪各五分。（《兰室秘藏·疮疡门》）

[26] 黄芪肉桂柴胡酒煎汤：黄芪、当归梢各二钱，柴胡一钱五分，鼠粘子（炒）、连

翘、肉桂各一钱，升麻七分，炙甘草、黄柏各五分。（同上）

[27] 圆明内障升麻汤：干姜一钱，五味子二钱，白茯苓三钱，防风五钱，白芍六钱，柴胡七钱，人参、炙甘草、当归身（酒洗）、白术、升麻、葛根各一两，黄芪、羌活各一两五钱，㕮咀，每服五七钱，水三大盏，煎至二大盏，入黄芩、黄连各二钱，同煎数沸，去渣，煎至一盏，热服食远。（《兰室秘藏·眼耳鼻门》）

[28] 当归龙胆汤：防风、石膏各钱半，柴胡、羌活、五味子、升麻各二钱，甘草、酒黄连、黄芪各三钱，酒黄芩、酒黄柏、当归身（酒洗）、草龙胆（酒洗）、芍药各五钱。㕮咀，每服五钱，水二盏煎至一盏，去渣，入酒少许，临卧热服。（同上）

[29] 朱砂安神丸：朱砂五钱（另研、水飞为衣），甘草五钱五分，黄连（去须净酒洗）六钱，当归（去芦）二钱五分，生地黄二钱五分，除朱砂外，四味共为细末，汤浸蒸饼为丸，如黍米大，以朱砂为衣，每服十五丸或二十丸，津唾咽下，食后或温水、凉水送下亦得，此近而奇偶制之缓。（《内外伤辨·饮食劳倦论》）

[30] 升阳散火汤：葛根、升麻、独活、羌活、白芍、人参各五钱，炙甘草、柴胡各三钱，防风二钱五分，生甘草二钱。（《内外伤辨·暑伤胃气论》）

[31]《阴证略例·海藏老人内伤三阴例》。

[32] ~ [34] 同上。

[35]《阴证略例·扁鹊仲景例》。

[36] 返阴丹：硫黄三两，太阴玄精石、硝石各二两，附子半两，干姜半两，桂心半两，用生铁铫铺玄精石末一半，次铺硝石一半，中间下硫黄末，着硝、硫黄，都以玄精石盖上讫，用小盏合着。以三斤炭末，烧令得所，勿令烟出，直俟冷取出，细研如面。后三味捣为末，与前药同研令匀，软饭和丸桐子大，每服十五丸，艾汤下，频服，汗出为度，重则加三十丸，喘促吐逆者，入口便止。

[37] 回阳丹：硫黄（研）半两，木香半两，荜澄茄半两，附子（制）半两，干姜一分，干蝎（炒）半两，吴茱萸（汤洗炒）半两，上细末，酒煮糊为丸桐子大，每服三十丸，生姜汤下，频服，复以煮酒一盏投之，以衣盖取汗。

[38] 火焰散：舶上硫黄、附子（去皮生用）、新腊茶各一两，为细末，先将好酒一升，调药，分大新碗口中，于火上摊荡，令干，合于瓦上，每一碗下烧艾熟一拳大，以瓦撼起，无令火着，直至烟尽，冷即刮取，却细研入瓮合盛，每服二钱，酒一盏，共煎七分，有火焰起，毋讶。

[39] 霹雳散：附子一枚（半两者，炮熟取出，用冷灰焙之，研细，入真腊茶一大钱和匀），分作二服。水一盏，煎至六分，临熟入蜜半匙，散温或冷服之，须臾，躁止得睡。

[40] 正阳散：附子一枚（炮制，去皮脐），皂荚一挺（醋炙，去皮弦子），干姜一分，炙甘草一分，麝香一分（另研），上细末，每服一钱，水一中盏，煎至五分，不计时

候，和滓热服。

［41］附子散：附子三分（炮裂，去皮脐），桂心半两，当归半两（炒），半夏一分（姜制），炮姜一分，白术半钱，煎至六分，去滓，不计时候热服，衣复取汗。

［42］白术散：川乌头一两（炮去皮脐），桔梗一两，附子（炮）一两，白术一两，细辛一两（去苗），炮干姜半两，细末，每服一钱，水一中盏，煎至六分，稍热服，和滓，无时。

［43］肉桂散：肉桂三分，赤芍药一两，陈皮一两，前胡一两，附子一两（炮），当归一两，白术三分，吴茱萸半两（洗炒），木香三分，制厚朴三分，去滓，不拘时候，稍热服。

［44］见《明医杂著·医论注》。

［45］见《明医杂著注》。

［46］［47］见《医贯·内经十二官论》。

［48］见《医贯·水火论》。

［49］七味饮：熟地、山药、萸肉、丹皮、茯苓、泽泻、肉桂。

［50］滋肾生肝饮：熟地、山药、萸肉、丹皮、茯苓、泽泻、柴胡、当归、五味、白术、甘草。

［51］养营汤：白芍、当归、远志、熟地、五味、肉桂、人参、黄芪、茯苓、白术、陈皮、甘草。

［52］生金滋水饮：生地、丹皮、当归、白芍、人参、麦冬、生白术、甘草。

［53］六味饮：即六味地黄。

［54］疏肝益肾汤：柴胡、白芍、熟地、山药、萸肉、丹皮、茯苓、泽泻。

［55］右归饮：附子、肉桂、熟地、枸杞、山药、萸肉、杜仲、甘草。

［56］左归饮：熟地、枸子、山药、萸肉、茯苓、甘草。

［57］滋肾益气丸：熟地、山药、丹皮、茯苓、泽泻、生地、柴胡、当归。

［58］人参补肺汤：熟地、山药、萸肉、丹皮、茯苓、人参、麦冬、五味、当归、黄芪、白术、陈皮、甘草、姜。

［59］抑阴地黄丸：熟地、山药、萸肉、丹皮、茯苓、泽泻、柴胡、生地、五味子。

［60］九味地黄丸：熟地、山药、萸肉、丹皮、川芎、当归、赤茯苓、川楝子、使君子。

［61］益阴肾气丸：熟地、山药、萸肉、丹皮、茯苓、泽泻、五味子、当归、生地。

［62］见《类经附翼·大宝论》。

［63］［64］见《景岳全书·传忠录中·阳不足再辨》。

［65］右归丸：大怀熟地八两，山药（炒）四两，山茱萸（微炒）三两，枸杞（微

炒）四两，鹿角胶（炒珠）四两，菟丝子（炒熟）四两，杜仲（淡姜汤炒）四两，当归三两，大附子自二两渐可加至六两，肉桂自二两渐可加至四两。

［66］右归饮：大怀熟地八钱，山药（炒）二钱，山茱萸肉一钱五分，炙甘草一钱，枸杞二钱，杜仲（姜汤炒）二钱，肉桂一钱至二钱，制附子至三钱止。

［67］［68］见《类经附翼·真阴论》。

［69］左归丸：熟地黄八两，山药四两，山茱萸四两，龟胶（切炒珠）四两，川牛膝（酒洗蒸熟）三两，鹿角胶（敲碎炒珠）二两，菟丝子（制熟）三两，枸杞子三两。

［70］左归饮：熟地八钱，山药二钱，山茱萸一钱五分，炙甘草一钱，枸杞二钱，茯苓一钱五分。

［71］见《医宗必读·肾为先天本脾为后天本论》。

［72］［73］见《医宗必读·水火阴阳论》。

［74］《医宗必读·药性合四时论》。

［75］大补元煎：熟地（补精补阴以此为主）少则用二三钱，多则用一二两，人参（补气补阳以此为主）少则用一二钱，多则用一二两，山药（炒）二钱，杜仲二钱，当归二三钱（若泻者去之），枸杞二三钱，山茱萸肉一钱（如畏酸吐酸者去之），炙甘草一二钱。水二盅，煎七分，食远温服。（《景岳全书·新方八阵·补阵》）

［76］理阴煎：熟地三五七钱或一二两，炙甘草一二三钱，或加肉桂一二钱，水二钟，煎七八分，热服。（《景岳全书·新方八阵·热阵》）

［77］温胃饮：人参一二三钱或一两，白术（炒）一二三钱或一两，炒扁豆二钱，陈皮一钱（或不用），干姜（炒焦）一二三钱，炙甘草一钱，当归一二三钱（滑泄者勿用），水二钟，煎七分，食远温服。（《景岳全书·新方八阵·热阵》）

［78］六味回阳饮：人多一二两或数钱，制附子二三钱，炮干姜二三钱，炙甘草一钱，熟地五钱或一两，当归身三钱（如滑泄或动血者，以冬术易之），水二钟，武火煎七八分，温服。（《景岳全书·新方八阵·热阵》）

第六章　伤寒学派

一、概　　说

伤寒病在古代曾一度严重的流行，给人类带来极大的危害性。正如张仲景在《伤寒论》序文中所说：

"余宗族素多，向余二百，建安纪年以来，犹未十稔，其死亡者，三分有二，伤寒十居其七。"

因此，在两汉隋唐之际，研究伤寒病的，颇不乏人。据王焘《外台秘要》所载，除仲景而外，先后有《阴阳大论》、华佗、王叔和、葛洪、巢元方、崔知悌、张文仲、陈廪丘、范东阳、陈延之、释僧深、宋侠、孙思邈、姚僧垣、初虞世诸家。其中当然以张仲景对伤寒病的辨证论治、理法方药自成体系，最为突出。据李濂《医史·张仲景补传》说：

"华佗读而善之曰，此真活人书也。"

孙思邈亦说：

"江南诸师秘仲景要方不传。"[1]

可见仲景的《伤寒论》，一直为当时和后世医家所珍视。从现存的文献看来，自王叔和著《脉经》起，便开始对仲景的《伤寒论》进行研究了。但是，由于当时的历史条件所限制，《伤寒论》的流传并不广，孙思邈直到了晚年，在他著《千金翼方》的时候，才见到《伤寒论》，叹为神功，并鸠集论中要妙，用"方证同条、比类相附"的研究方法，单独构成两卷，实于《翼方》里，竟成为唐代仅有的研究《伤寒论》著作。

到了宋金，研究《伤寒论》的风气，逐渐兴起，而以成无己为首倡。成无己用《内经》诸说以发明其理论，韩祗和从脉证分辨，以脉为先；朱奉议对证候的比较分析；许叔微对方证的临床体验；庞安常之力主回护阳气；郭雍之集世说以补亡等，均各有其特长，而为这一时期具有代表性的诸家。虽然如此各抒己见，但还没有形成研究《伤寒论》学术上的流派。

那么，治《伤寒论》学的流派，应该是从什么时候开始呢？明代方有执氏侈言错简，实开其端，以后喻嘉言、程郊倩等翕然从之，便形成"错简论"的一派。持"错简论"者，总是驳斥王叔和，讥议成无己。与之相反，尊王赞成的，则有张卿子、张志聪、陈念祖诸人，这可以说是维护旧论的一派。另有一些医家，认为《伤寒论》是辨证论治的大经大法张本，且不论孰为仲景原著，孰为叔和纂集，只要有利于辨证论治的运用，其为错简，其为旧论，就不是争论的主要问题了，这一派的主张，可以称为辨证学派。其中又有四种不同的研究方法，有从方证立论的，以柯韵伯、徐大椿为代表；有从治法立论的，以钱虚白、尤在泾为代表；有从六经审证立论的，以陈念祖、包兴言为代表；有从经络分经论证的，以汪琥为代表。于是，伤寒学派便经历数百年而不衰歇，甚至可以说，伤寒学派竟成为经论方一派的中坚。

二、宋以前治《伤寒论》诸家

（一）王叔和

王叔和，名熙，晋，高平人，约生于公元 3 世纪。由于当时伤寒病的存在，因而对仲景《伤寒论》的研究，是下了一番功夫的。从他在《伤寒例》中所说：

"今搜采仲景旧论，录其证候、诊脉、声色，对病真方有神验者，拟防世急也。"

说明他研究《伤寒论》，是从脉、证、方、治几个方面来着手的，也就是按照仲景辨证论治的精神来进行的。现行的《伤寒论》本，一般认为卷一、二《辨脉法》《平脉法》《伤寒例》三篇，卷第七《辨不可发汗病脉证并治》以下八篇，都是王叔和所增。拿叔和所著的《脉经》有关诸篇来相互参看，这种说法还是比较可信的。《辨脉》《平脉》两篇，主要是"诊脉声色"，也就是诊断问题。《伤寒例》主要是阐述伤寒的病因、发病机理、传变的变化，以及与温、暑诸病的分辨等。从《辨太阳病脉证并治上》至《辨阴阳易差病脉证并治》共十篇，保存了仲景对伤寒辨证论治的整个内容，也就是现行《伤寒论》的主要部分。至于《辨不可发汗病脉证并治》以下八篇，从王叔和来说，这是他研究《伤寒论》的最重要部分。这部分反映出王叔和主要是从仲景的治法来研究的，从《脉经》卷第七看来，远不止《伤寒论》中的八篇，而是有：病不可发汗证、病可发汗证、病发汗以后证、病不可吐证、病可吐证、病不可下证、病可下证、病发汗吐下以后证、病可温证、病不可灸证、病可灸证、病不可刺证、病可刺证、病不可水证、病可水证、病不可火证、病可火证、热病阴阳交并少阴厥逆阴阳竭尽生死证等共十八篇，实开后来以治法分析《伤寒论》的先河。黄仲理的《伤寒类证辨惑》的序文说：

"不可汗、宜汗、不可吐、宜吐、不可下、宜下、并汗吐下后证，叔和重集于篇末，比六经中，仓卒寻检易见也。"

这样说，未免忽视了王叔和研究《伤寒论》的成就，而埋殁了他突出仲景治法的精神。宋臣林亿等在校刊《伤寒论》的序文中说：

"自仲景于今八百余年，惟王叔和能学之。"

这话是有一定道理的，因为叔和将仲景所用汗、吐、下、温、刺、灸、水、火诸法，加以分类比较，进行分析，最切合临证的运用，比勉强定为三百九十七法，要符合实际得多。

（二）孙思邈

孙思邈，唐，京兆华原（陕西耀县）人，约生于公元 581 － 682 年间。他对仲景《伤寒论》的评价是很高的，《千金翼方·卷九·伤寒上》说：

"伤寒热病，自古有之，名医濬哲，多所防御，至于仲景，特有神功。寻思旨趣，莫测其致，所以医人未能钻仰。尝见太医疗伤寒，惟大青、知母等诸冷物投之，极与仲景本意相反，汤药虽行，百无一效。伤其如此，遂披览《伤寒大论》，鸠集要妙，以为其方，行之以来，未有不验。"

《伤寒论》之所以有价值，就是能通过临证的实践检验，与其他疗法相较，一个是"百无一效"，一个是"未有不验"，当然就不能不引起思邈的钻研。他研究的方法是，"方证同条，比类相附"[2]。也就是将《伤寒论》所有的条文，分别按方证比附归类，这样各以类从，条理清楚，易于检索应用，它具体比附归类的方法如下：

太阳病：

用桂枝汤法五十七证，方五首。

用麻黄汤法一十六证，方四首。

用青龙汤法四证，方二首。

用柴胡汤法一十五证，方七首。

用承气汤法九证，方四首。

用陷胸汤法三十一证，方十六首。

杂疗法二十证，方十三首。

阳明病状七十五证，方十一首。

少阳病状九证。

太阴病状八证，方二首。

少阴病状四十五证，方十六首。

厥阴病状五十六证，方七首。

伤寒宜忌：

忌发汗、宜发汗。

忌吐、宜吐。

忌下、宜下。

宜温。

忌火、宜火。

忌灸、宜灸。

忌刺、宜刺。

忌水、宜水。

发汗吐下后病状三十证，方十五首。

霍乱病状十一证，方二首。

阴阳易病已后劳复七证，方四首，附方六首。

以方名证归类，是一种比较分析的方法，例如：

"太阳病，发热汗出，此为营弱卫强，故使汗出，欲救邪风者，桂枝汤主之。"

"太阳病，头痛，发热，汗出，恶风，桂枝汤主之。"

"病人脏无他病，时发热自汗出而不愈者，此卫气不和也，先其时发汗则愈，宜桂枝汤。"

尽管三条见症各有不同，但都有发热汗出共同的表虚症状，所以都可用桂枝汤。相反，发热无汗，便不是桂枝汤证了，所以《伤寒论》说：

"桂枝本为解肌，若其人脉浮紧，发热汗不出者，不可与之也。常须识此，勿令误也。"

这种以方类证的方法，颇为后来柯韵伯、徐大椿等所赏识。孙思邈以方类证的同时，还特别重视仲景桂枝、麻黄、青龙三法的运用。他说：

"夫寻方之大意，不过三种：一则桂枝，二则麻黄，三则青龙，此之三方，凡疗伤寒，不出之也。其柴胡等诸方，皆是吐下发汗后不解之事，非是正对之法。"

他之所以如此重视，可能是从王叔和"风则伤卫，寒则伤营，营卫俱病，骨节烦疼"[3]之说悟出。风伤卫，桂枝证也；寒伤营，麻黄证也；营卫俱病，青龙证也。自孙思邈创"麻桂青龙"，三法之说后，成无己、方中行、喻嘉言等，竟发挥而为"三纲鼎立"之说，其影响之深，可以概见。

（三）成无己

成无己，宋，聊摄（山东阳谷县）人，后地入于金，故又称金人。他是注解《伤寒论》的第一家。汪琥说：

"成无己注解《伤寒论》，犹王太仆之注《内经》，所难者惟创始耳。"[4]

其实，注《内经》尚有先于王太仆的全元起，而成无己确是注《伤寒论》的发凡者。无己注《伤寒论》的特点，以仲景在《自序》中曾说：撰用《素问》《九卷》《八十一难》。因而便往往引据《内》《难》以发明仲景诸说。例如：

"若发汗已，身灼热者，名曰风温。……若被下者，小便不利，直视失溲。"[5]

无己解释说：

"若被下者，则伤脏气太阳膀胱经也。《内经》曰：膀胱不利为癃，不约为遗溺。癃者，小便不利也。太阳之脉起目内眦，《内经》曰：瞳子高者，太阳不足；戴眼者，太阳已绝。小便不利，直视失溲，为下后竭津液，损脏气。"

两说俱出《素问》，一见于《宣明五气》，一见于《三部九候论》。

又解释"伤寒表不解，心下有水气"的小青龙汤条[6]说：

"伤寒表不解，心下有水饮，则水寒相搏，肺寒气逆，故干呕发热而咳。《针经》曰：形寒饮冷则伤肺，以其两寒相感，中外皆伤，故气逆而上行，此之谓也。"

《针经》之说，出于《灵枢·邪气藏府病形》篇，不仅引证确切，"气逆上行"，今本《灵枢》作"气道上行"，反足以正《灵枢》之讹。

又释"伤寒下利，日十余行，脉反实者死"[7]说：

"下利者，里虚也，脉当微弱。反实者，病胜脏也，故死。《难经》曰：脉不应病，病不应脉，是为死病。"

语出《十八难》。其据经阐发，往往如此。至其解一百一十二方，更是无不引据《素问》"阴阳气味"之说以畅发之。如解桂枝汤方云：

"《内经》曰：辛甘发散为阳。桂枝汤辛甘之剂也，所以发散风邪。《内经》曰：风淫所胜，平以辛，佐以苦甘，以甘缓之，以酸收之。是以桂枝为主，芍药甘草为佐也，《内经》：风淫于内，以甘缓之，以辛散之。是以生姜大枣为使也。"

以上所引，一见于《阴阳应象大论》，再见于《至真要大论》，所缺者，《至真要》所言，一则曰"平以辛凉"，再则曰"治以辛凉"，无己避"凉"而不敢言，恐不合于桂枝辛温之法。其实，伤寒病是伤的风寒，而非风热，不用辛凉，而用辛温，正足以说明仲景的活法园机，而非机械搬用。何况王太仆固已解释明白：

"风性喜温而恶清，故治之凉，是以胜气治之也。"[8]

即是说这是"秋凉克制春风"之义，不必指药味性气之温凉也。

成无己除引证《内》《难》以注释《伤寒论》外，还于《明理论》中提出发热、恶寒等五十证，反复分辨，必期其理明而后已。其辨烦躁，则以烦为阳，躁为阴；其辨心悸，则有气虚和停饮之别；其辨下利，则谓须知冷热虚实消息；其辨短气，则谓有表里虚实真假之别。凡此辨证说理，到了析疑启奥的时候，亦无不引据《内》《难》为说。故成无己不仅是注《伤寒论》的首创者，亦是研究仲景学说比较精深的一位代表人物。

（四）朱 肱

朱肱，字翼中，自号无求子。宋，吴兴（浙江嘉兴）人，徽宗朝授奉议郎医学博士，人称朱奉议。他用综合分析的方法治《伤寒论》，颇为世所推重。其特点是：首先明确《伤寒论》六经，就是足三阴三阳六条经络。他说：

"治伤寒先须识经络，不识经络，触路冥行，不知邪气之所在，往往病在太阳，反攻少阴；证是厥阴，乃和少阳。寒邪未除，真气受毙。"[9]

凡经络受病，各有主症，如发热恶寒，头项痛，腰脊强，病在太阳经，身热目疼，鼻干不得卧，病在阳明经；胸胁痛，耳聋，口苦舌干，往来寒热而呕，病在少阳经之类。

其次，重视切脉，他说：

"治伤寒先须识脉，若不识脉，则表里不分，虚实不辨。脉浮为在表，脉沉为在里；阳动则有汗，阴动则发热；得汗而脉静者生，汗已而脉躁者死；阴病阳脉则不成，阳病阴脉则不永。生死吉凶，如合龟镜。"[10]

他并以结胸证为例说：

"病人心下紧满，按之石硬而痛者，结胸也。结胸证于法当下，虽三尺之童，皆知用大黄甘遂陷胸汤下之。然仲景云：结胸脉浮者不可下，下之则死。以此推之，若只凭外证，便用陷胸汤则误矣。"

这种"证之与脉，不可偏废"的主张，是符合仲景"平脉辨证"的精神的。

又其次，突出表里阴阳的辨证。他认为：

"治伤寒须辨表里，表里不分，汗下差误。仲景云：下利清谷，身体疼痛，急当救里；身体疼痛，清便自调，急当救表。如响应桴，间不容栉。均是发热，身热不渴为表有热，小柴胡加桂主之；厥而脉滑为里有热，白虎加人参主之。"[11]

至于阴阳二证，尤宜细分：

"阳证多语，阴证无声；阳病则旦静，阴病则夜宁；阳虚则暮乱，阴虚则夜争。阴阳消息，证状各异。然而物极则反，寒暑之变，重阳必阴，重阴必阳，阴证似阳，阳证似阴，阴盛格阳，似是而非，若同而异。"[12]

表里阴阳，是《伤寒论》辨证的大纲，尤其是阴阳两纲，更关紧要，朱肱把它突出地加以重视，是很有道理的。

又其次，强调治法的施用。略谓：

"知其治者，若网在纲，如此而汗，如此而吐，如此而下，桂枝、承气、瓜蒂、四逆，用之而不差。惟其应汗而下，为痞、为结胸、为懊憹；应下而汗，为亡阳、为谵语、为下厥上竭。又有当温反吐，疗热以温，变证百出，无复纪律，扰扰万绪起矣。"[13]

汗、吐、下、温、凉，是仲景救治伤寒的五大法，用之得当，覆杯而愈；

用之不当，轻者危殆。最后，注意辨病与辨症。病则有伤寒、伤风、热病、中暑、温病、温疟、风温、温疫、中湿、湿温、痉病、温毒之分，虽均属淫邪外感之疾，究不可混同。他说：

"不得其名，妄加治疗，往往中暑乃作热病，治之反用温药；湿温乃作风温，治之复加发汗。名实混淆，是非纷乱，性命之寄，危于风烛。"[14]

此病之不可不辨者。至于发热、恶寒诸症，常为不同病变的反映，尤不能浑然不分，如：

"发热而恶寒者，属太阳也；身热汗出濈濈然者，属阳明也；脉细头疼，呕而发热者，属少阳也；不渴外有微热者，小柴胡加桂也，无表里证，发热七八日，脉虽浮数，宜大柴胡汤下之；假令已下，脉数不解，今热则消谷善饥，至六七日不大便者，有瘀血也，抵当汤主之；若伤寒差后更发热者，小柴胡主之。"[15]

又同一恶寒也，亦有种种的区分。如：

"发热而恶寒者，发于阳也；无热而恶寒者，发于阴也。发于阳者宜解表，脉必浮数，属桂枝汤、桂枝二越婢一汤、麻黄汤、青龙汤证也。发于阴者宜温里，脉必沉细，属理中汤、四逆汤证也。若发热微恶寒者，属柴胡桂枝汤，发汗后反恶寒者，虚故也，属芍药甘草附子汤。脉微而恶寒者，此阴阳俱虚也。"[16]

他如咳、喘、渴、呕、吐、烦、疼、痞、满、秘、利、发黄、发斑、发狂等等，无一不当细为分辨，各详其证候而治之。

朱肱这种综合分析的方法，深得徐大椿的赞许。他说：

"宋人之书，能发明《伤寒论》，使人有所执持而易晓，大有功于仲景者，《活人书》为第一。"[17]

（五）庞安时

庞安时，字安常，宋，蕲水（湖北省浠水县）人。以善治伤寒名闻江淮间，淮南人曾有"安常能与伤寒说话"[18]的传说，其对《伤寒论》的研究，可以想见。庞安常治《伤寒论》的要点有二：

首先，他认为伤寒病虽有中风、风温、温病、暑病、湿病等的区分，但由于受到冬令寒毒的伤害，是最根本的。他说：

"《素问》云：冬三月是谓闭藏，水冰地裂，无扰乎阳。[19]又云：彼春之暖，为夏之暑，彼秋之忿，为冬之怒。[20]是以严寒冬令，为杀厉之气也。故君子善知摄生，当严寒之时，周密居室，而不犯寒毒。其有奔驰荷重，劳力之人，皆辛苦之徒也。当阳气闭藏，反扰动之，令郁发腠理，津液强渍，为寒所搏，肤腠反密，寒毒与荣卫相浑，当是之时，勇者气行则已，怯者则着而成病矣。其即时成病者，头痛身疼，肌肤热而恶寒，名曰伤寒，其不即时成病，则寒毒藏于肌肤之间，至春夏阳气发生，则寒毒与寒气相搏于营卫之间，其患与冬时即病候无异，因春温气而变，名曰温病也。因夏暑气而变，名曰热病也。因八节虚风而变，名曰中风也。因暑湿而变，名曰湿病也。因气运风热相搏而变，名曰风温也。其病本因冬时中寒，随时有变病之形态耳，故大医通谓之伤寒焉。"[21]

安常这一论点，是根据《伤寒例》来发挥的，不过，他在其中发挥了一个较重要的问题，即"勇者气行则已，怯者则着而成病"。勇怯即指人体正气的盛衰，寒毒虽已侵及人体，决定其是否成病，完全在于正气的一方面。正气强，足以抵抗寒毒，即所谓"气行则已"；正气衰，不能抵抗寒毒，便会"着而成病。"这种以内在因素为根据的观点，是符合辩证法的。而安常所指的正气，主要是指阳气而言，尤其是足太阳经之气。所以他说：

"天寒之所折，则折阳气，足太阳为诸阳主气，其经夹脊脊，贯五脏六腑之腧，上入脑，故始则太阳受病也。"[22]

其次，是着意发明温热病，安常在《上苏子瞻端明辨伤寒论书》中说：

"四种温病败坏之候，自王叔和后，鲜有明然详辨者，故医家一例作伤寒，行汗下，天下枉死者过半，信不虚矣。"

因而他著的《伤寒总病论》第五卷，基本是讨论温热病的。他将温病分为两种：一为冬时触冒寒毒，至春及夏至前发的；一为四时自受乖气而成，颇有流行性，除用辟温粉[23]、雄黄嚏法[24]、千敷散[25]等予为防辟外，并分辨青筋牵、赤脉攒、黄肉随、白气狸、黑骨温五大证，各系以主治之方。春三月发青筋牵证，源自少阴、少阳，病毒在肝，常见颈背双筋牵、腰强急、脚挛缩、先寒后热，宜柴胡地黄汤[26]及石膏竹叶汤[27]。夏三月发赤脉攒证，源自少阴、太阳，病毒在心，常见身热、皮肉痛、口干舌破而咽塞，宜石膏地黄汤[28]。四季月终各十八日发黄肉随证，源自太阴、阳明，病毒在脾，常见头重项直、皮肉强、结核起于颈下，有热毒于分肉之中，宜玄参寒水石汤[29]。秋三月发白气狸证，源自太阳、太阴，病毒在肺，常见乍寒乍热，暴嗽呕逆，宜石膏杏仁汤[30]及石膏葱白汤[31]。冬三月发黑骨温证，源自太阳、少阴，病毒在肾，常见里热外寒、意欲守火而引饮、腰痛欲折、胸胁切痛、心腹膨胀，宜苦参石膏汤[32]及知母解肌汤[33]。这种以五行与六经配合，脏腑与经络结合进行温热辨证的方法，实为安常的创见，其处方多以大量石膏为主，实为后来余师愚治温疫开了门径。

（六）许叔微

许叔微，字知可，宋，真州（江苏省仪征县）白沙人。曾为翰林学士，人亦以许学士称之。他对于《伤寒论》的研究，着重于八纲辨证的发挥。阴、阳、表、里、寒、热、虚、实八者之中，他认为尤应以阴阳为纲。阴阳不辨，便无法进一步分析表、里、寒、热、虚、实。例如：三阳为阳，而阳热之证莫盛于阳明；三阴为阴，而阴寒之证莫盛于少阴。故云：

"发热恶寒发于阳，无热恶寒自阴出；阳盛热多内外热，白虎相当并竹叶；阴盛寒湿脉沉弦，四逆理中最为捷；热邪入胃结成毒，大小承气宜疏泄。"[34]

这就指出了阳、热、实的典型病例，是白虎、承气证；阴、寒、虚的典型病例，是四逆、理中证。至于表里的分辨，表证一般都指太阳，比较简单，所谓"身热恶寒脉又浮，偏宜发汗更何求"[35]也。但里证却又有阴阳之别，在阳，专指阳明腑证；在阴，则总赅太、少、厥三阴。所以说：

"不恶寒兮反恶热，胃中干燥并潮热，手心腋下汗常润，小便如常大便结，腹满而喘或谵语，脉沉而滑里证决。……三阴大约可温之，积证见时方发泄，太阴腹满或时痛，少阴口燥心下渴。"[36]

不仅此也，同一实证，有表实、里实之分；同一虚证，有表虚、里虚之别。同一热证，既有表热，又有里热；同一寒证，既有表寒，复有里寒。甚至表里俱寒，或表里俱热，以及表热里寒、表寒里热之不同。故叔微又做进一步地分析说：

"病人身热欲得衣，寒在骨髓热在肌；病人身寒衣褫退，寒在皮肤热在髓；脉浮而缓表中虚，有汗恶风腠理疏；浮紧而涩表却实，恶寒无汗体焚如。脉沉无力里虚证，四逆理中为对病；沉而有力紧且实，柴胡承气宜相应。"[37]这就清楚地概括了伤寒表、里、寒、热、虚、实错综复杂证候的辨证论治方法。临证时更有寒极似热、热极似寒、真寒假热、真热假寒诸证，尤为难辨，毫厘之失，生死反掌。但在叔微认为只要脉证合参，亦是不难辨识的。他说：

"烦躁面赤身微热，脉至沉微阴作孽；阴证似阳医者疑，但以脉凭斯要诀。"[38]

又说：

"小便赤色大便秘，其脉沉滑阳证是；四肢逆冷伏热深，阳证似阴当审谛。"[39]

许叔微强调八纲辨证的重要性，略如上述，但他并不等于忽视六经分证的意义。与此相反，在他辨证论治的体系中，六经分证与八纲辨证是不可偏废的。相互联系的两个方面，临证之际，必须结合起来，才能辨证正确，施治不误。所以他反对笼统地谈阴证或阳证。如说：

"盖仲景有三阴三阳，就一证中又有偏胜多寡，须是分明辨质，在何经络，方与证候相应，用药有准。"[40]

以上所述，都是许叔微对整个病情的辨证方法。至于对每一个症状，他也是分析入微的。如发热有阴阳之辨，发厥有寒热之分，烦躁有虚实之别，恶寒有表里之异等等。可见《伤寒论》经过许叔微这样加工以后，更突出了张仲景辨证论治的特点。

许叔微既极推崇《伤寒论》的辨证，因而对仲景的施治法则，也有较深的研究，如用黄芪建中加当归汤治伤寒尺中脉迟，小柴胡加地黄汤治妇人热入血室，都是通过实践，把《伤寒论》的理论做了进一步的发展。所著《伤寒发微论》选列七十二证，广泛地引用扁鹊、华佗、孙思邈诸人的学说作为印证，以说明《伤寒论》在历史上所起的承先启后作用。此外，还论述了桂枝汤用赤、白芍的不同，桂枝、肉桂的不同，伤寒慎用丸药，伤寒当以真气为主，治伤寒当依次第，治虚治劳补法各异等等。他这种探微索奥的研究方法，不仅有助于进一步阐明仲景辨证论治的精神，而且对后世的临证应用，尤多启发。

（七）郭　　雍

郭雍，字子和，其先洛阳人，后隐居峡州（今湖北宜昌县东南），游浪于长阳山谷间，号白云先生，宋乾道（1165－1173）中，经湖北帅张孝祥荐于朝，旌召不就，赐号冲晦处士，又封颐正先生，时已八十有三。于淳熙十四年（1187）卒，大约活了九十二岁。他研究《伤寒论》，每折衷于朱肱、庞安时、常器之三家之间，朱、庞的书均传于世，惟常器之论著不传，仅散见于郭雍书中，甚足珍惜。雍于《伤寒论》的研究，多于极平凡处见其精细。例如太阳病的有汗、无汗二症，一般均以表虚、表实言之，少有究其所以然者。独雍为之分析说：

“太阳一经何其或有汗或无汗也？曰：系乎荣卫之气也。荣行脉中，卫行脉外，亦以内外和谐而后可行也。风邪之气中浅则中卫，中卫则卫强，卫强不与营相属，其慓悍之气随空隙而外出，则为汗矣。故有汗者，卫气遇毛孔而出者也。寒邪中深，则涉卫中荣，二气俱受病，无一强一弱之证，寒邪营卫相结而不行，则卫气无自而出，必用药发其汗，然后邪去而荣卫复通。故虽一经，有有汗、无汗二证，亦有桂枝解表麻黄发汗之治法不同也。”[41]
雍立此说，则《伤寒论》“卫气不共荣气和谐”的理论，可以了然了。

郭雍对厥病的发挥亦最为突出，其论点有三：首先是要正确认识厥病，及其病理变化。他说：

“世之论厥者，皆不达其源，厥者，逆也，凡逆皆为厥。《伤寒》所论，盖手足厥逆之一证也。凡阴阳正气偏胜而厥者，一寒不复可热，一热不复可寒。伤寒之厥，非本阴阳偏胜，暂为毒气所苦而然。毒气并于阴，则阴盛而阳衰，阴经不能容，其毒必溢于阳，故为寒厥；毒气并于阳，则阳盛而阴衰，阳经不能容，其毒必溢于阴，故为热厥。其手足逆冷，或有温时，手足虽逆冷，而手足掌心必暖。”[42]
这里亦谈了两个内容，凡逆皆为厥，却有寒热之分，此其一。伤寒之厥，乃毒气并于阴经或阳经所致，与阴阳正气偏胜而厥者不同，此其二。其次，郭雍还提出，寒厥者固为手足厥冷，热厥者，手足却如炭火炮烙，或如入汤中，并从《素问》中提出理论根据来。他说：

"寒热二厥之论始于何时？曰：始于《素问》。岐伯曰：阳气衰于下，则为寒厥；阴气衰于下，则为热厥。故阳气胜则足下热，阴气胜则从五指至膝上寒也。"[43]

岐伯之说，见于《素问·厥论》，历代医家多以伤寒之厥，无论为寒为热，其症都见手足厥冷，故都不以《素问》热厥之理释之，郭雍独倡此说，确有创见。

以上为宋以前研究《伤寒论》的七大家，虽各有独到，究未衍成学派，惟自此以后，由于师承各别，百家争鸣的局面，便日益兴盛起来。

附一：许叔微医案三则

1. 桂枝麻黄各半汤证

尝记一亲戚病伤寒，身热、头疼、无汗大便不通已四五日，予讯之，见医者治大黄、朴硝等，欲下之。予曰：子姑少待，予为视之。脉浮缓，卧密室中，自称甚恶风。予曰：表证如此，虽大便不通数日，腹又不胀，别无所苦，何遽便下？大抵仲景法，须表证罢方可下，不尔，邪乘虚入，不为结胸，必为热利也。予作桂枝麻黄各半汤与之，继以小柴胡，絷絷汗出，大便亦通而解。仲景云：凡伤寒之病，多从风寒得之，始表中风寒，入里则不消矣。拟欲攻之，当先解表，乃可下之。若表已解而内不消，大满大坚，实有燥屎，自可徐下之，虽四五日不能为祸也。若不宜下而便攻之，内虚邪入，协热遂利，烦躁之变，不可胜数，轻者困笃，重者必死矣。[44]大抵风寒入里不消，必有燥屎，或大便坚秘，须是脉不浮，不恶风，表证罢，乃可下，故大便不通虽四五日不能为害，若不顾表而便下之，遂为协热利也。

按：全案过程，并非桂枝麻黄各半汤证，但脉来浮缓，确是桂枝汤脉；身热无汗，确是麻黄汤症，故用之亦无不合。小柴胡汤达表和里，临床上用之，固常常有汗出便通的验证，《伤寒论》230条亦说："阳明病，胁下硬满，不大便而呕，舌上白苔者，可与小柴胡汤，上焦得通，津液得下，胃气因和，身濈然汗出而解。"就属于这种转机。既有表证，复有里证，必须先解表，后攻里，这是治疗原则，不可违失。所以《伤寒论》90条说："本发汗，而复下之，此为逆也；若先发汗，治不为逆。"协热利，往往就是由于表证误下的结果，故163条说："太阳病，外证未除，而数下之，遂协热而利，利下不止，心下痞硬。"看来，许叔微按《伤寒论》理法辨证，可谓丝丝入扣。

2. 抵当丸证

有人病伤寒七八日，脉微而沉，身黄，发狂，小腹胀满，脐下冷，小便利。予曰：仲景云：太阳病，身黄，脉沉结，小腹硬，小便不利者，为无血也；小便自利，其人如狂者，血证谛也。遂投以抵当丸，下黑血数升，狂止，得汗解。经云：血在上则忘，在下则狂。太阳膀胱，随经而蓄于膀胱，故脐下膨胀，由瘀血渗入大肠，若大便黑者，此其症也。

按：病伤寒而身黄，血液之色外见，已可定为血证，加以脉微而沉，少腹胀满而冷，知非太阳之标热内结，而是血瘀水府所致。血瘀之如狂，并非由于热伤神明，而是由于瘀阻神明也。故下其瘀血，神机畅利，而如狂之证以愈。蓄血去而津以布，故身黄亦因之而退。叔微所引仲景之说，可参看《伤寒论》125、126两条。

3. 小柴胡汤证

有人患伤寒五六日，但头汗出，自颈以下无汗，手足冷，心下痞闷，大便秘结，或者见四肢冷，又汗出满闷，以为阴证。予诊其脉，沉而紧。予曰：此证诚可疑，然大便秘结，非虚结也，安得为阴？虽脉沉紧为少阴证，然多是自利，未有秘结者。此证半在里半在表也，投以小柴胡汤得愈。仲景称：伤寒五六日，头汗出，微恶寒，手足冷，心下满，口不欲食，大便硬，脉细者，此为阳微结，必有表，复有里，脉沉亦在里也。汗出为阳微，假令纯阴结，不得复有外证，悉入在里，此为半在外，半在里也。脉虽沉紧，不得为少阴证，所以然者，阴不得有汗，今头汗出，故知非少阴也。可与小柴胡汤，若不了了者，得屎而解。[45] 今此证候同，故得屎而解也。有人难曰：仲景云：病人脉阴阳俱紧，反汗出者，亡阳也，此属少阴[46]。今云阴不得有汗，何也？又云：头汗出，故知非少阴。何以头汗出，便知非少阴证也？予曰：此一段正是仲景议论处。意谓四肢冷，脉沉紧，腹满，全似少阴证，然大便硬，头汗出，不得为少阴。盖头者，三阳同聚，若三阴至胸而还。有头汗出，自是阳虚，故曰：汗出为阳微，是阴不得有汗也。若少阴证，头有汗则死矣。故仲景《平脉法》云：心者火也，名少阴，其头无汗者可治，有者死。[47] 盖心为手少阴，肾为足少阴，相与为上下，惟以意逆者，斯可得之。（以上三案均选自《类证普济本事方》卷九）

按：本案即《伤寒论》148条在临床上的验证。因此，要了解许叔微治验的道理，首先要对148条的主要精神有所体会，分述如下：

1. 太阳标阳盛，则表证多汗而传阳明；本寒盛，则水结心下，由三焦连属胁下而病延少阴之脏，所以标阳外绝，便会出现脏结无阳之证。

2. 伤寒五六日，已将一候。假使标阳盛，势必见潮热而转阳明。今头汗出，微恶寒，手足冷，心下满，口不欲食，大便硬，是一派阴寒之象见于外，寒湿之气凝于里，尽管大便硬，也不可判为阳明承气汤证。

3. 头汗出，是标热尚存，微恶寒，手足冷，心下满，乃水气结于心下，很像寒湿结胸证，因寒湿结胸亦有五六日不大便的。

4. 脉细沉紧，与少阴"脏结"的小细沉紧（见129条）有些类似。但从症情而论，不仅"脏结证"无汗，即"结胸证"亦不当有汗，因此，本证的头汗出，是很值得注意的。

5. 头汗出而心不烦，所以称之为"阳微结"，也就是标阳微而水气结的意思。标阳微于外，故头汗出；本寒结于里，故微恶寒。手足冷而心下满，口不欲食，大便硬者，上湿而下燥也。

6. 但头出汗而不及全身，所以叫"阳微"；心下满，故知为水结。假使是"寒结"，外必无汗，今有头汗，故知其不属于纯阴的"脏结"，所以不属于少阴证，仅用小柴胡汤达心下水气，还出太阳而为汗，病即可愈。

7. 若不了了，是下燥未化也，故曰"得屎而解"。此证的紧要，只在去心下之满，原不急于消大便之硬，上湿既散，津液自当下行，故不待硝黄的攻下，自能得屎而解。

许叔微是分析透了这条病机的，所以他抓住了头汗出与大便秘这两点，头汗出是标阳在表，大便秘是本寒里结，是属于半在表半在里的"阳微结证"，尽管脉沉紧，毫不考虑少阴病"纯阴结"的问题，终于用小柴胡汤和里达表而愈。

附二：王叔和等所著书目

王叔和著

《脉经》十卷

孙思邈著

《千金要方》三十卷

《千金翼方》三十卷

《银海精微》二卷

成无己著

《注解伤寒论》十卷

《伤寒明理论》四卷

朱肱著

《南阳活人书》二十卷

庞安时著

《伤寒总病论》六卷

许叔微著

《伤寒发微论》二卷

《伤寒百证歌》五卷

《伤寒九十论》一卷

《普济本事方》十二卷

《普济本事方后集》十卷

郭雍著

《伤寒补亡论》二十卷

三、明以后各流派

从明代方有执侈言《伤寒论》的错简开始,便启后来各个流派之端。而各流派中,以错简重订、维护旧论、辨证论治诸家为最著,最富有代表性,兹分述之。

(一) 错简重订

1. 方有执

方有执,字中行,明,歙县人。他认为《伤寒论》代远年湮,早已失仲景之旧,即是王叔和所编次的,亦为后人所更易。要想较彻底地研究《伤寒论》,首要"心仲景之心,志仲景之志,以求合于仲景之道",而使其"协陕重明"。换言之,就是要把已经错乱不堪的《伤寒论》按照仲景的本来意图,加以考订移整,而反还其本来面目。他说:

"愚自受读以来,沉潜涵泳,反复细绎,窃怪简编条册,颠倒错乱殊甚。盖编始虽由于叔和,而源流已远,中间时异世殊,不无蠹残人弊,今非古是,物固然也。而注家则置弗理会,但徒依文顺释,譬如童蒙受教于师,惟解随声传诵,一毫意义,懵不关心,至历扦格聱牙,则又掇拾假借以牵合,即其负前修以误后进,则其祸斯时与害往日者,不待言也。于是不惮险遥,多方博访,广益见闻,虑积久长,晚忽豁悟,乃出所日得,重考修辑,属草万历壬午,成于去岁己丑,凡若干万言,移整若干条,考订若干字,曰伤寒论者,仲景之遗书也;条辨者,正叔和故方位,而条还之之谓也。"[48]

这就是方有执力持错简的观点。的确,在有执以前注《伤寒论》已颇不乏人,却少有提出错简这个问题,正如他所指责的,"注家弗置理会"。所谓错简,有执究用什么方法来进行订正呢?他认为卷一的《辨脉法》《平脉法》《伤寒例》,卷七到卷十的"汗吐下可不可"诸篇,都是王叔和"述仲景之言,附己意以为赞经之辞,譬则翼焉传类也"。但篇名已非叔和之旧,而为后人所纷更。《脉法》两篇,虽有翼于仲景,但不能列于卷首,应置于篇末。

《伤寒例》于义难通，竟削去之。六经诸篇，于《太阳篇》大加改订，分为"卫中风""营伤寒""营卫俱中伤风寒"三篇，凡桂枝汤证及其变证一类的条文，列于《卫中风篇》，共六十六条，二十方。凡麻黄汤证及有伤寒二字列于条首的条文，别为《寒伤营篇》，共五十七条，三十二方。凡青龙汤证及"脉浮紧""伤寒脉浮"诸条文，汇为《营卫俱中伤风寒篇》，共三十八条，十八方。其他各篇亦有所调整，并另立《辨温病风温杂病脉证并治篇》，凡二十条，三方。有执以为这样安排便基本上恢复了王叔和所诠次的仲景《伤寒论》的旧有面貌。其实，风伤卫、寒伤营、风寒中伤营卫之说，既有王叔和倡之于前；而桂枝汤、麻黄汤、青龙汤之证，又有孙思邈辨之于后，以此作为研究《伤寒论》的一种方法，未尝不可。若谓叔和诠次的旧观必然如此，则未免如闵芝庆所讥：

"设使人各一见以自高，何时复出仲景而始定。"[49]

要之，有执竭二十余年之力，寻求端绪，排比成编，一一推仲景之意为之考订，著成《条辨》，是有一定的见解和成就的，但独尊仲景为圣人，攻击王叔和、成无己均不遗余力，又未免失之偏激耳。

2. 喻昌

喻昌，字嘉言，明末清初江西南昌人。研究仲景《伤寒论》上自王叔和及宋臣林亿、成无己、程德斋、王履等，都有微词，独于方有执大加赞赏，他说：

"万历间方有执著《伤寒条辨》，始先即削去叔和《序例》，大得尊经之旨，然未免失之过激，不若爱礼存羊，取而驳正之，是非既定，功罪自明也。其于太阳三篇，改叔和之旧，以风寒之伤营卫者分属，卓识超越前人。"[50]

方有执认为《伤寒论》以六经辨证，"有纲有目，经为纲，变为目，六经皆然"[51]，喻昌从之，亦大倡纲目之说，略谓四时外感，"以冬月伤寒为大纲，伤寒六经中，又以太阳一经为大纲；而太阳经中，又以风伤卫、寒伤营、风寒两伤营卫为大纲"[52]，谓为三纲鼎立。其说曰：

"夫足太阳膀胱，病主表也，而表有营卫之不同，病有风寒之各异，风则伤卫，寒则伤营，风寒兼受，则营卫两伤，三者之病，各分疆界，仲景立桂枝汤、麻黄汤、大青龙汤，鼎足大纲三法，分治三证。风伤卫则用桂枝汤，寒伤营则用麻黄汤，风寒两伤营卫，则用大青龙汤。用之得当，风寒立时解

任应秋 医学全集

散，不劳余力矣。乃有病在卫而治营，病在营而治卫，病在营卫而治其一遗其一，与夫病已去营卫而复汗，病未去营卫而误下，以致经传错乱，展转不已，源头一差，末流百出，于是更出种种节目，辅三法而行。始得井井不紊。仲景参互错综，以尽病之变态，其统于桂枝、麻黄、青龙三法，夫复何疑。"[53]

于此不难看出，喻昌之学虽渊源于方有执，但有一最大不同处，即喻昌十分强调"法"的问题。这法竟成为他订正《伤寒论》的唯一标准。所以他说：

"其卒病论六卷，已不可复睹，即《伤寒论》十卷，想亦劫火之余，仅得之读者之口授，故其篇目先后差错，赖有三百九十七法，一百一十三方之名目可为校正。"[54]

又说：

"举三百九十七法分隶于大纲之下，然后仲景之书，始为全书。无论法之中更有法，即方之中亦更有法。"[55]

所谓三百九十七法，计：太阳上篇五十三，中篇五十八，下篇二十四。阳明上篇三十九，阳明中篇三十一，阳明下篇三。少阳篇二十一。合病九，并病五，坏病二，痰病三。太阴篇九，少阴前篇二十五，后篇十九。阴阴篇五十五。过经不解病四，差后劳复病六，阴阳易病一。实际他只定订了三百六十七法。

3. 方、喻影响下的诸家

言《伤寒论》错简已甚，而以三纲订正错简之说，自方有执倡于前，喻昌继甚后，于是此风大扇，和者竟起。如张璐、黄元御、吴仪洛、周扬俊、程应旄、章楠等，都是以错简言《伤寒论》的代表人物。

张璐研究《伤寒论》历三十年，病诸家之多歧而不一，见到方有执的《条辨》，喻昌的《尚论篇》，才"忽有瞭悟，觉向之所谓多歧者，渐归一贯"[56]。其中尤其是以喻昌为主要依据。他说：

"至于释义，则嘉言独开生面，裁取倍于诸家，读者毋以拾唾前人为诮。"[57]

但他对于喻昌的伤寒、温热不分，又大持异议。张璐不仅以"太阳病，发热而渴，不恶寒者，为温病；若发汗已，身灼热者，名曰风温；风温为病，脉阴阳俱浮，自汗出，身重，多眠睡，鼻息必鼾，语言难出"这是温病，而非伤寒。即如黄芩汤、白虎汤、白虎加人参汤、黄连阿胶汤、猪苓汤、猪肤汤诸条的证治，亦应该是属于温热病的范畴。至于三纲鼎立之说，他认为是大关钥，而于《太阳篇》中分"辨风寒营卫甚严，不敢漫次一条"[58]。

吴仪洛，字遵程，海盐人。对喻昌《尚论篇》，尤为推崇备至。以为《伤寒论》经王叔和编次，把大纲混入节目之中，无可寻绎了，独嘉言能振举其大纲，次详其节目，将三百九十七法分隶于大纲之下，很得分经之妙，所以名其所著书曰《伤寒分经》。第吴书除承袭喻说而外，无甚发明，只是在条文中略衬细注，就其义而联贯疏明，这样句栉字比的方法，自拟于程子的说《诗》，后来陈修园作《伤寒论浅注》，就是采用的这一方法。

程应旄，字郊倩，新安人。于方有执以《伤寒论》为方法俱备的全书，而不局限于伤寒病之说，颇为欣赏，并据其说进行研究。如有执谓：

"读之者皆知其为《伤寒论》也，而不知其乃有所为于伤寒而立论，所论不啻伤寒而已也。《本草》《素》《难》之显仁藏用者，表表然无余蕴矣。所以法而世为天下则，方而世为万病祖。"[59]

应旄亦因之而说：

"《伤寒论》之有六经，非伤寒之六经也，乃因伤寒而设六经，辨以勘辖之。凡一部书，谆谆辨脉辨证，无非从伤寒角立处定局，从伤寒疑似处设防，处处是伤寒，处处非伤寒也。"[60]

以《伤寒论》的辨证治法，统赅百病，应旄完全与有执相同，只是对条文错简的订正，便不尽同于方有执了。

章楠，字虚谷，清，会稽人。所著《伤寒本旨》，自言"择善而从，即依方氏而分篇目"其受有执的影响可知。所依者，亦不过依其以风伤卫、寒伤营、风寒两伤营卫分篇的精神。对于条文的具体订正，亦不尽同于有执。如《辨脉》《平脉》篇诸条，方有执仅易其篇名而另立之，章楠则选择其中有关《伤寒》所载病症，以及辨阴阳虚实诸理的，分别植入六经篇中，至论脉已具于《灵》《素》《难经》的，便削去不录了。

周扬俊，字禹载，清，吴县人。研究《伤寒论》，兼采方、喻之说，故名其所注《伤寒论》为《三注》，但其采方、喻之说，并不完全同于方、喻。如"太阳之为病，脉浮，头项强痛而恶寒"，方、喻均依旧本，列为《太阳上篇》首条。扬俊则以"病有发热恶寒者，发于阳也；无热恶寒者，发于阴也。发于阳者七日愈，发于阴者六日愈，以阳数七，阴数六故也"列为首条，理由是：有热无热，乃辨识阳证阴证的大纲。对于这条的解释，方、喻都说"风伤卫，气为阳；寒伤营，血为阴"。周扬俊则谓"阳经受病，则恶寒发热；阴经受病，则无热恶寒"。他如"病发于阳，而反下之"的结胸证，《少阴篇》"始得之，反发热，脉沉"等，扬俊都能突破方、喻藩篱，而独辟蹊径。至六经分篇，虽大体本于方、喻，而每篇均首揭经脉环周之理，为其立说打下根基，也为方、喻所不言者，所以他说：

"前有《条辨》，后有《尚论》，于二先生注中觉有未融处，不敢依样葫芦，则于二注之意之外，稍可以补其不及者，又若干条，合为三注焉。"[61]

黄元御，字坤载，号研农，别号玉楸子，清，昌邑人。治古医经，无不以错简为说，所著《素问悬解》《灵枢悬解》《难经悬解》《伤寒悬解》《金匮悬解》都是。自方有执，喻昌倡《伤寒论》错简之说于前，黄元御和之，尤为激烈，重订诸条文，出入于方、喻之间。自谓：

"于破裂纷乱之中，条分缕晰，复其次第之旧，纵与仲景编次，未必悉合，然原委明白，脉络清楚，伤寒之理著，而仲景之法传矣。"[62]

黄元御所言错简，与以上诸家的最大不同处，即畅发五运六气之义，以究诘伤寒脏腑、经络、营卫、表里、阴阳、寒热、虚实诸病变，在这些方面，持论颇高，实为诸家所未及。故《四库全书提要》亦说：

"考《伤寒论》旧本，经王叔和之编次，已乱其原次，元御以为错文，较为有据，与所改《素问》《灵枢》《难经》，出自独断者不同。"

（二）维护旧论

治《伤寒论》持错简一派的医家，几无不驳斥王叔和，讥议成无己。但是，与之相反，尊奉王叔和，赞赏成无己的，亦大有人在，这就是所谓"维护旧论"的一派。"尊王赞成"的中心思想，认为王叔和不仅没有乱于仲景，而且把仲景学说较完整地流传下来了，实为仲景的大功臣。成无己不仅没有曲解仲景之说，而且引经析义，实为诸注家所不胜。因此，所流传的旧本《伤寒论》，不能随便取去，任意改订，才能保持它较完整的思想体系。持此论最力的，首推张遂辰、张志聪、张锡驹、陈念祖诸家。

1. 张遂辰

张遂辰，字卿子，明末仁和县人。以善治伤寒病闻于乡里，他对《伤寒论》的看法，经王叔和编次以后，只是卷数有所出入，而大论的内容，仍为长沙之旧，不必改弦易辙。故他说：

"仲景之书，精入无伦，非善读，未免滞于语下。诸家论述，各有发明，而聊摄成氏引经析义，尤称详洽，虽抵牾附会，间或时有，然诸家莫能胜之，初学不能舍此索途也。悉依旧本，不敢去取。"[63]

因此，张遂辰所注的《伤寒论》，自《辨脉》《平脉》《伤寒例》以至"六经"、《霍乱》《阴阳易》、"汗吐下可不可"诸篇次第，悉仍其旧，即于成无己的注解，亦毫未变动，只是在成注之后，有选择地增列朱肱、叔微、潜善、洁古、安常、东垣、丹溪、安道、三阳、宇泰诸家之说而已。所以张遂辰实为尊王叔和、赞成无己最典型的医家。由于他的临证经验丰富，对《论》中条文体会得特别深刻而灵活。如说：

"《论》中凡无血、血绝字面，皆要看得活，谓阴气先绝可耳。"[64]

又于《平脉》篇注"缓者，胃气实"句说：

"玩实字，乃胃病也，实则谷消而水化。"

非有纯熟的临床经验，必将如他所说"未免滞于语下"，不可能有这样深刻的理解来。正因为如此，他对成注本是很赞同的，但亦并非绝对盲从。如成注《平脉》篇"荣气盛，名曰章"说："章者，暴泽而光。"而张遂辰不赞成成注云：

"此章字，责其暴著也。成注暴泽而光，安得为病脉？"

又如于《辨痉湿暍脉证篇》"风湿相搏，一身尽疼痛"条驳成注说：

"风湿相搏，法当汗出而解，正如前条麻黄加术，使微微蒸发，表里气和，风湿俱去。若成注似以表言风，以里言湿，则不可。"

诸如此类，都不是为注解而注解，为立说而立说，而是根据临证的切身体会，从实践中得来的宝贵知识，是非常可贵的。

2. 张志聪

张志聪，师事张遂辰，因而遂辰维护旧论的思想，不仅大大影响其对《伤寒论》的看法，而且强调六经编次的条理通贯，远胜于其师。他说：

"本经章句，向循条则，自为节目，细玩章法，联贯井然，实有次第，信非断简残篇，叔和之所编次也。"[65]

这是他在早年著《伤寒论宗印》时的观点。晚年他再著《伤寒论集注》，又重复强调他的这一观点说：

"本论六篇，计三百八十一证，《霍乱》《易复》《痉湿暍》《汗吐下》计九十三证，共四百七十四证，一百一十三方。成氏而后，注释本论，皆散叙平铺，失其纲领旨趣，至今不得其门，视为断简残篇，辄敢条裂节割。然就原本而汇节分章，理明义尽，至当不移，非神游仲景之堂，不易得也。"[66]

他所谓"汇节分章"，就是将全论398条，共分作100章，如《太阳第一篇》1至81条，分作21章，《太阳第二篇》82至178条，分作10章，《阳明篇》179至262条，分作20章，《少阳篇》263至272条，分作10章，《太阴篇》273至280条，分作8章，《少阴篇》281至325条，分作11章，《厥阴篇》326至381条，分作8章，《霍乱篇》382至391条，分作9章，《阴阳易差后劳复篇》392至398条，分作3章。

志聪认为这样：

"或合数节（条）为一章，或合十余节（条）为一章，拈其总纲，明其大旨，所以分章也，章义既明，然后节解句释，阐幽发微，并无晦滞不明之弊。"[67]

是张志聪不仅认为《伤寒论》398条没有错简，而且前后条贯，毫无隙漏，经汇节分章之后，更"理明义尽，至当不移"。这比张遂辰的"维护旧论"，更提出了强有力的论据。但是他认为《伤寒例》还是叔和所作，初移于大论之末，继则竟从删削，并将《辨脉》《平脉》两篇，殿于论后，以符先证后脉之旨。至于他对成无己的许多主要论点，则大持异议。如成谓"风则伤卫，寒则伤营"，志聪则引《素》《灵》"风寒客于人，起毫毛而发腠理"之说，谓"非必风伤卫而寒伤营也"。成谓"脉缓为中风，脉紧为伤寒"，志聪引《太阳》《阳明》诸篇，谓不当拘执其说。成谓"伤寒恶寒，中风恶风"，志聪则谓："风邪始入，毛窍未开，虽中风而亦恶寒；寒入于肌，邪伤腠理，虽伤寒而亦恶风"。[68]它如成谓"伤寒无汗，中风有汗""伤寒恶寒无汗，宜麻黄汤；中风有汗恶风宜桂枝汤；风寒两感，营卫俱伤，宜大青龙汤"等，张志聪均不然其说。这些都和他遂辰老师的见解，颇不一致，但亦确有其独到的见地。

3. 张锡驹

张锡驹，字令韶，清，钱塘人，与志聪同时师事张遂辰。曾有钱塘二张之称。首先由于师门的影响，仍然认为《伤寒论》是"章节井井，前后照应，血脉贯通，无有遗漏，是医中诸书之《语》《孟》也"[69]。因此，他著《伤寒论直解》，除削去《伤寒例》，移《痉湿暍》于《易复》篇后外，余则悉依旧论次第，并基本"依隐庵《集注》之分章节"，而为章节段落，起止照应。不过，他更突出地谓《伤寒论》是治百病的全书，不仅仅为论治伤寒。他说：

"夫此书之旨，非特论伤寒也，风寒暑湿燥火六淫之邪，无不悉具。岂特六淫之邪而已，内而脏腑，外而形身，以及气血之生始，经俞之会通，神机之出入，阴阳之变易，六气之循环，五运之生制，上下之交合，水火之相济，实者泻之，虚者补之，寒者温之，热者清之，详悉明备，至矣尽矣。"[70]

又说：

"书虽论伤寒，而脏腑经络，营卫气血，阴阳水火，寒热虚实，靡不毕备，神而明之，千般疢难，如指诸掌。故古人云：能医伤寒，即能医杂证，信非诬也。"[71]

以治伤寒之法医治杂病，这是经方家最所崇奉的。张锡驹还强调治伤寒的关键，首在弄清楚传经的道理。他说：

"传经之法，一日太阳，二日阳明，六气以次相传，周而复始，一定不移，此气传而非病传也。本太阳病不解，或入于阴，或入于阳，不拘时日，无分次第。随其证而治之，此传经之大关目也。"[72]

所谓"气传"，即指正气的运行，就《伤寒论》的范围而言，即指各经经气的运行。所以他又说：

"无病之人，而阴而阳，由一而三，始于厥阴，终于太阳，周而复始，运行不息，莫知其然。"[73]

由一而三，即一厥阴，二少阴，三太阴；一少阳，二阳明，三太阳。这是据《素问·天元纪大论》六经六气之次第来说的。他认为"天有此六气，人亦有此六气，与天同体者也"[74]。在这个问题上，他与张志聪基本上也是一致的。

4. 陈念祖

陈念祖，字修园，清，长乐县人。他是继钱塘二张之后，反对错简，维护旧论，其影响最大的一家。他认为：

"叔和编次《伤寒论》，有功千古，增入诸篇，不书其名，王安道惜之。然自《辨太阳病脉证篇》至《劳复》止，皆仲景原文，其章节起止照应，王肯堂谓如神龙出没，首尾相应，鳞甲森然。兹刻不敢增减一字，移换一节。"[75]

所谓"增入诸篇"，即指《辨脉》《平脉》《伤寒例》"可与不可与"等篇。陈念祖虽然认为这几篇是王叔和所增，但是他说"增之欲补其详，非有意变乱"[76]，即是说，他并不责怪叔和。其所以削而不录者，用他的原话说"仲景即儒门之孔子，为叔和者，亦游夏不能赞一辞耳"[77]，也就是过分地崇拜仲景谓叔和不能与之比拟而已。所谓十篇《伤寒论》洁本的流行，大概就从此开始了。

正由于陈念祖笃守二张所分的章节，所以曾见疑于王履的"三百九十七法"，亦以为不容否定。他说：

"仲景原论，始于《太阳篇》，至《阴阳易差后劳复》止，共计三百九十七节（原注：二张于阳明篇"病人无表里"一节，误分为两节，今改正之），何以不言节而言法，盖节中字字是法，言法即可以该节也。"[78]

说《伤寒论》每一节自成一法，这一点不无见地。因此，念祖在每一节之后，均扼要地标明其法之所在。在维护旧论的基础上，这一点他和钱塘二张是有所不同的。不过二张从三阴三阳六经六气说伤寒，陈念祖还是最为首肯的。所以他说：

"惟张隐庵、张令韶二家，俱从原文注解，虽有矫枉过正处，而阐发五运六气、阴阳交会之理，恰与仲景自序撰用《素问》《九卷》《阴阳大论》之旨吻合，余最佩服。"[79]

但是，陈念祖用于《伤寒论》的功夫，不在于《浅注》，而在他晚年所著的《伤寒医诀串解》六卷，颇极融会贯通，得其要旨之能事。

（三）辨证论治

仲景《伤寒论》，是辨证论治的大经大法张本，因而有些治《伤寒论》

的学者，且不论孰为张仲景的旧论？孰为王叔和所纂集？只要有利于辨证论治的运用，其真其伪，就不是主要的问题了。主张这一派的学者，我们称之为"辨证论治"学派。这一派大体说来又有三种不同的主张。有以方类证的，柯琴、徐大椿是其代表；有按法类证的，钱潢、尤怡是其代表；有分经审证的，陈念祖、包兴言是其代表。分述如次。

1. 以方类证

(1) 柯琴

柯琴，字韵伯，清，浙江慈溪人。认为《伤寒论》一书，自经王叔和编次后，仲景原篇，不可复见，虽于章次有所混淆，离仲景面目还不甚远。惟经方中行、喻嘉言各为更定，便距仲景原旨，更加遥远了。因此，他对"三百九十七法""伤营伤卫，三纲鼎立"诸说，均持反对意见。略谓：

> "三百九十七法之言，既不见于仲景之序文，又不见于叔和之序例，林氏倡于前，成氏程氏和于后，其不足取信，王安道已辨之矣。独怪大青龙汤，仲景为伤寒中风，无汗而兼烦躁者设，即加味麻黄汤耳。而谓其伤寒见风，又谓之伤风见寒，因以麻黄汤主寒伤营，治营病而卫不病。桂枝汤主风伤卫，治卫病而营不病。大青龙主风寒两伤营卫，治营卫俱病，三方割据，瓜分太阳之主寒多风少，风多寒少，种种蛇足，羽翼青龙，曲成三纲鼎立之说，巧言簧簧，洋洋盈耳，此郑声所为乱雅乐也。"[80]

他只是认定论中广泛存在着太阳证、桂枝证、柴胡证等，必然他是以辨证为主的，要想把《伤寒论》的理论运用于临床，最实际的就在弄清楚仲景辨证的思想方法。因此，他主张不必孜孜于考订仲景旧论的编次，最重要的是要把仲景辨证的心法阐发出来。例如：《太阳篇》他汇列了桂枝汤、麻黄汤、葛根汤、大青龙汤、五苓散、十枣汤、陷胸汤、泻心汤、抵当汤、火逆、痓湿暑等十一证类。桂枝汤证类，汇辑有关脉证十六条，桂枝坏证十八条，桂枝疑似证一条，有关桂枝证的十八方，如：桂枝二麻黄一、桂枝加附子等方统列于此。麻黄汤证类，汇辑有关麻黄汤脉证的十四条，麻黄汤、柴胡汤相关脉证一条，汗后虚证八条，麻黄汤变证四条，有关麻黄证五方，如麻黄汤、麻杏甘石汤等方统列于此。其他诸证，无不如此类分条例。如栀子豉汤、瓜蒂散、白虎汤、茵陈汤、承气汤等证，便列入《阳明篇》。柴胡汤、建中汤、黄连汤、黄芩汤四证，列入《少阳篇》。三物白散证列入《太阴篇》。麻黄附子汤、附子汤、真武汤、桃花汤、四逆汤、吴茱萸汤、白通汤、黄连阿胶汤、猪苓汤、猪肤汤、四逆散等证，列入《少阴篇》。乌梅丸、白头翁汤、热厥利、复脉汤、阴阳易、诸寒热等证，列入《厥阴篇》。这就是他以方证为主，汇集六经诸论，各以类从的方法。他这样证以方名，方随证附，对于临床来说，是具有较大的现实意义的。惟其对于条文作了过多的删削和修改，颇为人病。

（2）徐大椿

徐大椿，原名大业，字灵胎，晚号洄溪，江苏吴县人。据王叔和《伤寒例》"今搜采仲景旧论，录其证候诊脉声色，对病真方，拟防世急"之说，认为《伤寒论》在晋时已无成书，王叔和所搜集到的，并非完本，所以六经诸篇，往往语无论次，阳经中多阴经治法，阴经中多阳经治法，极其参错不一。可怪的是：

"后人各生议论，每成一书，必前后更易数条，互相訾议，各是其说，愈更愈乱，终无定论。不知此书非仲景依经立方之书，乃救误之书也。其自序云：伤天横之莫救，所以勤求古训，博采众方。盖因误治之后，变证错杂，必无循经现证之理。当时著书，亦不过随证立方，本无一定之次序也。"[81]

所以徐大椿对前人用考订、错简、尊经诸种方法研究《伤寒论》的，都不赞同，而着眼于仲景的处方用药的探讨，认为：

"盖方之治病有定，而病之变迁无定，知其一定之治，随其病之千变万化。而应用不爽，此从流溯源之法，病无遁形矣。至于用药，则各有条理，解肌发汗，攻邪散痞，逐水驱寒，温中除热，皆有主方，其加减轻重，又各有法度，不可分毫假借。"[82]

于是徐大椿把全论一百一十三方分作桂枝汤、麻黄汤、葛根汤、柴胡汤、栀子汤、承气汤、泻心汤、白虎汤、五苓散、四逆汤、理中汤、杂方十二类。除杂方外，以上十一方，都是其各类的主方，主方之下，列述论中有关汤方证治诸条文。如桂枝汤类，凡论中桂枝汤主治诸条，均列于桂枝汤主方下，次即植入桂枝加附子、桂枝加桂、桂枝去芍药、桂枝去芍药加附子、桂枝加厚朴杏仁、小建中、桂枝加芍药人参新加、桂枝甘草、茯苓桂枝甘草大枣、桂枝麻黄各半、桂枝二麻黄一、桂枝二越婢一、桂枝去桂加茯苓白术、桂枝去芍药加蜀漆龙骨牡蛎救逆、桂枝甘草龙骨牡蛎、桂枝加葛根、桂枝加芍药、桂枝加大黄等汤共十九方。其他汤类，亦莫不如此。这样结合临床实际的研究方法，初看之似觉平易，但大椿却于：

"纂集成帙之后，又复钻穷者七年，而五易其稿，乃无遗憾。"[83]

难不在于各个主方的类分，而在于对同类加减诸方随证变化的深刻理解。正如他所说：

"其方之精思妙用，又复一一注明，条分而缕析之，随以论中用此方之证，列于方后，而更发明其所以然之故，使读者于病情药性，一目显然，不论从何经来，从何经去，而见证施治，与仲景之意，无不吻合。"[84]

其实，与仲景之意吻合与否不是主要的，关键是要通过"见证施治"，经受临床检验，使其所分析的理论，能获得验证与提高。不过还须指出，徐大椿与柯琴都是以方类证的，他们的不同点是：柯琴证从经分，以方名证；大椿则据方分证，方不分经。这两种方法，对于临证来说，都较有实际意义。

2. 按法类证

（1）钱潢

钱潢，一名虚白，字天来，清，虞山（今江苏常熟）人。以一部《伤寒论》，惟六经诸篇的证治，允为仲景所作，其中辨证候，立法治，均极为详尽。很值得加以分析研究。他说：

"但就三阳三阴六经之证治，正变之不同，剖明其立法之因，阐发其制方之义而已。"[85]

探索六经病证的立法施治，是钱潢研究《伤寒论》的主导思想，因而他是十分重视六经证治的。试看其对六经的分析，以《太阳上篇》属于中风证治，其中又分作中风正治、太阳坏病、中风失治、中风火劫、中风误吐、中风误汗、汗下颠倒、中风误下、中风蓄血九个类型。《太阳中篇》属于伤寒证治，其中又分作伤寒正治、伤寒失治、伤寒禁汗、伤寒误汗、伤寒误下、伤寒蓄血六个类型。《太阳下篇》属于风寒两伤营卫证治，其中又分作风寒并感证治、风寒火劫、心下水气、证象阳旦、邪传阳明五个类型。《阳明上篇》属于太阳阳明证治，计分阳明中风、中风脾约、阳明伤寒、阳明中寒四个类型。《阳明中篇》属于正阳阳明证治，计分阳明胃实、阳明发黄、阳明蓄血三个类型。《阳明下篇》属于少阳阳明证治，只有少阳阳明一个类型。《少阳篇》的少阳证治，计分少阳正治、少阳传阴、少阳禁例、少阳坏病、热入血室五个类型。《三阴篇》太阴证治有太阴伤寒、太阴中风、太阴误下三型；少阴证治有少阴见证、少阴禁例、少阴伤寒、少阴寒例、少阴中风、少阴误汗、少阴咽痛、少阴热厥、少阴热证、少阴急下十型；厥阴证治有厥阴伤寒、厥阴中风、厥热、除中、蛔厥、热证、寒证、误治、热利、寒利、寒利回阳十一型；差后诸证治分阴阳易、劳复食复、脾胃虚弱、发热、水气、喜唾、虚羸七型。他如结胸、心下痞证治列于《太阳中篇》，合病并病附于《少阳篇》，霍乱附于《少阴篇》。这就是钱潢从治法分证的基本体系，这里还值得提出的是，他在分证之中都贯通了方有执、喻昌风寒伤卫伤营的学说，无论三阳三阴，都有中风伤寒的问题，这一点比之方、喻，实有过之而无不及。

钱潢固重视《伤寒论》的立法，但对于成无己所谓"三百九十七法"的问题，颇同于王安道而不同于陈念祖。因此他说：

"大约六经证治中，无非是法，无一句一字非法也。其有方者未尝无法，而法中亦未尝无方。故以方推之，则方中自有法；以法论之，则法内自有方。不必拘拘于三百九十七也。若必支离牵合，以实其数，则凿矣。"[86]

总之，钱潢以证治为分析《伤寒论》的基础，尤以治法为分析证候的标准，这对于辨证论治，是有较大意义的。

（2）尤怡

尤怡，字在京，一作在泾，别号饮鹤山人，清，长洲人。研究《伤寒论》，其突出治法，尤甚于钱潢。三阳篇等共统以八法，太阳、阳明、少阳各有正治法，审汗之有无，用桂枝麻黄解之汗之，为太阳之正治法；阳明经病，有传经自受之不同，腑病有宜下、宜清、宜温之各异，为阳明之正治法；用小柴胡一方和解表里，为少阳之正治法。太阳少阳各有权变法，随气体虚实之殊，脏腑阴阳之异，虽同为伤寒，不得竟从麻黄桂枝，而分别用小建中、炙甘草、大小青龙及桂枝二麻黄一等汤，这是太阳的权变法；少阳有汗下之禁，而和解却有兼汗下之法，如柴胡加桂枝汤、柴胡加芒硝汤、大柴胡汤、柴胡桂枝汤之类，这是少阳的权变法。此外，太阳还有斡旋、救逆、类病三法，汗出不彻而传变他经及发黄蓄血之病，或汗出过而并伤阳气，于是有更发汗以及用真武四逆等，是为斡旋法。或当汗而反下，或既下而复汗，以致有结胸痞满、胁热下利诸变，于是用大小陷胸、诸泻心汤等，是为救逆法。太阳受邪，并非一种，有风温、温病、风湿、中湿、湿温、中暍、霍乱之不同，形似伤寒，治则迥异，于是有桂附、术附、麻黄、白术、瓜蒂、人参、白虎等方，是为类病法。阳明尚有明辨、杂治二法，如经腑相连，虚实交错，或可下，或不可下，或可下而尚不能下，及不可大下，故有脉实、潮热、转矢气、小便少等之异，以及外导润下之别，是为明辨法。如病变发黄蓄血诸证，非复阳明胃实及经邪留滞之可比拟，或散或下，当随证而异其治，是为杂治法。少阳病如纵横胁满合并诸证，当刺期门、大椎、肺俞、肝俞诸穴，是为少阳刺法。太阴病有经脏之分，故有解表温里及先里后表法。少阴厥阴，亦各有温清诸法。诚如唐立三所说：

"喻氏之书，脍炙人口，然以尤在泾先生《贯珠集》较之，则又迳庭矣。即如首篇云：寒之浅者，仅伤于卫；风之甚者，并及于营；卫之实者，风亦难泄；卫之虚者，寒亦不固。但当分病证之有汗无汗，以严麻黄桂枝之辨，不必执营卫之孰虚孰实，以证伤寒中风之殊。立为正治法、权变法、斡旋法、救逆法、类病法、明辨法、杂治法等。仲景著书之旨，如雪亮月明，令人一目了然，古来未有。"[87]

尤怡与钱潢均强调仲景的立法，但钱潢未脱方、喻的窠臼，论法亦细而无准；尤怡则超脱于方喻之外，不以风伤卫、寒伤营印定眼目，提纲挈领，明辨大法，千头万绪，总归一贯，是其大较。

3. 分经审证

（1）陈念祖

陈念祖固为维护旧论的健将，而其对于伤寒理论的运用，采用分经审证一法，亦最具有现实意义。

念祖首将太阳病分别经、腑、变三证，经证以头痛项强、发热、恶寒为典型症状，但又有虚实之分。脉缓、自汗、恶风为虚邪，宜桂枝汤；脉浮紧、无汗为实邪，宜麻黄汤。腑证，由表邪不去，循经而入膀胱者，有蓄水和蓄血之不同，蓄水证宜五苓散，蓄血证宜桃仁承气汤。变证多由汗下失宜而来，有从阴从阳之异。凡汗下太过伤正，而虚其阳，阳虚则从少阴阴化，下利厥冷之四逆汤证，汗漏不止之桂枝加附子汤证多属之。若汗下失宜，热炽而伤其阴，阴伤则从阳明阳化，热结在里之白虎加人参汤证，下之里和而表自解之承气汤证多属之。

阳明亦有经、腑两证，经证以身热、目痛、鼻干不得卧、反恶热为典型症状，却有未罢太阳和已罢太阳之分，兼见头痛恶寒，是太阳未罢，宜桂枝加葛根汤、葛根汤之类；无头痛恶寒，而壮热口渴，是太阳已罢，宜白虎汤。腑证以潮热谵语、手足腋下濈然汗出、腹满便硬为典型症状，却又有太阳阳明、少阳阳明、正阳阳明之不同。如麻仁丸证，太阳阳明也；蜜煎胆汁导法，少阳阳明也；三承气汤证，正阳阳明也。

少阳经证，以口苦、咽干、目眩为典型症状，须辨其为虚火与实火。寒热往来，胸胁苦满，默默不欲食为虚火，宜小柴胡汤；寒热往来，心中痞硬，郁郁微烦，呕不止为实火，宜大柴胡汤。腑证无寒热往来于外，却有寒热相搏于中，分痛、痞、利、呕四证。因呕而痞，不痛者，半夏泻心汤；胸中有热而欲呕，胃中有邪气而腹痛，宜黄连汤；邪已入里，则胆火下攻于脾而自利，宜黄芩汤；胆火上逆于胃而为呕，宜黄芩加半夏生姜汤。

太阴之邪，亦不外从阴化、从阳化两个方面。腹满而吐、自利不渴、手足自温、时腹痛，阴化证也，宜理中汤丸或四逆辈。腹痛急下之大承气汤证，大实痛之桂枝加大黄汤证，都属于从阳化者。

少阴之邪，分从水化而为寒，从火化而为热两个方面。寒化者，以脉沉细而微，但欲寐，背恶寒，口和腹痛，下利清谷，小便白为典型症状。总宜用回阳法，有温剂、交阴阳、微发汗之分。诸四逆汤、真武汤、附子汤等，皆温剂也；麻黄附子细辛汤，交阴阳法也；麻黄附子甘草汤，微发汗法也。热化者，以脉沉细而数，但欲寐，内烦外躁，或不卧，口中热，下利清水，小便赤为典型症状，宜用救阴法。却又有补正攻邪的区分。凡甘草汤、桔梗汤、苦酒汤、半夏散及汤、猪肤汤、黄连阿胶汤、猪苓汤等证，皆以补正为救阴法。诸大承气汤的急下证，是以攻邪为救阴法。

厥阴为两阴交尽，宜无热证，然厥阴主肝，而胆藏于内，胆火内发，故从热化者反多，寒化者则少。凡四逆散、白头翁汤以及"厥应下之"诸证，皆为治热化之法。其中尤有乘脾、乘肺之分，"名曰纵，刺期门""阳脉涩，阴脉弦，腹中急痛"二证，均为肝乘脾之证。"名曰横，刺期门""厥而心下悸"两证，均系肝乘肺之证。

如此分经审证，非深得六经六气之旨，不能道其只字，念祖说"修园老矣，敢谓于此道三折肱"[88]。的是经验之谈。因此说，陈念祖的维护旧论，并非食古不化者。

（2）包诚

包诚，字兴言，清，泾县人，从山左张宛邻学医，因得读黄元御《伤寒悬解》，见其六经分证，剖析贯串，进而著成《伤寒审证表》一卷。将太阳经分做本病中风、本病伤寒、兼病、阳盛入腑、阴盛入脏、坏病、不治病七类；阳明经分做腑病连经、腑病、虚证、不治病四类；少阳经分做经病、本病、入阳明病、入三阴病、坏病五类；太阴经分做脏病连经、脏病两类；少阴厥阴经均分做脏病连经、脏病、不治病三类。钩元提要，证候毕呈，只从经、腑、脏的传变分辨，不复蹈黄元御三纲鼎立窠臼。如辨证没有至纯熟的境地，不可能有这由博返约的工夫。

附一：医案十六则

【喻昌医案三则】

1. 论吴吉长乃室误药之治验

吉长乃室，新秋病洒淅恶寒，寒已发热，渐生咳嗽，病未甚，服表散药不愈，体日瘦羸，延至初冬，饮以参术补剂，转觉厌厌欲绝，食饮不思，有咳无声，泻利不止，危在旦暮，医者议以人参五钱，附子三钱，加入姜桂白术之属，作一剂服，以止泻补虚，而收背水之捷。吉长彷徨无措，延仆诊毕。……谓曰：是病总由误药所致。始先皮毛间洒淅恶寒发热，肺金为时令之燥所伤也，用表散已为非法。至用参术补之，则肺气闭锢，而咳嗽之声不扬，胸腹饱胀，不思食饮，肺中之热无处可宣，急奔大肠，食入则不待运化而直出；食不入，则肠中之垢污亦随气奔而出，是以泻利无休也。今以润肺之药兼润其肠，则源流俱清，寒热咳嗽泄泻，一齐俱止矣。但取药四剂，服之必安，不足虑也。方用黄芩、地骨皮、甘草、杏仁、阿胶。初进一剂，泻即少止，四剂毕，而寒热俱除。再数剂，而咳嗽俱全愈矣。（《寓意草》）

按： 本案即秋燥病经误治的坏证。从时令来说，患者得病在新秋季节，外有洒淅恶寒，寒已复热的症状，即使咳嗽，也是逐渐发生的，故与风寒感冒有所不同。外感风寒，必有感冒之因，也一定有寒热、身疼、脉浮等全身症状可凭。秋燥为病，以燥伤手太阴肺为其特征，它与温病中的风温初起的症状颇类似，而在治疗上，则必须以凉润为主。本案初起即经发汗误治，肺为娇脏，而主全身治节，肺已为燥热所伤，复经误汗，肺津被劫，肃降无权，干咳少痰，是其明证，医者不以凉润滋肺之燥，以救肺之津，反以参术补剂壅塞燥气，肺热无从宣泄，直迫大肠而为泻利。肺胃大肠，一气相通，太阴阳明互为表里，故肺热必奔大肠，以求出路。喻昌于此时投以凉肺润燥之剂，兼清大肠，所以四剂毕而咳利俱减矣。

2. 袁聚东痞块危证治验

袁聚东，年二十岁，生痞块，卧床数月，无医不投。日进化坚削痞之药，渐至枯瘁肉脱，面黧发卷，殆无生理。买舟载往郡中就医，因虑不能生还而止。……姑请一诊，以决生死远近耳，无他望也。余诊时，先视其块，自少腹至脐旁，分为三歧，皆坚硬如石，以手扪之，痛不可忍，其脉止两尺洪盛，余微细。谓曰：是病由见块医块，不究其源而误治也。初起时，块必不坚，以峻猛药攻之，至真气内乱，转护邪气为害，如人厮打，扭结一团，旁无解散，故进紧不放，其实全是空气聚成，非如女子冲任血海之地，其月经凝而不行，即成血块之比。观两尺脉洪盛，明明是少阴肾经之气传于膀胱，膀胱之气本可传于前后二便而出，误以破血之药兼破其气，其气遂不能转运，而结为石块，以手摩触则愈痛，情况大露，若是血块，得手则何痛之有？此病本一剂可瘳，但数月误治，从上至下，无病之地，亦先受伤。始用补中药一剂，以通中下之气，然后用大剂药内收肾气，外散膀胱之气，以解其相厮相结。约计三剂，可全愈也。于是先以理中汤，少加附子五分。服一剂，块已减十之三。再用桂附药一大剂，腹中气响甚喧，顷之，三块一时顿没，戚友共骇为神，再服一剂，果然全愈。调摄月余，肌肉复生面转明润，堆云之发，才剩数茎而已。每遇天气阴寒，必用重裀厚被盖覆，不敢起身。余谓病根尚在。盖以肾气之收藏未固，膀胱之气化未旺，兼之年少新婚，倘犯房室，其块复作，仍为后日之累，更用补肾药加入桂附，而多用河车为丸，取其以胞补胞，而助膀胱之化源也。服之竟不畏寒，腰围亦大，而体加充盛。（《寓意草》）

按：本案为腹中疾患，在全身部位，虽有上下之殊，而病机传变，则常互为影响。喻昌在《大气论》中曾说："五脏六腑，大经小络，昼夜循环不息，必须胸中大气斡旋其间。大气一衰，则出入废，升降息，神机化灭，气立孤危矣。"本案患者的痞块，自脐旁以至少腹，分为三歧，而又坚硬如石，但究为无形气体凝聚而成，它与女子所患有形血块，本自不同。案中所说初起其块不坚，医以猛药峻攻，以至真气内乱，所以两尺洪盛，其为脾肾之气因误治而更趋下陷可知。大凡用峻猛之药以攻积破结，亦必得正气运转，才能结散瘀通。如无瘀停，必伤脾胃冲和之气，而胸中大气也必然要受到极度损害，脾肾之气失其统摄，因而下迫膀胱，气聚成形，宛如痞块。《金匮》云："营卫相得，其气乃行，大气一转，其结乃散。"本案气聚无形，自当从浊阴主治。喻昌以理中大剂运转脾阳，胸中大气亦因之而得升举；更加桂附以温固肾阳，破无形之结，所以营卫畅通，阳复其位，病遂愈。喻昌《医门法律》曾说："凡治病，伤其胸中正气，致令痞塞痹痛者，此为医咎。"看来，喻昌对于救治这方面的经验，是相当丰富的。

3. 伤寒坏证两腰偻废治验

张令施乃弟，伤寒坏证，两腰偻废，卧床彻夜痛叫，百治不效，求诊于余，其脉亦平顺无患，其痛则比前大减。余曰：病非死证，但恐成废人矣。此证之可以转移处，全在痛如刀刺，尚有邪正互争之象；若全然不痛，则邪正混为一家，相安于无事矣。今痛觉人减，实有可虑，宜速治之。病者曰：此身既废，命安从活？不如速死。余蹙额欲为救全，而无治法，谛思良久，谓热邪深入两腰，血脉久闭，不能复出，只有攻散一法。而邪入既久，正气全虚，攻之必不应，乃以桃仁承气汤多加肉桂、附子，二大剂与服。服后即能强起，再仿前意为丸，服至旬余全安。仲景于结胸证，有附子泻心汤一法，原是附子与大黄同用，但在上之证气多，故以此法泻心。然则，在下之证血多，独不可仿其意，而合桃仁、肉桂，以散腰间之血结乎？（《寓意草》）

按：两腰偻废，彻夜痛叫不休，喻昌首先断为伤寒坏证，其病乃由太阳误治、失治可知。太阳病汗不如法，或应汗不汗，瘀热都可随经入腑，而为膀胱蓄血，但必有如妄如狂及少腹硬满、小便自利等外证可验。本案叙证，痛处只在两腰，脉亦平顺，是伤寒太阳在经之邪。已内入而闭阻两腰部位，深入血络，不能复出，所以两腰偻废而作剧痛。既为伤寒坏证，则与肾虚作痛，或寒湿作痛，自不相同。肾虚作痛，得按则减；寒湿作痛，必逐渐成形，兼有钝痛沉重的感觉，与此发痛骤急而痛如锥刺者大异。因此，喻昌仿附子泻心汤之法，而用桃仁承气汤加附子、肉桂，以温运肾阳而攻散腰部的血结。

从本案所述，不但可以看出喻昌对病人的认真负责精神，并可看出他对《伤寒论》的深刻研究，竟据《伤寒论》的理法，化裁其方药而获得奇效。

【张璐医案三则】

1. 寒中少阴

文学范铉甫孙振麟，于大暑中，患厥冷自利，六脉弦细芤迟，而按之欲绝，舌色淡白，中心黑润无苔，口鼻气息微冷，阴缩入腹，而精滑如冰，问其所起之由，因卧地昼寝受寒，是夜连走精二度，忽觉颅胀如山，坐起晕倒，便四肢厥逆，腹痛自利，胸中兀兀欲吐，口中喃喃妄言，与湿温之证不殊。医者误为停食感冒，而与发散消导药一剂，服后胸前头项汗出如漉，背上愈加畏寒，而下体如冰，一日昏愦数次。此阴寒挟暑，入中手足少阴之候，缘肾中真阳虚极，所以不能发热，遂拟四逆加人参汤。方用人参一两，熟附三钱，炮姜二钱，炙甘草二钱，昼夜兼进，三日中进六剂，厥定，第四日寅刻回阳。是日悉屏姜附，改用保元，方用人参五钱，黄芪三钱，炙甘草二钱，加麦门冬二钱，五味子一钱。清肃膈上之虚阳，四剂，食进，改用生料六味，加麦冬、五味，每服用熟地八钱，以救下焦将竭之水，使阴平阳秘，精神乃治。（《张氏医通》卷二）

按：寒邪直中，多伤少阴之阳，阳伤则病从寒化。此证得之卧地受寒，入夜走精两度，少阴精气一虚，寒邪方得长驱直入，元阳之气被伤，虚于里则腹痛自利，口鼻息微，阴缩精滑，脉迟细欲绝；虚于外则肢体厥逆，头胀而重，坐起晕倒。因误加发汗，故恶寒愈甚，下肢冰冷，这是阳随汗亡所致。方用四逆加参，三日连服六剂，足见寒气深重已极，若不坚守温补，势难挽回垂绝之阳。发病之初与既病之后，已数经滑泄，则知其不仅元阳有亏，即肾中阴精亦不无亏损，故于阳回之后，除用保元汤培补脾胃之外，又用六味丸口味，以填补肾阴为治。

2. 类中风（1）

赵明远，平时六脉微弱，己酉九月，患类中风，经岁不瘥，邀石顽诊之。其左手三部弦大而坚，知为肾脏阴伤，壮火食气之候。且人迎斜内向寸，又为三阳经满溢入阳维之脉，是不能无颠仆不仁之虞。右手三部浮缓，而气口以上微滑，乃顽痰壅塞于膈之象。以清阳之位，而为痰气占踞，未免侵渍心主，是以神识不清，语言错乱也。或者以其神识不清，语言错乱，口角常有微涎，目睛恒不易转，以为邪滞经络，而用祛风导痰之药。殊不知此本肾气不能上通于心，心脏虚热生风之证，良非风燥药所宜。或者以其小便清利倍常，以为肾虚，而用八味壮火之剂，殊不知此证虽虚，而虚阳伏于肝脏，所以阳事易举，饮食易饥，又非益火消阴药所宜。或者以其向患休息久利，大便后常有淡红溃沫，而用补中益气，殊不知脾气陷于下焦者，可用升举之法，此阴虚久利之余疾，有何清气在下可升发乎？若用升、柴，升动肝肾虚阳，鼓激膈上痰饮，能保其不为喘胀逆满之患乎？是升举药不宜轻服也。今举河间地黄饮子，助其肾，通其心，一举而两得之，但不能薄滋味，远房室，则药虽应病，终无益于治疗也。惟智者善为调摄，为第一义。（《张氏医通》卷一）

按：张璐所谓类中风，是指元气疏豁，为虚风所扰而卒倒昏迷者。本病的注意点有三：阴虚而阳亢一也；痰盛上焦，蒙蔽清窍二也；精伤不摄于下三也。三者的关键，则在肾虚不能上通于心，以致虚热生风。张璐借用刘河间的地黄饮子，既能益阴以制亢阳，交通心肾，复能祛心窍之痰浊，以息虚风，益肾阴，柔肝木，宁清窍，祛浊痰，制虚阳，通心肾，诸作用备于一方，宜其见效甚捷。

3. 类中风（2）

金汉光如夫人，中风，四肢不能举动，喘鸣肩息，声如拽锯，不能着枕，寝食俱废者半月余，方邀治于石顽。诊其脉，右手寸关数大，按之无力，尺内愈虚；左手关尺弦数，按之渐小，惟寸口数洪，或时昏眩，或时烦乱。询其先前所用诸药，皆二陈、导痰，杂以秦艽、天麻之类，不应，又与牛黄丸，痰涩愈逆，危殆益甚。因疏六君子，或加胆星、竹沥，或加黄连、当归，甫四剂而喘息顿除，再三剂而饮食渐进，稍堪就枕，再四剂而手足运动，十余剂后，屏帏之内自可徐行矣。因思从前所用之药，未尝不合于治，但以痰涎壅盛，不能担当峻用参术，开提胃气；徒与豁痰，中气转伤，是以不能奏勋耳。（《张氏医通》卷一）

按：本案亦属虚风类型，与前案相较，前者口角常有微涎，目不易转；后者喘息不能着枕。前者饮食易饥；后者寝食俱废。前者神识不清，语言错乱；后者时或昏眩，时或烦乱。前者常便淡红溃沫，尿清倍常，阳事易举；后者仅四肢不能举动。前者脉左弦坚，右部浮缓；后者寸关弦数，尺按虚小。是前者为下虚上实；而后者为中虚失运。前者惟下虚，所以肾失蛰藏，虚阳冲激，而阳事易举，饮食易饥，尿清而倍常；惟其上实，所以清窍不宣，神糊呓语，是则火不下济，水不上承使然。上属阳，左为阳位；下属阴，右亦属阴，是以脉左弦大，而右较浮缓。后者乃中焦失运，不能行气于内外上下，所以上则喘鸣、肩息、昏眩，下则脉按虚小，外则四肢不能举动，内则寝食俱废。所以前用地黄饮子以助肾通心；后者用六君加味，以调理中州，其理亦甚明显。

【张志聪医案一则】

水肿

予在苕溪治一水肿者，腹大肤肿，久服八正散、琥珀散、五子、五皮之类，小便仍淋沥，痛苦万状。予曰：此虽虚证，然水不行则肿不消，肿不消则正气焉能平复。时值夏月，予不敢用麻黄，恐阳脱而汗漏不止。以苏叶、防风、杏子三味各等分，令煎汤温服，复取微汗，而水即利矣。次日至病者之室，床之上下，若倾数桶水者，被褥帏薄，无不湿透。病者云：昨服药后，不待取汗而小水如注，不及至溺桶而坐于床上行之，是以床下如此也。至天明，不意小便复来，不及下床，是以被褥又如是也。今腹满肿胀俱消，痛楚尽解，深感神功之救我。予曰：未也，此急则治其标耳！子之病因，火土伤败，以致水泛，乃久虚之证也。火即人之元气，必待脾气元气复，而后可保其万全。予即解维，写一六君子汤方去甘草，加苍术、厚朴、炮姜、熟附子。每日令浓煎温服。即以此方令合丸药一料，每日已未时服之，即止其汤药。半载后，病者之兄备土物来谢曰：吾弟已全愈矣。予曰：如此之证，水虽行而正气不复，后仍肿胀而死者比比。……邪之所凑，其气必虚，若初肿之时，行去其水，正气易于平复，医者不知发汗行水之法，惟以疏利之药利之，肿或减而无尾闾之泄，犹以邻国为壑耳。如久服疏利之药，则正气日消；水留日久，则火土渐灭，然后以此法行之，无济于事矣。（《侣山堂类辨》卷上）

按：水肿的形成，原因不一，有肺气闭塞，不能疏泄于皮毛而聚水为肿的；有肺气下降，不能通调水道而聚水为肿的；有脾阳不振，不能运化水湿而潴留为肿的；有湿热困脾，脾失转输而水溢为肿的；有肾阳不足，不能温化水府而泛滥成肿的；有肾关失职，膀胱不利，水不下泄而成肿的。病虽不离肺脾肾三脏，而其证有虚有实，其治有补有攻。本案之水肿，实由肺气内闭，不得宣表达下所致。水留既久，伤及火土，逆成虚证，无怪屡服八正散、琥珀散、五子、五皮等渗利逐水之品，毫无寸效。张志聪先用辛开苦降以利肺气，则外窍通而内窍泄，上窍开而下窍利，继以六君子加味扶其火土，是为培本善后之计。

【徐大椿医案六则】

1. 暑病 (1)

芦墟连耕石，暑热坏证，脉微欲绝，遗尿谵语，寻衣摸床，此阳越之证，将大汗出而脱，急以参附加童便饮之，少苏而未识人也。余以事往郡，戒其家人曰：如醒而能言，则来载我。越三日来请，亟往，果生矣。医者谓前药已效，仍用前方，煎成未饮。余至曰：阳已回，火复炽，阴欲竭矣，附子入咽即危。命以西瓜啖之，病者大喜，连日啖数枚，更饮以清暑养胃而愈。(《洄溪医案》)

2. 暑病 (2)

毛履和之子介堂，暑病热极，大汗不止，脉微肢冷，面赤气短，医者仍作热证治。余曰：此即刻亡阳矣，急进参附以回其阳。其祖有难色。余曰：辱在相好，故不忍坐视，亦岂有不自信而尝试之理，死则愿甘偿命。方勉饮之。一剂而汗止，身温得寐，更易以方，不十日而起。同时，东山许心一之孙伦五，病形无异，余亦以参附进，举室皆疑骇，其外舅席际飞笃信余，力主用之，亦一剂而复。但此证乃热病所变，因热甚汗出而阳亡，苟非脉微足冷，汗出舌润，则仍是热证，误用即死。(《洄溪医案》)

按：暑病是暑月触犯时令亢热之气，本为热病，治应清凉。徐大椿治疗暑热证，最为得法。其治疗原则，仍本《素问》"暑当与汗皆出勿止"及"气虚身热，得之伤暑"的精神，采用辛凉透汗、消暑养阴等法，故在其医案中治验极多，并为后来王士雄等医家所推崇。但也有例外的变证，则因盛夏初秋，时令燥热，玄府不固，卫气易泄。元气本易亏耗，如因受暑致病，更要慎重处理。在这种情况下，就应该采用既清暑热，又兼固元气的治法。

以上二案都是暑病，但案一已出现脉微欲绝，遗尿谵语，寻衣摸床的脉症，这是经过误治后的结果，故大椿断为暑热坏证，认为有阳随大汗外越的危险，因用参附加童便以固脱回阳。至阳回汗止之后，有阴伤津竭之象，则又当急与充津救液，不能再用温热之剂了，这是完全符合《素问》"先治其标，后治其本"的治疗原则的。案二所现症状，已经热极而大汗不止，脉微肢冷，是阳将随汗外脱之证，面赤气短，更为阳已上越之征。所有症状，两案相同，故用参附回阳。稍有异者，案一叙症中有阳回火炽之兆，故不可再与温热剂，而当清暑养胃之阴。案二汗止身温后，并无阴伤之象，即无需救阴也，所易何方，虽未叙明，其理则甚可解。

附案许心一之孙，病形无异，亦以参附进之而得救。或因体质偏于阳虚，阴分尚无亏损，故不必与以充津；或因余暑已消，不必再事清凉，清养胃气即能痊愈。这些病机转变，都是可以推求得到的。但其关键所在，则为亡阳即当回阳，亡阴即当救阴，阴阳互根之理，徐大椿言之最详，治法截然不同，转机在于顷刻。大椿曾说："当阳气之未动也，以阴药止汗；及阳气之既动也，以阳药止汗。"至于辨证之法，徐氏医案中有坏证和舌润的叙述，即是眼目，最当熟记。

3. 肠痈 (1)

长兴朱季舫少子啸虎官，性极聪敏，年九岁，腹痛脚缩，抱膝而卧，脊背突出一疖，昼夜哀号，遍延内外科视诊，或云损证，或云宿食，或云发毒，当刺突出之骨，以出脓血。其西席茅岂宿力荐余治。……余曰：此缩脚肠痈也，幸未成脓，四日可消。余先饮以养血通气之方，并护心丸，痛遂大减。……明日，进消瘀逐毒丸散。谓曰：服此又当微痛，无恐。其夜痛果稍加。……明早，又进和营顺气之剂，痛止八九，而脚伸脊平，果四日而能步。……余谓：杂药乱投，气血伤矣，先和其气血，自得稍安；继则攻其所聚之邪，安能无痛？既乃滋养而通利之，则脏腑俱安矣。（《洄溪医案》）

4. 肠痈（2）

南濠徐氏女，经停数月，寒热减食，肌肉消烁，小腹之右，下达环跳，隐痛微肿，医者或作怯弱，或作血痹，俱云不治。余诊其脉，洪数而滑，寒热无次。谓其父曰：此瘀血为痛，已成脓矣，必自破，破后必有变证，宜急治。与以外科托毒方并丸散，即返山中。越二日，天未明，叩门甚急，启视，则徐之戚也。云脓已大溃，而人将脱矣，即登其舟往视，脓出升余，脉微肢冷，阳随阴脱。余不及处方，急以参附二味，煎汤灌之，气渐续而身渐温。然后以补血养气之品，兼托脓长肉之药，内外兼治，两月而漏口方满，精神渐复，月事以时。大凡瘀血内留，必致成痈，产后留瘀，及室女停经，外证极多，而医者均不能知，至脓成之后，方觅外科施治，而外科又不得其法，以致枉死者，比比然也。（《洄溪医案》）

按：以上二案，同属外科疾患，徐大椿仍从辨证论治入手，结果收效极快，这是非深通内科的理论不能办到的。《金匮》云："诸脉浮数，应当发热，而反洒淅恶寒，若有痛处，当发其痈。"二案所现脉证，与此符合，所以大椿首先从外科内痈考虑。案一患者为九岁小孩，正是生长发育之时，又无虚损现症，其非先天损证可知，医者以背脊突出疖，断为发毒，主用刺法以出脓血，更为错误。因这病是腹痛在前，发疖在后，主要症状并未表现在背脊发疖的部位，故非一般疖疮可比。若以腹痛为宿食，尤为无据，因宿食所伤，必有受伤之因，三五天后，大便通利，即可痛止食消。徐大椿具体地分析了这些情况，据《金匮》所叙脉证，结合其经验，从脚缩不伸着眼，断为尚未化脓，许以短期可治，这是正确的诊断。治疗方面，虽未说明所用何药，从他所述的治法中，已可得出治疗痈证的方法。即是：第一，护心镇痛法，用养血通气的内服方剂。第二，消瘀逐毒法，用消瘀逐毒丸剂，因其逐毒，故又见微痛。第三，和营顺气法，用调理气血的方剂。

案二的患者，为室女经停数月，医者不能辨识，仅从虚弱、血痹治疗，不仅无效，反而肌肉消烁，寒热食减。徐大椿以其痛处在小腹之右，下达环跳，隐痛微肿诸状，断为肠痈。但二案同属肠痈证，案一则断为脓未成，案二则断为脓已成。这正如《金匮》所说："诸痈肿欲知有脓无脓，以手掩肿上，热者为有脓，不热者为无脓。"案中虽未明言，其应据此诊断则可知。肠痈脓未成可用攻下，脓已成不可用攻下，这是因虚实情况不同，所以治法各异。案二的患者脉洪数而滑，已显化脓之象，故大椿断为脓成将溃。病久溃脓，正气亏损，故防变证而应急治，先与托毒内服之方，必系补托、解毒、护心并进。后来果因脉出太多，而以参附挽回。二案虽同为肠痈，但在辨证方面，其虚实、标本、先后、缓急的不同竟如此。

5. 痰喘亡阴（1）

苏州沈母，患寒热痰喘，浼其婿毛君延余诊视，脉洪大，手足不冷，喘汗淋漓。余顾毛君曰：急买浮麦半合，大枣七枚，煮汤饮之可也。如法服而汗顿止。乃为立消痰降火之方二剂而安。盖亡阳亡阴相似，而实不同，一则脉微，汗冷如膏，手足厥逆而色润；一则脉洪，汗热不粘，手足温而舌干。但亡阴不止，阳从汗出，元气散脱，即为亡阳。然当亡阴之时，阳气方炽，不可即用阳药，宜收敛其阳气，不可不知也。亡阴之药宜凉，亡阳之药宜热，一或相反，无不立毙，标本先后之间辨在毫发。（《洄溪医案》）

6. 痰喘亡阴（2）

观察毛公裕，年届八旬，素有痰喘病，因劳大发，俯几不能卧者七日，举家惊惶，延余视之。余曰：此上实下虚之证。用清肺消痰饮送下人参小块一钱，二剂而愈。毛翁曰：徐君学问之深，固不必言，但人参切块之法，此则聪明人以此炫奇耳。后岁余，病复作，照前方加人参煎入，而喘逆愈甚。后延余视，述用去年方而病有加。余曰：莫非以人参和药中耶？曰：然。余曰：宜其增病也。仍以参作块服之，亦二剂而愈。盖下虚固当补，但痰火在上，补必增盛，惟作块则参性未发，而清肺之药已得力，过腹中而人参性始发，病自获痊。此等法，古人亦有用者，人自不知耳。（《洄溪医案》）

按：痰喘有阴阳虚实之不同，治疗亦因之而异。阳虚痰喘实证，多为饮邪内伏，风寒外引所致，宜小青龙汤之类，以散寒逐饮。虚证多为脾肾阳衰，气化无权，饮邪上犯，宜苓桂术甘汤、肾气丸之类，以纳气消饮。二者在形症上虽有表里虚实之殊，但都属于阳虚痰喘范畴，即仲景所谓"病痰饮者，当以温药和之"之类，它是与阴虚痰喘大有区别的。阴虚痰喘证，多为阴虚燥热之体，下虚上实，饮化为痰，肺之治节无权，肾之摄纳不固，治实碍虚，治虚碍实，既不能与阳虚痰喘混同施治，又当消息病之虚实兼夹情况。如痰热尚盛，即进填补之剂；或根蒂大虚，而误作实证治疗，都是错误的。

以上二案，同为阴虚之体，兼患痰喘。案一喘汗淋漓，颇似微阳欲脱。案二高年喘嗽，七日不能着枕，虚象亦极显然。因体质同属阴虚，均有痰喘的形证，而大椿则以不同方法治愈，同样获得良好的效果。案一初患寒热痰喘，其不属于宿恙可知，乃至大汗不止，则是亡阴在即，故先以浮麦、大枣，以敛汗而救心气之虚，继主消痰降火之方，则肺气清肃，喘嗽也就渐平了。案二素有痰喘，而又因劳大发，喘嗽碍眠，至于七日之久，叙症虽无汗出，喘逆已兆险恶，故断为上实下虚之证，而采用上下同治之法。此时治疗，如徒与清痰降火，则必碍其肾气之虚；专与固涩潜纳，又犯壅补助痰之戒，大椿乃以清肺消痰之品，送下人参小块，与吕沧州用理中丸以紫雪丹作衣，治上热下寒之证的立意相同。可见徐大椿临证手法，颇能尽灵活的妙用。

【尤怡医案三则】

1. 肝阳化风，逆行脾胃之分，液聚成痰，流走肝胆之络，左体麻痹，心膈痞闷所由来也。而风火性皆上行，故又有火升气逆鼻衄等症，此得之饥饱劳郁，积久而成，非一朝一夕之故矣。治法，清肝之火，健脾之气，亦非旦夕可图也。羚羊角、橘红、白术、枳实、天麻、半夏、茯苓、甘草、麦冬。(《静香楼医案》)

按：此即所谓肝木侮脾土之证，左体麻痹、鼻衄，即为肝阳亢逆，化生风火之证。若胸膈痞闷，乃中焦脾胃受伤，不能健运之所致，方以温胆汤加减，正所以健脾之气，复其运化之机，则痞闷可除。加羚羊角、天麻、麦冬，所以平肝清火熄风，以橘红易陈皮，以白术易竹茹，增其健脾祛痰之力也。

2. 阴不足而阳有余，肝善逆而肺多郁，脉数气喘，咳逆见血，胁痛，治宜滋降，更宜静养。不尔，恐其血逆不已也。小生地、荆芥炭、白芍、童便、郁金、小蓟、藕汁。(《静香楼医案》)

按：气喘、咳逆、痰中见血、胁痛、脉数，此为肝乘肺之证。胁痛、咳血、脉数，肝有余之阳，循经而上逆也。肝逆不已，肺气不能肃降，以致气逆而喘。方只用小生地、白芍、郁金以清肝，肝气下逆，肺气自降也。余药止血，皆所以治标。

3. 心者，藏神之脏，心太劳则神散而心虚，心虚则肾气乘之，故恐也。经所谓厥气上则恐也。是病始因心而及肾，继因肾而心益困矣。经云：心欲软，肾欲坚。心软则善下，故软之必咸；肾坚则不浮，坚之者必以苦。又云：高者抑之，散者收之。治心肾神志不收者，法必本乎此。以心为血脏，肾为精脏，欲神之守，必养其血；欲志之坚，必益其精。则甘润生阴质重味厚之品，又足为收神志之地也。人参、川连、怀山药、天冬、熟地、茯神、五味子、牡蛎、萸肉、柏子仁、桂心。(《静香楼医案》)

按：本方可谓为三才汤、地黄丸、交泰丸、生脉散之复方。生脉散所以养心，地黄丸所以益肾，复以三才汤、交泰丸引下济上于其间，则心神安而能下交，肾志足而能上济矣。凡神志虚者必恐，如案中所云，今神志均得益，故恐可愈。

附二：方有执等所著书目

方有执著

《伤寒条辨》八卷

喻昌著

《尚论张仲景伤寒论重编三百九十七法》四卷

《伤寒尚论后篇》四卷

《寓意草》六卷

《医门法律》六卷

吴仪洛著

　　《本草从新》六卷

　　《伤寒分经》十卷

　　《成方切用》十四卷

程应旄著

　　《伤寒论后条辨直解》十五卷

　　《伤寒论赘余》一卷

　　《医径句测》二卷

章楠著

　　《医门棒喝》四卷

　　《伤寒论本旨》九卷

周扬俊著

　　《伤寒论三注》十六卷

　　《温热暑疫全书》四卷

黄元御著

　　《素问悬解》十三卷

　　《灵枢悬解》九卷

　　《素灵微蕴》四卷

　　《难经悬解》二卷

　　《长沙药解》四卷

　　《玉楸药解》四卷

　　《伤寒悬解》十五卷

　　《伤寒说意》十一卷

　　《金匮悬解》二十二卷

　　《四圣心源》十卷

　　《四圣悬枢》四卷

张遂辰著

　　《伤寒论参注》七卷

张锡驹著

　　《伤寒论直解》六卷

陈念祖著

　　《神农本草经读》一卷

　　《灵素集注节要》十二卷

《伤寒论浅注》六卷

《长沙方歌括》六卷

《金匮要略浅注》十卷

《金匮方歌括》六卷

《伤寒医诀串解》六卷

《伤寒真方歌括》六卷

《景岳新方砭》四卷

《时方歌括》二卷

《时方妙用》四卷

《医学从众录》八卷

《医学实在易》八卷

《医学三字经》四卷

《女科要旨》四卷

《十药神书注解》一卷

柯琴著

《伤寒论注》四卷

《伤寒论翼》二卷

《伤寒附翼》二卷

徐大椿著

《难经经释》二卷

《神农本草百种录》一卷

《伤寒类方》一卷

《医学源流论》二卷

《医贯砭》二卷

《洄溪医案》一卷

《兰台轨范》八卷

《内经诠释》一卷

《脉诀启悟注释》一卷

《伤寒约编》六卷

《洄溪脉学》一卷

《六经病解》一卷

钱潢著

《重编张仲景伤寒论证治发明溯源集》十卷

尤怡著

《伤寒贯珠集》八卷

《金匮要略心典》三卷

《医学读书记》三卷

《医学续记》一卷

《静香楼医案》一卷

包诚著

《伤寒审证表》一卷

简短的结论

治《伤寒论》学的，始于晋唐，盛于宋金，而形成学派，则在明代方有执倡言错简之后。

宋以前研究《伤寒论》最著者约有七大家：

王叔和：《伤寒论》传本，经叔和整理，其中《辨脉》《平脉》《伤寒例》三篇均出于叔和之手。对于《伤寒论》的脉证方面有所发明。

孙思邈：以方证分析《伤寒论》，据叙例风寒伤营卫，而倡桂、麻、青龙三方鼎立之说。

成无己：为注解《伤寒论》之第一家，又是迄今为止全注二十二篇唯一的医家，其注解皆本于《素》《难》，人称之为"以经释论"。

朱肱：以经络释三阴三阳，并倡先识病后辨证之说。

庞安时：专从病因病机立论，指出伤寒乃因冬受寒毒，阳气不足，着而为病。天行温病乃乖候毒气所致，与伤寒六经之邪绝不相同。

许叔微：强调辨证，认为六经分证与八纲辨证不可偏废。

郭雍：以《千金方》《活人书》《总病论》诸说补充发明《伤寒论》之未备，并于厥证有所阐发。

以上七家，虽各有立说，究未形成伤寒学派。学派的产生却在明以后，可分为三大流派。

（1）**错简重订**：方有执倡于前，喻昌续其后，张璐、吴仪洛、程应旄、章楠、周扬俊、黄元御竟相继和之，攻击王叔和，驳斥成无己，削去《伤寒例》；置《平脉》《辨脉》于大论之末，以风伤卫、寒伤营、风寒两伤营卫为纲加以订正，自此三纲鼎立之说颇为盛行。

（2）**维护旧论**：尊王叔和，赞成无己，张遂辰倡之于前，张志聪、张锡驹、陈念祖继之于后，认为《伤寒论》传本至为完整，不可随意妄加改订，并逐条汇节分章进行研究，谓《伤寒论》辨证诸法，不独治伤寒，亦可治杂病。

（3）**辨证论治**：又分为三派。

以方类证者，柯琴、徐大椿为代表，柯琴以伤寒概括杂病，六经辨证不限于伤寒，针对三纲鼎立及六经即经络之说，主张以方命证，据经而分。徐大椿认为《伤寒论》是随证立方，只要掌握方的运用，就可变化无穷，故据方分证，方不分经。

按法类证者，钱潢、尤怡为代表，钱潢认为《伤寒论》不只三百九十七法，但未离方、喻三纲之说。尤怡则反对方、喻，立正治、权变等法作为辨证提纲，比钱氏之法更系统更实用。

分经审证者，陈念祖、包诚为代表，基本上都是按三阳三阴经腑分证。

总之，伤寒学派从各个不同角度探讨《伤寒论》辨证论治的原则，竟由外感伤寒之辨证，渐次发展对内伤杂病的辨证。于辨证论治学说有很大的提高。

复习思考题

1. 《伤寒论》是什么性质的著作？为什么魏晋以后的医家都那么重视它？你对《伤寒论》的评价怎样？

2. 成无己、朱肱、黄元御、张令韶、柯琴对三阴三阳的认识有何不同？你同意谁？不同意谁？为什么？

3. 王叔和、成无己对《伤寒论》的研究有哪些成就？你对《平脉法》《辨脉法》《伤寒例》的以后八篇的内容有什么看法？

4. 宋以前治《伤寒论》诸家的共同特点是什么？不同点是什么？

5. 伤寒流派是何时开始形成的？有哪几个流派？代表医家是谁？其学术思想的特点是什么？

6. 通过伤寒学派的学习，回顾对《伤寒论》研究的以往历程，你将考虑用什么方法来研究《伤寒论》？

注释

[1] 见《千金要方》三十一卷。

［2］见《千金翼方·卷九·伤寒上》。

［3］见《伤寒论·辨脉法》。

［4］见《伤寒论辨证广注·凡例》。

［5］见《伤寒论·太阳篇上》。

［6］见《伤寒论·太阳篇中》。

［7］见《伤寒论·厥阴病篇》。

［8］见《素问·至真要大论》王冰注。

［9］《活人书》卷第一。

［10］《活人书》卷第二。

［11］《活人书》卷第三。

［12］《活人书》卷第四。

［13］《活人书》卷第五。

［14］《活人书》卷第六。

［15］《活人书》卷第八。

［16］《活人书》卷第九。

［17］见《医学源流论》卷下《活人书论》。

［18］见《文献通考》张来跋。

［19］见《四气调神大论》。

［20］出《脉要精微论》。

［21］［22］见《伤寒总病论·叙论》。

［23］辟温粉：川芎、术、白芷、藁本、零陵香各等分，为末，每一两半，入英粉四两和匀，常扑身上，无英粉，蚌粉亦可。

［24］雄黄涂法：水研光明雄黄，以笔浓蘸涂鼻窍中，则疫气不能入。

［25］千敷散：附子、细辛、干姜、麻子、柏实各等分，细末，酒服方寸匕，不饮酒，井花水亦得，忌猪肉生菜。

［26］柴胡地黄汤：柴胡二两半，生地黄五合半，香豉五合，生姜、石膏各四两，桂枝半两，大青、白术，芒硝、栀子仁各一两半。

［27］石膏竹叶汤：淡竹叶二升，栀子仁、黄芩、升麻、芒硝各一两半，细辛、玄参各半两，石膏四两，车前草一升。

［28］石膏地黄汤：石膏、生葛根各四两，麻黄二两，玄参三两，知母半两，栀子仁、大青、黄芩、芒硝各一两半，湿地黄半升。

［29］玄参寒水石汤：羚羊角屑、大青各一两，升麻、射干、芒硝各一两半，玄参四两，寒水石二两半，栀子仁二两。

[30] 石膏杏仁汤：石膏四两，杏仁、前胡各二两，甘草一两，栀子仁、麻黄、紫菀、桂枝、大青、玄参、葛根各一两半。

[31] 石膏葱白汤：豉半升，葱白连须二两，石膏、生姜各四两，栀子仁、升麻、大青、芒硝各一两半。

[32] 苦参石膏汤：苦参、生葛各二两，石膏、湿地黄各四两，栀子仁、茵陈、芒硝各一两半，香豉、葱白各半升。

[33] 知母解肌汤：麻黄、甘草各一两，知母、葛根各一两半，石膏三两。

[34] 《伤寒百证歌·总类歌》。

[35] 《伤寒百证歌·表证歌》。

[36] 《伤寒百证歌·里证歌》。

[37] 《伤寒百证歌·表里寒热歌、表里虚实歌》。

[38] 《伤寒百证歌·阴证似阳歌》。

[39] 《伤寒百证歌·阳证似阴歌》。

[40] 《伤寒九十论·太阴证》。

[41] 《伤寒补亡论·太阳经证治上》。

[42] [43] 《伤寒补亡论·厥阴证》。

[44] 语出《伤寒论·伤寒例》。

[45] 见《伤寒论》148 条。

[46] 见《伤寒论》283 条。

[47] 见《伤寒论·平脉法第二》。

[48] 见《伤寒论条辨·跋》。

[49] 见《伤寒阐要编》。

[50] 《尚论篇·尚论张仲景伤寒论大意》。

[51] 《伤寒论条辨·或问》。

[52] 《尚论篇·尚论张仲景伤寒论大意》。

[53] 《尚论篇·论太阳经伤寒症治大意》。

[54] [55] 《尚论篇·尚论张仲景伤寒论大意》。

[56] [57] 《伤寒缵论·自序》。

[58] 《伤寒缵论·太阳上篇》。

[59] 见《伤寒论条辨序》。

[60] 《伤寒论后条辨·辨伤寒论二》。

[61] 《伤寒论三注·自序》。

[62] 《伤寒悬解·仲景微旨》。

[63] 见张氏注《伤寒论》凡例注。

[64] 见张氏注《伤寒论·辨脉法》心绝条注。

[65]《伤寒论宗印·凡例》。

[66] ~ [68]《伤寒论集注·凡例》。

[69] [70]《伤寒论直解·自序》。

[71]《伤寒论直解·凡例》。

[72] ~ [74]《伤寒论直解·太阳篇》首条注。

[75] ~ [77]《伤寒论浅注·凡例》。

[78]《伤寒论浅注·目录按》。

[79]《伤寒论浅注·凡例》。

[80]《伤寒论注·自序》。

[81] ~ [84]《伤寒论类方·自序》。

[85]《伤寒论证治发明溯源集·凡例》。

[86]《伤寒论证治发明溯源集·附录》。

[87] 见《吴医汇讲》。

[88]《伤寒医诀串解·自序》。

第七章　温热学派

一、概　　说

温热学派，可以说是由河间学说派生的，经过明代、清代逐渐成长起来。在其发展过程中，略分为三个阶段。

自从刘完素据《素问·热论》"伤于寒则为病热"，倡"热病只能作热治，不能从寒医"之说后，马宗素、镏洪、常德等便大阐其说。如马宗素谓："六经传受，由浅至深，皆是热证，非有阴寒之证。"[1] 故认为热病只能从阴阳分表里，不能以阴阳训寒热。镏洪继之而起，提出治热之法，惟有表里二途，病在表可用"双解散"[2] 连续宣散；病在里用"三一承气汤"[3] 合"解毒汤"[4] 退其热势；若病在半表半里，当用"小柴胡"合"凉膈散"[5] 以和解之。常德亦力言寒凉药物发表攻里的优点。因此，治热病的河间一派绪论，便大为风行，而有"外感宗仲景，热病用河间"之说。是为温热逐渐从

《伤寒论》的范围分离出来，自成为一派学说的开端，而刘完素遂成为温热学派的奠基人了。

到了明代末年，山东浙江，南北直隶，温热成疫，流行极广，诸医以伤寒法治之不效，吴有性独辨其为温疫，而非伤寒，按疫施治，大获奇效。于是他就对温疫病所感之气，所入之门，所受之处，及其传变之体，详加探究，并结合自己所用有效之法，加以整理发挥，著成《温疫论》。他认为疫病乃天地之厉气，自口鼻而入，感之深者，中而即发；感之浅者，营卫运行之机为邪所阻，便郁而为热。治疗总宜疏利和分消。继吴氏而起者，有戴天章，他在《温疫论》的基础上，详为辨证，尤其是在辨气、辨色、辨脉、辨舌、辨神诸方面，都最有心得，并立汗、下、清、和、补五法施治。清代乾隆之际，温疫又一度流行，有余师愚者，谓温疫乃运气之淫热，内入于胃，敷布于十二经所致，倡用石膏重剂，泻诸经表里之火，清瘟败毒饮[6]即其所制的名方。温热病有流行性之说，莫甚于此时。这是温热病学的一大变革。

至清中叶，医家于温热治法，最所殚心，其论实起自吴中，而托之于叶天士及薛生白者。世所传的《温热论治》，首刻于唐大烈《吴医汇讲》中。原序谓天士弟子顾景文，侍叶游洞庭山，舟中记叶氏所说，未加修饰，今更为条达字句，移缀前后云云。华岫云续《临证指南》，亦首列是篇，名曰《温热论》，两者字句虽略有出入，而大体相同，均以“温邪上受，首先犯肺，逆传心包”十二字为主。又有所谓《湿热条辨》者，首刊于舒松摩《医师秘笈》中，凡三十五条[7]，谓为薛生白作。《临证指南》之不足信，人人皆知，薛生白曾孙启[8]，自述其先世事迹，亦谓生白不屑以医见，故无成书。则所谓《湿热条辨》者，出自生白之说，亦不可信。惟这两篇文献，当时颇为盛行。章虚谷作《伤寒论本旨》，谓仲景论伏气温热，而不及外感，《温热论》足以补仲景之缺；至暑邪由火湿化合，客于募原，天士亦未论及，而《湿热条辨》，述之颇详。迨王孟英出，乃尽取《温热论治》《湿热条辨》，以及陈平伯、余师愚诸家之论，共辑成《温热经纬》，吴瑭在《温热论》的基础上，结合自己心得，亦写成《温病条辨》。于是，当时江浙医家治温热之法，至此可谓集其大成矣。

二、河间绪论为温热学派的先导

温热治法，始自河间，世所流传的《伤寒标本心法类萃》，虽未必出自刘完素之手，然实为河间绪论，这是无容否定的。自是之后，河间学派的中坚人物马宗素著《伤寒医鉴》，镏洪著《伤寒心要》，常德著《伤寒心镜》，葛雍著《伤寒直格》，于是河间热论，竟能风靡一时，马宗素传河间之学，最为真切，他认为：

"守真首论伤寒之差谬，故一切内外所伤，俱有受汗之病，名曰热病，通谓之伤寒。今春温、夏热、秋凉、冬寒，是随四时天气所感轻重，及主疗消息不等，合而言之则一也。冬伏寒邪，藏于肌肉之间，至春变为温病，夏变为暑病，秋变为湿病，冬变为正伤寒，冬冒其气，而内生怫热，微而不病者，以至将来阳热变动，或又感之，而成热病也。经曰：冬伤于寒，春必病温，亦其义也。然其阴证者，只为杂病，终不为汗病，由是伤寒汗病，直言热病，不言其有寒也。《素问》三篇：刺热、评热兼杂病、热论，不说其寒，非无谓者也。《热论》之外，《素问》更无说伤寒之证。《热论》云：热病者，皆伤寒之类也。又云：人之伤于寒也，则为热病。"[9]

他总的意见是：凡是有热的症状的，不管是内外所伤，亦不论是什么季节，伤的是什么病邪，统统都应称为热病，所以《素问》三篇，只是《热论》《刺热论》《评热病论》，而没有寒论。这样就从病名上把热病确立下来了。至于对热病的辨证则谓：

"守真曰：人之伤寒，则为热病，古今一同，通谓之伤寒病。前三日巨阳、阳明、少阳受之，热在于表，汗之则愈；后三日太阴、少阴、厥阴受之，热传于里，下之则愈。六经传变，由浅至深，皆是热证，非有阴寒之证。古圣训阴阳为表里，惟仲景深得其意，厥后朱肱编《活人书》，特失仲景本意，将阴阳二字释作寒热，此差之毫厘，失之千里矣。"[10]

《素问·热论》既明确指出：伤寒一日，巨阳受之，二日阳明受之，三日少阳受之，四日太阴受之，五日少阴受之，六日厥阴受之。未满三日，可汗而已；其满三日，可泄而已。所以马宗素所述守真之言，是有一定根据的。惟一日、二日、三日，只是说三阳三阴经气运行之次第固当如此，至病变的实际情况，仍应以客观的临床表现为依据。如见"头项痛，腰脊强"，才能叫热病太阳；"身热、目痛、鼻干、不得眠"，才能叫热病阳明。不凭见症，徒以计日议病，这既非《热论》之本旨，亦非河间、宗素之遗意，所以他在《论阳厥极深》，反复阐发河间的绪论说：

"守真云：或下后热不退，或高热内甚，阳厥极深，以至阳气怫郁，不能营运于身表四肢，以致遍身清凉，痛甚不堪，项背拘急，目睛赤痛，昏眩恍惚，咽干或痛，燥渴虚汗，呕吐下利，腹满实痛，烦冤闷乱，喘急郑声，以其畜热极深，而脉道不利，以脉沉细欲绝者。俗未明其造化之理，若急下之，则残阴暴绝，阳气复竭而立死，不下亦死。病人至此，命悬顷刻。治法当凉膈散或黄连解毒汤，养阴退阳，但欲畜热渐渐宣散，则心胸复暖，脉渐以生。至于脉复有力，可以三一承气汤微下之，或解毒加大承气汤尤良。俗未明此，故认作阴证，是以阴阳失其治也。"

这里既看出他们临证对临床表现的重视，又抓住了实证和虚脉的矛盾，而认为实证是本质，虚脉是现象，并认识到"阳气怫郁，脉道不利，不能营运于身表四肢"，是产生实证虚脉这一矛盾的关键所在，定出"养阴退阳，宣散畜热"的治疗大法，可以说对后来治温热病的养阴清热大法，是具有相当的启发作用的。

马宗素等人在宣扬伤寒为热病的同时，还认为它是具有一定传染性的。故《伤寒标本》里，常将伤寒与疫疠并称，或者叫作汗毒传染。并专立《传染》一条说："凡伤寒疫疠之病，何以别之？盖脉不浮者，传染也。"这一认识，对于后来的持温疫论者，不无影响。

三、温疫与瘟疫的衍变

（一）吴有性的《温疫论》

吴有性，字又可，明末江苏震泽人。崇祯辛巳（1641）年，山东、河南、河北、浙江等省疫病流行，诸医以伤寒法治之不效，有性推究病情，悟出疫病的病因，非风非寒，非暑非湿，而是天地间存在着一种特别的"异气"为患。以致延门阖户，传染猖獗，死亡者不计其数，这明明是一种温疫，可是自古以来，缺乏叙述的专书，即使有论述伤寒而兼及温疫的，也极为简略，致后来治疫病的，很少有所凭依。他特从以下几个方面，提出其对疫病的论点：

1. 同是热病，温瘟无别

《伤寒论》说："发热而渴，不恶寒者，为温病。"夫温者热之始，热者温之终，温热首尾一体，故热病即温病。在古代本无"瘟"字，后人去氵加疒而成[11]；其所以又称为"疫"者，本为延门阖户，众人均等，有如徭役之义，后乃去彳加疒而成[12]。第不能因易其文，便异其义，以温瘟为两病。从上述河间绪论看来，马宗素等以伤寒即是热病，没有再叫作伤寒的必要。吴有性则以温疫、瘟疫，亦同样是热病，没有再区别温与瘟的必要。肯定热病这一论点，他们在学术思想上是有一定联系的。但马宗素等仅谓热病有属于疫疠的，并没说都有传染性。而吴有性则谓热病都能传染，所以迳名之曰温疫，这是大不同处。就疫病在历史上的流行来说，吴有性当时所见到的确是一种具有传染性的热性病，颇符合历史事实。惟不能因此便谓热病都属于传染病。

吴有性之论温疫，亦颇同于河间诸人之论热病，只能以阴阳分表里，不能以阴阳辨寒热。他说：

"伤寒阴阳二证，方书皆以对待言之，凡论阳证，即继之以阴位。读者以为阴阳二证，世间均有之病，所以临诊之际，先将阴阳二证在于胸次，往来踌躇，最易致误。夫温疫热病也，从无感寒，阴自何来？一也；治温疫数百人，才遇二三真伤寒，二也；及治正伤寒数百人，才遇二三真阴证，三也。又何必才见伤寒，便疑阴证，况多温疫，又非伤寒者乎。"[13]

意思是说，温疫只有热证、阳证，绝无寒证、阴证。不仅此也，临证时或可见厥逆者，亦只是阳厥，而非阴厥，他说：

"温疫传入胃家，阳气内郁，不能外布，即便四逆，所谓阳厥是也。其厥深者，甚至凉过肘膝，脉沉而微，剧则通身冰冷，脉微欲绝，虽有轻重之分，总之为阳厥。"[14]

这与马宗素等之论阳厥极深，毫无二致。所以说，河间之学对吴有性温疫论的影响是较大的。

2. 温疫不同于一般外感

吴有性认为温疫的病因，乃天地间的一种异气，所以他不同意王叔和所谓"非时之气"可以导致温疫的论点。叔和《伤寒例》曾说：

"凡时行者，春时应暖而反大寒，夏时应大热而反大凉，秋时应凉而反大热，冬时应寒而反大温，此非其时而有其气，是以一岁之中，长幼之病多相似者，此则时行之气也。"[15]

这种种都属于气候的反常。吴有性则以为四时气候，即使在某种程度上有些异常的变化，仍属于正气的范围，纵能引起某些疾病，也无非是一般外感、伤风、伤暑之类而已，不足以造成疫病的流行。惟天地间另有一种厉气，亦名戾气，它的致病传染力很大，只要通过口鼻，侵入人体以后，即可使人发病，这才是引起温疫流行的真正原因。所以他说：

"疫者，感天地之厉气，在岁运有多少，在方隅有轻重，在四时有盛衰，此气之来，无老少强弱，触之者即病，邪自口鼻而入，则其所客，内不在脏腑，外不在经络，舍于伏脊之内，去表不远，附近于胃，乃表里之分界，是为半表半里，即《内经·疟论》所谓横连膜原者也。"[16]

正因为疫病先客于半表半里，所以感受之初，往往不与营卫相涉而不现任何症状，待至邪气溃散，或外传于经，或内伤于胃，始与营卫相干，而出现表里诸证，在治疗上也才有明确的目标可寻。故有性说：

"温疫之邪，伏于募原，如鸟栖巢，如兽藏穴，营卫所不关，药石所不及，至其发也，邪毒渐张，内侵于腑，外淫于经，营卫受伤，诸症渐显，然后可得而治之。方其浸淫之际，邪毒尚在募原，此时但可疏利，使伏邪易出。邪毒既离膜原，及观其变，或出表，或入里，然后可导引而去，邪尽方愈。所以疫邪方张之际，势不可遏，但使邪毒迷离募原，便是治法。"[17]

据此，可以看出温疫与一般外感，确有很大的区别。在病因上，有厉气与六淫的不同；在感受途径上，有口鼻与皮毛的各异；在病机传变方面，有分传表里与自表及里的迥别。二者之间，既存在着这么多的不同特点，于是不能不使有性产生"守古法不合今病"的思想，从而给温疫病另创了如"达原""三消"等新型的治疗方法。

3. 伤寒与温疫的鉴别

伤寒与温疫，固有霄壤之别，但当疫邪内溃以后，或浮越于三阳，或内结于胃腑时，所现症状，往往与伤寒类似。如头项痛、腰脊强、目痛、鼻干、不眠、胁痛、耳聋、寒热、呕吐、口苦、发黄、发斑、便闭、腹满、腹痛等等，都是伤寒温疫所共有的症状，若不详加辨别，不但不能提高疗效，而且每易致误。因此，吴有性根据当时疫病流行的具体情况，从发病过程、传变机制、病势缓急、治疗效果各方面，做出了细致的鉴别。他说：

"夫伤寒必有感冒之因，或衣单风露，或冒雨入水，或临风脱衣，或当檐洗浴，随觉肌肤寒栗，既而四肢拘急，恶风恶寒，然后头痛身痛，发热恶寒。脉浮而数，脉紧无汗为伤寒，脉缓有汗为伤风。时疫初起，原无感冒之因，忽觉凛凛以后，但热而不恶寒，然亦有因所触而发者，或饥饱劳碌，或焦思气郁，皆能触动其邪，是促其发也。不因所触而发者居多，促而发者，十中之一二耳。伤寒投剂，可一汗而解；时疫发散，虽汗不解。伤寒不传染于人；时疫能传染于人。伤寒之邪，自毫窍而入；时疫之邪，自口鼻而入。伤寒感而即发；时疫感久而后发。伤寒汗解在前；时疫汗解在后。伤寒投剂，可使立汗；时疫汗解俟其内溃，汗出自然，不可以期。伤寒解以发汗，时疫解以战汗。伤寒发斑则病笃；时疫发斑为外解。伤寒邪感在经，以经传经；时疫之邪在内，内溢于经，经不自传，伤寒感发甚暴；时疫多有淹缠二三日或渐加重，或淹缠五六日，忽然加重。伤寒初起，以发表为先；时疫初起，以疏利为主。"[18]

不过应该说明，尽管二者有着多大不同，并不等于说其间毫无一点相同之处。《伤寒论·阳明篇》云："阳明居中，土也。万物所归，无所复传。"故诸经之邪，均有传之胃腑，形成阳明腑实证的可能，何况疫邪多客于胃。因此，不论伤寒温疫，只要邪气一入于胃，都有可攻可下之证。故吴有性又说：

"其所同者，伤寒时疫，皆能传胃，至是同归于一，故用承气汤辈导邪而出。要知伤寒时疫，始异而终同也。"[19]

但是，就其实质来说，毕竟两者还是有所不同。如：

"夫伤寒之邪，自肌表一径传里，如浮云之过太虚，原无根蒂，惟其传法，始终有进而无退，故下后皆能脱然而愈。时疫之邪，始则匿于募原，根深蒂固，发时与营卫交并，客邪经出之处，营卫未有不被其所伤者。因其伤，故名曰溃，然不溃则不能传，不传则邪不能出，邪不出则病不瘳。然时疫下后，多有未能顿解者何耶？盖疫邪每有表里分传者，因有一半向外传，则邪留于肌肉；一半向内传，则邪留于胃腑。邪留于胃，故里气结滞，里气结，表气因而不通，于是肌肉之邪不能即达于肌表，下后里气一通，表气亦顺，向郁于肌肉之邪，方能达于肌表，或斑或汗，然后脱然而愈。伤寒下后，无有此法。"[20]

说明伤寒温疫，由于邪气匿藏的处所不同，传变的趋向互异，而决定了伤寒有先表后里，先汗后下；温疫有先里后表、里通表和的两种治疗原则。后世所谓"温病下不嫌早，伤寒下不嫌迟"之说，实际就是这一治疗原则的概括。

4. 温疫的传变与治法

疫邪从半表里内溃之后，毒气即开始发作，病即随之而传变。但由于感邪有轻重，伏匿有深浅，体质有强弱的不同，其传变的方式亦颇不一致。吴有性通过长期实践和细心体验，终于归纳成九种类型，称为"九传"。并强调"九传"是治疫的紧要关节。不过从其所叙的内容来看，尽管疫邪的传变如何复杂，要而言之，总不离于表里的范围，且于一传之后，很少再有传变的机会，其九传之次，略如下述。

（1）**但表不里**：症见头疼身痛，发热而复凛凛恶寒，内无腹胀胸满等症，谷食不绝，不烦不渴，此邪外传，由肌表而出，或自斑消，或从汗解。斑则有斑疹、桃花斑、紫云斑；汗则有自汗、盗汗、狂汗、战汗之异。乃病气使然，不必较论，但求得汗得斑为愈，凡自外传者为顺，勿药亦能自愈。间有汗出不彻而热不退者，宜白虎汤；斑出不透而热不退者，宜举斑汤[21]；有斑汗并行而愈者。若斑出不透，汗出不彻而热不除者，宜白虎合举斑汤。

（2）**表而再表**：如所发未尽，在里仍有残留之邪，或二三日后，四五日后，又依然如前发热，脉洪而数。及其解也，斑者仍起斑解，汗者仍从汗愈，未愈者仍如前法治之，然亦稀有，至于三表者，更稀有也。

（3）**但里不表**：外无头疼身痛，继而亦无三斑四汗，惟胸膈痞闷，欲吐不吐，或虽得少吐，而吐亦不快。此邪传里之上，宜瓜蒂散吐之，邪从吐减，邪尽病已。若邪传里之中下者，心腹胀满，不呕不吐，或大便秘，或热结旁流，或协热下利，或大肠胶闭，并宜承气辈导去其邪，邪去病减，邪尽病已。上、中、下皆病者，不可吐，吐之为逆，但宜承气导之，则在上之邪顺流而下，呕吐可止，胀满可除。

（4）**里而再里**：愈后二三日，或四五日，前症复发，在上者，仍吐之；在下者，仍下之。再里者，乃常事，甚有三里者，亦或有之。虽有上、中、下之分，皆为里证。

（5）**表里分传**：此以邪气表里分传，半入于里，则现里证；半出于表，则现表证。不能采用伤寒先汗后下的办法。因为温疫不可汗而强求其汗，必不得汗。宜承气汤先通其里，里邪先去，邪去则里气通，中气方能达表，向郁于肌肉之邪，乘势尽发于肌表，或斑或吐，随其性而升泄之也。诸症悉去，既无表里证，而热不退者，在里尚有已发之邪未尽也，宜三消饮[22]调之。

（6）**表里分传再分传**：有表里分传表里俱病之证，服三消饮解而复发者，亦属常事。宜如前法与以三消饮可愈。至于三发者，亦偶有之。

（7）**表胜于里，里胜于表**：若表胜于里者，发时传表之邪多，传里之邪少，何以治之？表证多而里证少，当治其表，里证兼之；若里证多而表证少者，但治其里，表证自愈。

（8）**先表后里**：病有一开始但有表证，而无里证者，宜达原饮[23]。有经证者，当用三阳加法；经证不显，但发热者，不用加法。继而脉洪大兼数，自汗而渴，邪在于里，未能出表耳，宜白虎汤辛凉解散，邪从汗解，脉静身凉而愈。愈后二三日或四五日，依然发热者，宜达原饮。至后反加胸满腹胀，不思谷食，烦渴，舌上苔刺等症，加大黄微利之。久而不去，在上者，宜瓜蒂散吐之，如在下者，宜承气汤导之。

（9）**先里而后表**：始则发热，渐加里证，下之，里证除。二三日内复发热，反加头痛身疼，脉浮者，宜白虎汤。若下之热减不甚，三四日后，精神不慧，脉浮者，宜白虎汤汗之。服汤后不得汗者，因津液枯竭也，加人参，复卧，则汗解，此近表里分传之证，不在此例。

于此可见，吴有性经过长期观察和深刻分析，不但对温疫的发病机制和传变趋势，找出了一定的规律性，而且在治疗上，亦掌握了一套比较成熟的方法和步骤。如温疫初起，邪毒既不在经，又未入胃，汗下两难，即以达原饮疏利半表里之邪；及其分传表里，则使用三消饮因势利导，促使邪毒早日分离；邪热散漫在外，便以白虎汤清肃肌表，使之经由汗出而解：结于胸膈者，用瓜蒂散因而越之；结于膈下者，用承气汤引而竭之等等。都不外乎起到分消疫毒的作用。

吴有性根据当时温疫流行的实际情况，并在河间热论的影响下，肯定温疫为热性病，并据《素问》经络募原诸说，创立温疫学说，给温疫病建立了一个比较系统的辨证论治纲领，不仅对当时的广大群众起到了救死扶伤的作用，而且对于祖国医学内容，也有一定的充实。这不能不说是他的贡献。惟其提出温疫即温热病之成疫者的说法，渐开后世温热、瘟疫合为一家之门。如戴北山即其例。至其"邪由口鼻而入"的论点，亦给后来叶天士"温邪上受，首先犯肺，逆传心包"之说以一定的启发。所有这些，都足以说明他的学术成就，对后世的影响是不小的。

（二）戴天章的论瘟疫

戴天章，字麟郊，清顺治、康熙间江苏上元（江宁县）人，好学强记，自天文、地理、算数之类，无不探微极要，于医理的研究尤精。晚号北山，学者称北山先生。他于吴有性的《温疫论》，最为首肯，惟结合当时的临证所见，径称"瘟疫"，不复称"温疫"了。他认为瘟疫一病，历代医家虽然创立很多治疗法则和方药，却很少有阐发瘟疫病的专门著作。至吴有性的《温疫论》已属难得可贵，但尚不能见重于当时。他说：

"至吴又可先生贯串古今，融以心得，著时行瘟疫一论，真可谓独辟鸿蒙，揭日月于中天矣。顾其书具在，而时贤有未见而不用其法，或虽见而不能信者，无怪矣。有口诵其书，啧啧称道，而对证书方，仍多不用其法，口则曰此时证也，而手则仍用伤寒之方，拘伤寒之法者，比比皆然。愚揣其情，必非知而不用也，知其名而未得辨证之法耳。"[24]

因而他就着意在"辨瘟疫之体异于伤寒，而尤慎辨于见证之始"[25]上痛下功夫。据其经验，而于瘟疫病的气、血、舌、神、脉五个方面的辨识，大加发挥，甚得要领，兹分述如下：

1. 辨气

风寒邪气伤人，从外收敛入内，初无臭气触人，间或有作臭气的，必待数日后转为阳明腑证之时，但亦只作腐气，不作尸气。瘟疫臭气从中蒸达于外，轻则盈于床帐，重则蒸然一室，且专作尸气，不作腐气。人身脏腑、气血、津液，得生气则香，得败气则臭。瘟疫，败气也，人受之，自脏腑蒸出于肌表，气血津液逢蒸而败，因败而溢，溢出有盛衰，充塞有远近。五行原各有臭气，木臊、金腥、心焦、脾香、肾腐，臭得其正，皆可指而名之。若瘟疫乃天地间的杂气，非臊、非腥、非焦、非腐，其触人不可名状。惟鼻观敏者，即能分辨，试察厕间粪气，与凶地尸气，自是截然不同。辨之既明，便知为瘟疫而非伤寒，则凡于头痛发热诸表证，不得误用辛温发散，于诸里证，当清当下者，亦不得有迟回瞻顾的必要了。

2. 辨色

风寒主收敛，敛则急，面色多绷急而光洁。瘟疫主蒸散，散则缓，面色多松缓而垢晦。人受蒸气则津液上溢于面，头目之间多垢滞，或如油腻，或如烟熏，望之可憎，皆为瘟疫的病色，一见此色，虽头痛发热，不宜用辛热发散。一见舌黄、烦渴诸里证，即宜攻下，不可拘于"下不厌迟"之说。

3. 辨舌

风寒在表，舌多无苔，即有白苔，亦薄而滑。渐传入里，方由白而黄，由黄而燥，由燥而黑。瘟疫一见头痛发热，舌上即有白苔，且厚而不滑，或色兼淡黄，或粗如积粉；若传经入胃，则兼二三色，又有白苔即燥，与至黑不燥者。大抵疫邪入胃，舌苔颇类风寒，以其兼有湿浊，故不化燥。在表，则舌苔白厚，大异于伤寒。能辨于在表时，才不致误用辛温发散；入里时，才合用清凉攻下的方法。

4. 辨神

风寒邪气伤人，心知所苦而神自清，如头痛作寒热之类，无不自知。至传里入胃，始神昏谵语。因风寒为天地正气，人气与之乖忤而后成邪，故不令人神昏。若瘟疫初起，便使人神情异常而不知所苦。大概烦躁者居多，或如痴如醉，扰乱惊悸，及问其何所苦，则不自知。即间有神清，能自主者，亦多梦寐不安，闭目即有所见，有所见即谵妄之根。缘瘟疫为天地邪气，中即令人神昏故也。

5. 辨脉

瘟疫病的脉象，传变后与风寒颇同，惟初起时，则与风寒迥别。因风寒从皮毛而入，一二日脉多浮，兼紧、兼缓、兼洪，多在浮部出现；迨传入里，始不见浮脉，其至数亦清楚而不模糊。瘟疫为病，自里出表，一二日脉多沉，迨自里透表，脉始不沉，乃不浮不沉而数，或兼弦、兼大，而皆不浮，其至数则模糊而不清楚，是其大较。因此，初起脉虽沉迟，不能作阴寒断。沉者，邪在于里；迟者，邪在阴分。尽管脉象同于阴寒，但其气色、舌苔、神情，依前诸法辨之，自不同于阴寒。时或见数而无力，亦不可作虚看。因热蒸气散，脉不能鼓指之故。但当解热，不宜补气。凡此受病之因有所不同，故脉虽同，却应作出不同的判断来。

凡此嗅尸气、觇垢晦、察舌苔积粉、判神情昏昧、别脉数模糊五辨，确为辨识瘟疫的关键所在，都是通过他无数次的实践而总结出来的。但毕竟这还是对瘟疫病总的认识，至于具体到不同的瘟疫患者，还须做进一步的具体分析，他说：

"同病瘟疫，而病有此人之与彼人不同者，此际尤当细辨也，其兼证凡五种，夹证几十种。"[26]

所谓兼证，即有兼寒、兼风、兼暑、兼疟、兼痢之分；夹证，即有夹痰水、夹食、夹郁、夹畜血、夹脾虚、夹肾虚、夹诸亡血、夹哮喘、夹心胃病、夹疝气之别。兼证是瘟邪兼他邪，二邪兼发；夹证是瘟邪夹实夹虚，二病夹发。兼证以瘟邪为重，他邪为轻，略治他邪，病即可解。夹证属实者，则以夹邪为先，瘟邪为后，清其夹邪，瘟毒始得透发；属虚者，则以治瘟为主，养正为辅，盖邪留则正益伤，故不可养正以遗邪。

戴天章还认为瘟疫见证，千变万化，惟总不出表里二者。如：发热、恶寒、寒热往来、头痛、头胀、头重、头眩、目珠胀、项强、肩背痛酸、手臂痛、腰痛酸、膝痛酸、胫腿痛酸、足痛、周身骨节酸痛、身重、自汗、盗汗、战汗、狂汗、头肿、面肿、耳旁肿、胸前红肿、周身红肿等表证，若见于初起，则为表邪充斥，用表散之药为主，而清里为辅；若见于病后，曾经汗下者为余邪不尽，里邪留恋，则用清里之药为主，而表散为辅。至于发黄、发疹、发斑，非单纯的表证，乃表证之关乎里证者。

又如：烦、呕、咳、渴、口苦、口甘、齿燥、鼻孔干、耳聋、鼻如烟煤、鼻孔扇张、咽干咽痛、舌燥、舌强、舌卷短、胸满痛、胁满痛、腹满痛、少腹满痛等，为瘟疫里证之大端，总属实邪内陷所致；至于自利、便血、便脓血、大便闭、小便不利、小便黄赤黑、小便多、遗尿、囊缩、谵语发狂、善忘、昏沉、循衣摸床撮空、多睡、身冷、呃逆、吐蛔等，在杂病见之，颇有虚实寒热之分；见于瘟疫，仍以清里为主，慎勿遽犯辛温之禁。

至于治疗瘟疫的大法，戴天章以为虽亦具有汗、下、清、和、补五个方面，但应该注意其特殊的意义。如邪在肌表时，固当用汗法，但必用辛凉辛寒以补阴，甚或兼通其里，此与治风寒之用辛温，初不能犯里者有所不同。时疫下不厌早，但有里热即当下，与治伤寒之表罢里有燥结而后可下者，亦自迥别。治瘟疫运用清法之要，惟在辨热邪的浅深而行之，浅者在荣卫，深者在胸膈或胃肠，总宜以寒凉之品直折之。和法有寒热并用、补泻合剂、表里双解、平其亢厉四种。疫热而夹有寒邪者，则寒热并用以和之；邪气虽实，而病人之正气虚者，则用补泻合剂以和之；若疫势已去，只是余邪未解，则用平其亢厉之法以和之。瘟疫热邪，本不当补，但有屡经汗下清解不退者，必须补其正气而后能愈，宜消息其所伤在阴、在阳，而给以补阴、补阳之法。由此可见，戴天章之于瘟疫，无论在辨证，在施治，都是极其精审的。

戴氏的论瘟疫，本渊源于吴有性，实可谓为传吴有性之学的，而其理论，更加系统，更有所提高，虽其迳改为瘟疫，其于讨论瘟热时疫的同时，实仍概括了一般的即非疫性的温热病。所以元和陆懋修把戴氏书中所称瘟疫之处，悉改作温热、温邪、温证，固未免以己见强加于天章，而其欲推广天章治瘟疫之法以治温热，这一点是可以同意的。

（三）余霖的论"疫疹"

余霖，字师愚，清，常州桐溪人。乾隆间温疫一再流行，其父染疫，为医所误，极思有以救治之方以公于世，因研读《本草》，言石膏性寒，大清胃热，味淡而薄，能表肌热，体沉而降，能泄实热，恍然大悟，非石膏不足以治热证，遇有其证辄投之，无不得心应手，三十年来，活人所不治者甚众。纪晓岚《阅微草堂》亦记载乾隆癸丑，京师大疫，以景岳法治者多死，以又可法治者亦不验。桐乡冯鸿胪星实姬人呼吸将绝，桐城医士投大剂石膏药，应手而痊，踵其法者，活人无算。所指桐城医士，即余霖。吴泳序《疫疹一得》说：

"甲寅寓青岩师宅，距师愚居不数武，晨夕过从，时久无雨，暑气盛行，人多病疫，病则必死，医家胥束手不治，师愚辄予以石膏、黄连等剂，无不立效。其得之则生，不得则死者，不可更仆数。"

蜀人蔡曾源序《疫疹一得》亦谓：

"岁甲申，桐邑中人率病疫，时先生方游大梁，痛其尊人为群医所误，乃益肆力于古人书，研究于阴阳寒暑及气运主客之分，纤悉无遗，而后恍然有悟，独于疫疹一门，神而明之，实能辟前人之所未见未闻者，逆之则死，顺之则生，三十年来，自南而北，所全活人，殆不可以数计。"

看来，余霖对疫病的研究，是下了很大的功夫的，临床经验亦是丰富的，疗效也是较高，其于疫疹的主要论点，约有以下几个方面。

1. 疫病学的源流

余霖认为疫疹之治，于仲景书中，已属遗亡，至河间清热解毒之论出，确有高人之见，旨既微，意甚远，惜后人未广其说，反以为偏。惟《冯氏锦囊》[27]尚有"斑疹不可发表"之说，可谓大中至正，但其旨意，未能畅发明白。吴又可辨温疫甚析，如谓头痛、发热、恶寒，不可认为伤寒表证，强发其汗，徒伤表气；热不退，又不可下，徒伤胃气，斯语已得其奥妙。奈何以疫气从口鼻而入，不传于胃，而传于膜原，此论似有语病。至用达原饮、三消、诸承气，犹有附会表里之意。惟熊恁昭《热疫志验》首用败毒散去其爪牙；继用桔梗汤，同为舟楫之剂，治胸膈六经邪热，以手足少阳俱下膈络胸中，三焦之气为火，同相火游行一身之表，膈与六经乃至高之分，此药浮载亦至高之剂，施于无形之中，随高下而退胸膈及六经之热，确系妙方。特采用其法，并重用石膏，直入肺胃，先捣其窝巢之害，而十二经热疫无形之毒，自易平息。熊恁昭所用的败毒散，即《南阳活人书》的败毒散[28]去人参、生姜，加薄荷，其中的羌、独、柴、芎等药，总属温升，用于风寒湿瘴杂感之疫气固宜，若温热之疫，未必合拍。尽管余霖说采用其法，其实他所习用的，仍是清瘟败毒饮的石膏、生地、犀角、黄连一类抑阳扶阴、泻火亢甚之品。所以他对清瘟败毒饮的分析说：

"疫症初起，恶寒发热，头痛如劈，烦躁谵妄，身热肢冷，舌刺唇焦，上呕下泄，六脉沉细而数，即用大剂；沉而数者用中剂；浮大而数者用小剂。如斑一出，即用大青叶量加升麻四五分，引毒外透，此内化外解、浊降清升之法，治一得一，治十得十，以视升提发表而愈剧者，何不俯取刍荛之一得也。此十二经泄火之药也，斑疹虽出于胃，亦诸经之火有以助之，重用石膏，直入胃经，使其敷布于十二经，退其淫热，佐以黄连、犀角、黄芩，泄心肺火于上焦；丹皮、栀子、赤芍，泄肝经之火；连翘、元参，解散浮游之火；生地、知母，抑阳扶阴，泄其亢甚之火，救欲绝之水；桔梗、竹叶，载药上行，并使甘草以和胃，此大寒解毒之剂也，故重用石膏，先平甚者，而诸经之火，自无不平矣。"[29]

他既批评了"升提发表而愈剧"的方法，又说要师败毒散之意，真是违心之论。不过，余霖治疫疹，毕竟是以善于运用清瘟败毒饮取得成功的，之所以有此成功，是他善于总结前人的经验，如刘河间的清热解毒法，吴又可的表里分消法等，经过吸收变革而来的。

2. 疫疹与伤寒的鉴别

疫证与伤寒的临床表现，确有许多似是而实非之处，不加以细致地鉴别，便易于混淆起来，而影响疗效。余霖认为疫证初起，颇有些类似伤寒太阳、阳明证的地方，但太阳、阳明证，头痛不至如破，而疫则头痛如劈，沉不能举。伤寒无汗，而疫证仅下半身无汗，上半身往往多汗，尤以头汗为甚。因头为诸阳之会，火性炎上，毒火盘踞于内，五液受其煎熬，热气上腾，如笼上熏蒸之露，故头汗独多。也还有似少阳证而呕，或似太阴证而自利的，但少阳之呕，胁必痛，或耳聋；疫证之呕，绝无胁痛、耳聋诸症，只是因内有伏毒，邪火干胃，毒气频频上冲使然。太阴自利，同时多见腹满，疫证自利腹不满，盖大肠为传导之官，邪热注于大肠，故有或下恶垢，或热结旁流，或日泻数十度者，各随其邪热之轻重不同而互异。伤寒未化热之前，绝无斑疹，必至寒化为热后，或可见斑；疫证邪热入胃，常常发斑，有发热不及一日便见斑者，疫毒犹浅，发斑愈迟，其毒愈重。凡此种种，伤寒与疫疹均有显著的不同，不能不加以识别。

3. 疫疹的病机和形色

余霖谓疫疹为火毒，火之为病，其害甚大，土遇之而焦，金遇之而熔，木遇之而焚，水遇之而涸。故《易》曰"燥万物者，莫熯乎火"。古人所谓元气之贼也。以是知火为疹之根，疹为火之苗，如欲其苗之外透，非滋润其根，何能畅茂。一经表散，势必燔灼火焰，如火得风，其焰愈炽，苗愈遏，故疹之因表散而不治者，比比皆是。

至于斑疹的形状，总以松浮为吉，紧束多凶。如斑疹一出，即松活浮洒于皮面，无论或红、或赤、或紫、或黑，甚至红如朱点纸，黑如墨涂肤，都属于热毒之松活外见者，虽紫黑成片，甚或有恶证，均不足虑。如果一出即小如粟粒，紧束有根，好像从皮里钻出似的，即所谓"如履透针，如矢贯的"，色多青紫，宛如浮萍之背，每见于胸背部，这是毒深固结的征兆，即应大清胃热，兼凉其血，急宜以清瘟败毒饮加紫草、红花、桃仁、归尾，务使其松活色淡，方可挽回险象。

从疹的色泽来看，淡红有美有疵，色淡而润，此色最佳。若淡而不荣，或娇而艳，干而滞，是为血热较重。深红较淡红为稍重，亦属血热，凉其血便会转为淡红。色艳如胭脂，乃血热之极，较深红的更恶，必大用凉血，乃退为深红；再凉其血，可退为淡红。色紫赤类鸡冠花而更艳，较艳红为火更盛，不急凉之，必至变黑，急服清瘟败毒饮加紫草、桃仁。疹细碎宛如粟米红者，叫作红砂，白者叫白砂，疹后多见之，为余毒尽透的表现，愈后往往蜕皮。若初病未认为疫，后十日半月而出，烦躁作疫，大热不退，毒发于颔者，预后多不良。

4. 疫疹的脉数不能表下

疫疹由于热自内蒸，其脉往往多见数，惟有浮大而数，沉细而数，不浮不沉而数，或按之若隐若见等的不同，此即《灵枢》所谓"阳毒伏匿"之象。浮大而数的，是疫热之机，已渐向外发扬，一经凉散，病自霍然。沉细而数的，说明疫热已经深在，惟宜大剂清解，才易于扑灭。至于若隐若见，甚或全伏不见者，其毒最重，其证最险。这种脉象，见于初起者不多，见于七八日以上者颇不少。因当发病之初，医者误以为寒，重用发表，已先伤其阳气；表而不散，继之以下，又伤其阴津，殊不知伤寒五六日不解，固有下之一法，但必审其脉之有力者而泄之。疫热为无形之毒，病形虽似大热，而脉象却细数无力，所谓"壮火食气也"。本为无形之火热，遽攻以硝黄之猛烈，势必引起热毒的乘虚而深入，一般怯弱的人，不为阳脱，即见阴脱，自不待言。若气血稍能驾驭的，亦必脉转沉伏，变证蜂起，或四肢厥冷，或神昏谵语，或郁冒直视，或遗尿旁流，甚至舌卷囊缩，循衣摸床，种种恶候，颇类伤寒，如医者犹不能悟到是引邪入内的阳极似阴证，反以为是真阴寒，妄投参桂，常见死如服毒，遍身青紫，口鼻流血。如尚未误服热药者，可即用大剂清瘟败毒饮重加石膏，或可挽救，万不能再有所迟误。

附一：医案三则

【吴有性医案一则】

朱海畴，年四十五岁，患疫得下证，四肢不举，身体如塑，目闭口张，舌上苔刺。问其所苦，不能答。因问其子两三日所服何药？云进承气汤三剂，每剂投大黄两许不效，更无他策，惟待日而已。但不忍坐视，更祈一诊。余诊得脉尚有神，下证悉具，药浅病重也。先投大黄一两五钱，目有时而转动；再投，舌刺无芒，口渐开能言；三剂，舌苔少去，神思稍清；四日服柴胡清燥汤[30]；五日复生芒刺，烦热有加，再下之；七日，又投承气养荣汤[31]，热少退。八日，仍用大承气汤，肢体力能少动。计半月，共服大黄十二两而愈。又数日，始进糜粥，调理两月才平复。凡治千人，所遇此等，不过三四人而已，姑存案以备参酌耳。（《温疫论·叠下医案》）

按：此乃吴氏所谓"但里不表"之证，案中虽无具体脉证记载，但以"脉尚有神"一句看来，最低限度，沉中犹有带弦带滑之象。再以"下证悉具"一语推断，其人必有大便秘结，心腹胀满，按之疼痛，或前后癃闭等。故知四肢不举，身卧如塑，口不能答，是由里气不通，表气里闭而形成的肢体强直，舌本强硬现象。目闭口开，原是虚脱特征，然本案既无呕吐泄利，又无自汗亡血，则元气当不致有外越之机。故在此证应作实极似虚论。因此，吴氏才敢放胆运用大承气汤，并连服半月下药，邪结程度之浅深，已可不言而喻。

【余师愚医案二则】

1. 正阳门外，蒋家胡同口内祥泰布铺，祁某，晋人也。长郎病疫，原诊谢以不治，又延一医，亦不治，及至邀予，已七日矣。诊其脉，六部全伏，察其形，目红面赤，满口如霜，头汗如雨，四肢如冰；稽其病，时昏时躁，妄无伦，呕泄兼作，小水癃闭，周身瘢疹，紫黑相间，幸而松活，浮于皮面，毒虽盛而犹隐跃，此生机也。查看前方，亦用犀、连，大剂不过钱许，乃杯水之救耳。予曰：令郎之证最险，不畏余药过峻，死中求活，不然，变在十四日，祁恳甚切。予用大剂石膏八两，犀角六钱，川连五钱，余佐以方中之味，加伏龙肝一两，滑石五钱，木通三钱，猪苓、泽泻各二钱，更加生地一两，紫草三钱，归尾三钱，大青叶二钱，以色紫黑也，连投二帖。至九日，脉起细数，手足回温，呕虽止而泻如旧。仍用本方去伏龙肝，又二帖。至十一日，脉转洪数，头汗遂止，黑斑变紫，小水小利，大便亦实，但谵妄如前，身忽大热，烦躁更甚，大渴不已，以火外透也。仍用本方去滑石、木通、猪苓、泽泻，加花粉、山豆根，以喉微痛也。更以冰水与服，以济其渴，又二帖，色转深红，热势稍杀，谵妄间有，犹渴思冰。按本方减生地五钱，去归尾、紫草、豆根、花粉。又二帖，诸症已退十分之三，药减四分之一，但饮水而不思食。祁疑而叩曰：病虽减，而十数日不食，尚能生乎？予曰：生矣。按法治之，二十一日方可全愈。又二服,斑化多半,胃气渐开,热亦大减。照本方药减四分之二,去大青叶。又二服,斑点全清,饮食旋食旋饿,方能起坐,诊其脉,尚有六至,犹有余热,不即清之,其势复张,更难为力。犹用石膏二两四钱,犀角三钱,黄连三钱,余亦类减。十九日用石膏一两二钱,犀角二钱,黄连一钱,加乌梅三个,酸以收之也。予曰:前言二十一日方能成功,今已十九日矣,令郎如此,可见前言之不谬也。祁某喜曰:若非立定主意,几为众口所误。初立此方,体全堂不肯卖药,叩其所以,言误开分两,以八钱写八两,六分写六钱耳。予历指同乡服此得痊者颇多,虽卖,犹嘱以再三斟酌。二十日犹用石膏八钱,犀角钱半,黄连八分,加洋参二钱,麦冬三钱,归身二钱,川芎一钱,以调气血。二十一日用八珍汤加麦冬、五味,立方需大纸一张,昨言初方药店不肯发药,今令郎已愈,录一治法于方前,计服石膏、黄连、犀角若干,使彼知予用药之奇,即药铺亦未之见也。

录曰:瘟毒发斑,疫症之最重者,然有必活之方。无如医家不敢用,病家不敢服,甚至药铺不敢卖,有此三不敢,疫疹之证危矣。蒙相信之深,邀予诊治,予用大剂连投十五服,今已安全,计用石膏六斤有零,犀角七两有零,黄连六两有零,此前人之所未有,后人之所未见,故笔之于书,以征奇效。(《疫疹一得·紫黑相兼治验》)

按:本案原为大热证,其所以出现满口如霜,四肢如冰,六脉全伏者,疫热内郁,气道不利所致,即所谓热深厥深之候。斑疹紫黑,浮而松活,师愚即认为有生机者,乃疫热有外散之机也。所用主方,仍是清瘟败毒饮,用以泻诸经之火,退其淫热。全案凡十诊,初诊败毒饮加伏龙肝、滑石、木通、猪苓、泽泻、紫草、归尾、大青叶,并重用生地,所以泻心清肝,导血中之热毒以下行也。是从斑疹紫黑着眼的。二诊,伏结于内的热毒,业已行散,故脉起细数,而手足回温。所以去伏龙肝者,略嫌其微带火气之故。三诊,火热已外发,故诸象均明显地外见了,防其伤津,故去滑石、木通、猪苓、泽泻,而加花粉、山豆根以解毒生津。四诊,热毒之势已大减,诸药分量亦随之而减。五诊以后,疫热即顺利地得以清除。热深厥深阶段,是本案的关键,前医之所以认为不治,就是没有识透这一关键所在。看来,师愚的临床经验是极老练的。

2. 右营守府,费公名存孝者,近七旬,癸丑四月病疫,已八日矣。诊其脉,细数无至;观其形色,面如蒙垢,头汗如蒸,昏愦如痴,谵语无伦,身不大热,四肢振摇且冷,斑疹隐于皮肉,紫而且赤,幸不紧束;此疫毒内伏,证亦危矣。如斑不透,毒无所泄,终成闷证,毙在十四日。检视前方,不外荆、防、升、葛,不知毒火壅遏之证不清,内热不降,斑终不出,徒肆发表,愈增其势,燔灼火焰,斑愈遏矣。予用大剂,石膏八两,犀角六钱,黄连五钱,加大青叶三钱,升麻五分,使毒火下降,须斑外透,此内化外解,浊降清升之法。次日周身斑现,紫赤如锦,精神若明若昧,身亦大热,手足遂温,间有逆气上冲,仍照本方加生地一两,紫草三钱,调服四磨饮。其侄惧逆气上冲,予曰:无防,服此即止。进门时又贴有堂号,因问曰:又延医乎?其侄曰:相好请来,但诊其脉,不服药耳。予曰：予治此证，前人未有，昨日敢服此方，令叔活矣。然见者必以为怪，君其志之。后医者至，果见予方，大叱其非曰：一身斑疹，不按古方，用如许寒凉，冰住斑疹，如何能透？急宜提表，似或可救。即用荆、防、升、葛，更以麻黄，连服二煎，及至半夜，呃逆连声，四肢逆冷，足凉过膝，举家惊惶，追悔无及，守城而进，叩门求见，问其所以，曰：变矣。问服何方？曰：他方。予曰：既服他方，仍请他治之。其侄见予不往，权将四磨饮原方连灌二服，呃逆顿止，手足遂温。转恳予素契者登门拜恳，予怜其以官为家，又系异乡人，仍按本方大剂调治，二十一日全愈。计用石膏五斤四两，犀角五两二钱，黄连四两八钱。此癸丑四月间事也。（《疫疹一得·昏愦呃逆治验》）

按：温热疫毒的斑疹，只宜清温败毒以透疹，不宜辛温发散以助邪。所以服荆、防、升、葛，而斑毒愈过；服石膏、犀角，反斑泄如锦，温疫而呃逆者，肝胃之火上逆，肺金之气不得下降使然。故仍用原方清泻肝胃火热炎上之势为主，调服四磨饮以导气下行，从其标也。后医没有接受前医的经验教训，再用辛散，并倍其力以图之，结果，气愈逆而热更郁，病复转剧。所幸病无他变，卒仍以清瘟败毒饮以驳乱反治，并毕其功。

附二：吴有性等所著书目

吴有性著

　　《温疫论》二卷

戴天章著

　　《广温疫论》四卷

余师愚著

　　《疫疹一得》

四、温热学派的鼎盛时期

（一）叶桂的《温热论治》

叶桂，字天士，号香岩，江苏吴县人，生于清康熙、乾隆间（约1666－1745），祖父两代俱业医，父死，从父之门人朱某习医业，闻人于医道有所擅长，辄师事之，于是在十年内先后从十七师，毕生忙于业务，因而著作甚少。世所传的《温热论治》，首刻于唐大烈的《吴医汇讲》中，并为之叙云：

"叶天士，名桂，号香岩，世居阊门外下塘。所著《温热论治》二十则，乃先生游于洞庭山，门人顾景文随之舟中，以当时所语，信笔录记，一时未加修饰，是以词多佶屈，语亦稍乱，读者不免晦目。烈不揣冒昧，窃以语句少为条达，前后少为移掇，惟使晦者明之。至先生立论之要旨，未敢稍更一字也。"

是《温热论治》不仅是出自顾景文之手，还经过唐大烈的润色。后来华岫云续《临证指南》，又把它列于卷首，更名《温热论》，两书字句虽略有出入，而大体则同。现在要探讨叶桂治温热的学术思想，除此之外，没有更好的依据了。兹就其对温热病机的阐发，以及据舌齿辨证的要点，分述如下。

1. 温热病机的阐发

叶桂对温热的发病和病机，统以"卫气营血"四字括之，所以他开宗明义就提出：

"温邪上受，首先犯肺，逆传心包。肺主气属卫，心主血属营。辨卫气营血，虽与伤寒同，若论治法则与伤寒大异也。"

叶桂的卫气营血，是具有一二三四的浅深概念的，所以他接着又说：

"大凡看法，卫之后方言气，营之后方言血，在卫汗之可也，到气才可清气，入营犹可透热转气，如犀角、元参、羚羊角等物；入血则恐耗血动血，直须凉血散血，如生地、丹皮、阿胶、赤芍等物是也。若不循缓急之法，虑其动手便错耳。"

即是在卫分，病最浅；在气分，病较深；在营分，病又深；在血分，病最深。浅者其势缓，深者其势急，所以叶桂的卫气营血，不能错乱而称之"营卫气血"，这两个概念，是截然不同的。

（1）**邪侵入卫**：叶桂认为温热与伤寒虽同属外感，但二者却有一定的区别。伤寒之邪，由皮毛而入，故其传变自外而内，先阳经而后阴经，治疗方法，亦应从表到里，先汗、清、下、和，而后温补。温热之邪，从口鼻而入，肺居上焦，为五脏六腑之华盖，故温热为病，肺必首当其冲。肺主卫气，外应皮毛，卫气受伤，不能充于皮毛，故亦有发热恶寒，头痛脉浮，或有汗或无汗等表证。温热特性，最易伤阴，因之热化常较伤寒为快，而化热传变的趋向，约有两条途径，一传气分，一传营分，前者为顺，后者为逆。温为阳邪，风亦为阳邪，温热若得风邪之助，两阳鼓击，其化热化燥之势，每难抑制。所以在治疗上当辛凉宣透，清解风热，使风因宣透而不易速变为热，热无风煽，势必随之而减弱。如此，两阳之鼓击得以分化，方能取得良好效果。至湿为黏滞之邪，如与温热相并，每致热蒸湿郁，难解难分，经时累月，病不痊愈，甚至壅闭清窍而现神志模糊等状，治疗时又须注意渗利湿浊，湿浊得化，则蕴热之因除，如此湿热相并，易于分解，不独湿邪易去，热亦易清。所以叶桂说：

> "温邪化热最速，未传心包，邪尚在肺，肺主气，其合皮毛……或透风于热外，或渗湿于热下，不与相搏，势必孤矣。"

这种温邪上受，从口鼻而入，先犯肺卫的理论，以及兼风透风、兼湿渗湿，不使与热相搏的辨治要点，都是富于临床经验的结论，决非泛泛之谈。

（2）**邪传气分**：温热既从上受，其传变次第，势必自上而下，因而在肺之邪，若不逆传心包，自然依次传递与胃。综合叶桂所说气分病症，实际概括了壮热汗出、烦躁、口渴引饮、脉洪大，以及胃家实等阳明经腑诸症，即足以证明这一点。阳明为五脏六腑之海，《素问·热论》称之为"十二经之长"。正因其经气独盛的缘故，它的病变，常以属实属热为多。阳明内连胃腑，外合肌肉，清热攻下，固为正治方法。但据叶桂经验，温热稽留气分虽久，只要尚未内结胃腑，还可采用"背城一战"的战汗方法，促使邪出肌腠而解。不过，必须说明这种方法，一般多适用于胃气不足，无资作汗，致使温邪久留不解的患者。因此，一经战汗，每见肤凉倦怠，疲惫不堪等状。《素问·阴阳别论》云"阳加于阴谓之汗"，这正是因为既伤胃津，又泄胃阳的结果，不一定是真阳外越的危候。所以叶桂说：

> "若其邪始终在气分流连者，可冀其战汗透邪，法宜益胃，令邪与汗并，热达腠开，邪从汗出。"

说明温邪不传营分，稽留于气分不解者，不宜过早地清营，以免"引狼入室"，只可助益胃津，促其战汗而解。根据叶氏的经验，若正虚邪实，一战不解，还可期其再战而愈，只是在战汗期中，毋扰元气，须宜安适调养，待其正气的来复就是了。

（3）**温热入营**：邪留气分，变化较小，一入营分，便善变而多危。如热灼营血，发为斑疹；热扰神明，烦躁不安，昼轻夜重，甚或神昏谵语，不省人事。所有这些，亦即叶桂所谓"逆传心包"的形证。邪既入营，固非清气之药所能治疗，但当初入之时，叶桂尚有透热转气一法，促使温邪复出气分而解，药如犀角、玄参、羚羊角等。若斑疹已见，则当以清热凉血为主，佐以透斑之品。斑出邪去，身热当退；其有不退者，是胃阴不足，不能制胜余热，可用甘寒助益胃津，以收扶正胜邪之效。所以叶桂在这阶段的治疗，总以凉血清热、保津护液为第一要法。

（4）邪入血分：邪陷下焦血分，虽与营分症状相近，但邪热愈渐深入，则其为害愈大，变化愈多。如热耗肝肾之阴，则为风动痉厥；热搏瘀伤，宿血，则为发狂之证；热邪逼血妄行，则为吐血、衄血、便血、溺血等。病证至此，势已危笃，叶桂主张宜用生地、丹皮、阿胶、赤芍诸品，直接凉血散血，证诸临床，热入血分之病，的确不易处理，特别在肝肾之阴被耗竭绝，而出现黑斑昏迷、动风痉厥的情况下，即使药证相当，也未必全能取得液回风熄的疗效。至其所用凉血散血诸药，在肝肾阴液未伤之前，还可适用，若已累及肝肾，则非用吴鞠通大定风珠、三甲复脉等方，大剂壮水之主，以制阳光，很难挽回其濒危之势。

（5）邪留三焦：叶桂从卫气营血分析温热的病机，是他的中心思想，但他并不排除邪留三焦的病变，他说：

"气病有不传血分，而邪留三焦，犹之伤寒中少阳病也。彼则和解表里之半，此则分消上下之势，随证变法，如近时杏朴苓等类，或如温胆汤之走泄，因其仍在气分，犹有战汗之门户，转疟之机括也。"

说明温热的三焦，与伤寒的三焦，是有不同的机括的，温热三焦是上下的枢机，伤寒少阳是表里的枢机。因此，如果温邪在三焦不从上解、外解，势必入于胃肠之里，这时不必考虑气分、血分的问题，而惟有下之之一法。不过温热入里的下法，与伤寒入里的下法，亦有所不同。他说：

"伤寒热邪在里，劫烁津液，下之宜猛；此多湿邪内搏，下之宜轻。伤寒大便溏为邪已尽，不可再下；湿温病大便溏为邪未尽，必大便硬乃为无湿，慎不可再攻也。"

伤寒少阳与温热三焦，其表里上下的区分如此。

2. 齿舌辨证的大纲

温热邪气既踞于里，或损心营，或伤胃津，或耗肾阴，或为正虚，或为邪盛，于舌于齿，都有显著的征验。由于叶桂的临证经验丰富，故于验舌验齿，都独具匠心，有较高的临床意义，兹分述如下。

（1）验舌苔：舌苔的变化虽多，而于温热最常见的，莫过于白苔、黄苔两种。

凡白苔黏腻，吐浊厚涎沫者，口多发甜，多为湿热内盛的"脾瘅"，当用佩兰叶的芳香辛散以逐之。若苔白如碱，常为胃中有宿滞，并有浊秽郁伏，当急用开泄之法，使其从募原达出。舌苔白厚而干燥，为胃燥气伤，于滋润药中加生甘草，令甘守津还。舌苔薄白，每见于外感风寒，宜疏散。苔薄白而干，则为肺液受伤，宜以麦冬、花露、芦根汁等轻清之品，以增液救肺。若苔白而底颇绛，乃湿遏热伏之征，当先泄湿透热，防其即干。

凡苔黄而浊，又属有地之黄者，当用陷胸、泻心之类，急去其邪实。黄而光滑，乃为无形湿热，宜清以渗之。苔黄而甚，或如沉香色，或如灰黄色，或老黄色，或中有断纹而腹胀痛者，皆当下之，如小承气汤，或用槟榔、青皮、枳实、玄明粉、生首乌等皆可。苔黄不甚厚而滑者，热未伤津，犹可清热透表。苔薄黄而干，邪虽去而津受伤也，苦重之药当禁，宜甘寒轻剂养之。

（2）验舌色：分绛色、紫色、淡红色、黑色四种。

凡温热传营，舌色必绛，绛色中兼见黄白色者，多属初传，气分之邪未尽也，宜泄卫透营两和之。纯绛鲜泽者，包络受邪也，宜犀角、鲜生地、连翘、郁金、石菖蒲等清泄之。如平素心虚有痰，外热一陷，里络即闭，非菖蒲、郁金等所能开，须用牛黄丸、至宝丹之类以开其闭。舌绛而干燥者，火邪劫营，以凉血清血为要。色绛而舌心干者，乃心胃火燔，劫烁津液，可加入黄连、石膏。舌心独绛而干者，胃热而心营受灼也，当于清胃方中，加入清心之品。舌尖独绛而干者，心火上炎也，用导赤散泻其腑。舌绛，望之若干，手扪之却有津液，乃湿热熏蒸而津亏将成浊痰之候。舌绛而有黏腻，似苔非苔者，中挟秽浊之气也，急加芳香逐之。舌绛而抵齿，难伸出口者，痰阻舌根，有内风也。舌绛而光亮，胃阴亡也，急用甘凉濡润之品。舌绛而有黄白碎点者，将生疳也，大红点者，热毒乘心也，宜用黄连、金汁以解其毒。舌绛而色不鲜，干枯而痿者，肾阴涸也，急以阿胶鸡子黄汤、天冬等救之。

舌色紫而暗，扪之潮湿，多为热传营血，或素有瘀宿血在胸膈之候，当用琥珀、丹参、桃仁、丹皮等散血之品。若色紫而肿大，乃酒毒冲心；紫而干晦者，肾肝色泛也，难治。

舌色淡红，或干而色不荣者，乃胃津受伤，而气不化液也，宜炙甘草汤，不可用寒凉。

舌黑而滑者，水来克火，为阴证，当温养之。若见短缩，肾气竭也，宜加人参、五味子以救万一。舌黑而干者，津枯火炽，急用泻南补北之法。若黑燥而中心厚者，土燥水竭，是以咸苦下之。舌色如烟煤隐隐，口渴烦躁，胃燥津伤之候，宜甘寒以益胃；色黑而润，不渴，乃夹阴病，宜甘温扶中。

他如不拘何色，舌生芒刺，皆上焦热极，用布拭冷薄荷水揩之，即去者轻，旋生者重。舌苔不燥，自觉闷极者，脾湿盛也。或有伤痕血迹，凡是搔挖，不可以有血便认为枯证，仍应从湿治。舌胀大不能出口，此脾湿胃热，郁极化风之所致，用大黄磨入当用剂内，则胀自消。舌心干，四边色红，中心或黄或白，乃上焦气热烁津之故，急用凉膈散散其无形之热，慎勿用血药，反致滋腻留邪。

(3) **验齿**：看舌之后，亦须验齿，齿乃肾之余，龈为胃所络。温热邪气，不燥胃津，便耗肾液，二经之血，均上走于齿及龈，故病深动血，心结瓣于上，阳血色紫，紫如干漆；阴血色黄，黄如酱瓣。阳血若见，安胃为主；阴血若见，救肾当先。惟酱瓣色者多险，阴下竭，阳上厥也。齿若光燥如石，是由于胃热甚，往往见无汗恶寒，卫气偏胜之症，宜用辛凉泄卫以透汗之法。齿如枯骨色者，肾液枯也。齿若上半截润，而下半截燥，为心火上炎，水不上承之候，急宜清心救水，俟枯处转润为要。若咬牙啮齿者，湿热化风也；但咬牙者，胃中热邪入其络也，咬牙而脉症皆衰者，胃虚无谷以内营也。舌本不缩而硬，牙关咬定难开者，此非风痰阻络，即欲作痉证，用酸物擦之可开，以酸走筋，木来泻土也。齿垢如灰糕样者，胃气无权，津亡而湿浊用事也，多凶。初病齿缝流清血，痛者为胃火冲激；不痛者为龙火内燔。齿焦无垢者，亦多凶。齿焦有垢者，肾热胃劫也，当微下之，或用玉女煎以清胃救肾。

3. 斑疹与白痦的分辨

凡斑疹初见，点大而在皮肤之上者为斑；云头隐隐，或琐碎小粒者为疹。统以见而不甚多者为吉。对于斑疹的辨识，虽有红者属胃热，紫者为热极，黑者为胃烂之说，亦必配合见症以断之。春夏之间，湿病亦有发斑疹者。凡色淡红，四肢清，口不甚渴，脉不洪数，此为虚斑。或胸前微见数点而赤，足冷，下利清谷，此阴盛格阳于上也，当温之。若斑色紫而点小者，心包热也；点大而紫，胃中热也。斑黑而光亮者，热毒极炽，治之得法，犹或可救；若黑而晦者则多凶。黑色隐隐四旁赤色者，乃火郁内伏，大宜清凉透发，庶几转红而可救。夹斑带疹者，皆为邪之不一，各随其部而泄，总以斑属血分为多，疹属气者不少。斑疹出现，都是邪气外露之象，当出现之时，宜神情清爽，方为外解里和，如斑疹出而神昏，乃正不胜邪而内陷，或为胃津内涸之候。

白痦，则小粒如水晶色，乃湿热伤肺，邪虽出而气液枯也，必得甘药补之。若未至久延，气液未伤，乃由湿郁卫分，汗出不彻之故，当理气分之邪为是，若枯白如骨，则多凶，气液竭也。

（二）薛雪的《湿热条辨》

薛雪，字生白，号一瓢，清，江苏吴县人，两征鸿博不就，所著诗文甚富，医与叶天士齐名。其曾孙东来出"日讲杂记"八则，载于《吴医汇讲》二卷，并述其先世事迹，谓生白不屑以医见，故无成书，年九十而殁。但世传有《湿热条辨》者，首刊于舒松摩《医师秘笈》中，凡三十五条，谓为薛生白作。江白仙刻陈平伯论疫之语，亦取其二十五条附刊于后，而又别增出十五条，其编次与舒氏所刻互异。吴子音刻《医效秘传》，又取江氏所刻陈薛二人之作附后，名曰《温热赘言》。王孟英《温热经纬》所刻，云得之友人顾听泉，听泉得之吴人陈竹垞，凡四十六条，与吴氏所刻又异。似此，均不足以证明确为薛雪之所作，但毕竟是一篇研究湿热病证较系统而完整的文献，具有临床现实意义，所以当时颇为风行。章虚谷作《伤寒论本旨》，谓仲景论伏气温热，而不及外感，叶氏之论，足以补仲景的残缺，示后学以津梁，至暑邪由火湿化合，客于募原，叶氏亦未论及，乃以《温证论治》《湿热条辨》附于《本旨》之后，以为施治之准，这是很有道理的。兹将主要内容略述如下。

1. 湿热病的病因病机

湿热病，据王士雄的意见是，既受湿，又感暑，即是湿温，亦有湿邪久伏而化热者。同时江本、吴本俱作湿温。可见它是与时令气候密切相关的一种热性病。长夏初秋，气候溽暑，湿中生热，人处于气交之中，怯者着而成病。因此，湿热湿温，所称不同，并无本质上的差别，总以湿和热为本病的病因。十一条（所述条次悉以《温热经纬》所引为据）说：

"夫热为天之气，湿为地之气，热得湿而愈炽，湿得热而愈横。湿热两分，其病轻而缓；湿热两合，其病重而速。"

热得湿则郁遏而不宣，故其势必愈炽；湿得热则蒸腾而上熏，故其势将益横，尤以夏月酷暑，以无形之热，蒸动有形之湿，蕴郁不散，最能致人于病。朱丹溪所谓湿热为病，十居八九，若从夏季暑湿郁蒸的角度来讲，是颇有道理的。湿热邪气是怎样侵入机体的呢？一条说：

"湿热之邪从表伤者，十之一二；由口鼻入者，十之八九。阳明为水谷之海，太阴为湿土之脏，故多阳明太阴受病。膜原者，外通肌肉，内近胃腑，即三焦之门户，实一身之半表半里也，邪由上受，直趋中道，故病多归膜原。"

湿热邪气之轻者，可随风邪而伤人之表，如风湿、风热之类，当然，湿随风寒而伤表，郁其阳气而变热者亦有之。湿热邪气之重者，如暑湿熏蒸之类，势必由口鼻而入，这和吴有性所谓的温疫，叶桂所谓的温热的伤人，均无二致。人身膜原界于经络、脏腑之间，凡内在之邪，常经膜原以外达于经络，外在之邪，亦由膜原以内入于脏腑，因而它的性质，颇同于一身的半表半里。但湿热之所以病人，必由于人体之先病，尤其是脾胃之气先不足于内，湿热邪气得因之以为病。故一条又云：

"太阴内伤，湿饮停聚，客邪再至，内外相引，故病湿热。此皆先有内伤，再感客邪，非由腑及脏之谓。若湿热之证，不挟内伤，中气实者，其病必微，或有先因于湿，再因饥劳而病者，亦属内伤挟湿，标本同病。然劳倦伤脾为不足，湿饮停聚为有余，所以内伤外感，孰多孰少，孰实孰虚，又在临证时权衡矣。"

"邪之所凑，其气必虚"，这本是传统的发病概念，脾主为胃行津液者也，脾伤而不健运，则湿饮停聚，这就是脾虚生内湿之所由，凡内湿素盛者，暑邪侵入，最易于留着而病湿温。相反，内湿不盛，暑邪虽入，却无所依傍，则不必病湿温，或虽病亦甚轻。这些都是在临床上所习见的。不仅发病是如此，即病变的传化，亦无不决定于脾胃之气的虚实，如：

"湿热病，属阳明太阴经者居多，中气实则病阳明；中气虚则病太阴。病在二经之表者，多兼少阳三焦；病在二经之里者，每兼厥阴风木。以少阳厥阴，同司相火；阳明太阴，湿热内郁，郁甚则少火皆成壮火，而表里上下，充斥肆逆，故是证最易耳聋、干呕、发痉、发厥。"

外邪伤人，多因机体的气质不同而变化。如风寒在太阳则恶寒，传阳明即变为热而不恶寒。故暑湿所合之邪入于人体，因阳气旺即随火化而归阳明；阳气虚即随湿化而归太阴。《素问·阴阳应象大论》说："少火生气，壮火食气。"少火，即阳和生气，如元气之类。壮火，是亢阳的暴气，故能食耗元气。外邪郁甚，使阳和之气，悉变为亢暴之邪，而充斥一身，蒙蔽清阳则耳聋，扰于肝脾胃，则干呕而痉厥。凡此诸变，无一而非病邪随阴阳之化所致。

2. 湿热病的证治

《湿热条辨》四十六条，基本上都是从辨证论治立说的，就其所述内容，加以分析，不外以下十个方面。

（1）**湿热本证**：所谓本证，也就是湿热病经常出现的几个主要症状，在作者认为这是辨识湿热病的提纲。即："始恶寒，后但热不寒，汗出胸痞，舌白或黄，口渴不欲饮。"[32] 以湿为阴邪，始遏其阳，故见恶寒，后则湿郁成热，便只发热，热蒸于湿则出汗，湿蔽清阳则胸痞，湿热交蒸而舌苔白或黄，热则液不升而口渴，湿则饮内留而不欲饮。其症状虽不复杂，却处处都反映出湿与热的特征。

（2）**表证**：湿热表证，约分两种，一为阴湿伤表，一为阳湿伤表。阴湿伤表者，只是湿遏于卫阳之表，而热不显，只见恶寒、无汗、身重、头痛、胸痞、腰疼等，故用藿香、香薷、羌活、苍术皮、薄荷、牛蒡子等以散湿[33]。阳湿伤表者，湿挟热以犯阳明之肌表，症见恶寒发热汗出、身重关节痛、胸痞腰痛，宜滑石、大豆黄卷、茯苓皮、苍术皮、藿香叶、鲜荷叶、白通草、桔梗等，即以散在肌之湿，复以清胃脘之热[34]。

（3）**湿邪偏盛**：《条辨》中所述的湿盛证，包括阴寒、寒湿诸证，约有七种。一为湿滞阳明证，舌苔遍体白，液不上升而口渴，宜用厚朴、草果、半夏、干菖蒲等味以辛开之，使其上焦得通，津液得下[35]。二为湿邪伤阳证，身冷、脉细、汗泄、胸痞、口渴、舌苔白，由于湿邪阻遏，阳气不能施化所致，宜人参、白术、附子、茯苓、益智仁等以温化之[36]。三为湿困太阴证，每见于暑月，病初起，但恶寒、面黄、口不渴、神倦、四肢懒、脉沉弱、腹痛下利，太阴之阳气不足，湿浊弥漫以困之也，宜仿缩脾饮[37]，甚则大顺散[38]、来复丹[39]等法[40]。四为外感寒湿证，皮肤蒸热、凛凛畏寒、头重、自汗、烦渴，或腹痛吐泻，每见于暑月乘凉饮冷，因感受寒湿之邪，阳气为阴寒所遏，故用香薷、厚朴、扁豆等味以散阴邪而发越阳气[41]。五为湿浊内阻证，症见腹痛、吐利、胸痞、脉缓，乃暑湿浊邪，伤太阴之气，以致土用不宣，太阴告困，宜缩脾饮以芳香涤秽，辛燥化湿为制[42]。六为寒湿内留证，上吐下泻、水谷不分、肢冷脉伏，皆由于暑月饮冷过多，脾胃之阳为寒湿所蒙，不得升越之故，故宜大顺散温热之剂，以调脾胃，利气散寒[43]。七为湿伤脾肾证，肠痛下利、胸痞、烦躁、口渴、脉数大，按之豁然空。此不特湿邪伤脾，抑且寒邪伤肾，故见烦躁、口渴、脉虚大等虚阳外越之象，而非邪热内扰，宜用冷香饮子[44]凉服，俾下咽之后，冷气既消，热性乃发，庶几药性与病气无扞格之虞[45]。

(4) **湿热俱盛**：湿与热邪合而为病，约有三种：一为湿热参半。舌根白，舌尖红，湿渐化热，余湿犹滞，宜蔻仁、半夏、干菖蒲、大豆黄卷、连翘、绿豆衣、六一散等，于辛泄之中佐以清热，即所以存阳明之液[46]。二为湿热俱盛。初起即胸闷不知人，昏乱大叫痛，为湿与热邪，两两俱盛，阻闭上中二焦之候，宜草果、槟榔、鲜菖蒲、芜荽、六一散各重用，或加皂角，地浆水煎，以祛湿清热，其所以祛湿药多于清热药者，以其初起即闭，不得不以辛通开闭为急务也[47]。三为湿热两滞于阳明之经。壮热、口渴、自汗、身重、胸痞，脉洪大而长，此太阴之湿与阳明之热合而为病，宜白虎加苍术汤[48]以清热散湿，不过，毕竟还是热多于湿之候[49]。

(5) **邪滞三焦**：湿热邪气多由口鼻而入，故能径趋膜原，弥漫于三焦，而见壮热，烦渴、舌焦红或缩、斑疹、胸痞、自利、神昏痉厥，宜大剂犀角、羚羊角、生地、元参、银花露、紫草、方诸水、金汁、鲜菖蒲等，以独清阳明之热，救阳明之液为急务，恐其胃液不存，终将自焚也[50]。其在上焦者，或湿热蒙蔽清阳，而见脘中微闷，知饥不食，宜藿香叶、薄荷叶、鲜荷叶、枇杷叶、佩兰叶、芦根、冬瓜仁，以宣上焦阳气，则肺胃自能清降[51]。或初起即壮热口渴、脘闷懊憹、眼欲闭、时谵语，乃邪郁心包，肺气不舒之候，宜枳壳、桔梗、淡豆豉、生山栀，无汗者加葛根等涌泄之剂，引胃脘之阳，而开心胸之表[52]。其在中焦者，多见发热、汗出、胸痞、口渴、舌白，宜藿梗、蔻仁、杏仁、枳壳、桔梗、郁金、苍术、厚朴、草果、半夏、干菖蒲、佩兰叶、六一散，以开泄中焦气分，化其湿郁[53]。其在下焦者，症见自利、尿赤、口渴，总由湿浊太盛，郁而化热之候，宜滑石、猪苓、茯苓、泽泻、萆薢、通草等分利为治[54]。

（6）**少厥二阴证**：湿邪为太阴之变，固无论矣，其对于少阴、厥阴的影响亦至夥，如湿热直犯少阴，可见下利、便脓血、咽痛、口渴、心烦、下泉不足、尺脉数，宜仿猪肤汤[55]凉润法[56]。如邪入厥阴，而见口不渴、声不出、与饮食亦不却、默默不语、神识昏迷，乃络脉凝瘀，心主阻遏，灵气不通之候，宜仿吴又可三甲散[57]，醉地鳖虫、醋炒鳖甲、土炒穿山甲、生僵蚕、柴胡、桃仁泥以破滞通瘀，俾血分之邪，尽泄而下；络中之邪，亦从风化而散[58]。

（7）**邪伤脏腑**：湿热充斥于脏腑，而为种种病证，临床最多见者有：阳明实热，上蕴结于胸膈，下闭结于肠胃者，则为发痉、神昏、笑妄、脉洪数有力，宜凉膈散或仿承气微下之例，因清热泄邪，只能散络中流走之热，而不除肠中蕴结之邪，故阳明之邪，仍假阳明为出路[59]。热邪闭结胃腑而扰乱神明者，则见发痉撮空，神昏笑妄，舌苔干黄起刺、或转黑色，大便不通者，宜用承气汤以通地道，泄其结邪[60]。邪热内踞，胃津劫夺者，症见口渴、苔黄起刺、脉弦缓、囊缩、舌硬、谵语、昏不识人、两手撮揣，为邪滞津枯之候，宜鲜生地、芦根、生首乌、鲜稻根等以甘凉润下而泄邪，并复其胃津[61]。肺胃不和，胃热移肺，肺不受邪，还归于胃者，症见呕恶不止、昼夜不差、甚则欲死，宜用川连三四分，苏叶二三分，两味煎汤呷下，以清湿热，通肺胃[62]。暑邪入于肺络者，症见咳嗽昼夜不安，甚至喘不得眠，宜葶苈、枇杷叶、六一散直泻肺邪[63]。胆火上冲，胃液受劫者，症见大渴、胸闷欲绝、干呕不止、脉细数、舌光如镜，多见于营阴素亏、木火素旺的患者，宜西瓜汁、金汁、鲜生地汁、甘蔗汁，磨服郁金、木香、香附、乌药等，既以清阳明之热，亦以散少阳之邪[64]。湿热内留，木火上逆者，症见呕吐清水、或痰多，宜温胆汤加瓜蒌、碧玉散[65]；一以涤饮，一以降逆[66]。以上概属实证。

再有种种虚证。如经过开泻下夺，恶候皆平，而元神大亏，胃气不输，肺气不布者，症见神思不清、倦语、不思食、尿数、唇齿干，乃肺胃气液两虚之候，宜人参、麦冬、石斛、木瓜、生甘草、生谷芽、鲜莲子以清补元气[67]。暑伤元气，肺虚而咳，气短倦怠，口渴多汗，脉虚欲绝者，宜人参、麦冬、五味子以益气存津[68]。有中气亏损，升降悖逆者，以至吐下一时并至，乃太阴惫甚，中气不支之候，宜生谷芽、莲心、扁豆、苡仁、半夏、甘草、茯苓等味，甚至用理中法[69]。有中气受伤，症见四肢困倦、精神减少、身热、气高、心烦、尿黄、口渴、自汗、脉虚者，宜李东垣清暑益气汤[70]，清解与补益兼施[71]。有卫外之阳暂亡，湿热之邪仍结者，症见忽大汗出、手足冷、脉细如丝或绝、口渴茎痛，而起坐自如、神清语亮，乃由表虚而汗出过多所致，宜五苓散去术，加滑石、酒炒川连、生地、黄芪以固卫救阴，并导湿热下行[72]。以上则属于虚证一类。

(8) **热入营阴**：热入营阴，血液内燥，症见左关弦数、腹时痛、时圊血、肛门热痛者，宜仿白头翁汤[73]法，以凉血散邪[74]。有经水适来，邪陷营分者，症见壮热、口渴、谵语、神昏、胸腹痛，或舌无苔、脉滑数，宜大剂犀角、紫草、茜根、贯众、连翘、鲜菖蒲、银花露以凉血解毒[75]。有毒邪深入营分，走窜欲泄，而见上下失血或汗血者，宜大剂犀角、生地、赤芍、丹皮、连翘、紫草、茜根、银花，以救阴而泄邪，邪解血自止[76]。

(9) **痉厥疟痢**：痉厥疟痢，是湿热病中常兼夹出现的。痉病，有湿热侵入经络脉隧，火动风生而成者，症见口噤、四肢牵引拘急，甚则角弓反张，宜鲜地龙、威灵仙、滑石、苍耳子、丝瓜藤、海风藤、酒炒黄连等以息风通络[77]。有营液大亏，厥阴风火上升而成者，症见汗出热不除、头痛不止而痉，用羚羊角、蔓荆子、钩藤、元参、生地、女贞子等以养阴熄风[78]。厥病，每由邪灼心包，营血耗损而成，症见壮热口渴、舌黄或焦红、发痉、神昏谵语或笑，宜犀角、羚羊角、连翘、生地、元参、钩藤、银花露、鲜菖蒲、至宝丹，以清热救阴，泻邪平肝[79]。疟病，由湿热阻遏膜原，营卫气争，故寒热不已，宜柴胡、厚朴、槟榔、草果、藿香、苍术、半夏、干菖蒲、六一散，以透达膜原，疏泻湿邪[80]。痢疾，有湿热伤脾，阻遏气机，传导失常者，症见胸痞腹痛、下坠窘迫、脓血稠黏、里急后重、脉软数，宜厚朴、黄芩、神曲、广皮、木香、槟榔、柴胡、煨葛根、银花炭、荆芥炭等，以清热渗湿，行气导滞[81]；有痢久伤阳，脉虚滑脱者，宜真人养脏汤[82]加甘草、当归、芍药以温涩固脱[83]；有痢久伤阴，虚坐努责者，宜用熟地炭、炒当归、炒白芍、炙甘草、广皮之属，以补血润燥[84]。

(10) **余邪**：余邪之证有二：十余日大势已退，惟余邪尚留滞经络，而见口渴汗出、骨节痛者，湿邪未尽，阴液先伤也，宜元米（即糯米）汤泡於术，隔一宿，去术煎饮，以养阴逐湿[85]。尚有诸症皆退，惟目瞑则惊悸梦惕，乃余邪内留，胆气未舒所致，宜酒浸郁李仁、姜汁炒枣仁、猪胆皮以去滞安神[86]。

（三）吴瑭的三焦温病说

吴瑭，字鞠通，江苏淮阴人，生于清乾、隆嘉庆（1736－1820）间。由于吴氏经历了多次温热病的流行，因而他便专志于温热病的研究，从《素问·热论》诸篇，以及张仲景的《伤寒论》、吴又可的《温疫论》等都下了功夫，认为《热论》所载，是发明温热病的基础，而《伤寒论》辨证立法制方，都极綦严，他说：

"若真能识得伤寒，断不致疑麻桂之法不可用；若真能识得温病，断不致以辛温治伤寒之法治温病。"[87]

至于吴又可，则谓其"议论宏阔，实有发前人所未发"，却又不满其"卸却伤寒，单论温病，而立论不精，立法不纯"[88]，后来又见到叶天士治疗温热的种种方法，颇为折服，谓其"持论和平，立法精细"。但从他说：

"叶氏吴人，所治多南方证，又立论甚简，但有医案散见于杂证之中，人多忽之而不深究。"[89]

看来，吴瑭并未见着叶桂的《温热论治》，仅看到华岫云所辑《临证指南》一类医案而已，因华书成于1764年，而《温热论治》最早是乾隆壬子（1792）始刊于唐大烈的《吴医汇讲》，这时吴瑭虽然存在，可已经是晚年了。叶薛之说虽颇极一时之盛，毕竟尚无专书出现，足以代表叶薛之说的专书，实自吴瑭的《温病条辨》始。吴瑭对温热病的阐明，可得而述者有三。

1. 寒温水火阴阳辨

吴瑭认为伤寒与温热两病，实有水火的区分。寒病之源，源于水；温病之源，源于火。伤寒病的寒邪，是水之气；膀胱者，水之腑。寒邪先伤足太阳膀胱经，是以水病水。温热病的温邪，是火之气，肺者金之脏，温热先伤手太阴肺经，是以火乘金。这是伤寒、温热二病病机最根本的区别所在。因此，他强调说：

"伤寒由毛窍而入，自下而上，始足太阳，足太阳膀胱属水，寒即水之气，同类相从，病始于此。古来但言膀胱主表，殆未尽其义。肺者，皮毛之合也，独不主表乎？治法必以仲景六经次传为祖法。温病由口鼻而入，自上而下，鼻通于肺，始手太阴，太阴金也，温者火之气；风者火之母，火未有不克金者，故病始于此，必从河间三焦定论。再寒为阴邪，虽《伤寒论》中亦言中风，此风从西北方来，乃觱发之寒风也，最善收引，阴盛必伤阳，故首郁遏太阳经中之阳气，而为头痛身热等症。太阳阳腑也，伤寒阴邪也，阴盛伤人之阳也。温为阳邪，此论中亦言伤风，此风从东方来，乃解冻之温风也，最善发泄，阳盛必伤阴，故首郁遏太阴经中之阴气，而为咳嗽、自汗、口渴、头痛、身热、尺热等症。太阴阴脏也，温热阳邪也，阳盛伤人之阴也。阴阳两大法门之辨，可了然于心目间矣。"

说明伤寒是由皮毛之表而入于里，先太阳而后阳明、少阳、太阴、少阴、厥阴，故诊治必须遵循仲景六经辨证的纲领；温热循口鼻而犯肺卫，是火来克金，先上焦而后中焦、下焦，故诊治不当依六经，而当用刘河间的三焦分证法。六经三焦，一从横看，一从竖看，一纵一横，互为对待。这样，不但不有晦于仲景的立法，而且还羽翼了《伤寒论》之所未备，可使万病诊法不出此一纵一横之外。至于寒温二气，又各具伤阴伤阳的特点，吴瑭在治法上特提出了原则上的区别，即：

"伤寒伤人身之阳，故喜辛温、甘温、苦热，以救其阳。温病伤人身之阴，故喜辛凉、甘寒、甘咸，以救其阴。"

凉、寒、咸等，均属于水之气味，故分别用以清温救阴，最是吴瑭在临床上运用的活法。

2. 温病的三焦病机

吴瑭对温热的病机，认为是从三焦而变化的，所以他把风温、温热、湿温、温疫、秋燥等病，都分做上焦、中焦、下焦来论述，分别阐述其不同的变化和特征。他说：

"温病自口鼻而入，鼻气通于肺，口气通于胃，肺病逆传，则为心包。上焦病不治，则传中焦胃与脾也。中焦病不治，即传下焦肝与肾也。始上焦，终下焦。"[90]

例如风温病，当它在上焦时，脉不缓不紧而动数，或两寸独大，尺肤热，头痛，微恶风寒，身热自汗，口渴，或不渴而咳，午后热甚，这是温热邪气经口鼻而侵于肺的种种上焦病变的反映。假使渐次出现面目俱赤，语声重浊，呼吸俱粗，大便闭，小便涩，舌苔老黄，甚则黑有芒刺，但恶热，不恶寒，日晡益甚，脉浮洪躁甚，便是热邪已侵及胃腑而出现中焦的症状，即由太阴温病，渐变为阳明温病，说明病机的其入益深，其热益重。若由身热面赤，进而口干舌燥，齿黑唇裂，甚至心中震震，舌强神昏，手指但觉蠕动等，是热邪深入下焦，真阴欲竭，壮火复炽，最是重笃的阶段。三焦传变的次第虽如此，但不是说每一温病必以次相传。如：

"手太阴暑温，发汗后，暑证悉减，但头微胀，目不了了，余邪不解者，清络饮主之。"[91]

这是邪气轻微，在上焦即欲自解之候，故用清络饮[92]的轻剂，以清其余邪。但亦有一时三焦俱急的，如：

"温病三焦俱急，大热大渴，舌燥，脉不浮而躁甚，舌色金黄，痰涎壅甚，不可单行承气者，承气合小陷胸汤主之。"[93]

所谓三焦俱急，即上焦之邪仍在，便又侵及中焦阳明，大热大渴，脉躁苔焦，燥热之极，竟同时煎熬下焦肾水，便当急去邪热，才能保存津液，使用小陷胸合承气汤，尽涤上中下三焦热邪，使之一齐俱出，是为急病急方之法。至病之传变与否，各有其一定的特征可验。非凭臆说也。如：

"阳明温病，实热壅塞为哕者下之，连声哕者中焦，声断续，时微时甚者，属下焦。"[94]

连声紧促的哕，说明是胃气大实，逼迫肺气不得下降所致；哕而或断或续，乃下焦虚冲之逆气使然，是其大较。又如湿邪伤及中焦，既有有热与无热之分，更要分辨伤脾与伤胃，无论伤脾或胃，又各有阴阳之不同。如说：

"湿水同类，最损人之阳气。伤脾阳，在中则不运痞满，传下则洞泄腹痛；伤胃阳，则呕逆不食，膈胀胸痛。两伤脾胃，既有脾证，又有胃证，湿久生热，热必伤阴，伤胃阴，则口渴不饥；伤脾阴，则舌先灰滑，后反黄燥，大便坚结。"[95]

脾胃同在中焦，因其脏腑之性情各异，其为病变，自亦各有不同，惟能明其情性，辨证乃有准的。吴瑭还以三焦辨识温病的死证说：

"细按温病死状百端，大纲不越五条，在上焦有二：一曰肺之化源绝者死，二曰心神内闭，内闭外脱者死。在中焦亦有二：一曰阳明太实，土克水者死，二曰脾郁发黄，黄极则诸窍为闭，秽浊塞窍者死。在下焦则无非热邪深入，消铄津液，涸尽而死也。"[96]

以上概属于温热的病机。至寒湿之侵入，以其病因性质之不同，发生于三焦之病变亦迥异，吴瑭说：

"湿之为物，包含于土中。上焦与肺合者，肺主太阴湿土之气，肺病湿则气不得化，有霜雾之象，向之火制金者，今反水克火也，故肺病而心亦病也。故上焦一以开肺气、救心阳为治。中焦与脾合者，脾主湿土之质，为受湿之区，故中焦湿证最多。脾与胃为夫妇，脾病而胃不能独活。再胃之藏象为土，土恶湿也，故开沟渠、运中阳、崇刚土、作堤防之治，悉在中焦。上中不治，其势必流于下焦，下焦乃少阴癸水，湿之质即水也，焉得不与肾水相合。吾见湿留下焦，邪水旺一分，正水反亏一分，正愈亏而邪愈旺，不可为也。故治少阴之湿，一以护肾阳，使火能生土为主。"[97]

同是三焦的病变，而一温热，一寒湿，便有很大的区分，这仍然反映了吴瑭重视寒温、水火、阴阳分辨的中心思想。

3. 清热养阴法的确立

温邪、暑邪、湿邪、热邪等，均为浊邪，邪之浊者，必沉以内着，滞而易留。且温热暑湿之盛，均必先伤津铄液，故治温热暑湿诸病，辛温等法之不堪用，固无论矣。即用辛凉、甘寒诸法，其轻重浅深的准则，亦不能无的放矢而任意为之。盖辛多散，过甚则泻而不能收；凉多苦，过甚则燥而津愈涸。甘之过甚，则壅遏而着邪，寒之过甚，则抑降而不达。吴瑭在这些方面的考虑煞费苦心，终于具体地提出了清络、清营、育阴等治法。例如他用清络饮治暑温余邪，既曰余邪，其不能用重剂可知。但所余之邪却又深留于络，不用深透浅出之品，则不能胜其任，于是他选用辛凉芳香诸品，以组成清络饮方；复用咸寒苦甘诸品，以制成清营汤[98]，前者取其芳香清轻之力以化湿浊，后者取其甘润寒凉之用清而养之。如理解未透，验证不多者，很难斡旋其中，而卓有余裕。又如：同一用清营汤方之证，由其不烦渴，知其热入而未深，故又有去黄连法。其间深浅程度的掌握，真有"不容一发"之感。温热病之应养阴，亦夫人得而知之，但究应如何育养，亦惟吴瑭最有成熟的经验，试以所制一甲、二甲、三甲复脉汤而言，当下后阴虚而防滑脱者，则用一甲养而涩之[99]；当阴虚而阳不潜者，则用二甲养而镇之[100]；当阴虚而不能上济于心者，则用三甲养而济之[101]。养阴则一，却有涩、镇、济之不同。同一加减复脉汤，仅在牡蛎、鳖甲、龟板三种同类药物之间做了一些调整，其不同的效用若此，非学养与经验并富者，实不足以窥其堂奥。又如：吴瑭对叶桂"温邪在肺，其合皮毛，用辛凉轻剂"的治法，结合自己的实践研究，竟发明了辛凉平剂的银翘散[102]，辛凉轻剂的桑菊饮[103]，辛凉重剂的白虎汤，这样虽是同在气分的病变，银翘散侧重化气分之秽，桑菊饮侧重降气分之逆，白虎汤侧重清气分之燥，颇能尽其"一隅三反"的妙用。叶桂临证，往往信手遣药，而不名方，但经过吴瑭的匠心巧运，却一一组成了若干效用卓著的名方，如桑菊饮，化裁于叶桂治秦某风温的处方[104]，清宫汤化裁于叶桂治马某温热的处方[105]，连梅汤[106]化裁于叶桂治顾某暑病的处方[107]。由此可见，吴瑭无论在温热病的病机、辨证、论治、方药各个方面，把叶桂原有的内容，都有了很大程度的提高。

（四）王士雄的温热观

王士雄，字孟英，晚号梦隐，清，钱塘人。约生于公元 1808－1890 年，曾王父以下均善医，一生多经历温热、霍乱、疫疠诸病的流行，故对于这类疾病的研究，一宗叶桂、薛雪诸家之学，极有造诣，兹就其主要观点分述之。

1. 六气属性辨

《素问·天元纪大论》说"寒暑燥湿风火，天之阴阳也"。王士雄以为，若就六气的本质言，是暑统风火而均属阳；寒统燥湿而均属阴。若就六气的变化言，则：

"阳中惟风无定体，有寒风，有热风，阴中则燥湿二气，有寒有热。至暑乃天之热气，流金烁石，纯阳无阴。"[108]

因而，他认为世有所谓"阳邪为热，阴邪为暑"的说法，是不恰当的。如《素问·至真要大论》说"热气大来，火之胜也""阳之动，始于温，盛于暑"《五运行大论》亦说"在天为热，在地为火，其性为暑"，都足以说明暑即是热，二者本是同属，原无阴阳性之可分。世人更有"暑必兼湿"之说，王士雄对此亦提出不同的看法。他认为二气虽易兼感，但暑之与湿，毕竟不是一体。故云暑多兼湿则可，若云暑必兼湿则不可。犹如暑之与风亦多兼感，但不可能因此而说成暑必兼风的道理一样。他还进一步指出：

"若谓热与湿合，始名为暑，然则寒与风合，又将何称。"[109]

不仅如此，王士雄尤其反对妄立阴暑、阳暑名目，致使寒热界线混淆不清。他认为如果暑必兼湿，则不可以阳名之，若以暑为热邪，又不可以阴名之。其实：

"彼所谓阴者，即夏月之伤于寒湿者耳。设云暑有阴阳，则寒亦有阴阳矣。不知寒者水之气也，热者火之气也，水火定位，寒热有一定之阴阳，寒邪传变，虽能化热，而感于人也，从无阳寒之说，人身虽有阴火，而六气中不闻有寒火之名。"[110]

的确，寒暑二证，水火各判，勿容或混，混则极易致误。如《金匮》白虎加人参汤所治的中暑，固属暑热无疑。若《局方》大顺散所治的霍乱吐利，《张氏医通》冷香饮子所治的腹痛泻痢，虽有冒暑、中暑之名，考之实际，无一不是属于寒湿为患，否则必不能耐受如此温燥之药。王士雄指出"夏月伤于寒湿"的说法，实醒千万人耳目。盖火虽独盛于炎夏，实则四季无时不有。所以王士雄说：

"三时之暖燠，虽不可以暑称之，亦何莫非丽日之煦照乎？须知暑即日之气也，日为众阳之宗，阳燧承之，火立生焉。以五行论，言暑则火在其中矣，非五行外另有一气也。"[111]

说明日为火之宗，夏为火之令，暑为火之气，然必须丽日当空，火热下施，方有暑令之暑，三时之暖。不然，将同寒谷冰山，难分冬夏，故言夏则三时暖燠既已概括其中，言暑则三时之火亦已概括其中。不过，火邪为病，一般多由其他诸因转化而来，总不若暑邪伤人之来得直接，这是二者同中又有不同之处。然风寒燥湿之所以都会化火，主要是因邪气郁遏，不能立即疏散的缘故。若非郁遏，则诸邪未必全能化火。所以王士雄认为：分言之，火虽为六淫之一，但与其他诸气，究不能统同而论。

王士雄于暑、湿、火三气的性能，特有发挥，便可以窥见其研究温热学说心得的一般了。

2. 对霍乱的分析

清代咸丰、同治年间，霍乱病一再流行，势颇猖獗，尤以上海一隅为甚。

适士雄悬壶沪上，并率家傀居于歇浦西，眼见"司命者罔知所措，死者实多"的情况，一面从事救活，一面整理其经验，并阐发其见解，著成《霍乱论》梓行，以扩大其救治的作用。

士雄认为霍乱的病因，固与六淫之邪有关，但应把时疫霍乱与非时疫霍乱进行鉴别，他说：

"热霍乱流行似疫，世之所同也，寒霍乱偶有所伤，人之所独也，巢氏所论虽详，乃寻常霍乱耳！执此以治时行霍乱，犹腐儒将兵，其不复败者鲜矣。"[112]

他认为时疫霍乱的病因主要是一种疫邪，这种疫邪，多由于饮水恶浊所致，他举上海为例，人烟繁萃，地气愈热，室庐稠密，秽气愈盛，附郭河水，藏垢纳污，水皆恶浊不堪。这便是霍乱盛行的原因所在。并说：

"臭毒二字，切中此地病因。"[113]

因而，他对霍乱流行的预防，提出要注意疏浚河道，毋使污积，或广凿井泉，毋使饮浊等办法。王士雄早在一百多年前[114]，已能比较正确地掌握时疫霍乱的真正原因，这是难能可贵的。

由于他把时疫霍乱和非时疫霍乱分开，因而在病机上也有了新的见解。他认为一般六气为病，偶有所伤，而致阴阳二气乱于肠胃胸中的，不是时行疫证霍乱，这种霍乱不至延门阖境为灾，多属于寒霍乱。

时行疫证霍乱，则多发生于夏热亢旱酷暑之年，而人又多蕴湿，一朝卒发，渐至闭户延村，风行似疫。从证候分析，多属湿热，且往往又是湿多于热，至于转筋，则是风自火出，而有胜湿夺津之势，这种霍乱，多为热霍乱，并据此订出两种治疗方案。

（1）热证：《素问·至真要大论》说"不远热则热至，热至则身热，吐下霍乱"。王士雄认为，这明明指出霍乱是有因热而成的。且"不远热"三字，不应局限在药食一隅，即如田野操劳，长途跋涉，暑邪自外入侵，亦当包括其中。盖因身处烈日酷暑之下，伤人尤速于药食故也，暑秽经口鼻直趋中焦，若有所留着，则脾胃升降之机必遭阻滞，清者不升，浊者不降，清浊相干，乱成顷刻，而发为上吐下泻，热邪燥烁于筋，而成转筋挛瘛。火主燔灼，其性急速，热迫肠胃，传化失常，故吐泻情势常较寒霍乱为卒暴，其所吐之物，亦多浑浊水液。治之法，湿甚者，以胃苓汤分利阴阳，暑亦自去，热甚者，桂苓甘露饮清其暑火，湿亦潜消。若火盛之体，内本无湿，但感湿邪而成者，宜甘寒以清之，方如白虎汤、六一散之类。惟暑热病人，最能损伤元气，亦有元气先伤而后受邪者，故在治疗上用清、补二法，又有轻重主次之分。前者宜以清暑为主，补虚为辅，方用白虎加人参汤之类，后者以补虚为主，清暑为辅，药如参术，必佐以清邪。凡伤暑霍乱而兼厥逆烦躁者，慎勿认为阴证，但察其小便必黄赤，舌苔必黏腻或白厚，宜燃照汤[115]澄冷服一剂，即现热象。甚或手足厥冷、唇面爪甲皆青、六脉皆伏，而察其吐下酸秽恶臭、小便赤短、或点滴不利、或闭而全无、大便灼热，是热极似阴，宜急进地浆[116]煎竹叶石膏汤。至若醇酒膏粱过度，湿热自内而生者，宜用苦辛以泄之，方如葱豉汤、连朴饮[117]之类。

王士雄还从《金匮》"转筋之为病，其人臂脚直，脉上下行，微弦，转筋入腹者，鸡矢白散主之"而悟出用蚕砂治霍乱。认为蚕砂即引浊下趋，又能化浊使之归清，性较鸡矢更优，故常用为治疗霍乱转筋的主药，颇奏肤功。并进一步拟订了治霍乱转筋，肢冷腹痛，口渴烦躁，目陷脉伏，时行急证的蚕矢汤[118]和治霍乱腹不痛而肢冷脉伏，或肢不冷而口渴苔黄，小水不行，神情烦躁的黄芩定乱汤[119]。

(2) **寒证**：《素问·气交变大论》说"岁土不及，民病飧泄霍乱"。王士雄认为，岁土不及，则脾胃素虚的人，因岁运不足而更见其虚，中阳既虚，则湿浊饮食均将无火以化，使非停留不行，即是飧泄下注，甚至挥霍撩乱，吐泻交作，此证尤其常见于：

"安逸之人，以其深居静处阳气不伸，坐卧风凉，起居任意，冰瓜水果，恣食为常，虽在盛夏之时，所患多非暑病。"[120]

故其所吐者，必多澄彻清冷而无酸秽；所泻者，必多完谷不化而不臭浊。余如口不渴饮，小便自利等症，亦可想见。治之之法，病轻者，可用藿香正气散，或平胃散加减；湿盛者，可用胃苓汤加减；七情郁结，饮食停滞者，厚朴汤[121]、治中汤[122]；兼表证者，先用香薷饮，后用大顺散；阳虚脉弱，腹痛喜温按者，来复丹[123]；元气耗散，阴盛格阳证，宜理中汤，甚则四逆汤加食盐少许；暴泻如水，脉弱不言，急进浆水散[124]救之，并宜冷服。凡此诸证，都是属于寒湿类型。所以王士雄说：

"实由避暑而反为寒伤致病，若拘时令，误投清暑之剂而更助其阴，则顷刻亡阳莫挽矣。"[125]

王士雄所见的霍乱，实包括真霍乱和腹泻两种，凡成疫性而腹不痛的，多属于真霍乱。反之，不成疫性，而吐泻腹痛的，则属于泄泻的多了。

附一：医案十则

【叶桂医案二则】

1. 温热（1）

陈某，诊脉左带微数，右关微弦，胸脘痞闷，右眼角赤，皆是肝木乘脾土。《经》旨有肾藏志、脾藏意。今梦寐惊惕，是见不藏之象，倘调养失宜，内有七情之扰，外有六淫之侮，再经反复，药饵无过草根树皮，焉能有济，故重言以申其说。人参、半夏、枳实、茯苓、干姜、小川连。

第二案。六脉略和，舌苔已退，胸脘稍宽，渴饮，至胃微觉呆滞，大便干燥，势见阴枯阳结，通阳之中，佐以润燥，亦属至理。至于调养静摄工夫，不必再赘。柏子仁、苁蓉、归须、炒桃仁、块苓、桂心。

第三案。立夏日诊，脉气和，病情减，清晨微觉气闷，阳气尚未全振。再论人身中阴阳二气，每相眷顾，阳病久必伤阴，阴病久必伤阳，故病久之体，调养失慎，必至反复，谆谆至属，进苓桂术甘汤，以宣上膈之阳。

第四案。年过五旬，肾气本弱，病缠日久，脾土亦馁，肾恶燥，脾恶湿，《经》旨昭昭，若欲平稳，宜乎分治为妥，是将来调补丸药章旨，今上膈已宽，且进下焦调补为法。苁蓉、归身、杞子、茯神、小茴、柏仁、天冬、巴戟、牛膝。

第五案。病减六七，惟纳食不易运化，饮汤不易下趋，口中味淡，时或作酸，大便燥坚，乃脾阳不振，肾阴未复，故润剂之中，佐以辛香，有合《经》旨辛甘化风之意。柏仁、小茴、苁蓉、车前、茯苓、牛膝、归身、桂心。

第六案。脉神俱安，大便艰涩不爽，脐间隐隐作痛，高年肾阴暗亏，血液不能灌溉四旁，肠中枯燥，更衣颇觉费力，拟进通幽汤方以润之。归须、红花、郁李仁、柏仁、麻仁、生地、升麻。

第七案。两日连次更衣，脐间疼痛已止，胸膈之间，略觉不和，则知病缠日久，不独血液受亏，气分亦为之不振，拟温填药饵，佐以通阳，庶几中下两顾。苁蓉、块苓、杞子、小茴、柏仁、牛膝、人参、巴戟。（《叶案存真》卷下）

按：观此证弦数俱微之脉，知其病起已非止一日。肝木之所以偏旺，必由于气血之先亏，脾土受制，运化无权，则水湿不化而为胸膈痞闷。故叶桂处方首从中焦入手，用半夏泻心汤加减，健脾土，散水饮，以治其痞。次于通阳之中佐以润燥，以交通上下。再次用苓桂术甘以宣膈上之阳，使上焦得通，中焦得运，而后调补下焦。最后于温填之中佐以通阳，亦中下两顾之意，全案自始至终，以扶脾阳，益肾阴为主，足见叶桂在理论上虽提高脾胃，贬低肾命，但在实践中并未囿于此。

叶桂本以善于温热著称，而用仲景伤寒方以宣膈上之阳，足见其用药并不局限于温热一隅，这也是他不执成见的好例子。

2. 温热（2）

范升九，四肢乍冷，自利未已，目黄稍退，而神倦不语，湿邪内伏，足太阴之气不运，《经》云：脾窍在舌。邪滞窍，必少灵，以致语言欲謇，法当分利，佐辛香以默运坤阳，是太阴里证治法。生于术、草果仁、厚朴、木瓜、茯苓、泽泻。

第二案：身体稍稍转动，语謇神呆，气机犹未为灵转，色脉非是有余，而湿为阴邪，不徒偏寒偏热已也。生于术、石菖蒲汁、郁金、茯苓、远志、米仁。

第三案：湿滞于中，气蒸于上，失降，不得寐，口起白痦，仍不渴饮，开上郁，佐中运，利肠间，亦是宣通三焦也。生于术、寒水石、米仁、桔梗、广皮、猪苓、泽泻。

第四案：湿胜中宫不运，易生痰饮，不欲食，须使神机灵泛，少佐疏滞，外台茯苓饮去广皮，加天竺黄、石菖蒲。

第五案：人参、金斛、枳实、於术、茯苓、广皮。

第六案：脾胃不醒，皆从前湿热之累，气升痰咳，参药缓进。炒川贝、茯苓、地骨皮、米仁、郁金、淡芩。（《叶案存真》卷下）

按：前陈某病案是湿热燥化，本案是温热湿化。一寒一热，各自不同。前者用甘温扶阳润燥，后者于清淡分利之中佐辛香以默运坤阳。前者年过五旬，肾阴本弱，所谓阴枯阳结，温热化燥属虚；后者是新感温病化湿属实。若将虚实寒热、燥化湿化之二证，前后相较，则知温热病之转化，亦非局限于燥热一端。

【薛雪医案三则】

1. 病本湿温，元气不能载邪外出，有直犯中焦之势矣。拟以栀豉上下分开之，姜芩左右升降之，芳香之草横解之，以冀廓清诸邪，未识得奏肤功否？

黑山栀、淡芩、川郁金、生香附、炒香豉、生姜、鲜石菖蒲、生甘草。（《三家医案合刻》）

按：香豉使邪从上而泄，山栀使邪从下而走。生姜左宣，淡芩右降，郁金、香附、菖蒲一类芳香之品，所以横解四旁，苦燥与辛散并用，凡湿温邪在募原而未入腑脏者，最宜此法。

2. 体盛之人气必弱，寒热乍起，即现小便短数，头项动，舌干齿燥气促，脉左弦右弱，渴不欲饮，皆元不胜邪之象，恐其乘津液之衰，遽尔内陷，宜谨慎斟酌，缘此时正当燥令故耳。

天花粉、卷竹叶、厚橘红、青蒿梗、麦冬、六一散。（《三家医案合刻》）

按：此为素体湿盛气虚，感伤风温邪气之证，寒热、小便短数、头项瞤动、舌干齿燥、气促而渴、脉左弦，统为风热伤津之症，脉右弱、不欲饮，津气虽虚，而邪尚未内陷，故用麦冬、花粉以保津气，其余诸品所以胜风热也。

3. 昨所同议之方，以两关按之脉弦，特借仲景旋覆代赭法，同四磨饮投之，旋覆有转旋之功，代赭为镇坠之品，咸寒可降，酸可入肝，四磨则渐磨运化，使手太阴得行清肃之令，足厥阴无克侮之暴。今诊得两关弦象已减，面浮少退，是药之应，而暴渴欲饮，则仍然如故。是则阳明之腑中垢不去，煎熬津液，下流一日不通，上流一日上乏，虽有补虚之策，孰敢泛投。且其虚脉虚象，显然彰著，势不容缓。前既借仲景之法，以退两关之弦，此独不可借仲景急去宿垢，以存津液。然未可以子和霸法投之，拟以缓法推陈致新，仍候昨日两道长印可，何如。

旋覆花、代赭石、人参，煎送沉香化气丸二钱五分。（《三家医案合刻》）

按：用旋覆代赭汤同四磨饮，竟去其两关脉弦和退面肿，知其为肝胃之气上逆，必有噫气、胸闷、气促诸症。两方的主要功用，即在和中降逆也。今又见暴渴引饮，断为胃腑有宿垢，煎熬津液之证，其有大便秘结之症又可知，故仍用旋覆代赭汤以和中降逆，并以沉香化气丸[126]去其宿垢。三方均可以治虚中实证，则本证患者的湿热邪气虽不盛，而津气已先伤矣又可知。

【吴瑭医案二则】

1. 暑温

周，五十二岁，壬戌七月十四日。世人悉以羌、防、柴、葛治四时杂感，竟谓天地有冬而无夏，不亦冤哉！以致暑邪不解，深入血分成厥，衄血不止，夜间烦躁，势已胶固难解，焉得速功。

飞滑石三钱，犀角三钱，冬桑叶三钱，羚羊角三钱，玄参五钱，鲜芦根一两，细生地五钱，丹皮五钱，鲜荷叶边一张，杏仁泥三钱，今晚一帖，明早一帖。

十五日，厥与热似乎稍缓，据云夜间烦躁亦减，是其佳处。但脉弦细沉数，非痉厥所宜，急宜育阴而敛阳，复用咸以制厥法。

生地六钱，生鳖甲六钱，犀角三钱，玄参六钱，羚羊角三钱，丹皮三钱，麦冬（连心）八钱，生白芍四钱，桑叶三钱，日服二帖。

十六日，脉之弦刚者，大觉和缓，沉者已起，是为起色。但热病本属伤阴，况医者误以伤寒温燥药五六帖之多，无怪乎舌苔燥如草也。议启肾液法。

玄参一两，天冬三钱，丹皮五钱，沙参三钱，麦冬五钱，银花三钱，犀角三钱，生鳖甲八钱，桑叶二钱，日服三帖。

十七日，即于前方内加细生地六钱，连翘一钱五分，鲜荷叶边三钱。再按：暑热之邪，深入下焦血分，身半以下，地气主之，热来甚于上焦，岂非热邪深入之明证乎？必借芳香以为搜邪之用。不然，恐日久胶固之邪，一时难解也。热邪一日不解，则真阴正气日亏一日矣，此紫雪丹之必不可少也。紫雪丹一钱五分，分三次服。

十八日，厥已回，面赤，舌苔干黑芒刺，脉沉数有力，十余日不大便，皆下证也。人虽虚，然亦可以调胃承气汤小和之。

生大黄五钱，元明粉（冲）三钱，生甘草三钱，先用一半煎一茶杯，缓缓服，俟夜间不便，再服下半剂（服前半剂，即解黑粪许多）。

又，便后用此方：麦冬一两，大生地一两，生鳖甲一两，生白芍六钱。

十九日，大下宿粪若许，舌苔化而干未滋润，脉仍洪数，微有潮热，除存阴无二法。沙参三钱，大生地一两，鳖甲五钱，麦冬六钱，生白芍六钱，牡蛎五钱，天冬三钱，炙甘草三钱，丹皮四钱，日服二帖。

二十一日，小便短而赤甚，微咳，面微赤，尺脉仍有动数之象，议甘润益下，以治虚热，少复苦味，以治不尽之实邪。且甘苦合化阴气而利小便也。按：甘苦合化阴气利小便法，举世不知，在温热门中，诚为利小便之上上妙法。盖热伤阴液，小便无由而生，故以甘润益水之源。小肠火腑，非苦不通，为邪热所阻，故以苦药泻小肠而退邪热。甘得苦则不呆滞，苦得甘则不刚燥，合而成功也。

生鳖甲八钱，玄参五钱，麦冬（连心）六钱，生白芍六钱，沙参三钱，麻仁三钱，黄连一钱，阿胶三钱，丹皮三钱，炙甘草四钱，日服二帖。

二十二日，已得效，仍服前方二帖。

二十三日，复脉复苦法，清下焦血分之阴热。玄参五钱，生鳖甲五钱，阿胶（化冲）三钱，生白芍六钱，天冬二钱，丹皮三钱，麻仁五钱，麦冬（连心）五钱，炙甘草五钱，日服二帖。（《吴鞠通医案》卷二）

按：暑病常以夹湿者为多，而本病的化燥，却如此其速，揆厥原因，当为阴津之素亏也。《素问·阴阳应象大论》说："年四十而阴气自半。"况患者年逾五十，又迭进羌、防、柴、葛五六剂，助暑劫津，无怪其动风痉厥一至于此。吴瑭于旬日间的处方用药，先后凡用清热凉血、平肝熄风、咸寒制痉、启肾制液、芳香搜邪、小下小和、甘苦合化、复脉复苦诸法，而总的目标，始终不离乎护液存阴，保水涵木，处处提防其肝肾化源之告竭。于此不难看到，温热病的阴液，确实易伤而难回，临证不可不慎。

2. 湿温

王，三十三岁，壬戌四月二十二日。证似温热，但心下两胁俱胀，舌白，渴不多饮，呕恶嗳气，则非温热，而从湿温例矣。用生姜泻心汤之苦辛通降法。茯苓六钱，生姜一两，黄连三钱，生苡仁五钱，半夏八钱，炒黄芩三钱，生香附五钱，干姜五钱，头煎，水八杯，煮三茶杯，分三次服，约二时服一次。二煎，用水三杯，煎一茶杯，明早服。

二十三日，心下阴霾已退，湿已转阳，应清气分之湿热。熟石膏五钱，连翘五钱，广郁金三钱，飞滑石五钱，藿香梗三钱，杏仁泥三钱，芦根五寸，黄芩炭三钱，黄连二钱，银花五钱，水八碗，煮成三碗，分三次服，渣再煮一碗服。

二十四日，斑疹已现，气血两燔，用玉女煎合犀角地黄法。生石膏一两五钱，细生地六钱，犀角三钱，连翘一两，苦桔梗四钱，牛蒡子六钱，知母四钱，银花一两，炒黄芩四钱，玄参八钱，人中黄一钱，薄荷三钱，水八大碗，煮成四碗，早、中、晚、夜分四次服。

二十五日，面赤，舌黄，大渴，脉沉，肢厥，十日不大便，转矢气，谵语，下证也，议小承气汤。生大黄八钱，小枳实五钱，厚朴四钱，水八碗，煮成三碗，先服一碗，约三时得大便，止后服。不便，再服第二碗。

又：大便后宜护阴液，议增液法。麦冬（不去心）一两，细生地一两，连翘三钱，玄参四钱，炒甘草二钱，银花三钱，煮三碗，分三次服，能寐，不必服。

二十六日，陷下之余邪不清，仍思凉饮，舌黄，微以调胃承气小和之。生大黄二钱，元明粉八分，生甘草一钱，头煎一杯，二煎一杯，分两次服。

二十七日，昨日虽大便而不爽，脉犹沉而有力，身热不退而微厥，渴甚面赤，犹宜微和之，但恐犯数下之戒，议增液承气合玉女煎法。生石膏八钱，知母四钱，黄芩三钱，生大黄三钱（另煎，分三份，每次冲一份服），煮成三杯，分三次服。若大便稀而不结不黑，后服勿冲大黄。

二十八日，大便虽不甚爽，今日脉浮，不可下，渴思凉饮，气分热也。口中味甘，脾热甚也。议用气血两燔例之玉女煎，加苦药以清脾瘅。生石膏三两，玄参六钱，知母三钱，细生地一两，麦冬各一两，黄连三钱，黄芩六钱，煮四碗，分四次服。得凉汗，止后服，不渴，亦止服。

二十九日，大用辛凉，微甘合苦寒，斑疹续出若许，身热退其大半，不得再用辛凉重剂。议甘寒合化阴气，加辛凉以清斑疹。连翘三钱，细生地五钱，犀角三钱，银花三钱，天花粉三钱，黄芩三钱，麦冬五钱，黄连二钱，薄荷一钱，玄参四钱，煮三碗，分三次服，渣再煮一碗服。

五月初一日，大热虽减，余焰尚存，口甘弄舌，面光，赤色未除，犹宜甘寒苦寒合法。连翘三钱，细生地五钱，玄参四钱，银花三钱，黄芩三钱，丹皮三钱，麦冬五钱，黄连二钱，水八碗，煮三碗，分三次服。

初二日，即于前方内加犀角二钱，知母一钱五分，煮法服法如前。

初三日，邪少虚多，宜用复脉去大枣、桂枝，以其人本系酒客，再去甘草之重甘，加二甲、丹皮、黄芩、麦冬各一两，大生地五钱，阿胶三钱，丹皮五钱，炒白芍六钱，炒黄芩三钱，炙鳖甲四钱，牡蛎五钱，麻仁三钱，头煎三碗，二煎一碗，日三夜一，分四次服。此甘润化液，复微苦化阴，又苦甘咸寒法。

初四日，尚有余邪未尽，以甘苦合化，入阴搜邪法。玄参二两，细生地六钱，知母二钱，麦冬八钱，生鳖甲八钱，粉丹皮五钱，黄芩二钱，连翘三钱，青蒿一钱，银花三钱，头煎三碗，二煎一碗，分四次服。

初九日，邪少虚多，仍用复脉法。大生地六钱，玄参四钱，生白芍六钱，生阿胶四钱，麦冬八钱，生鳖甲六钱，火麻仁四钱，丹皮四钱，炙甘草三钱，头煎三茶杯，二煎一茶杯，分四次服。（《吴鞠通医案》卷二）

按：湿温温热，同属温病，故外症颇多相似之处，惟湿温以心下两胁俱胀，知为湿浊蒙闭清阳之位，更有舌白渴不多饮为证。辛通苦降，乃分化湿热之唯一善法。湿浊减而证渐转阳，方可清其气分之热。但湿性黏滞，遽难尽化，故湿温一证，最为缠绵，其能立即从气分解者甚少，而终于出现气血两燔者反多。吴瑭历用透热转气、清营增液、微下微和、甘寒合化、入阴搜邪、育阴复脉等法，可谓曲尽其治温之能事。通过本病案讨论，对于《温病条辨》诸法的运用，当有裨益不少。

【王士雄医案三则】

1. 暑热稽肺

石诵羲，夏杪患感，多医广药，病势日增，延逾一月，始请孟英诊焉。脉至右寸关滑数上溢，左手弦数，耳聋口苦，热甚于夜，胸次迷闷，频吐黏沫，啜饮咽喉阻塞，便溏溺赤，间有谵语。曰：此暑热始终在肺，并不传经，一剂白虎汤可愈者，何以久延至此也？乃尊北涯出前所服方见示，孟英一一阅之，惟初诊顾听泉用清解肺卫法，为不谬耳。余则温散升提，滋阴凉血，各有来历，皆费心思，原是好方，惜未中病。而北涯因其溏泄，见孟英君石膏以为治，不敢与服。次日复诊，自陈昨药未投，惟求另施妥法。孟英曰：我法最妥，而君以为未妥者，为石膏之性寒耳。第药以对证为妥，此病舍此法，别无再妥之方，若必以模棱迎合为妥，恐贤郎之病不妥矣！北涯闻而感悟，颇有姑且服之之意，而病者偶索方一看，见首列石膏，即曰我胸中但觉一团冷气，汤水皆须热呷，此药安可投乎？坚不肯服。然素仰孟英手眼，越日仍延过诊，且告之故。孟英曰：吾于是证，正欲发明，夫邪在肺经，清肃之令不行，津液凝滞，结成涎沫，盘踞胸中，升降之机亦窒，大气仅能旁趋而转旋，是一团涎沫之中，为气机所不能流行之地，其觉冷也，不亦宜乎。且予初诊时，即断为不传经之候，所以尚有今日，而能自觉胸中之冷，若传入心包，则舌黑神昏，方合吴古年之犀角地黄矣。然虽不传经，延之逾月，热愈久而液愈涸，药愈乱而病愈深，切勿以白虎为不妥，急急投之为妙，于是有敢服之心矣。而又有人云：曾目击所亲某，石膏甫下咽，而命亦随之。况月余之病，耳聋泄泻，正气已亏，尤宜慎用。北涯闻之惶惑，仍不敢投，乃约异日广征名士，会商可否，迄孟英往诊，而群贤毕至，且见北涯意乱心慌，情殊可悯。欲与众商榷，恐转生掣肘，以误其病，遂不遑谦让，援笔立案云：病既久延，药无小效，主人之方寸乱矣。予三疏白虎而不用，今仍赴召诊视者，欲求其病之愈也。夫有是病，则有是药，诸君不必各抒高见，希原自用之愚。古云：鼻塞治心，耳聋治肺，肺移热于大肠则为肠澼，是皆白虎之专司，何必拘少阳而疑虚寒哉！放胆服之，勿再因循，致贻伊戚也。座中顾听泉见案，即谓北涯曰：孟英肠热胆坚，极堪倚赖，如犹不信，我辈别无善法也。顾友梅、许芷卿、赵笛楼亦皆谓是。疏方以白虎加西洋参、贝母、花粉、黄芩、紫菀、杏仁、冬瓜仁、枇杷叶、竹叶、竹茹、竹黄，而一剂甫投，咽喉即利。三服后，各恙皆去，糜粥渐安，乃改甘润生津，调理而愈。（《王氏医案》卷二）

按：病逾一月，而暑热始终稽留于肺，且不为药误所动，诚叶桂所谓"温热虽久，在一经不移"的典型病例。但王氏之所以坚定不移地确断暑热仍在肺经气分者，因亦有脉作为辨证依据，如右寸关滑数上溢于鱼，显然是肺热有余之脉，胸次迷闷，频吐涎沫，是肺家有热，阴津被灼之征。咽喉者，肺之使，大肠者，肺之腑。肺热上蒸道道，则啜饮为之不利，下移其腑，则大便为之溏泄。耳聋口苦，虽是少阳主症，但金不生水，肾水无以上养其窍，耳亦可聋；心肺火炎，亦往往口苦，以苦为火味故也。谵语夜热，本是手足阳明燥金共有之症，以肺移热于大肠而见之，亦势之必然。凡此种种，都为王士雄提供了诊断确凿的证据。暑热稽肺，则清肃不行，外不能散，内不能降，遂致痰火胶结胸中，而成难分难解之势，故尔经久不传。士雄疏方，除以白虎为主，大清肺经气分外，复佐大队清肃化痰之品，折其痰火，可谓切中结，不愧为治温热的老手。

2. 霍乱转筋

丁酉八九月间，杭州盛行霍乱转筋之证，有沈氏妇者，夜深患此，继即音哑厥逆，比晓，其夫惶惶求治。余诊其脉，弦细而涩，两尺如无，口极渴而沾饮即吐不已，足腓坚硬如石，转时痛楚欲绝。乃暑湿内伏，阻塞气机，宣降无权，乱而上逆也。为仿《金匮》鸡矢白散例，而处鸡矢汤一方，令以阴阳水煎成，候凉徐服。此药入口竟不吐。外以烧酒令人用力摩擦其转戾坚硬之处，擦及时许，郁热散而筋结始软，再以盐卤浸之，遂不转戾，吐泻渐止。晡时复与前药半剂，夜得安寐，次日但觉困极耳。与致和汤[127]数服而痊。后治相类者多人，悉以是法获效。（《霍乱论·医案篇·梦影》）

按：此属时行霍乱无疑，故相类的病者，按其理法治之皆愈。

3. 霍乱转筋

戚媪者，年六十余矣。自幼佣食杭州黄莲泉家，忠勤敏干，老而弥甚，主仆之谊，胜于亲戚也。壬寅秋，患霍乱转筋，余视之，暑也，投蚕矢汤，两服而瘥。三日后，忽蜷卧不能反侧，气少不能语言，不食不饮，莲泉惶惧，就近邀一老医诊之，以为霍乱皆属于寒，且昏沉欲脱，定附子理中汤一方。莲泉知药猛烈，不敢遽投，商之王君安伯，安伯云：且勿服也，若谓寒证，则前日之药，下咽即毙，吐泻安得渐止乎？莲泉大悟，仍著人飞刺招余往勘，余曰：此高年之体，元气随吐泻而虚，治宜用补。第暑未清，热药在所禁耳。若在孟浪之家，必以前之凉药为未当，今日温补为极是，纵下咽不及救，亦惟归罪于前手寒凉之误也。设初起即误死于温补，而举世亦但知霍乱转筋是危险之病，从无一人知此证有阴阳之异，治法有寒热之殊，而一正其得失者。况一老年仆媪，非贤主人，亦焉肯如是之悉心访治乎？此病之所以不易治，而医之所以不可为也。今莲泉见姜附而生疑，安伯察病机之已转，主人恺恻而心虚，客亦多才而有识，二美相济，遂使病者跳出鬼门关。医者卸脱无妄罪，幸矣幸矣。乃以高丽参、麦冬、知母、葳蕤、木瓜、扁豆、石斛、白芍、苡仁、甘草、茯苓等。服六剂始能言动，渐进饮食，调理月余而健，簠斋谓余云：此余热未清，正气大虚者之治法，更有不因虚而余焰复燃者，须用炼雄丹[128]治之。（《霍乱论·医案篇·梦影》）

按：本案虽未详叙初病脉证，但据蚕矢汤主治症来看，除转筋而外，当有肢冷吐泻，口渴烦躁，目陷脉伏等症，故药投两剂，暑热渐减，郁阳渐伸，诸症亦随之而渐退。然患者年逾六旬，元气久已暗亏，复霍乱吐泻，其虚益甚，惟在邪盛时不易觉察，待至邪气渐退，虚象毕露，蜷卧、少气、不食不饮诸症见矣。第以余暑未清，阴液未复，药难遽进温补，亦叶桂所谓"炉烟虽息，灰中有火"，岂可孟浪为之。王士雄选用甘温甘凉，双补气液，乃两顾阴阳妙法。方虽和平，竟获起死回生之效，这是温热家善用轻灵清淡之足式者。

附二：叶桂等所著书目

叶桂著

《温热论治》不分卷

《临证指南医察》十卷（华岫云集）

《未刊本叶氏医案》不分卷（周仲升集）

《叶案存真》二卷（曾孙叶万青辑）

《幼科要略》二卷

薛雪著

《湿热条辨》不分卷

《医经原旨》六卷（疑伪托）

吴瑭著

《温病条辨》六卷

《吴氏医案》四卷

王士雄著

《温热经纬》五卷

《随息居重订霍乱论》二卷

《潜斋简效方》一卷

《四科简效方》四卷

《王氏医案初编》二卷

《王氏医案续编》八卷

《王氏医案三编》三卷

《王氏归砚录》四卷

王士雄评注

《重庆堂随笔》二卷

《徐氏医砭》一卷

《言医选评》一卷

《愿体医话》一卷

《柳州医话》一卷

《女科辑要》二卷

《古今医案按选》四卷

（《霍乱论》以下各书，统见于《潜斋医学丛书十四种》）

简短的结论

温热学派的形成和发展，可分作三个阶段。

刘完素及其门人对火热病理、法、方、药的论述是为温热学派的先导，属于温热学的奠基阶段。以宋代庞安常的天行温病说为开端，至明代吴有性的《温疫论》问世，对温疫的传染性、病因、侵入途径、传变方式、部位、治疗等说，渐自成体系。戴天章传吴氏之学，于温疫之辨证益加发挥；并立汗、下、清、和、补五种治疗方法。余霖论疫疹最有心得，特别是其重用石膏的名方清瘟败毒饮，尝为人所称道。温热而有疫性之说，至是日臻完善，是为第二阶段。自叶天士首创"温邪上受，首先犯肺，逆传心包"之病机说以及"卫之后方言气，营之后方言血"的辨证说，"在卫汗之可也，到气才可清气，入营犹可透热转气，入血则恐耗血散血"之治疗说以后，温热的辨证论治体系便已形成。薛雪又于湿热病之病因、病机、病证、治法等的论述更为系统，弥补了叶氏之不足。吴瑭既创立三焦分治的辨证纲领，概括了叶氏之卫气营血辨证理论，又将叶氏临床经验，组成银翘、桑菊等各方，进一步发展和提高了叶氏的理论。王孟英复于暑、湿、火三气之辨证，尤有发挥，至此温热学说已达到了新的高度。这是第三阶段。

要之，温热诸家针对温热病的病因病机的特殊性，于辨治伤寒之外，另成体系，独树一帜，丰富了辨证论治的内容，无论从理论到临床都做出了卓越的贡献。

复习思考题

1. 温热学派的形成和发展分哪几个阶段？请简述其概况。

2. 吴有性、戴天章、余霖分别在哪些方面对温疫学说的发展有突出贡献？

3. 温热学说鼎盛时期最有代表性的医家是谁？他的主要著作是什么？包括哪些内容？

4. 试总结归纳薛雪对湿热病的辨证方法。

5. 吴鞠通、王孟英如何承袭叶、薛的学说？其成就表现在哪些方面？

注释

[1]《伤寒医鉴·论六经传受》。

[2] 双解散：益元散、通圣散各半两。见《伤寒标本》。

[3] 三一承气汤：大黄二钱，芒硝一钱半，厚朴钱半，枳实一钱，甘草二钱。（同上）

[4] 解毒汤，即黄连解毒汤：黄连、黄柏、黄芩、栀子。（同上）

[5] 凉膈散：连翘二两，黄芩半两，栀子半两，甘草半两，朴硝一分，薄荷、大黄各半两。每服五钱，水煎，入蜜少许。（同上）

[6] 清瘟败毒饮：生石膏一两二钱至六两，小生地四钱至六钱，乌犀角四钱至六钱，川连一钱至四钱，栀子、桔梗、黄芩、知母、赤芍、元参、连翘、甘草、丹皮、鲜竹叶。见《疫病篇》。

[7] 王孟英《温热经纬》所刻，云得之友人顾听泉，听泉得之吴人陈竹垞，凡四十六条。

[8] 薛启，字东来，亦精医。见《吴医汇讲》。

[9] 见《伤寒医鉴》。

[10]《伤寒医鉴·论六经传受》。

[11][12] 见《温疫论·正名》。

[13][14]《温疫论·论阴证世间罕有》。

[15] 出《伤寒论》。

[16]《温疫论·原病》。

[17]《温疫论·行邪伏邪之别》。

[18] ~ [20]《温疫论·辨明伤寒时疫》。

　　[21] 举斑汤（原名托里举斑汤）治温疫中气不振，斑毒内陷。赤芍、当归各一钱，升麻五分，白芷、柴胡各七分，穿山甲（炙黄）二钱，水姜煎服。（《温疫论·发斑》）

　　[22] 三消饮：治温疫毒邪表里分传，尚有余结诸证。槟榔、厚朴、芍药、甘草、知母、黄芩、大黄、葛根、羌活、柴胡，姜、枣引。（《温疫论·表里分传》）

　　[23] 达原饮（又名达原散）：治温疫初起，热浮越于经诸症。槟榔二钱，厚朴一钱，草果仁五分，知母一钱，芍药一钱，黄芩一钱，甘草五分。（《温疫论·温疫初起》）

　　[24]　[25]《广瘟疫论·自序》。

　　[26]《广瘟疫论》卷一。

　　[27] 清初冯楚瞻著，凡四十七卷。

　　[28] 败毒散：羌活、独活、前胡、柴胡、川芎、枳壳、茯苓、桔梗、人参各一两，甘草半两，生姜，每服三钱。治山岚瘴气，或温疫时行，或人多风痰，或处卑湿脚弱，此药不可缺也。（《南阳活人书》第十七卷）

　　[29]《疫疹一得·疫疹诸方》。

　　[30] 柴胡清燥汤：柴胡、黄芩、陈皮、甘草、花粉、知母，姜、枣引，水煎服。（《温疫论·战汗》）

　　[31] 承气养荣汤：知母、当归、芍药、生地黄、大黄、枳实、厚朴、姜，水煎服。（《温疫论·数下亡阴》）

　　[32] 见《温热经纬·薛生白湿热病篇》一条。

　　[33] 见《温热经纬·薛生白湿热病篇》二条。

　　[34] 见《温热经纬·薛生白湿热病篇》三条。

　　[35] 见《温热经纬·薛生白湿热病篇》十二条。

　　[36] 见《温热经纬·薛生白湿热病篇》二十五条。

　　[37] 缩脾饮：缩砂仁、乌梅肉、煨草果、炙甘草各四两，干葛、白扁豆（去皮炒）各二两，每服四钱，消暑气，治烦渴、暑泻。见《太平惠民和剂局方》。

　　[38] 大顺散：甘草五钱，干姜五钱，杏仁三钱，肉桂三钱。先用白砂炒甘草至黄熟，次入干姜同炒，令姜裂，次入杏仁同炒，俟杏仁不作声为度，用筛筛净，入桂捣罗为散，每服二三钱，治冒暑伏热，引饮过多，脾胃受湿，水谷不分，霍乱呕吐。见《太平惠民和剂局方》。

　　[39] 来复丹：硝石、硫黄各一两（同硝为末，银器瓷器内慢火炒，柳木棰搅之，不可猛火，以伤药性，研极细），太阴玄精石（研、水飞，如无真者，以青盐代之）一两，五灵脂（酒飞，去砂石，澄定，晒干用）、青皮（去瓤）、陈皮（去膜）各二两，研为末，醋煮米糊为丸，如梧桐子大，每服三十丸，空腹时，米汤下，治上盛下虚，里寒外热，痰饮伏暑，霍乱泄泻如水，妇人产后败血冲胃。出《太平惠民和剂局方》。

［40］见《温热经纬·薛生白湿热病篇》二十六条。

［41］见《温热经纬·薛生白湿热病篇》四十条。

［42］见《温热经纬·薛生白湿热病篇》四十四条。

［43］见《温热经纬·薛生白湿热病篇》四十五条。

［44］冷香引子：生附子、草果、橘红、炙甘草各一钱，生姜五片，清水煎，冷服。治中暑夹阴，腹痛泻利，见《张氏医通》。

［45］见《温热经纬·薛生白湿热病篇》四十六条。

［46］见《温热经纬·薛生白湿热病篇》十三条。

［47］见《温热经纬·薛生白湿热病篇》十四条。

［48］白虎加苍术汤：又名苍术白虎汤，苍术、石膏、知母、甘草、粳米。治湿温身热足冷，及暑疫等，见《张氏医通》。

［49］见《温热经纬·薛生白湿热病篇》三十七条。

［50］见《温热经纬·薛生白湿热病篇》七条。

［51］见《温热经纬·薛生白湿热病篇》九条。

［52］见《温热经纬·薛生白湿热病篇》三十一条。

［53］见《温热经纬·薛生白湿热病篇》十条。

［54］见《温热经纬·薛生白湿热病篇》十一条。

［55］猪肤汤：猪肤（刮去肉肥）一斤，白蜜四两，白粉二两，清水熬香，治少阴病伏热，下利咽痛，胸满心烦。见《伤寒论》。

［56］见《温热经纬·薛生白湿热病篇》二十四条。

［57］三甲散：鳖甲、龟甲（并用酥炙黄为末）各一钱，穿山甲（土炒黄为末）、蝉蜕、白僵蚕、牡蛎（煅）、当归各五分，白芍七分，甘草三分，䗪虫三个（干者擘碎，鲜者杵烂，和酒少许，取汁）。

［58］见《温热经纬·薛生白湿热病篇》三十四条。

［59］见《温热经纬·薛生白湿热病篇》六条。

［60］见《温热经纬·薛生白湿热病篇》三十六条。

［61］见《温热经纬·薛生白湿热病篇》三十五条。

［62］见《温热经纬·薛生白湿热病篇》十七条。

［63］见《温热经纬·薛生白湿热病篇》十八条。

［64］见《温热经纬·薛生白湿热病篇》十五条。

［65］碧玉散：即六一散加青黛少许。

［66］见《湿热经纬·薛生白湿热病篇》十六条。

［67］见《温热经纬·薛生白湿热病篇》二十八条。

［68］见《温热经纬·薛生白湿热病篇》三十九条。

［69］见《温热经纬·薛生白湿热病篇》二十二条。

［70］清暑益气汤：人参、黄芪、白术、广皮、神曲、泽泻各五分，苍术、升麻各一钱，麦冬、炙草、葛根、当归、黄柏各二分，五味子九粒。治元气本虚又伤于暑者。

［71］见《温热经纬·薛生白湿热病篇》三十八条。

［72］见《温热经纬·薛生白湿热病篇》二十九条。

［73］白头翁汤：白头翁二两，秦皮、黄连、黄柏各三两。见《伤寒论》。

［74］见《温热经纬·薛生白湿热病篇》二十三条。

［75］见《温热经纬·薛生白湿热病篇》三十二条。

［76］见《温热经纬·薛生白湿热病篇》三十三条。

［77］见《温热经纬·薛生白湿热病篇》四条。

［78］见《温热经纬·薛生白湿热病篇》二十条。

［79］见《温热经纬·薛生白湿热病篇》五条。

［80］见《温热经纬·薛生白湿热病篇》八条。

［81］见《温热经纬·薛生白湿热病篇》四十一条。

［82］真人养脏汤：人参、白术（炒）各钱半，肉桂、诃子肉、木香、肉豆蔻、罂粟壳各五分。

［83］见《温热经纬·薛生白湿热病篇》四十二条。

［84］见《温热经纬·薛生白湿热病篇》四十三条。

［85］见《温热经纬·薛生白湿热病篇》十九条。

［86］见《温热经纬·薛生白湿热病篇》二十七条。

［87］《温病条辨·凡例》。

［88］［89］《温病条辨·自序·凡例》。

［90］见《温病条辨》卷二，一条注。

［91］见《温病条辨》卷一，二十七条。

［92］清络饮：鲜荷叶边二钱，鲜银花二钱，西瓜翠衣二钱，鲜扁豆花一枝，丝瓜皮二钱，鲜竹叶心二钱。

［93］《温病条辨》卷二，第十条。

［94］见《温病条辨》卷二，第八条。

［95］见《温病条辨》卷二，四十三条注。

［96］见《温病条辨》卷一，第十一条注。

［97］见《温病条辨》卷三，四十二条注。

［98］清营汤：犀角三钱，生地五钱，元参三钱，竹叶心一钱，麦冬三钱，丹参二钱，

黄连一钱五分，银花三钱，连翘二钱。

[99]《温病条辨》卷三，第九条。

[100] 见《温病条辨》第十三条。

[101] 见《温病条辨》第十四条。

[102] 银翘散：连翘一两，银花一两，苦桔梗六钱，薄荷六钱，竹叶四钱，生甘草五钱，芥穗四钱，淡豆豉五钱，牛蒡子六钱。

[103] 桑菊饮：杏仁二钱，连翘一钱五分，薄荷八分，桑叶二钱五分，菊花一钱，桔梗二钱，甘草八分，苇根二钱。

[104] 秦某医案的处方是：石膏、生甘草、薄荷、桑叶、杏仁、连翘。（《临证指南医案·风湿》）

[105] 马某医案的处方是：犀角、生地、丹皮、竹叶、玄参、连翘。（《临证指南医案·温热》）

[106] 连梅汤：云连、乌梅、麦冬、生地、阿胶。

[107] 顾某医案的处方是：阿胶、小生地、麦冬、人参、小川连、乌梅肉。（《临证指南医案·暑》）

[108] ～［111］《温热经纬·叶香岩外感温热篇》雄案。

[112]［113］《随息居重订霍乱论·病情第一》。

[114] 王士雄的《随息居重订霍乱论》，书成于清同治壬戌年，即公元 1862 年。

[115] 燃照汤：飞滑石四钱，香豉（炒）三钱，焦栀二钱，黄芩（酒炒）、省头草各一钱五分，制厚朴、制半夏各一钱，水煎，去滓，研入白蔻仁八分，温服。苔腻而厚浊者，去白蔻，加草果仁一钱。（《霍乱论·药方篇》）

[116] 地浆：掘黄土地作坎，深三尺，以新汲井水沃入搅浊，少顷取清用之。（《本草纲目》卷五引《别录》）

[117] 连朴饮：制厚朴二钱，川连（姜汁炒）、石菖蒲、制半夏各一钱，香豉（炒）、焦栀各三钱，芦根二两，水煎温服。（《霍乱论·药方篇》）

[118] 蚕矢汤：晚蚕砂五钱，生苡仁、大豆黄卷各四钱，陈木瓜三钱，川连（姜汁炒）三钱，制半夏、黄芩（酒炒）、通草各一钱，焦栀一钱五分，陈吴萸（泡淡）三分，地浆或阴阳水煎。（《霍乱论·方药篇》）

[119] 黄芩定乱汤：黄芩（酒炒）、焦栀子、香豉（炒）各一钱五分，原蚕砂三钱，制半夏、橘红（盐水炒）各一钱，蒲公英四钱，鲜竹茹二钱，川连（姜汁炒）六分，陈吴萸（泡淡）一分，阴阳水二盏，煎一盏，候温徐服。转筋者，加生苡仁八钱，丝瓜络三钱，溺行者，用木瓜三钱，湿盛者，加连翘、茵陈各三钱。（《霍乱论·药方篇》）

[120]《霍乱论·病情篇》。

［121］厚朴汤：即半夏厚朴汤。半夏、厚朴、茯苓、干苏叶、生姜。

［122］治中汤：即理中汤加陈皮、青皮等分。（《证治准绳·类方·伤饮食》）

［123］来复丹：又名正一丹。太阴玄精石（研飞）、硫黄、硝石各一两（同硫黄研为细末，入定锅内，以微火慢炒，用柳篦子不住手搅，令阴阳气相入，不可火太过，恐伤药力，再研极细，名二气末），陈皮、青皮（去皮）、五灵脂（用水澄去砂石，日干）各二两。上用五灵脂、二橘皮为细末，次入玄精石末及前二气末拌匀，以好滴醋打糊为丸如豌豆大，每服三十粒，空心粥饮吞下。（《和剂局方》卷五）

［124］浆水散：甘草、干姜、附子、桂各五钱，良姜、半夏（俱醋炒）各二钱，浆水煎，去滓，冷服，"按石顽云：浆水乃秫米和曲酿成，如醋而淡，今人点牛乳作饼用之，或用澄绿豆粉之浆水尤佳。余按地浆亦可用。"（《霍乱论·药方篇》）

［125］《霍乱论·病情篇》。

［126］沉香化气丸：沉香四钱（研为末，一作五钱），大黄（酒蒸）、黄芩各一两（一作二两），人参、白术各三钱。用姜汁、竹沥七浸七晒，候干，研为细末，和沉香末，研匀，用竹沥入姜汁少许，神曲煮糊为丸，如绿豆大，朱砂为衣，晒干，勿见火。每服一二钱，淡姜汤送下。治诸般积滞，胸腹作痛。肠胃不畅。见《证治准绳》。

［127］致和汤：北沙参、生扁豆、石斛、陈仓米各四钱，枇杷叶（刷）、鲜竹叶、麦冬各三钱，陈木瓜六分，生甘草一钱，水煎服。（《霍乱论·药方篇》）

［128］炼雄丹：极明雄黄一分，研极细，提净牙硝六分，研细，同入铜勺内，微火熔化拨匀，俟如水时，急滤清入于碗内，粗滓不用，俟其凝定收藏，木通一钱，通草三钱，陈雨水（冬雪水更良）一碗，煎出味，去滓，再以陈雨水九碗与药汁和匀，每次用药水一碗，磨入犀角三分，挑入炼雄三厘，调匀，徐徐冷灌，能于三日内服尽十碗药水，必有清痰吐出数碗而愈。治暑秽痧邪直犯包络，神明闭塞，昏愦如尸，及霍乱初定，余热失清，骤尔神昏，如醉如寐，身不厥冷，脉至模糊者。（《霍乱论·药方篇》）

第八章　汇通学派

一、概　　说

汇通学派者，盖取西方医学与祖国医学汇聚而沟通之义。西洋医学的传入我国，约始于明万历（1573－1619）年间，有意大利人叫利玛窦的，著《西国记法》传遍国中，其中一部分是叙述神经学的，可称为西方医学传入我国的第一部有关医学书。天启元年（1621）有日尔曼人名邓玉函者，来我国澳门，做第一次解剖术，继又译著成《人身说概》二卷，天启二年（1622）又有意大利人名罗雅谷者来华，经澳门遍历绛州、开封、北京，译著《人身图说》。他如万历四十一年（1613）来中国的艾儒略所著的《性学觕述》八卷，万历三十三年（1605）来华的高一志所著的《空际格致》，万历四十一年来北京的毕方济所著的《灵言蠡勺》，天启二年来北京的汤若望所著的《主制群徵》等。虽不是单纯的医籍，但其中一部分，或一大部分，都涉及医学，因此，这一时候凡西方医学的解剖生理学、病理学、治疗学、药物学等，都逐渐渗入国内。惟诸书所言，多不出柏拉图[1]、亚里士多德[2]、希波克拉提斯[3]、格林[4]诸人之说，换言之，只不过是属于欧洲上古时期的医学知识而已，与祖国医学相较，仍极逊色，故其影响于我国医界并不甚大。到了清季道光、咸丰时代（1821－1874），英医合信氏于1848年在广州设立医院，并先后译著《全体新论》《博物新编》《西医略论》《妇婴新说》《内科新说》等书，较诸明季所传入者，大有进步，故其流行极广，而影响亦最大。其影响所及，除个别医家如陆懋修持死尸不可剖验之说外，如汪昂、赵学敏、王学权、王清任、陈定泰诸家，无不乐于接受西方医学知识，以彼之所长，补我之不足，不分畛域，择善而从，凡此诸家，实开后来持汇通论者之先声，持汇通论者，当以王宏翰、朱沛文、唐宗海、张锡纯四家为最著。以后西方医学遍及国内，并以之正式列入教育系统，国人学医者亦日益普遍。于是中医西医，俨然鸿沟对峙，部分西医如余云岫者，附翼反动统治势力，大煽消灭中医之风；中医内部图自存者，则倡改进之说，如恽铁樵是也；欲西医化者，则倡中医科学化之说，如陆彭年是也，以其均无正确思想做指导，故碌碌而无所成就。

二、开始接受西说诸家

（一）汪　　昂

汪昂，字讱庵，明末清初休宁西门人，生于万历四十三年（1615），于医方和本草的研究颇精，并勇于接受新的知识。如他在康熙年间所增订的《本草备要》，对"辛夷"[5]的讨论说：

"吾乡金正希先生尝语余曰：人之记性，皆在脑中，小儿善忘者，脑未满也；老人健忘者，脑渐空也。凡人外见一物，必有一形影留于脑中。昂思今人每记忆往事，必闭目上瞪而思索之，此即凝神于脑之意也。不经先生道破，人皆习焉而不察矣。"

金正希，名声，一字子骏，安徽休宁人，崇祯进士，据熊开元《金忠节传》，言其精西学。率弟子奉泰西氏之教，女道炤亦从父清修，知其为天主教徒，他在上徐玄扈相公书中曾说："敬服西儒，嗜其实学。"与他同邑的叶世寅（孟㕮）亦说："顾余世治医者，尚悉公有脑主记忆之论，为世人所鲜知。"又说他"尝与徐光启论历算于西人"。看来金正希是最能接受西方文化的，他既非医人，其"脑主记忆"说，当亦来原于西人无疑。事实上前期泰西传入的解剖生理学，属于神经学者为多。利玛窦的《西医记法》，当为西洋传入神经学的嚆矢。他如《性学觕述》《灵言蠡勺》《主制群征》等泰西著作中言脑和神经的亦至夥，因为来华的西人多数都是传教士，他们都侈言灵魂统属神经知觉，而灵魂为天主所造。汪昂只是正确地吸收其脑主记忆之说，并不涉及天主造灵魂的教义，可谓为善于批判吸收者。

（二）赵学敏

赵学敏，字恕轩，一字依吉，清，钱塘人。髫令即好博览，凡星、历、医诸技之学，均喜涉猎，对于外来文化的吸收，亦较敏感，故其所著《本草纲目拾遗》中，收载海外传入之药物独多。特别值得一提的是，在康熙时来华的石振铎，曾译著《本草补》一卷，所载诸药，今在《拾遗》中，尚可查见，如：吸毒石、辟惊石、奇功石、保心石[6]、日精油[7]、香草、臭草[8]、椵树皮[9]、菱油[10]、吕宋果[11]等，均云来自《本草补》，石氏《本草补》在当时是介绍外来药物最新的著作，而赵学敏便能吸收之，并以之载入自己的书中，非具有勇于融汇新知的精神，是办不到的。明万历年间，西方传教士熊三拔等，将泰西炼制药露的方法传到中国，并为之宣传说：

"丸散皆干药合成，精华已耗，又须受变于胃，传送于脾，所沁入宣布，能有几何？其余悉成糟粕下坠。今用诸水，皆诸药之精华，不待胃化脾传，已成微妙，裁下于咽，即能流通宣越，沁入筋脉，裨益弘多，又蒸馏所得，既于诸物体中最为上分，复得初力，则气厚势大。"[12]

赵学敏在《拾遗》中亦为之宣扬云：

"凡物之有质者，皆可取露，露乃物质之精华，其法始于大西洋传入中国。大则用甑，小则用壶，皆可蒸取其露，即所蒸物之气水，物虽有五色不齐，其所取之露无不白，只以气别，不能以色别也。时医多有用药露者，取其清冽之气，可以疏瀹灵府，不似汤剂之腻滞肠膈也。"[13]

并记载当时舶来的"蔷薇露"说：

"出大食、占城、爪哇、回回等国，番名阿剌吉，洒衣经岁，其香不歇，能疗心疾，以琉璃瓶盛之，翻摇数次，泡周上下者真，功同酴醾露，皆可以泽肌润体，去发脏腻，散胸膈郁气。"

据其同篇所载，便有金银露、薄荷露、玫瑰露、佛手露、香橼露等，不下二十余种，可见赵学敏对于西洋药物知识的吸受，是较为丰富的。惟赵彦晖则谓：

"诸药蒸露，义取清轻，大抵气津枯耗，胃弱不胜药力，最为合宜。如骤病胃气未伤，势又危重，非用大剂急剂不可，杯水车薪，奚济于事？一味稳当，实为因循误人。"[14]

赵彦晖，字晴初，清末会稽（绍兴县）人，对泰西药露，则持两可之论，揆之临床，亦有至理存焉。

（三）王学权

王学权，字秉衡，原籍盐官（浙江海宁县），嗣迁于钱塘。即王士雄的曾祖父，为乾隆、嘉庆时人，当嘉庆戊辰年（1808）士雄甫生，即成《重庆堂随笔》两卷，其于医学，可称博览，当时所传入西人之说，亦能择善而从。如其评《人身说概》《人身图说》云：

"毕拱辰云：泰西格致名流，值有殊死重囚，多生购之，层剥寸刲，批却导款，毫发无不推勘，故其著论，至为详尽。按新莽时，捕得王孙庆，使太医尚方与巧屠共刳剥之，量度五脏，以竹筵导其脉，知所终始，亦可治病。

又宋庆历间，侍制杜杞，执湖南贼欧希范与酋领数十人，尽磔于市，皆剖腹，剜其肾肠，使医与画人一一探索，绘以为图，事与西士颇类。至于精思研究，不作一影响揣度语，则西士所独也。愚谓人与动物，皆气以成形，经云：出入废则神机化灭。如革囊盛水而不漏。其活时之元府已无可验，故有形之死质可睹，无形之功用不可睹也。纵精思研究，断不能如《西游记》所说，钻入人腹，周行脏腑经络，尽悉其所以然，而后出以著书。不过批却导款，推测其所当然而已。故其所著《人身说概》《人身图说》等书，虽有发明，足补华人所未逮，然不免穿凿之弊，信其可信，阙其可疑，是皮里春秋读法也。"[15]

王学权肯定了西人的从事尸体解剖，批却导款，足补华人所未逮，这一看法，还是较客观的，也就是他所谓"信其可信"之处。至于当时西洋的生理知识，还是处于肤浅和幼稚的阶段，也就是对于"无形之功用，"尚没有较好地做出科学的说明，便只能持"阙其可疑"的态度了。他所称的毕拱辰，字星伯，山东掖县人，明万历丙辰（1616）进士，在西人汤若望处见到人身图一帙，以其形模精详，剖劂工绝，叹为中土所未有。又见到邓玉函的《人身说概》译稿，拱辰嫌其笔俚，竟润色之以梓行，学权所谓拱辰云云，即指其所润色的《人身说概》而言。学权这一论点，亦影响其孙子王升大昌说：

"人身经络脏腑，虽《灵枢》《素问》言之凿凿，不过以天纵之明，推测其理而已。新莽杜杞忍为此事，而太医之书，画人之图，皆不传于世。后人谈内景者，又不屑询于屠刽之流，若非泰西之书入于中国，则脏腑真形，虽饮上池水者，亦未曾洞见也。"[16]

（四）王清任

王清任，字勋臣，河北玉田县人，生于乾隆戊子（1768），操岐黄术，名噪京师，尝持治医学须先明脏腑之论，他说：

"夫业医诊病，当先明脏腑，尝阅古人脏腑论，及所绘之图，立言处处自相矛盾。余尝有更正之心，而无脏腑可见。自恨著书不明脏腑，岂不是痴人说梦；治病不明脏腑，何异于盲子夜行。虽竭思区画，无如之何，十年之久，念不少忘。"[17]

说明王清任在长期的医疗实践中，认识到要学好医学，治好疾病，首先要对人身脏腑的组织和功能有一个正确的了解，这是很正确的，但又限于当时的历史条件和科学水平，要想能多有机会，亲身检验尸体，也不是轻易的事。他在《医林改错·脏腑论叙》中，叙述他多年来先后检验脏腑的经过说：

"嘉庆二年丁巳（1797），余年三十，四月初旬，游于滦州之稻地镇，其时彼处小儿正染瘟疹痢症，十死八九，无力之家，多半用代席裹埋，代席者，代棺之席也。故各义冢中，破腹露脏之儿，日有百余，每日压马过其地，不避污秽，就群儿之露脏者细视之，互相参看，十人之内，看全不过三人，连视十日，大约看全不下三十余人，始知医书中所绘脏腑形图，与人脏腑全不相合，即件数多寡，亦不相符，惟胸中膈膜一片，其薄如纸，最关紧要，乃余看时，皆已破坏，未能验明。至嘉庆四年（1799）六月，余在奉天府，有辽阳州一妇，年二十六岁，因疯疾打死其夫与翁，解省拟剐，跟至西关，片刻行刑者，提其心与肝肺从面前过，细看与前次所看相同。后余在京时，嘉庆庚辰年（1820）有剐犯行刑于崇文门外，虽见脏腑，膈膜已破，仍未得见，道光八年（1828）五月十四日剐逆犯张格尔，及至其处，不能近前。道光九年（1829）十二月十三日，于安定门大街板厂胡同恒宅看病，谈及膈膜一事，有江宁布政司恒敬公，细言所见诛戮逆尸膈膜形状，方得的确，绘成全图，竟欲刊行于世。"

清任先后访验脏腑历四十二年，历史上的医学家，下这种功夫的殊不多觏。不过这时西人罗雅谷的《人身图说》，邓玉函的《人身说概》，在北京都应见到了，而以清任治学之勤，在书中绝没有提到，甚属可疑。范行准的《王清任传》说：

"余尝疑清任之奋兴访验脏腑真相，由金声知识记忆在脑一语所引起，故《改错》记述脑髓说，尤称卓拔。惟清任因考验脏腑生理，自少壮逮于黄发，栖迟秽地刑场，与夫访问秋官，终成不朽之业，虽云受西医影响而得知何害。"[18]

这固然是一种假说，但从历史时间、条件看来，西说对王清任的影响，是很有可能的。

（五）陈定泰

陈定泰，字弼臣，广东新会人，少习医而病验者无多，道光九年（1829）因母病访医羊城，便从王昭孚学，得见王清任《医林改错》，慨然有访真经络之志，略谓：

"王清任先生于脏腑考得其真，而于经络尚未得其确。友人胡琴川曰：欲考经络之真，非西洋之医不能，西洋之人，往往死而不明其症者，则剖割视之，梁璘山曾见其剖割，盍访之？于是再四访璘山，璘山遂偕余往访洋医，洋医出其图本相示，见其书厚约二寸，图有数百，自皮肉之毛，以至筋骨之髓，自脏腑之大，以及经络之细，层层绘画，精工异常，余饱玩十有余遍，然后知古之医者，洞见五脏癥结，非其他术，得真脏腑之传也。余乃以洋图之绘，考证于王清任先生之说，及古传之脏腑经络图，而孰真孰假，判然离矣。"[19]

因此，他采用了王清任的脏腑图，并附西洋人所绘脏腑图，辑成《医谈传真》二卷，今检其图与合信氏《全体新论》相较，虽觉稍逊，其接受第二次传入我国的西洋医学，当以定泰之书为权舆。惟其立说，除以王清任为依据外，自成"九脏九窍二经二络"之论云：

"九脏者，肾、心、肺与喉，肝与胆，脾与网膏，此五者不受渣秽，名为五清脏。胃、小肠、大肠、膀胱此四者，专受渣秽，名为四浊脏。九窍者，两耳、两目、两鼻、口内之喉，口内之咽、口内之左右息门与周身之汗孔、后阴之谷道、前阴之精道、前阴之溺道各为一窍。惟女子多一胞肠和两乳之窍各为十。二经者，营为一经，卫为一经，卫经者，精气之所藏，营经者，血气之所蕴也。两络者，血自为一络，精自为一络，血络起于脉之末，精络发于脑之根。精络从内而出缠于外；血络从外而入缠于内，要皆借息管脉管为生长，为收藏，为推移。脉管之生，根于脊之节，而受气于心之蒂；息管之生，始于喉之左右气门，而散通于三焦。"[20]

以上诸说，仅足以说明陈定泰是受西学的一定影响，而传王清任之说者，所谓二经二络，亦只是模棱之论，殊无精义可言。

附：汪昂等所著书目

汪昂著

《本草备要》四卷

《医方集解》三卷

《灵素类纂》三卷

赵学敏著

《本草纲目拾遗》十卷

《串雅》八卷

王学权著

《重庆堂随笔》二卷

王清任著

《医林改错》二卷

陈定泰著

《医谈传真》二卷

三、持汇通说诸家

（一）王宏翰

王宏翰，字惠源，号浩然子，先世本河汾人，后迁华亭，宏翰再迁姑苏之西城而居焉。既明达医学，又致力于"格致"之功，为天主教徒，故最能接受西说。如艾儒略的《性学觕述》高一志的《空际格致》，汤若望的《主制群徵》等，对他医学的影响都很大，于康熙二十七年（1688）著成《医学原始》四卷，最能反映他接受西说以后，便力图汇通的医学思想。兹据《明季西洋传入之医学》[21]所述者，其汇通约有二事。

1. 太极元行说

西人恩比多立倡四元说，以万物皆不外此水、风（气）、火、土四元素而成，大而宇宙，小而虮虱，缺一不可，人体生理组织，亦具此四行之元素，《泰西水法》更为之发挥说：

"其始有之物为元行，元行四，一曰土，二曰水，三曰气，四曰火，因之以为体而造万物也。非独为体而已，既生之物，不依四行不能自成，不赖四行不能自养。如人一身，全赖四行会合所生，会合所成。身中温暖，蒸化食饮，令成血气，是用火行。身中脉络，出入嘘吸，调和内外，是用气行。身中四液，津润脏腑，以及百骸，是用水行。百体五内，受质成形，外资食物，草木血肉，是用土行也。"[22]

四行之说，与我国五行说，略有相似处，宏翰则用太极阴阳之说，以与之相汇通。略谓：

"按物物具四元行，四行—阴阳，阴阳—太极，五脏均有四行，乃指坎中之阳为火，指右肾为少火者，但坎中之阳者，即两肾中间命门真元之气是也，为五脏六腑之本，十二经脉之根，谓之元阳元火可也。"[23]

宏翰如此汇而未通，反而不如《泰西水法》所说的高明。

2. 命门说

王宏翰采用西人之说，并从胎生学的角度，来阐发中医的命门说，其说甚辩，全文如次：

"浩然曰：夫男女交媾之始，皆动元火元气，而后精聚，两火气感，则两精渗洽，凝于子宫，如炉炼金，如浆点腐，两精凝结细皮，即成胚胎之胞衣矣。两精既相感凝，犹如哺鸡之蛋，虽未变未熟，而在将变之时，其内体尚未尽凝，犹如汁包，即有多线相接合，其外白而内红，如以血洒之，中见小鸡将变，其脐与细皮并化成胞衣矣。人之胚胎子宫概相似也。夫两精凝结细皮，变为胞衣，此细皮不但为胞衣裨益凝结之体，更为胚胎脉络之系，乃先生一血络与一脉络，以结成脐与命门。但脐络乃九日结成，而脐系于胚，以代口之用，吸取母血以养，渐化为胚胎也。但先生一血络之根，而渐变多细血络；亦以一脉络之根，渐变为多细脉络，而周于精质之体，以通受父母之血与元火，生后发动，如酵水和面署郁而热发也，遂成三泡，如雨滴下之水泡。三泡既发，首成三肢，心一、肝一、脑颅一，是胚胎形模之兆发也。心为百体之君，元火之府，生命之根，灵神之寓，故四脏皆系于心，而次第生焉，但心一系系于脊之上，七节之旁，贯脊上通于脑，下通命门与肾，魂居于肝，为藏真之处。肝生四液，为生气之门，脑颅居百体之首，为五官四司所赖，以摄百肢，为运动知觉之德。脑颅既成，而后全体诸骨渐成，诸骨既成，乃生九窍，首七：眼、耳、鼻、口，下体二：前后便也。女则加一子宫，为生育之须。人之始生，先脐与命门，故命门为十二经脉之主。一曰真火，一曰真气，一曰动气。真火者，人生之太极，无形可见，先天一点之元阳，两肾之间是其息所。人无此火，则无以养身。曰真气者，禀于有生之初，从无而有，即元气之本体也。曰动气者，盖动则生，亦阳之动也。命门具而两肾生，两肾者，静物也，静则化，亦阴之静也。命门者，立命之门，乃元火元气之息所，造化之枢纽，阴阳之根蒂，既先天之太极，四行由此而生，脏腑以继而成。越人曰：脐下肾间动气，人之生命也，五脏六腑之本，十二经脉之根，呼吸之门，三焦之原[24]。又曰：命门者，谓精神之所舍，元气之所系也。故男子以藏精，女子以系胞，其气与肾通。"[25][26]

以阴阳太极、元气元火四元之说，强相比附贯通，又杂引《难经》之语汇通之，其旨意固在发挥命门，并据当时西说胎儿的生成过程来发挥，从来言命门，言胎生者，均未有如宏翰所说的具体而微。

（二）朱沛文

朱沛文，字少廉，一字绍溪，广东南海（今佛山）县人。家世累业医，故其父子兄弟均以医名。朱沛文生当清季末叶，正是西洋医学传入我国的极盛时期，因而对他的影响亦很大，曾叙述其学医的经过和观点说：

"少承庭训医学，迄今临证垂二十年，尝兼读华洋医书，并往洋医院亲验真形脏腑，因见脏腑体用，华洋著说不尽相同，窃意各有是非，不能偏主，有宜从华者，有宜从洋者，大约中华儒者，精于穷理，而拙于格物；西洋智士，长于格物，而短于穷理。华医未悉脏腑之形状，而但测脏腑之营运，故信理太过，而或涉于虚，如以五色五声配五脏，虽医门之至理，乃或泥而不化，则徒障于理，而立论转增流弊矣。洋医但据剖验脏腑之形状，未尽达生人脏腑之运用，故逐物太过，而或流于固，如五脏开窍于五官，五志分属于五脏，本人身之至理，乃或遗而不究，则不衷于理，而陈义未免偏枯矣。"[27]

华洋医学，"各有是非，不能偏主"，这一观点，还是较正确的。至于"格物"与"穷理"，不能绝对割裂开，中医之言脏腑气血，何尝不是"格物"，西医的解剖生理，也是为了要穷理，只是两者的学术思想体系不同，而运用的方法就各有不同了。朱沛文既认识到中医西医，不能偏主，便想各取其是而汇通之，他汇通的方法，主要表现在以下几个方面。

1. 汇通以临床验证为准则

中医的理论都是从医疗实践中不断总结出来的，故探讨中医某些理论是否有科学性，以能否取得临床验证，是最好的客观标准。朱沛文在他著的《华洋脏象约纂·凡例》说："拙集所纂，专为发明脏腑官骸形体功用，间引一二病证，亦仅借以发明人身之体用而已。"就具有这样的意思。例如《脑论》说：

"夫居元首之内，贯腰脊之中，统领官骸，联络关节，为魂魄之穴宅，性命之枢机者，脑髓是也。又乌可不穷其原委哉？间尝阅西洋医书，见其验脑甚详，能补中国未备，爰讥我华医言脑甚略者。然而内肾为脑之原，脊髓为脑之本，则洋医未之知也。兹合采华洋之说而折衷之。

《经》曰：人始生，先成精，精成而脑髓生。夫精生于睾丸，藏于精宫，而连络于内肾。故《经》又谓肾为藏精之府，其曰精成而脑髓生者，谓肾精成而脑髓乃生也。金正希云：人之灵机记性，皆在于脑，小儿精少脑未满，老人精虚脑渐空，故记性皆少。脑原于肾，非明征乎。惟脑既原于肾，故脑之于肾，其为病也亦相类。《经》曰：脑为髓之海，髓海有余，则轻劲多力，不足则脑转耳鸣，胫痠眩冒，目无所见，色夭，屈伸不利是也。他如脑有黄水为湿头痛，脑有血水为热头痛，风涎入脑为掉眩，邪气客脑为温毒癫狂，风痰迷脑为中风暴死。脑之关系，殊属非轻。第世俗医生鲜言脑者，良以古人以六脉配五脏，而脑无外候，故后人详脏略脑耳。岂知脑源于肾，而外候即与肾同耶！盖肾水亏则脑亦缺，而左尺之脉亦虚，苟滋其肾水，斯脑缺复满矣。若肾火炽则脑亦热，而右尺之脉亦实，苟平其肾火，斯脑热亦消矣。推之水停脑而尺脉壅，血侵脑而尺脉洪，风乘脑而尺脉弦，寒伏脑而尺脉紧，热蒸脑而尺脉数，风痰迷脑而尺脉模糊，再以外证合参，按法治疗，验如桴鼓。"[28]

肾精主脑髓之说，截至目前，尚未得到科学的实验证明，但在中医临床上，确有无数的医疗验证。尽管西说对脑的生理解剖知识优于中医，朱沛文仍主张保持中说，这种实事求是的态度，也就是一种科学的态度。

2. 综合汇说不必强通

正因为中医西医是两个理论体系，彼此立说，固有可通之处，但有很多地方是不完全相同的，朱沛文对此，则通其可通，而并存其互异，如其《脾脏体用说》云：

"《经》云：脾与胃以膜相连，主为胃行其津液者。又云：脾统血，又云：脾者孤脏以荫四傍者也。《内照图》云：消磨五谷，以养四脏，以长肌肉。《医宗必读》云：脾闻声则动，动则磨胃而主运化。《医林改错》云：饮食入胃，精汁水液先由津门流入津管，津管外分三杈，其精汁入上二杈，化髓化血，其水液由下杈从肝中穿过入脾，脾中间有一管，体相玲珑，名曰珑管，水液由珑管分流两边，入出水道，出水道形如鱼网，俗名网油，水液由出水道泌出，渗入膀胱为尿。洋医云：脾中有稍壮发脉管入之，其内有回血管由胃后入肝。脾之功用，人所未知，大约收聚往来余剩之血，以宽闲动脉，而保护脏腑，质甚软，接血多时则大，接血少时则小。蒙按：内经言脾与胃相为表里，曰行津液，曰统血，曰荫四傍，所言脾之功用，最为该备。其余诸说，未免偏枯，有《改错》之说，而行津液之旨益明，有洋医之说，而统血之旨益明。有《内照图》《必读》之说，而荫四傍之旨益明。惟洋医言脾之功用与胃无关，是可异耳。"[29]

朱沛文认为脾统血的作用，中西说有共同之处，而与胃为表里，行津液，贯四傍等，独中医有之，西说则无，则可存其异。又《筋膜体用说》云：

"《经》谓：诸筋者，皆属于节也。筋间有膜，《经》谓：肝藏筋膜之气也。筋有大小之别，《经》谓：大筋软短，小筋弛长。筋有蓄聚之处，《经》谓人有募筋也。筋以下部者为多，《经》谓膝者筋之府，前阴者，宗筋之所聚也。筋以下部者为长，《鉴》谓膝盖骨内面，其筋上过大腿，至于两胁，下过骭骨，至于足背也。筋能伸缩，《经》谓寒则筋缩，热则筋纵也。筋能跳动，《伤寒论》谓筋惕肉瞤也。筋布于诸窍，《经》谓：耳者宗筋之所聚，目者宗筋之所聚。足阳明之筋上挟口。足太阳之筋结于舌本，结于鼻之类也。筋以血为养，《经》谓经脉者，所以行气血，濡筋骨，利关节者也。若夫洋医论筋，约分二种，一曰脑气筋者，由脑而生，白如丝缕，分布周身，以司觉悟运动。一曰肉筋者，附肉而生，坚韧光白，络联周身，以助肉之运动焉。洋之脑气筋，华所未言，华之十二经筋，殆洋所谓肉筋也。但洋无十二经，故所言不能强合云。"[30]

从筋的十大含义，认为中医的筋，即西说的肉筋，亦即肌腱之类，但十二经筋之说，又为西人所无，似又不能完全汇通。故朱沛文仍主张"不能强合"。至于司觉悟运动的脑气筋，是属于神经系统的组织，更风马牛不相及矣。

3. 实事求是辨正《改错》

王清任的《医林改错》是通过他几十年亲身访验脏腑的记载，这一行动的本身是科学的，也是很有成就的，惟其受到科学水平的局限，访验某些脏腑组织，没有达到真切的程度，竟将血管误认为气管，如他说：

"肺管之后，胃管之前，左右两边凹处，有气管两根，其粗如箸，上口在会厌之下，左曰左气门，右曰右气门。左气门右气门两管，由肺两旁下行，至肺管前半截处，并归一根，如树木两杈归一本，形粗如筋，下行入心，由心左转出，粗如笔管，从心左后行，由肺管左边入脊前，下行至尾骨，名曰卫总管。"[31]

王清任所说的左右气门、气管、卫总管等，统统都是血管的误认，朱沛文为之辨正说：

"按绎《改错》原文，所谓气管、气门、卫总管，实即洋之血脉管也。所谓血管、营总管者，实即洋之回血管也。盖人生时，呼吸出入，血在脉管运行周身，脉皆跳动，迨人死时，呼吸已绝，其血遂尽入回血管中，成为死血，不能借气运行，以还于血脉管，故脉管无血，而脉亦不跳动矣。勋臣剖验死孩，见脉管无血，故误指血脉管为气管、气门、卫总管，见回血管有血，故误指回血管为血管、营总管耳。"[32]

朱沛文对《改错》的辨正，基本是正确的，毕竟清任所见，多为残破不全的孩尸，而沛文既有机会"往洋医院亲验真形脏腑"，又见到西人所绘制的解剖详图，所以他了解的西方医学知识，要比王清任高得多。

（三）唐宗海

唐宗海，字容川，四川彭县人，生于清咸丰、光绪间（1851－1908），早岁即钻研医学，他的学术观点是：

"方今四海为家，五洲同轨，自鸿荒以至今日，天地开辟，于斯为盛。举凡三才之所有，百族之所宜，上可损益乎古今，下可参酌乎中外，要使善无不备，美无不臻，驾三皇而轶五帝，岂独一才一艺，彰明较著于天下已耶！

夫医其小焉者也。然即以医论，又岂可以歧视哉！同是人也，同是心也，西医亦有所长，中医岂无所短？盖西医初出，未尽周详；中医沿讹，率多差谬。因集《灵》《素》诸经，兼中西之义解之，不存疆域异同之见，但求折衷归于一是。"[33]

归纳起来，不出两点：第一，从整个学术来说，必须充分利用当前的有利条件，尽量做到尽善尽美，超越前人。第二，从医学来讲，中医西医，各有长短，应该摒弃疆域之见，取长补短，归于一是。这两点都应该说是正确的，但他汇通的结果怎样呢？可从下面几点来进行分析。

1. 中西医学理原一致

中医西医，由于产生的地域不同，理论体系各有攸分，说理的方法也不一样，但究其中所存在的义理，许多地方是可以一致的，这是唐宗海力持汇通说主要论点。试举其脏腑诸说为例：

"肝：《医林改错》言肝系后着脊，前连胃，名为总提，上有胰子，总提内有行水管，为胃行水，西医言肝无所事，只以回血生出胆汁，入肠化物。二说言肝行水化食，不过《内经》肝主疏泄之义而已。"[34]

"浊气归心之浊字，训稠浓之意，非胃渣秽也。阴汁稠浓，上归于心，则化为血，既化为血，则淫溢此精汁，而散行于脉管。西医谓心有出血管导血出，又有回血管导血入，西医名管，中医名脉，二而一也。脉气流经者，谓流于各经络，而回复有常，西医云：心左房之血，由出血管导行于周身，心体跳动不休，每一跳，则周身之脉应之而跳，血既行遍周身，则转入回血管，其色变紫，以受炭气也，紫血由回管递传，复返于颈会管，得肺气呼出，则炭气出而紫色退，复变为赤，入心右房，转至左房而又出也，则脉气流经之谓也。"[35]

"西医谓心有左右两房，生血由左房出，有运血管由内达外，然后入回血管，由外返内，复入于心，由右房入，又由左房出，循环不休，西医此说，即《内经》营周不休，五十而复大会之实迹也，所谓阴阳相贯，如环无端也。"[36]

"脾：西医云：傍胃处又有甜肉一条，生出甜汁，从连网入小肠上口，以化胃中之物。中国医书无甜肉之说，然甘味属脾，乃一定之理也。"[37]

"心为君主，肺在心外以辅相之。心在《内经》有营血与卫会于肺中之说，即相傅之官所职司事也。西医云回血返入肺中，吹出血中炭气，则紫色退而变为赤血，复入于心，肺是淘汰心血之物，此即《内经》肺为相傅之义。"[38]

"西医言苦胆汁乃肝血所生，中国旧说皆谓胆司相火，乃肝木所生之气，究之有是气乃有是汁，二说原不相悖。"[39]

以上略谓：西说肝行水化食，即《内经》肝主疏泄之义，西医名管，中医名脉，二而一。西说血液经心房室导出回复，循环不休，即《内经》脉气流经，营周不休，阴阳相贯，如环无端之谓。西说胃旁有甜肉，即中说甘味属脾之理，西说肺能吹出血中废气，即《内经》肺为相傅之义。西说苦胆汁乃肝血所生，中说肝气化生胆汁，并不相悖。凡此种种，在唐宗海看来，都是中西医学理一致，可以汇通的例证。于此亦不难看出他所谓汇通，不过是从文字上强相比附而已，并没有从实质上做出比较科学的定论。

2. 重中轻西

正因为唐宗海的汇通，只是从文字上强相比附，也就是用西说来强证中说，之所以要以西说为证，也就是在保存中说，因而便自然地走向重中轻西的趋向，例如他解释"在体为筋"说：

"筋连于骨，盖骨属肾水，筋属肝木，乃水生木之义，以应天甲乙之象，究肝生筋之迹，实由肝膈连及周身之膜，由膜而连及于筋也。西医剖视，见白膜包裹瘦肉，而两头即生筋也。然彼但言筋之体，未言筋之根，惟《内经》以筋属肝，是从肝膈而发出膜网然后生筋，若不寻出筋之源头，则筋病不知治法。"[40]

又解释"中央生湿"说：

"中央阴阳交会之所，阴属水，阳属火，水火交会而生湿气，为长夏之令，以化生万物，央者，阴阳二字，双声合为一音也。盖天阳地阴，上下相交，南热北寒，水火相交，遂蒸为湿。西洋言淡、养、炭、轻四气弥漫地球，而古圣只以中央二字，已赅其义。"[41]

"肝生筋"，本为肝血足以生养筋膜之义，故养肝柔肝之品，均足以养筋柔筋，这是由于前人丰富经验的总结，中央属土，土性本湿，其含义亦甚朴素，唐宗海不从中医临床实践来阐明，仅从臆说而谓其高于西医，实有弄巧反拙之弊。至于他轻视西说的言论，更比比皆是。例如：

"西医剖割视验，只知其形，不知其气，以所剖割，只能验死尸之形，安能见生人之气化哉！"[42]

"西洋天学化学，虽与中国五行之说不同，而义实相通。惟西洋医学，则只就人身形质立论，不知人之气化，实与天地同体也。"[43]

"心火肾水，交会于脑，合肝脉注目中，肝者心之母，肾之子，故并二脏之精而开窍于目，而西医之精，能将斜目修削使正，然不久仍斜，不知病源，剖割何益哉。"[44]

"西医以骨中有髓，知为脑髓生骨，而不知并脑髓皆肾所生也。"[45]

"推魂之功用，则发于乾金之元气，不藏于肺而藏于肝者，阳潜于阴也；不藏于肾而藏于肝者，阴出之阳也。昼则魂游于目而为视，夜则魂归于肝而为寐，魂不安者梦多，魄不强者虚怯，西医不知魂是何物，故不言于梦。"[46]

"西医不知人身自有照影、留声、记事之妙质，虽剖割千万人，能得此理否？"[47]

"西医云：胸膈乃助肺扇动呼吸之物，不知膈为出气之路，非入气之路，不得混言扇动呼吸也。"[48]

中医气化之说，固不容否定，而对形质之解剖，亦为认识形体的基本手段，又何可轻视？中西医说之所以不同，还在于理论体系之各殊，都有待于科学地进一步说明，如以上唐宗海所蔑视的当时各种西说，今日已得到较科学的说明。相反，中医的传统学说仍处于停滞不前的状态，此无他，未得到各种科学手段的帮助而已。

3. 崇尚远古

唐宗海重中轻西之极，便走上了崇古的偏向，而且是愈古愈高明，唐宋以降，都每况愈下，而有一蹶不振之势，他说：

"自轩岐以逮仲景，医法详明，与政治声教相辅佐，晋唐以后，渐失真传，宋元以来，尤多纰谬，及今泰西各国通于中土，不但机器矜能，即于医学，亦抵中国为非。岂知中国宋元后医诚可訾议，若秦汉三代所传《内》《难》仲景之书，极为精确，迥非西医所及。"[49]

唐宗海所崇的古，远在秦汉三代以上，若宋元以后，均卑卑不足道，他这一观点，是相当顽强的。如对膀胱有无上口的问题说：

"自唐以下，皆谓膀胱有下窍，无上窍。西医云：中国人见牲畜已死，膀胱油膜收缩，不见窍道，遂谓膀胱有下口无上口，疏漏之至。西医此说，诚足骂尽今医，然持此以薄古圣，则断断不可。盖《内经》明言，下焦当膀胱上口，又言三焦者，决渎之官，水道出焉。《内经》所谓三焦，即西医所谓连网油膜是也。"[50]

又如论肾主髓说：

"西医云：人之才智，均出于脑髓，中国近医则又知肾不知髓，反为西医所笑，不知古圣《内经》，已有髓海论、骨空论，又将肾与髓合论之，甚矣，古圣人，千古莫及矣。"[51]

诚然，《内经》的成就是很大的，但不能以之为极则，其中可议之处，甚则必须汰去的封建糟粕，亦复不少。唐宗海不仅以《内经》为圣贤经典，不可移易，还认为秦汉以前的古人一切都高明，他说：

"不知西人算学，出于《周髀》；机器流传，出于般巧、墨子，医用剖割，亦华元化之流派，不必西人。果宗数子，而其法要不外是，中国人未深考，乃转震而惊之，可叹也夫。"[52]

这样一味地崇古，徒见其固步自封而已。在唐宗海眼里，同一古也，远古与近古还不一样，远古则高明，近古则劣拙。如他说：

"西医言肺覆如盂，每肺外有衣，薄而通明，肺脉至气泡而散，气泡功用，主呼吸也，此说于肺衣气泡，颇能详明，宋元后不知肺之功用，全在衣与泡也。"[53]

"宋元后图大肠，折叠一团，不能分出上中下三回，惟西医言大肠接小肠下之阑门，由右腹而上行，为上回；横绕至胃下，过左畔，为横回；由左腹而下行，为下回，至胯乃转为直肠，宋元后医不之察，反不如西医之踏实。"[54]

宋元以后的医学，特别是对病机的发明，因其临床经验的日益丰富，故亦总结出不少符合临床实践的东西，如张元素的脏腑病机论，刘元素的火热论，李杲的脾胃论，朱震亨的相火论，无论在经验在理论上都有很大的提高，一概加以否定，乃是不科学的。

要之，唐宗海中西汇通的提出及其出发点，都是好的，惟其在进行汇通工作的过程中，既失于盲目的重中轻西，又失于偏面地崇尚远古，宜其汇而未至于通也。

（四）张锡纯

张锡纯，字寿甫（1860－1933），河北盐山县人。以《神农本草经》《黄帝内经》固为医学之渊海，然晋唐以后诸家，皆斤斤以传旧为务，初未尝日新月异，俾中华医学渐有进步为憾。并认为事贵师古者，非徒以古人的规矩准绳限我，而是要举古人的规矩准绳而扩充之，变化之，引申触长之，使古人可作，亦应叹后生可畏。因此，曾叙述他学医的经过说：

"自成童时即留心医学，弱冠后即为人诊病疏方，年过三旬始见西人医书，颇喜其讲解新异多出中医之外，后又十余年，于医学研究功深，乃知西医新异之理，原多在中医包括之中，特古籍语意浑含，有赖后人阐发耳。"[55]
于是，"中医包括西医之理说"，就成为他"衷中参西"工作的理论的根据了。

1. 关于生理的衷中参西

张锡纯兼采中西生理之学，而以己意融会贯通之，略谓：

"西人谓人身有血脉管、微丝血管、回血管，血脉自左上心房转落左下心房，由血脉管入微丝血管，以散布于周身，内而脏腑，外而肌肉，濡润之余，又传入回血管，经右上心房，转落右下心房，并上注于肺，经呼出炭气，吸进氧气，复还左上心房，如此循环不已。此说可谓奇辟生新矣。然此理固寓于扁鹊《难经》中也。"[56]
张锡纯即指的《难经·一难》"五脏六腑之所终始，故取法于寸口也"句，他认为脏腑皆有血脉管与回血管，其回血管之血，由心至肺将炭气呼出，是诸脏腑之回血管至此而终。迨吸进氧气，归于心而散布于诸脏腑，是诸脏腑之血管自此而始，故曰"五脏六腑所终始"。正因为肺能终始诸脏腑，是以诸脏腑之病。可于肺之寸口候之，而寸口之动脉遂可分其部位而应诸脏腑了。
又说：

"中医谓人之神明在心，西说谓人之神明在脑，及观《内经》，知中西之说皆函盖其中也。《内经·脉要精微论》曰：头者精明之府，为其中有神明，故能精明；为神明藏于其中，故名曰府，此西法神明在脑之说也。《内经·灵兰秘典论》曰：心者君主之官，神明出焉，所谓出者，言人之神明由此而发露也，此中法神明在心之说也，盖神明之体藏于脑，神明之用发于心也。"[57]

又说：

"西人谓中医不知有水道，不知西医之所谓水道，即中医之谓三焦。《内经》所谓三焦者，决渎之官，水道出焉者是也。西人谓中医不知有脾，不知古人不名而名为散膏，《难经》谓有散膏半斤，即脾也，之质为胰子，形如膏。"[58]

张锡纯自谓脾为散膏，系采自时贤高思潜氏之说。

2. 关于病理的衷中参西

张锡纯认为：

"中风证，其人忽然眩仆，更或昏不知人，其剧者即不能苏复，其轻者虽然能苏复，恒至瘫痪偏枯，西人谓此非中风，乃脑充血也。此又中西显然不同处也，不知此证名为中风，乃后世医者附会之说，非古圣相传之心法也。《内经》谓：血之与气，并走于上，则为大厥，气反则生，气不反则死。夫所谓厥者，即昏厥眩仆之谓也。大厥之证，既由于气血相并上走，其上走之极，必至脑充血可知，此非中西之理相同乎。至谓气反则生，气不反则死者，盖气反则血随气下行，所以可生；若其气上走不反，血必愈随之上行，其脑中血管可至破裂，出血不止，犹可望其生乎? 细绎《内经》之文，原与西人脑充血之议论句句符合，此不可谓不同也，又《史记·扁鹊传》所载虢太子尸厥，亦脑充血证，至扁鹊治之，亦知为脑充血证。观其未见太子知其必耳鸣鼻张，盖知其脑部充血之极，其排挤之力可使耳中作鸣，鼻形翁张也。及其见太子也，则谓上有绝阳之络，下有破阴之纽。此盖言人身之阴阳原相维系，偶因阴纽破坏，不能维系其阴中之真阳，脱而上奔，更挟气血以上冲脑部，其充塞之极，几至脑中之络破裂断绝，故曰上有绝阳之络也。此虽未明言脑充血，实不啻明言脑充血也。特是《内经》论大厥，但言病因，未言治法，扁鹊治虢太子尸厥，其本传所载者，系先用针砭救醒，后服汤药，其所服者亦未详何方。至西人对于此证虽有治法，亦难期必效。余曾拟有建瓴汤方[59]，重用赭石、牛膝以引血下行，而辅以清火、镇肝、降胃、敛冲之品，用之救人多矣，其脑中血管破裂不至甚剧者，皆可挽回也。"[60]

3. 关于药物的衷中参西

西药随西医的运用，不断输入我国，张锡纯认为中药、西药，不应互相抵牾，而应相济为用，不要有畛域之见存于其间。他说：

"西医用药在局部，是重在病之标也；中医用药求原因，是重在病之本也。究之标本原宜兼顾，若遇难治之证，以西药治其标，以中药治其本，则奏效必捷，而临证亦确有把握。"[61]

因此，他在临床上往往中西药合用，以取效验，例如：

"西药治吐血，以醋酸铅为最效；治下血，以麦角为最效。然究其所以效者，谓二药能收缩其血管也。至于病因之凉热虚实则不问矣，是以愈后恒变生他证。若以二药收缩其血管，以中药治其凉热虚实，且更兼用化瘀消滞之品，防其血管收缩之后，致有瘀血为恙，则无难愈之血证矣。"

"西药治痫风，以臭素三种（臭素、加里臭素、安母纽谟那笃溜谟）及抱水克罗拉儿为最效，然究其所以效者，谓能麻醉脑筋也。至病因之为痰气为火则不问矣，是以迫至脑筋不麻醉则病仍反复。若以西药臭素、抱水诸品麻醉其脑筋，用中药以清火、涤痰、理气，或兼用健脾镇肝之品，无难愈之痫风矣。"

"西药阿斯比林，为治肺结核之良药，而发散太过，恒伤肺阴，若兼用玄参、沙参诸药以滋肺阴，则结核易愈，又其药善解温病初得，然解表甚效，而清里不足，恒有服之周身得汗，因其里热未清，而病不愈者，若于其正出汗时，急用生石膏两许煎汤，乘热饮之，则汗出愈多，而热亦遂清，或用石膏所煎之汤送服阿斯比林，汗出后亦无不愈者。"[62]

看来张锡纯的汇通，亦如唐宗海，只是在文字上的比附而已，其不同者，唐宗海的汇通，反而走上盲目崇古的道路；张锡纯的汇通，开始从临床上配合中西药观察应用，有一定的实践意义。

附：王宏翰等所著书目

王宏翰著

《医学原始》四卷

《古今医史》九卷

朱沛文著

《华洋脏象约纂》四卷

唐宗海著

《中西汇通医经精义》二卷

《血证论》八卷

《本草问答》二卷

《医易通说》二卷

《伤寒论浅注补正》七卷

《金匮要略浅注补正》九卷

《医学一见能》一卷

张锡纯著

《医学衷中参西录》三十卷

四、改进说与科学化的倡导者

在半殖民地半封建的旧中国，由于反动政府的奴化教育，国人学西医者以余云岫为代表，竭力反对中国医学，并著《灵素商兑》十篇，尽其诋毁中医之能事，他认为《灵枢》《素问》是祖国医学理论的中坚。便"撷其重要而尚为旧医称说之中坚者而摧之，则前古荒唐无稽之学，将日就淹没而自尽，不攻而自破"。其用心可以想见。这时迎着《灵枢商兑》攻击的锋锐而起者，在中医学术界有两种思潮，一即恽树珏的医学改良说，一即陆彭年的中医科学化，于当时的影响都较大，兹分述之。

（一）恽树珏

恽树珏（1878－1935），字铁樵，江苏武进人，早年毕业于南洋公学，曾在商务印书馆主编《小说月报》，以译西洋小说著称。继研医经，曾问业于汪莲石，约四十三岁以后，即专致力于医学，先后在上海办铁樵中医函授学校，通函受业者达千余人。他认为"中国医学是平正的，非玄妙的，是近情著理人人可解的，非艰深难晓不可思议的。"[63]但是目前中医的学说，却不能使普遍人了解，正如"梁任公《演说集》所云：中医尽能愈病，总无人能以其愈病之理由喻人。是故第一要义，在将古书晦涩之医理，诠释明白，使尽人可喻。换言之，非设法使中医学民众化不可。"[64]因此，"若要捍卫中医，则须将其晦涩之诠释明白，使举国皆能明了，然后能伸其说，否则，西医菲薄中医，中医不能自伸其说，竟无话可说也。"[65]

恽树珏是祖国医学的改革论者，上述诠释明白晦涩医理，当然是他主张改革的内容之一，而其最主要的精神，则有三点。

1. 改进中医，应以中医本身学说为主

当时中央国医馆，曾一度想取消中医病名，而以西医病名代替，恽树珏坚持反对，并起草《统一当以中名为主》的四点意见说：

"中西医学基础不同，外国以病灶定名，以细菌定名，中国则以脏腑定名，以气候定名，此因中西文化不同之故。建议书第二节云：天下事物，只有一个真是，西医病名，既立于科学基础上，今若新造病名，必不能异于西医，能异于西医，即不能合于科学，不然科学将有两可之是。此说可商。鄙意以为科学是进步的，昨日之是，今日已非，故不能谓现在之科学即是真是。西医尽多议论与事实不符之处，是其明证，此其一也。天下之真是，原只有一个，但究此真是之方法，则殊途同归，方法却不是一个。譬之算学，用数学求得得数，用代数亦求得得数，方法不同，得数同也，如谓数学之得数，不是代数之得数，则非确论。故西方科学，不是学术唯一之途径，东方医术自有立脚点，此其二也。今若以西名为主名，不废中国学说，则名实不相符。若废中国学说，则中医即破产，不于此，则于彼，更无回旋余地。例如《伤寒》一书，包括支气管炎、肋膜炎、胸水乃至流行性脑脊髓膜炎、日射病、虎列拉等等，假使用此诸名色，初步，《伤寒论》本文，将渐次无人研读。继一步，必《伤寒》方无人能用。及后一步，必讲究注射灭菌。如此，则中医消灭，中药消灭。是故用中国病名为统一病名，在所必争，事非得已，不止名从主人而已，此其三也。名者实之宾，先有事实，然后有名，鄙意以为整理中医，当先从诠明学理起，今贵馆既从正名着手，自是一种方法，但定名之时，眼光须注意于本身学说，因学说是主，名是宾。今若不顾一切，惟名是务，则有宾而无主，改进中医，整理学术，是欲使退化之中医进步，欲使凌乱之学术整齐。今统一病名，而用西名为主体，则与本身之学术冲突，与整理改进之初心相背。仅有此统一之名，将来可以步步荆棘，则此番定名之工作何为者，此其四也。"[66]

从当时西医正大肆反对中医的环境来看，强调统一当以中名为主，不仅是维护中医学术的需要，尤具有政治上的重要意义。医学既是一门科学，自应当不断改革，不断进步，但医学毕竟是一门实用科学，无论怎么改革和进

步，决不能离开实际效用，而空言改革，所以恽树珏的强调以中医本身的学术为主，是从实际效用出发的。他说：

"程郊倩注《伤寒》有云：实热攻肌表颜额，虚热攻四肢。故吾侪诊热病，手按病人颜额，与手掌比较，两处之热孰甚，则可以测知其热之为虚为实，此为热度表所不能量者。西医笑中医，以为手试冷热，粗而不确，岂知其妙用乃在热度表之上。又如女人停经，假使属瘀，则环唇必见青色；假使属孕，则脉滑而唇四白颜色华好。停经与有孕，属冲任子宫方面事，何故与环唇静脉有关？此其事有足以资研究者。第一步观宫监之无须，推知环唇与肾腺有联带关系。第二步观女人经阻小腹痛者，上唇辄显青色，因而推知子宫卵巢与无须之标著，而冲任之血，仍与上唇有连带关系。第三步观女人之有孕者，环唇色泽华好，因而推知瘀则血凝，故静脉隐青色；孕则血活，故唇四白华好，如此逐步推测，以为诊断之法，是为形能之学。其事千百试而不一爽，此为事实，非可以口舌争也。子宫卵巢生殖腺与环唇静脉之关系，其途径若何？为解剖所不可见，故形能之法，有时贤于解剖。胎元胎盘，同是血肉，同时能透爱克司光，故有孕与否，爱克司光不能断定，而中法能断定之，是形能之学，有时优于爱克司光也。类此之事，为鄙人所发见者多至数十条。故古书实无负于人，苦于后人不能研究耳。故云东方学术自有其立脚点。"[67]

立脚点，就是中医的实际效验，凡能经受实际检验之事，虽一时未能说明，但其中有客观的真理存在，有科学价值存在，这是不容否定的。改革中医，西洋医学固有足资借鉴的地方，但亦应以中医学为主体，不能舍此而他求，恽氏说：

"现在所急者，在明生理之真理，自当采用西国学说为重要工作之一，但亦不过诸种重要工作之一种，万不可舍本逐末，以科学化为时髦，而专求形似，忘其本来。如但求科学化，则非驴非马，必有大害。又不可效法东洋，彼国现在医学，号称居环球第二，其所以致此，表面是科学化，里面仍是用中国旧方药，可谓中医同化于西医，如此则中医学熔入西医，而中医本身消灭。在日本，中医学本非己有，自在不甚爱惜之列，且彼邦中医伎俩，本来只能拾取一二效方，未能窥见东方文化真相，宜其有此结果。我国若效法日本，本谈不到改良中医，废除可矣。惟我国广土众民，生活寒俭，科学化之西医，实不适用。又药业为全国数千百万人生活所寄，即欲废除，亦形格势禁，故断不能使中医同化于西医，只能取西医学理补助中医，可以借助他山，不能援儒入墨。"[68]

恽树珏认为用西方医学的生理解剖知识，弄清楚脏腑内景，然后藉以诠明古医书晦涩的义理，从现在看来这种方法仍是行不通的，仍然会走上以前汇通派只从文字上互相比付的道路。不过他强调必须以中医为主，而不能援儒入墨，从当时来说，仍是很可取的。

2. 改进中医，《内经》不能废除

余云岫反对中医，首先攻击《内经》，即其所谓攻坚。恽树珏提倡改革中医，亦首先维护《内经》，他既著《群经见智录》以驳斥余云岫对《内经》的攻击，并于《对于统一病名建议书之商榷》一文中，明确提出"《内经》不能废除"，以反驳中央国医馆的意见。他说：

"仲景撰《伤寒》，自言用《素》《难》，巢元方以下，皆宗此书。《素问》之不可读，是不易懂，并非《素问》本书不善。即如东方生风，余云岫《灵素商兑》，痛加驳斥，其实余氏之言，只攻击到表面，风指动言，与风以动之风字，同一意义。佛家言地水火风，水火指燥湿言，地风指动静言，其意亦同。此所以古医书如《千金》，凡神经病，手足肌肉及官能不由意志命令而自动者，统谓之风，此风字之意义，与余氏所说完全不同，惟其如此，所以风生木，木生肝，肝之变动为握，握训痉挛，肝之府为胆，胆之经气为少阳，少阳从火化，火曰炎上，下厥上冒，过在足厥阴少阳，如此则为厥颠疾，其语意是一串的。又《内经》以肾属冬，以肝属春，以心属夏。《伤寒论》以足少阴经为末传，其病实属肾。何以知其属肾？伤寒少阴证，脉沉微，倦卧，但欲寐，得附子便愈，其不可愈者，乃是病机已逸，治之太晚之故。附子是肾药，附子之药位在小腹，小腹为肾之领域，用附子而能愈，则可知病之属肾为真确。人身之腺体，以肾腺为根本，以汗腺为末梢，就形能研究之，在此可见其联系关系，故足少阴经病，则汗腺亦病，因而汗出恶风。今考《伤寒论》之用附子各方，其见症十九皆汗出恶风者，于是形能之关系乃益显著。又如甘露消毒丹[69]，为温病特效药，此乃现在中医界的公认，此丹专治暑温湿温，暑温湿温者，夏季之病也。《内经》以心属之夏，则暑温湿温，实手少阴心经病症，手少阴经，心也。何以证明暑温湿温之属心？观

3476

于甘露消毒丹之为特效药可以知之，何以故？因此丹有菖蒲之故，菖蒲心药也，故孔圣枕中丹用为主药。甘露消毒丹之用菖蒲，实是引经药，所以变更药位者，因其病以暑为主要。是故温病单用菖蒲不效，甘露消毒丹除去菖蒲亦不效。谚云：种瓜得瓜，种豆得豆，种瓜有时不必得瓜，而得瓜可以知其决不是种豆。故循因执果，有时靠不住，而执果溯因，则千百不失一。今执菖蒲附子之药效，推求伤寒温病之属肾属心，非妄语也。此为千虑之一得，虽不必便是铁案，然其事实非偶然，据此是《内经》确有精义，并非扣盘扪烛之谈。"[70]

一般耳食《内经》之名，而未曾学习之；或仅略为涉猎，而未曾研究之之徒，便以《内经》为邃古谬妄之书，如当时中央国医馆的人物以及余云岫之流，都属于这一类型。恽树珏提出要正确理解《内经》语言文字的含义，而不能皮相臆断，尤其是通过临床实践的证明，《内经》所言经脉、脏腑等，都有其现实的意义存在，而不容随便误会，便可以否定的。

3. 提出《内经》的大义

恽树珏的《群经见智录》，是他研究《内经》的专著，其著书的动机固在反驳余云岫，而其书的主要内容，却是在阐发《内经》的要旨，书分三卷，尤其是第一卷的十章，最是他发挥大义的中心所在。概括起来，约有三点。

（1）**全书的总提纲**：恽树珏认为：《内经》的学术思想，极其博大精深，但它有一个总的提纲。如《素问·玉版论要》说："揆度奇恒，道在于一，神转不回，回则不转，乃失其机。"为《内经》全书的关键，倘于此处不能了了，即全书不能了了，并为之解释说：

"奇对于恒言，恒，常也。奇，非常也。不病，人之常也；病，人之非常也。即奇，病也；恒，不病也。揆度奇恒，审查其人病不病也。岐伯曰：奇恒者，言奇病也。[71]盖谓奇恒之法，乃揆度不循常轨而病之法，固不言循常轨而不病者。深一层言之，其人虽有病，苟循常轨，病无害也。其人虽无病，苟不循常轨，大病且来，预测之而不爽也。何以知其循常轨或不循常轨，曰：此所谓奇恒也，当有事于揆度。故曰奇恒事也，揆度事也。[72]揆度奇恒，其道奈何？曰：道在于一。一者何？天也。使吾身脏腑之气，与天地运行之气，合而为一也，能一者不病，不能一则病，故曰：揆度奇恒，道在于一。

《脉要精微论》补泻勿失，与天地如一，得一之情，以知生死。是道在于一之注脚也。"

"《内经》以转为顺，以回为逆，逆即回而不转之意。病人是否转而不回，抑系回而不转，此在诊病之医，当衡权揆度。故《平人气象论》曰：常以不病调病人，医不病，故为病人平息以调之为法。准此以谈，是《内经》全书皆言奇病也。转为恒，回为奇，故奇恒回转，可为《内经》之总提纲，奇恒之道在于一，则一又为总纲之总纲。"[73]

意思即是说，《内经》这书，无非是研究人体病与不病的关系，而人体的病与不病，《内经》又是把人体和自然界结合起来研究的。因《内经》认为人和自然界（天）是有密切联系，而不容分离的统一体，能统一则"转而恒"，维系其健康；不能统一，则"回而奇"，发生种种病变。平时如何维系人与自然界的统一，以保持健康（神转不回）？以及人与自然界失去统一之后，发生了病变（回则不转），又当如何恢复其统一，治愈其疾病？这就有赖于操医术者的揆度工夫了。

(2)《内经》与《易经》有密切关系：医通于易，自来医家都有这样一种说法，但究竟如何相通，很少有明白晓畅的解释，甚至有的把《易经》看作是不可思议的神秘典籍，因而把医学理论也弄得很神秘。恽树珏则认为《内经》与《易经》有共同的基础，故其理论，不仅可以互通，而且有密切的关系；不仅并不神秘，而且完全可以理解。他说：

"《内经》常言少壮老病已，生长化收藏。此十字即《易》之精义。含生之伦，无论动植，莫不有少壮老病已，生长化收藏。而尤妙者，在生则必长，少则必壮，壮则必老，老则必已。已者自已，生者自生，万汇纷纭，绝无一刻停息，毕竟孰为之？孰令致此？则时序为之也。夏暖秋必凉，冬寒春必温，假使无温凉寒暑之变化，则无生老病死之变化。自今日言之，南北极终年冰雪，动植不生，殆近于无变化者。古人虽不知有南北极，然早已洞明此理，故《内经》全书言四时，其著者如彼春之暖，为夏之暑，彼秋之忿，为冬之怒。[74]如敷和、升明、备化、审平、静顺各纪[75]之类。《易经》则曰：法象莫大乎天地，变通莫大乎四时。[76]知万事万物无不变化，故书名曰易。知万事万物之变化由于四时寒暑，四时寒暑之变化，由于日月运行，欲万物不变，非四时不行不可；欲四时不行，非日月不运不可。故曰：易不可见，则乾坤或几乎息矣。[77]乾坤毁，则易不可见矣。[78]四时为基础，《内经》与《易经》，同建筑于此基础之上者也。"

"然尚有一义，为《易经》六十四卦之所由来，即万物愈变愈繁是也。盖仅言变化，变有常经；愈变愈繁，则变化莫测。《易》从一画而三，三而六，而六十四，所以象万物由简趋繁也。由简趋繁，有原动力，两性是也。含生之伦有雌雄，时序有昼夜寒暑，人事有善恶动静，皆相反而相成。两性不显，变化不见。《易经》谥之以阴阳，象之以奇偶，故奇以象阳，偶以象阴，从一变化而来，一为太极，为两仪，故曰太极生两仪，一从一生，是阴生于阳也。故《内经》有同出异名[79]之语。阴生于阳，阳能生阴，则两仪当然更生变化，故曰两仪生四象，四象生八卦，然易数何以尽于六十四，此则有精深之理，盖所谓法象莫大乎天地也。"[80]

《内经》与《易经》都研究和阐发一年四时的变化，这是它两的共同基础。四时的变化，是万物变化之所由；一阴一阳的变化，又是四时变化之所由。所以《易经》言阴阳，《内经》亦言阴阳。《易经》谓"法象莫大乎天地，变通莫大乎四时。"《内经》亦谓"阴阳者，天地之道也，万物之纲纪，变化之父母，生杀之本始，神明之府也"[81]。所以说《内经》与《易经》相通，而具有密切的关系，恽树珏这一解释，确是比较晓畅而易于理解的。

(3) **五行所以阐发四时：**《内经》五行之说，每为时人诟病，特别是余云岫以五行攻击《内经》，不遗余力。惟恽树珏认为《内经》中之五行，仅为四时的代名词，并不带术数迷信气味，所以不能以之侪于阴阳家之五行。他说：

"《内经》言五行，配以五脏，其来源本于天之四时。脏有五而时仅四，故以六月为长夏以配脾。何以言之？五行木生火者，谓春既尽，夏当来，夏以春生也。火生土者，谓夏之季月为长夏，长夏从夏生也。土生金者，谓长夏尽为秋，秋从长夏来也。金生水者，秋尽为冬日也。水生木者，冬尽则为春也。春主生，所以能成生之功者，实拜冬日秘藏之赐。夏主长，所以能成长之功者，拜春日发陈之赐。秋主收，所以成收之功，拜夏日长养之赐。冬主藏，所以能成藏之功，拜秋日成实之赐，故曰相生也。

五行相克之理，春行秋令，勾萌乍达，肃杀之气加之，春之功用败矣。夏行冬令，严寒折盛热，闭不得发，长养之功隳矣。秋行夏令，收束不得，发泄无余，秀不实矣。冬见长夏郁蒸之气，寒水不冰，当收反泄，盖藏竭矣。长夏为夏至阴生之候，行春令，则阳亢不和矣。故曰克也。其春行冬令，为至而未至，谓春气当至而不至也。春行夏令，为未至而至，谓夏气未当至而先至也。夏秋冬三时同，未至而至为有余，至而不至为不足，虽能病人，犹贤于克贼，不为克也。顾虽不克，其气则有偏胜，胜之甚者，必有反应，偏胜为胜，反应为复，故言胜复。敷和、升明、备化、审平、静顺为平气。委和、伏明、卑监、从革、涸流为不足，发生、赫曦、敦阜、坚成、流衍为有余[82]。有余不足，皆能为病。遇所不胜之气则甚，病甚复遇克贼则死。《天元纪》以下七篇，皆言此也。是故五行相克云者，换言之，即春行秋令，即当生长之时见肃杀之气，以木气当受克耳。余三时同。五行之在术数巫祝口中，诚不免荒诞，然古代亦必有说：特吾侪不知耳。其在《内经》，当如此解释为长也。"[83]

以四时气候的盛衰变化，解释五行相生相克之理，这仍然是恽树珏《内经》以四时为基础的观点。

（二）陆彭年

陆彭年，字渊雷，江苏川沙人，初治经学小学，旁及天文历算，曾执教于暨南大学，后从恽树珏函授研究医学，并同章次公、徐衡之于上海办国医学院。当时由于西医如余云岫辈假反动政府势力，扬言中医不科学，竭力诋毁中医，陆彭年便以中医科学化相号召，并仿恽树珏办函授医学，一时遥从受业者，遍及国内。兹将其科学化之主张，及其科学化之方法，分述如次。

1. 科学化的主张

陆彭年认为中医的治疗方法不仅有效，而且实有突过西医的地方，因为它是不断从经验的累积得来的。既得到药效，并从药效推想其所以然，而得出些疏略错误的生理解剖诸说，故药效多真确，而学说反多臆想。因此，不能根据疏略错误诸说，以别造方药。相反，欧西传来之解剖生理，以及他种与医学相关之科学，皆出于精密之观察，巧妙之实验，虽未必毫无错误，要亦十之八九已真确，吾人取而研究之，以讨索古方所以得效之故，可以得真理，可以求进步。惟有比较困难的，必须对于科学及旧医学两方面，都有明了的认识，才能进行这一工作。所以他说：

"国医所以欲科学化，并非逐潮流，趋时髦也。国医有实效，而科学是实理。天下无不合实理之实效，而国医之理论乃不合实理。沪谚有说真方，卖假药之语，国医之情形，乃近于说假方，卖真药，坐使世人因其方之假，遂疑其药之非真。今用科学以研求其实效，解释其已知者，进而发明其未知者，然后不信国医者可以信，不知国医者可以知。然后国医之特长，可以公布于世界医学界，而世界医学界可以得此而有长足之进步。国医科学化之目的如此，岂徒标榜空言哉！故担任国医科学化之工作者，须有国医旧说根柢，且须通晓普通科学，不然即无从化起，此非甚难之事。鄙人于：解剖、生理、病理、细菌、化学诸科，不过略知大概，初无深造，专心治国医，至今亦不过廿年，觍然以国医科学化自任，任上海国医学院教课，院生皆于前学年级受得科学知识，及吾授以国医科目，院生非但无怀疑攻击，其科学知识愈丰富者，信服吾说且愈坚。吾又偶然发布心得于医报杂志，非但知识阶级极表同情，即西医界，向来因学识职业之冲突，与国医立于敌对地位者，亦多来书赞美，虚心下问国医学，此无他，不以科学虚装门面，真能运用科学于国医学故也。"[84]

陆彭年以上的主张，有一点是可以同意的，即要整理提高祖国医学，既要学好中医的全部知识，又要具备现代科学知识和技术，才有力量胜任。现在中医院校，既设中医课程，又设西医和基础科学课程，以及号召西医学习中医，都是在为整理提高祖国医学创造条件。但是，仅有中西医药知识和基础科学知识，而不具备现代科学手段，甚至最新的科学技术，进行多方面的实验、化验、临床观察等，只是徒作纸上空谈，充其极亦不过是以新的解说旧的，即另一种形式的训诂方法而已，仍然达不到真正的科学化。另一点，陆彭年把中医的理论，全部说成是先有实效，然后加以臆说而来，这亦不符合医学科学的发展规律。《汉书·艺文志》明明说："医经者，原人血脉经络骨髓阴阳表里，以起百病之本，死生之分，而用度针石汤火所施，调百药齐，和之所宜，至齐之德，犹慈石取铁，以物相使。拙者失理，以愈为剧，以生为死。"毕竟是"原人血脉经络骨髓"在前，"针石汤火，调百药齐"在后，甚至指出"拙者失理，以愈为剧，以生为死"。理，就是"原人血脉经络骨髓阴阳表里"之理，理论是从实践中得来，反过来理论又可以指导实践，必须承认这一点，才是科学的态度，才符合唯物辩证法则。何况陆彭年亦承认《灵枢·经水》篇解剖之说，并谓"古医书说内脏之广狭长短，大致不误"[85]。又何能一概否定，而自相矛盾呢？

2. 科学化的方法

陆彭年从事于国医科学化的方法，与他上面的主张是一致的，也就是以现代医学知识为主体，借以解释祖国医学，能解说者，即以现代医学代替之，不能解说者，则据现代医学而否定之。一句话，就是中医必须向西医看齐，试举他对中医肝的科学化方法，胪列于次。

关于肝的解剖，陆彭年说：

"《难经·四十一难》曰：肝独有两叶。盖肝脏因镰状韧带之箍束，使分为左右两叶也。又《四十二难》曰：肝重二斤四两。《千金方·肝脏脉论》作四斤四两，为是。肝之重量，约为今称二斤七两左右，古称远比今称轻，知《难经》云二斤四两者误也。左三叶，右四叶，凡七叶，胆在肝之短叶间，重三两三铢（古者二十四铢为一两，无钱分之单位），盛精汁三合。按肝之下面，因天然的参差凹凸，分为五叶，此云七叶，盖误。其云胆在肝之短叶间，盛精汁三合，此精汁即指胆汁。可见古人所谓肝，正是右腹部之肝脏，与解剖生理上之肝，初非二物。不过古人言形体则是，言功用则非耳。古人言肝之功用，分为四端，一主胁下，二统血，三主惊恐嗔怒，四主掉眩牵掣。"[86]

《难经》既对肝脏的轻重记载，都基本无误，如果非由于解剖实际观察所得，而是一种从实效中得来的臆说，便难于理解了。

陆彭年解释"主胁下之肝"说：

"《素问·藏气法时论》云：肝病者，两胁下痛，引少腹。又《刺热论》云：肝热病者，胁满痛。《灵枢·五邪》篇云：邪在肝则两胁中痛。又《胀论》云：肝胀者，胁下满而痛，引小腹。以上诸条，皆言肝主两胁也。夫肝在右胁内，多数发热之病，肝与左胁内之脾同时肿大，令两胁胀痛，古人谓肝主两胁，其言尚不误，惟左胁之肿大者是脾，古人不为分别，概以为肝，已小误矣。且古人不知热病能令肝肿大，其所以谓主两胁之理，乃因厥阴肝脉布胁肋之故。然则以上诸条之不悖于事实者，乃系偶然巧合，非古人有真知灼见也。"[87]

《灵枢·本藏》篇明明有肝小、肝大，肝高、肝下、肝坚、肝脆、肝偏倾种种肝的病变，陆彭年竟谓古人不知肝肿大，亦属偏见。肝主胁下部位既不错，又谓为偶然巧合，尤失之公正，至于经脉是否存在的问题，从临床的实际看来，还不容否定，现代科学于人身未知之事，固甚多也。

陆彭年解释"藏血之肝"说：

"《灵枢·本神》篇云：肝藏血，血舍魂。又《邪气藏府病形》篇云：有所堕坠，恶血留内，有所大怒，气上而不下，积于胁下，则伤肝。《素问·腹中论》云：有病胸胁支满者，妨于食，病至则先闻腥臊臭，出清液，先唾血，四支清，目眩，时时前后血，病名血枯。此得之年少时有所大脱血，若醉入房，中气竭，肝伤，故月事衰少不来也。又《五藏生成》篇云：故人卧血归于肝，肝受血而能视，足受血而能步，掌受血而能握，指受血而能摄。

以上诸条，皆言肝为藏血之器。血之为物，流行不息，无所谓藏，若以贮血为藏血，则血当分藏于全身大小诸血管及心房心室中，不得云藏于肝脏。肝藏血之语，似乎绝对不能成立。然血液之分布于全身，视其肢体脏器工作之剧易，而多寡其量。而一身之血，数量有定，需要时不能忽然增多，不需要时不能忽然排除，设有数脏器、数肢体同时需要血液，而他肢体他脏器于此时又不能减少血液，则所需之血，将从何处取给？卧寐时全身须减少血液，则所减之血，将于何处安放？由是言之，除血管心房心室以外，人身不能无一种脏器，以为血液贮藏调剂之地，可想而知也。肝脏本为调剂养料之所，安知其不能调剂血液乎？肝既庞大而含血最多，肝脏之血循环，又有特殊情形，与他脏异。肝动脉肝静脉而外，又有门脉，门脉血之性质，乃介于动脉血静脉血之间，肝血如是之多而特殊，则谓调剂血液之藏血器，决非远于事实者矣。中医旧说诞妄者多，然亦有一二精义，足以补科学之未备，而引起科学家之新研究者，肝藏血，乃其一端也。"[88]

陆彭年既承认肝藏血为中医之精义也，而仍不免加以贬词。足见其对中医理论成见之深。一切科学知识都是逐步认识的，逐步走向正确的，现代医学在一个世纪以前，其诞妄之说，指不胜屈，但不妨碍它走上今日之发达，如要求一二千年前的中国医学，都如今日科学之正确，这本身就是不合乎科学的态度。

陆彭年解释"主惊恐嗔怒之肝"说：

"《素问·阴阳应象大论》云：在志为怒，怒伤肝。又《灵兰秘典论》云肝者将军之官，谋虑出焉。又《金匮真言论》云：东方青色，入通于肝，开窍于目，藏精于肝，其病发惊骇。又《藏气法时论》云：肝病者，令人善怒，善恐，如人将捕之。又《风论》云：肝风之状，善悲，善怒，时憎女子。又《痹论》云：肝痹者，夜卧则惊。又《经脉别论》云：疾走恐惧，汗出于肝。又《刺热论》云：肝热病者，热争，则狂言及惊。

　　以上诸条，皆言惊恐悲怒，一切不愉快之情志出于肝，今人以易怒为肝火旺，以情志郁结为肝气，皆从此等古说相传而来也。其实，情志出于大脑皮质，与思虑同；《灵兰秘典论》亦以谋虑出于肝，与情志同。于是得下一定义曰：古医书之肝，指大脑也。"

中医学在古医书上的"五脏六腑"，既是解剖学中的脏器实质，又是代表某些机能单位的概念。正如一般人称用脑为用心之理相同。

　　陆彭年解释"主掉眩牵掣的肝"说：

　　"《素问·五运行大论》云：在体为筋，在气为柔，在脏为肝，其用为动。又《阴阳应象大论》云：肝生筋，在变动为握，风伤筋。又《六节藏象论》云：肝者罢极之本，魂之居也，其华在爪，其充在筋。又《五藏生成》篇云：徇蒙招尤（摇），目冥耳聋，甚则入肝。又《玉机真藏论》云：春脉太过，则令人善忘忽忽，眩冒而巅疾。又《至真要大论》云：诸风掉眩，皆属于肝。以上诸条，皆言掉眩牵掣为肝病，今之市医，犹以头眩为肝阳，甚者为肝火，其牵掣搐搦者为肝风，皆如此传来，合三四两端观之，知古人以神经系统为肝病，甚显然矣。从生理学言，肝脏之化学作用极复杂，今犹未尽知，除分泌胆汁外，对于炭水化物及脂肪之新陈代谢，有甚大关系，又为人体之消毒器，饮食物内如有多少毒质经过肝脏，即化为无毒，而古医书言肝者，绝不说及此等功用，亦且不言胆汁之成于肝分泌。肝脏之病，为肝郁血、肝充血、肝脓疡、肝硬化、肝萎缩、脂肪肝、淀粉肝，及肝脏寄生虫病。而古医书言肝之证候，皆与以上诸病不合，黄疸为肝脏病之习见证候，而中医书论黄疸者，又不言肝，而言脾家湿热，是古医书对于肝脏之生理病理，可谓完全不晓也。于是得下一完全定义曰：古医书但知肝之部位形态，不知其生理功用与病变，而误以脑神经之功用为肝功用，误以脑神经之病变为肝变。"[89]

在两千多年前，古人便明确指出肝的部位和形态；已经是现代医学所望尘莫及，反以现代医学所诊断的病，强加于古人，谓其全不知晓，无异乎要求两千年前古人要过现时代的生活，要懂得现时代的政治文化，天地间宁有是理？陆彭年在写书时，仅从当时的西医书上知道有肝郁血、肝脓疡等病，而现在的肝炎、肝癌，已成为常见病、多发病，为什么当时没记载呢？是否便可以据此斥责西医的无知呢？科学总是不断前进和发展的，以现在的标准来要求古人，这本身就缺乏科学性，不符合事物的发展规律。又如陆彭年指责的古医书，都是两千年前的，两千年前认为黄疸是由于"脾家湿热"，直至今天用这一概念以治疗某种黄疸，仍然行之有效，我们认为这已经是了不起的发明。如茵陈蒿之所以疗黄疸有效，就是因为它能清利湿热，使之从小便而排泻的原故。至于说古人是否完全不理解肝与黄疸的关系呢？这又不然，例如：《素问·玉机真藏论》说"肝传之脾，发瘅，腹中热，烦心，出黄"。这里就不是单指脾，而是肝影响于脾。有了这一认识以后一千多年，古人还直接提出了黄疸病变，就是来源于胆，如《景岳全书》所说的胆黄症，是因"胆伤则胆气败而胆液泄"造成，这些都是铁的事实而不容否定的。因此说，陆彭年对古医书的肝所下定义，是错误的，起码是不公正的。

陆彭年的倡言中医科学化，确是筚路蓝缕，下了一番功夫的，可是，其说虽风行一时，毕竟没有收到真正科学化的结果。其症结有三：第一，认定西医都合于科学，中医都不合乎科学，把科学与不科学都绝对化了。其实中西医学各有短长，都有合乎科学的内容，都有不合乎科学的东西，相互学习，取长补短，合乎科学的，都应该存在，不合乎科学，都应该否定，这才符合客观的现实。而陆彭年把所谓西医科学和所谓中医不科学，绝对地对立起来，把所谓不科学的，一定要服从于所谓科学的，这就是陆彭年中医科学化的核心，换言之，他所谓中医科学化，就是中医西医化，也就是用夏变夷。第二，陆彭年胸中横亘着一个《内经》不科学的观点，他说：

"国医之胜于西医者，在治疗，不在理论，《素》《灵》《八十一难》理论之书，多出于古人之悬揣，不合生理、解剖、病理，尊奉之以为医学之根柢，自招物议，引起废止中医之危机，此大不智也。"[90]

因此，尽管《内经》中有合乎科学的内容，也是不值得一顾的。故他在《生理补正·绪言》中说：

　　"国医本无解剖生理等名目（惟解剖字面，出自《灵枢》），若从《内经》中断章摘录，如脾之与胃，以膜相连。回肠当脐。广肠傅脊等，未尝不是解剖。又如廉泉玉英者，津液之道也。咽喉者，水谷之道也。喉咙者，气之所以上下也等，未尝不是生理。特其言支离破碎，不成片段，又皆疏略而不精详耳。"

这些明明是符合科学的，又嫌其支离破碎而鄙弃之。不仅鄙弃之，还把"引起废止中医之危机"的责任，都推在《内经》身上。在陆彭年看来，《内经》没道理，而"《伤寒论》《金匮要略》，皆凭证候以用药，无空泛之理论。"[91]宜乎应受到西医的欢迎，而不招物议了。但反对中医的健将余云岫是怎样对待《伤寒论》的呢？他说：

　　"自来言伤寒者，皆宗仲景《伤寒论》，而言《伤寒论》者，皆不能脱离六经。以余观之，《伤寒论》之最无意义者，六经也。最荒谬者，六经之说也。"[92]

看来，物议中医者，绝不是一部《内经》的问题了。第三，陆彭年所做的中医科学化工作，实际就是他所欣赏的考据训诂的方法。凡古医书之所言，是西医学所有的，或者是用西医学可以理解说通的，便承认之，便以为有科学性。如果是西医书之所不言，或者是不符合西医学的，便否定之，便斥为不具科学性。换言之，科学与否，悉以西医学为标准。这种方法，只是从文字上穿凿附会，而未曾经过任何科学手段，如实验、化验、临床观察等，不可能便谓为科学化了，而且标准亦不能以西医学为止，西医学对人体生理、病理的未知数，比已知的还要多得多，做医学科学的研究，哪能只能是向西医学求证呢？宜其事倍而功未半也。

附一：医案二则

【恽树珏医案】

1. 伤寒

宋先生时邪感冒，太阳未罢，遽服泻药，因而腹胀，其表证仍不解，法当先解外。

葛根钱半　川连三分　防风（炒）八分　　左秦艽钱半　薄荷钱半　枳实一钱　扁衣炒三钱　云茯苓三钱　竹茹钱半　淡芩一钱　建曲（炒）一钱　焦谷芽三钱

原注云：病在表而误下，仲圣一再告诫。今西医不解所谓表证，病初起，正当恶寒期，便投蓖麻油，为其唯一家数。其体壮而病毒微者，或亦一泻了事，非然者，则后路变幻，莫不根由于此。

二诊，舌苔鲜明，热有起伏而夜甚，腹微胀，微躁烦，此因太阳未罢，遽用泻药，表邪内陷，正气遂虚，所以如此。手微战动，少阴证兼见神经性，此不可忽视。

炙麻黄二分　杏仁三钱　葛根一钱　象川贝各三钱　新会皮一钱　归身三钱　川连三分　防风（炒）一钱　姜半夏一钱　炙草六分　秦艽钱半　薄荷一钱（后下）

原注云：舌苔鲜明，便是正气虚，热有起伏，便是反应抗病之力逊，病在初起，便见微战动之神经症状，莫不由于太阳误下而来。太阳误下，其传为少阴，既误于初，不当以暴易暴，观其用药，有攻守兼筹，步步为营之妙。

三诊，舌色化燥，脉洪滑带数，自觉口中燥引饮，大便色红，薄粪有药气味，此肠胃不和，肠与胃不能协调，则胃气上逆，此所谓头痛非常，大段不错，尚无大害，更两三日可全愈。

枳实一钱　花粉一钱　归身三钱　炒扁衣三钱　赤白苓各三钱　竹茹钱半　秦艽钱半　白薇一钱　炒知母一钱　香葱白二个　川连三分　淡芩一钱　葛根一钱　炒建曲一钱

原注云：至此表证罢而热化，为顺传阳明之候，虽经误下，幸赖斡旋。

四诊，热有起伏，喉右面红肿，面部见红点，口臭，舌苔燥，亦厚腻，舌尖微见劫津苔，此是冬温夹斑之候。泄泻多为病进，泻止红点出为病退，现在虽见轻减，仍在吃紧之际。十二月二十七日。

牛蒡（炒）钱半　防风一钱　白薇一钱　川连三分　僵蚕（炙）钱半　杏仁三钱扁衣三钱薄荷一钱　象川贝各三钱　钗石斛三钱　淡芩一钱　竹茹钱半

原注云：观其挈证，似乎严重，泄多为病进，泻止红点出为病退，此则泻虽未止，而红点已见，正是邪机进出关头，因势利导疏达之，则红点出而泻自止。其冬温夹斑之语，是应付世面语，读者勿泥。

五诊，下午热高，舌苔黄糙，大便不实，呼吸脉搏均佳，喉痛尚未全除，病无问题，只是好得太慢。十二月廿九日。

白薇一钱　炙僵蚕钱半　枳实八分　炙苏子钱半　木香钱半　炒扁衣三钱　归身三钱　象川贝各三钱　川连三分　炒建曲钱半　炙草五分　赤白苓三钱

原注云：须知此案不是重病，只因太阳误下，而至病型变乱之疾耳，自属坏病之例，幸而一路攻守并进，得以斡旋，然而好得太慢，已受累不浅矣。若出奇制胜，以暴易暴，亦足以致死亡。（《药庵医案》卷一）

按：诚如原注所云，本案确系误证坏证，即误引表邪入里之证。初诊治法，即冀从阳明引邪出表，故其处方如此。二诊有入少阴之机，仍竭力设法引出阳明。三诊病邪终由少阴出阳明。四诊病邪已见从阳明表里分解之势。五诊疏表和里。步步导邪外出，确尽幹旋之能事。

2. 脑炎

曹官官病半个月，热不扬，目圆睁，独头动摇，是为痉，俗名摇头惊风，乃脑膜炎病也。粪纯青色，不啼，不开口，病有万险，绵力亦不足胜任，勉方试可乃已。

乌犀角三分　大生地五钱　归身五钱　赤芍钱半　胆草三分　羚羊角三分　安脑丸一粒丹皮一钱　炙甘草六分　姜半夏一钱

原注云：病半个月，其先病历不可知，兹症状如此，独头动摇，乃延髓紧张，转属为脑脊髓膜炎也。凡脑症系转属者，其病更险，说详《保赤新书》与《神经系病理治疗》。

二诊，今日略减，不过百分之二三，是减不足言，以规矩权衡候之，恐其成脑水肿，不测固不好，成脑水肿，亦属残废，须急起直追，不问时日与药之剂数。尽量予之，或可冀幸万一。二月十六日。

乌犀尖三分　大生地五钱　蚤休三分　蒺藜三钱　炒防风一钱　木香钱半　炙蝎尾二分研　安脑丸一粒　胆草五分　归身三钱　川独活一钱

原注云：脑水肿，古书谓之解颅，恐其成此病，必眼有特征，眼之黑珠向下而不向上，上露白，眼孔作圆形，其上眼帘之边缘作直线，下眼帘之边缘作弧形。

三诊，仍摇头，目圆，此两层最坏，药力已甚峻，脑症不减，总属无望，顷见呫嘴，反自抓鼻，其虚已甚，宜兼事培元。二月十七日。

西洋参一钱　犀角尖三分　归身四钱　川贝三钱　炙全蝎一个　人参须一钱　大生地四钱　胆草五分　元参一钱　细川连三钱　滁菊钱半　知母一钱　独活一钱　银花三钱　安脑丸二粒。

原注云：呫嘴弄舌，是脑症属实之候，以手自抓鼻为虚候，此即所谓正虚邪实，故用药攻补兼施。

四诊，病除十之六七，尚有危险，食物宜少，衣被宜略带暖，又不得使饿受热。二月二十一日。

人参须三钱　归身三钱　橘红一钱　炒白芍一钱　胆草二分　西洋参钱半　川贝三钱　云苓三钱　炙蝎尾一个　大生地三钱　炙草五分　法夏一钱　胡麻子一钱，米炒

原注云：此病万险，竟奏全功，其后无案，仅于此方损益继进四剂而止，攻补兼施而即奏效，可谓意外收获。（《药庵医案》卷三）。

按：清热保津祛风，是治痉病的三要。热去才能存津，津生才能弭风止痉。恽树珏以治惊驰名，亦不能离此三要。本案前两诊，纯为三要之法，后两诊又着重在扶正以去邪，可见治疗总贵在圆机活法。

附：安脑丸方

金钱白花蛇六条（去头，隔纸烘研筛）　全蝎三钱　白附子一钱五分　薄荷三钱

梅片三钱　　独活五分　　生川乌二钱　　天麻三钱　　明雄二两　　麻黄二两　　犀黄一钱五分
麝香一钱

上药，陈酒熬羔制丸，如绿豆大，如无金钱白花蛇，真蕲蛇可代用，用真蕲蛇可须六
钱。见《论医集》

附二：恽树珏等所著书目

恽树珏著

《文苑集》

《论医集》

以上第一辑

《群经见智录》三卷

《伤寒论研究》四卷

《温病明理》

《热病学》

以上第二辑

《生理新语》

《脉学发微》

《病理概论》

《病理各论》

以上第三辑

《临证笔记》

《临证讲演录》

《金匮翼方选按》

《风劳臌病论》

以上第四辑

《保集新书》四卷

《妇科大略》

《论药集》

以上第五辑

《十二经穴病候撮要》

《神经系病理治疗》

《麟爪集》

以上第六辑

简短的结论

自西方医学传入我国以后，开始接受西说的医家有汪昂、赵学敏、王学权、王清任、陈定泰诸人，或取其脑说之新，或取其制药之巧，或善其测绘图象之逼真，并亲为访验，都是力图接受科学真知，以彼之长，补我之短，实开后来持汇通论者之先河。

汇通中西诸家，当以王宏翰、朱沛文、唐宗海、张锡纯等为最。王宏翰欲从基础理论方面汇通，朱沛文主张汇通应以临床验证为准则。唐宗海虽谓中西应取长补短，归于一是，但为其智力所限，卒汇而未能通。张锡纯的衷中参西，仅局限于在临床上中西药物的综合应用。虽有一定实践意义，终无若何成就。

在民国时期，恽树珏、陆彭年两氏，一主张改进中医学，一主张中医科学化，恽氏认为中医学的改进，当以中医学说本身为主体，特别要重视对《内经》的研究，尽量用现代科学知识来阐明它。陆氏所谓的科学化，即以西医理论来解释中医，凡符合者属科学，不吻合者即斥为不科学，因而走向是西非中，重西轻中的歧途。

回顾汇通学派诸家虽无甚成就，其勇于接受新知，企图取长补短，这一点还是可取的。我们应该吸取他们过去的教训，在历史唯物主义和辩证唯物主义的思想指导下，能够比较正确地开展中西医结合工作，为创造我国的新学作出贡献。

复习思考题

1. 汇通学派是如何产生的？代表医家有哪些？

2. 王宏翰、朱沛文、唐宗海、张锡纯他们提倡汇通中西医的特点是什么？

3. 恽树珏、陆彭年对改进中医学的主张，各有什么不同？为什么都无成就？

4. 通过汇通学派的学习，我们可以得到哪些借鉴？你对中医学的发展有何看法？

注释

〔1〕柏拉图，古希腊哲学家。

〔2〕亚里士多得，古希腊生物学家，柏拉图弟子。

〔3〕希波克拉提斯，人称为希腊医圣。

〔4〕格林，罗马著名医学家及解剖学家。

〔5〕见《本草备要》卷三辛夷条。

〔6〕以上四种石药，均见《本草纲目拾遗》卷二石部。

〔7〕见《本草纲目拾遗》卷一水部。

〔8〕香草、臭草见《本草纲目拾遗》卷五草部下。

〔9〕见《本草纲目拾遗》卷六木部。

〔10〕见《本草纲目拾遗》卷七藤部。

〔11〕见《本草纲目拾遗》卷八果部下。

〔12〕见《泰西水法·药露》。

〔13〕见《本草纲目拾遗》卷一水部，各种药露。

〔14〕见《存存斋医话稿》卷二第二条。

〔15〕《重庆堂随笔》卷下。

〔16〕同上工升校语。

〔17〕见《医林改错·脏腑记叙》。

〔18〕见《明季西洋传入之医学》卷一。

〔19〕见《医谈传真·自序》。

〔20〕见《医谈传真·脏腑经络之生篇》。

[21] 见卷九《王宏翰与西洋医学》。

[22] 《明季西洋传入之医学》卷二《四元说》。

[23] 《明季西洋传入之医学》卷九《王宏翰与西洋医学》。

[24] 出《难经·六十六难》。

[25] 出《难经·三十九难》。

[26] 《医学原始·命门》据《明季西洋传入之医学》卷九引。

[27] 《华洋脏象约纂·自叙》。

[28] 《华洋脏象约纂》卷首附录。

[29] 见《华洋脏象约纂》卷上。

[30] 见《华洋脏象约纂》卷中。

[31] 见《医林改错·会厌左气门右气门卫总管营总管气府血府记》。

[32] 《华洋脏象约纂》卷下。

[33] 《中外医书四种合刻·中西医解自叙》。

[34] 《中西汇通医经精义·人身阴阳》。

[35] 《中西汇通医经精义·血气所生》。

[36] 《中西汇通医经精义·营卫所会》。

[37] 《中西汇通医经精义·人身阴阳》。

[38] [39]《中西汇通医经精义·脏腑之官》。

[40] ～ [45]《中西汇通医经精义·人身阴阳》。

[46] 《中西汇通医经精义·五脏所藏》。

[47] 《中西汇通医经精义·五脏所主》。

[48] 《中西汇通医经精义·脏腑之官》。

[49] 《中西汇通医经精义·叙》。

[50] 《中西汇通医经精义·脏腑所合》。

[51] 《中西汇通医经精义·脏腑之官》。

[52] 《中西汇通医经精义·七方十剂》。

[53] 《中西汇通医经精义·人身阴阳》。

[54] 《中西汇通医经精义·脏腑所合》。

[55] ～ [58]《医学衷中参西录》第五期第一卷《论中医之理多包括西医之理沟通中西原非难事》。

[59] 建瓴汤：生怀山药一两，怀牛膝一两，生赭石八钱（轧细），生龙骨六钱（捣细），生牡蛎六钱（捣细），生怀地黄六钱，生杭芍四钱，柏子仁四钱，磨取铁锈浓水以之煎药。方中赭石必一面点点有凸，一面点点有凹，生轧细，用之方效。若大便不实者去赭

石，加建莲子（去心）三钱。若畏凉者，以熟地易生地。

［60］《医学衷中参西录》第五期第一卷《论中医之理多包括西医之理沟通中西原非难事》。

［61］［62］《医学衷中参西录》第五期第二卷《论中西之药原宜相助为理》。

［63］《药庵医学丛书·论医集·创办函授医学宣言》。

［64］《药庵医学丛书·论医集·创办函授医学宣言》《呈中央国医馆意见书》。

［65］《药庵医学丛书·论医集·创办函授医学宣言》《医学平议》。

［66］［67］《药庵医学丛书·论医集·创办函授医学宣言》《对于统一病名建议书之商榷》。

［68］《药庵医学丛书·论医集·创办函授医学宣言》《呈中央国医馆意见书》。

［69］甘露消毒丹：一名普济解毒丹。飞滑石十五两，棉茵陈十一两，淡黄芩十两，石菖蒲六两，川贝母、木通各五两，藿香、射干、连翘、薄荷、白豆蔻各四两。各药晒燥生研细末，每服三钱，开水调服。日二次。

［70］《药庵医学丛书·论医集·对于统一病名建议书之商榷》。

［71］出《素问·病能论》。

［72］出《素问·玉版论要》。

［73］见《群经见智录》卷一《内经之总提纲第四》《四时为主第九》卷二《齐王侍医遂案》。

［74］出《素问·脉要精微论》。

［75］《素问·五常政大论》："木曰敷和，火曰升明，土曰备化，金曰审平，水曰静顺。"

［76］～［78］《周易·系辞上》。

［79］《素问·阴阳应象大论》。

［80］《群经见智录·易之基础在四时·万物愈变愈繁》。

［81］《素问·阴阳应象大论》。

［82］见《素问·五常政大论》。

［83］《群经见智录·五行之研究第八》。

［84］见《生理补证·绪言》。

［85］见《生理补证·补证一总论》。

［86］～［89］见《生理补证·补证三中医之所谓肝》。

［90］［91］《陆氏论医集·整理中医学说刍议》。

［92］《余氏论医集》卷六《伤寒发挥二》。

第一章　脏腑学说

一、概　说

　　脏腑学说，是古人从长期生活、临床实践，以及对人体解剖粗浅的认识基础上，通过综合分析而概括出来的对人体的生理、病理等的总结。它分别记载于《灵枢》《素问》各篇中。诸凡气血精神、五脏六腑、奇恒之腑、经络腧穴等，都各有其特殊的功能，而又互相依存，平衡协调，构成机体的统一整体。它在整体观的基础上，还充分反映了人体内外和环境的统一。它与现代医学的最大不同是，所指的脏腑，除了既指实质脏器外，更主要的是概括了人体生理功能和病理变化上的种种反映。因此，祖国医学的脏腑学说，决不能单纯以现代医学的解剖学、生理学以及病理学等观点去理解，而应把它看成是历代医学家认识和研究机体生理功能及病理变化的理论概括。

　　正因为祖国医学的脏腑学说，主要是由长期的临床实践得来，而又经过无数次反复的临床实践所证实，因而它的理论绝大多数，已不再是什么偶然性的主观假说，而是具有一定必然性的客观真理了。例如《素问·阴阳应象大论》说"肝生筋，在窍为目，在志为怒"，是说肝的功能和视器（目），以及神经精神系统有着很密切的关系。而现代医学对肝脏的功能认识，了解到肝脏和视器（目）以及和神经精神系统的关系，还不过是近几十年来的事。至于肝脏和目的关系，仅仅是一个肝脏贮存维生素甲的问题，肝脏和神经精神系统的关系，仅仅是一个血氨解毒的问题，恐怕还不见得就是如此，还需要进一步加以探索。但也就可以看到祖国医学的脏腑学说，具有一定的科学的预见性，也就是具有一定客观真理的意义的。其中某些问题，目前还不能很好地进行解释，这只是因为我们所掌握的科学知识和技术还没有达到这样的高度。

因此，我们对于祖国医学的脏腑学说，还有进行学习和阐发的必要，特别是某些问题如三焦、命门、脑等，在《灵枢》《素问》中的叙述不够确切，而后来医家有所补充或阐发的，都应分别提出来，以供大家的研究。

二、命门说

命门之名，早见于《灵枢·根结》篇，它说"太阳根于至阴，结于命门，命门者，目也"。后人均以此系指睛明穴，为太阳经气所结之处。但从《难经·三十六难》和《三十九难》提出"左为肾，右为命门，精神之所舍，原气之所系"后，以睛明穴为命门之说遂晦，而肾命之说则大倡。

（一）右肾命门说

自《难经·三十六难》谓"肾两者，非皆肾也，其左者为肾，右者为命门"，以后伪《脉诀》作者和之，谓"肾有两枚，分居两手尺部，左为肾，右为命门"[1]。以后滑寿又和之[2]，以后李梴则大为倡说之。

李梴，明万历间南丰人，著《医学入门》八卷，其《脏腑赋》云：

"命门下寄肾右，而丝系曲透膀胱之间，上为心包，而膈膜横连脂漫之外。配左肾以藏真精，男女阴阳攸分；相君火以系元气，疾病死生是赖。"

并为之注说：

"命门即右肾，言寄者，以其非正脏也。有系屈曲下行，接两肾之系，下尾闾，附广肠之右，通二阴之间，前与膀胱下口溲溺之处相并而出，乃是精气所泄之道也。若女子，则子户胞门亦自广肠之右、膀胱下口相并而受胎。命门为配成之官，左肾收血化精运入，藏诸命门，男以此而藏精，女以此而系胞胎。"

综其所述，不外两点：从部位言，命门居于右肾，本身有系如丝，上连心包，下抵尾闾，与膀胱下口尿道并行，此其一。从功能言，男子借以藏精，女子借以受胎，此其二。不过，右肾为命门之说，是为张介宾、程知等所反对的。介宾说：

"夫右肾既藏男子之精，则左肾将藏何物？女子之胞，何独偏系于右？

此其说之不能无疑。但当日左肾主真阴，右肾主真阳，而命门则为阳气之根，随三焦相火以同见于右尺则可，若谓左肾则主于肾，而右肾偏为命门，此千古讹传之弊，而不得不亟正之者也。"[3]

程知则完全同意张介宾的反对意见说：

"人之耳目手足皆两也，左为耳目，未闻其右不为耳目也；左为手足，未闻其右不为手足也。但天之气不满西北，故人之右耳目常不如左耳目聪明；地之气不满东南，故人之左手足常不如右手足刚强。肾居下，地道也，其刚阳亦应在右，则谓左肾主肾之真阴，右肾主肾之真阳则可，谓左为肾右为命门则不可也。夫命门既以藏精系包，精何为独藏于右，包何为独系于右，试以女子验之，未闻其子宫偏于右也。"[4]

以张程二氏之说与《难经》李梴对勘之，介宾等阐阴阳左右之理，实优于《难经》，故右肾命门之说，后世用之者较罕。

（二）包络命门说

以包络为命门，在李梴心目中固已意识到了，所以在他的《脏腑赋》中，既有"上为心包"之语，复有"心包即命门"之注。但他毕竟还是与心包外膜之说，未能分开，所以他说"黄脂漫包者，心也。其漫脂之外，有细筋膜如丝，与心肺相连者，此包络也"[5]。惟程知对此说，则独有发挥。

程知，字扶生，清初顺康朝海阳（广东潮州）人，著《医经理解》九卷，略谓：

"以心包络为裹心外膜，千古愦愦，不可不以经文考正也。夫包者，包胎之名，即子户也，精以此藏，其在女子者，则有形如合钵，可以系包，其络下联于两肾，而上属于心，故谓之心包络。故《评热论》曰：包脉者，属心而络于包中，心气不得下通，故月事衰少不来。[6]《奇病论》曰：包络者，系于肾。[7]若云裹心外膜，则经文未有著见也。夫心既为一脏矣，岂有心外脂膜复为一脏之理？脏者，有所藏之名也，遗此人生藏精之户，而以脂膜当之，必不然也。包者，抱也。《经》所谓以抱人形。《六书正伪》谓包胎乃单包字，象子未成形而包裹于中，俗作胞，盖溺胞字也，其音为脬。故《五味论》曰："膀胱之胞薄以懦。[8]《痹论》曰：胞痹者，小腹膀胱，按之内痛，若沃以汤，涩于小便。[9]后人所以相沿而误者，由不知包之为包，又不知胞之非包，而遂杜撰其说，以包膜为裹心外膜，亦不经甚矣。然，所称命门者果何脏也？曰：命门即心包络也。《难经·三十六难》曰：命门者，精神之所舍，原气之所系，男子以藏精，女子以系胞。夫以命门为藏精系包之处，则命门之为包门无疑矣。又名子户，又名子宫，又名血室，道家谓之丹田，又谓之玉房。其门居直肠之前，膀胱之后，当关元气海之间，以其精气由此出入，男女由此施生，故有门户之称。以其为生之门，死之门，故谓之命门，故命门即包门也。《经》谓之心包络者，以其络属之心也，后人谓之命门者，以其窍通乎肾也。《胀论》[10]曰：石瘕生于包中，寒气客于子门。是子门即包也。东垣亦云：包络一名命门。故心主也，包络也，命门也，一言而三名也。虞天民、张景岳知命门之不在右肾，而不知命门之即包络，由不知包之非裹心外膜也。"[11]

程知的主要论点是，心包络即是命门，从其组织形态言，其络上属于心，下系于包门，故名之曰"心包络"，而决非护心之膜。从其功能作用言，为男女精气之所出入，生命之所由始，故名之曰"命门"。其理论根据是，《素问·评热论》说"包脉者，属心而络于包中，心气不得下通，故月事不来"。又《奇病论》说"包络者系于肾"。包络既直接系于肾，又影响着月事，说明包络是下焦的器官，而不在上焦。并于此说明所谓"心肾相交"的功用，主要是通过包络上属于心，下系于肾的结构来完成的。

（三）肾间命门说

既不以命门在右肾，而又不言心包络之事，独以命门位于两肾之间者，实以赵献可为首倡。

赵献可，字养葵，明，鄞县人，著有《医贯》六卷。他的医学实渊源于薛立斋，故较突出地发挥了命门的学说。他说：

"命门在人身之中，对脐附脊骨，自上数下，则为十四椎；自下数上，则为七椎。《内经》曰：七节之旁有小心。[12]此处两肾所寄，左边一肾属阴水，右边一肾属阳水，各开一寸五分，中间是命门所居之宫，其右旁即相火也，其左旁即天一之真水也。此一水一火，俱属无形之气，相火禀命于命门，真水又随相火，自寅至申，行阳二十五度；自酉至丑，行阴二十五度。日夜周流于五脏六腑之间，滞则病，息则死矣。人生男女交媾之时，先有火会，而后精聚，故曰：火在水之先。人生先生命门火[13]，此褚齐贤之言也，发前人之所未发，世谓父精母血非也。男女俱以火为先，男女俱有精，但男子阳中有阴，以火为主；女子阴中有阳，以精为主，谓阴精阳气则可。男女合此二气，交聚然后成形，成形俱属后天矣。后天百骸俱备，若无一点先天火气，尽属死灰矣。故曰：主不明则十二官危。"[14]

赵献可以对脐附脊自下而上第七椎处为命门部位的根据有二，一即《刺禁论》"七节之傍中有小心"之说，一即督脉经穴命门穴之所在，即脊十四椎肾俞间，故其言之颇能成理，而非臆说者可比。例如对"小心"的解释，在明清医家中，颇有不少与献可之说相同者。吴云：

"脊共二十一节，此言七节，下部之第七节也，其旁乃两肾所系，左为肾，右为命门，命门者，相火也，相火代君行事，故曰小心。"[15]

除左右之说互易外，其指小心为命门则一。汪昂亦说：

"傍者，两肾也；中者，命门也。按心者性之郭，肾者命之根，两肾中间一点真阳，乃生身之根蒂，义取命门，盖以此也。中有相火，能代心君行事，故曰小心。"[16]

汪说全同于献可。惟《甲乙经》作"志心"，志本为肾之所藏，尤与肾命之义合。至《素问·灵兰秘典论》"主不明则十二官危"一语，献可犹有特别的阐发。他说：

"愚谓人身别有一主，非心也……命门为十二经之主，肾无此，则以作强而伎巧不出矣；膀胱无此，则三焦之气不化，水道不行；脾胃无此，则不能蒸腐水谷，而五味不出矣；肝胆无此，则将军无决断，而谋虑不出矣；大小肠无此，则变化不行，而二便闭矣；心无此，则神明昏，而万事不能应矣。正所谓主不明则十二官危也。"[17]

命门之所以能主十二官，就是由于"一点先天火气"寓于其中的原故。所以他接着又说：

"余所以谆谆必欲明此论者，欲世之养身者，治病者，以命门为君主，而加意于火之一字。夫既曰立命之门，火乃人身之至宝，何世之养身者，不知保养节欲，而日夜戕贼此火，既病矣，治病者不知温养此火，而日用寒凉以直灭此火，焉望其有生气耶？《经》曰：主不明则十二官危。以此养生则殃，戒之！戒之！余今直指其归元之路而明示之。命门君主之火，乃水中之火，相依而永不相离也。"[18]

与献可同时倡肾间为命门之说者，尚有会稽张介宾，据黄宗羲《张景岳传》说"赵养葵名献可，宁波人，与介宾同时，未尝相见，而议论往往有合者"[19]。特别是在"命火"这个问题上，如出一辙，介宾说：

"历考诸书，见《黄庭经》曰：上有黄庭下关元，后有幽阙前命门。又曰：闭塞命门似玉都，又曰：丹田之中精气微，玉房之中神门户。梁丘子注曰：男以藏精，女以约血，故曰门户。又曰：关元之中，男子藏精之所。元阳子曰：命门者，下丹田精气出飞之处也。是皆医家所未言，而实足为斯发明者。又《脉经》曰：肾与膀胱合为府，合于下焦，在关元后，左为肾，右为子户。又曰：肾名胞门子户，尺中肾脉也。此言右为子户者，仍是右者为命门之说。细详诸言，默有以会。夫所谓子户者，即子宫也，即玉房之中也。俗名子肠，居直肠之前，膀胱之后，当关元、气海之间，男精女血，皆存乎此，而子由是生。故子宫者，实又男女之通称也。道家以先天真一之炁藏乎此，为九还七返之基，故名之曰丹田。医家以冲任之脉盛于此，则月事以时下，故名之曰血室。叶文叔曰：人受生之初，在胞胎之内，随母呼吸，受气而成，及乎生下，一点元灵之气聚于脐下，自为呼吸，气之呼，接乎天根；气之吸，接乎地根。凡人之生，惟气为先，故又名为气海。然而名虽不同，而实则一子宫耳。子宫之下有一门，其在女者，可以手探而得，俗人名为产门。其在男者，于精泄之时，自关阑知觉，请问此为何处？客曰：得非此即命门耶，曰：然也。"

"且夫命门者，子宫之门户也。子宫者，肾脏藏精之府也。肾脏者，主先天真一之炁，北门锁钥之司也。而其所以为锁钥者，正赖命门之闭固，蓄坎中之真阳，以为一身生化之原也。此命门与肾，本同一气，道经谓此当上下左右之中，其位象极，名为丹田。夫丹者，奇也，故统于北方天一之脏，而其外腧命门一穴，正见督脉十四椎中。是命门原属于肾，非又别为一府也。《三十九难》亦曰：命门其气与肾通。则亦不离乎肾耳。肾两者，坎外之偶也；命门一者，坎中之奇也。一以统两，两以包一，是命门总主乎两肾，而两肾皆属于命门。故命门者，为水火之府，为阴阳之宅，为精气之海，为死生之窦，若命门亏损，则五脏六腑，皆失所恃，而阴阳病变无所不至，其为故也。"[20]

张介宾以命门为子宫，较之赵献可仅指为两肾之间，尤为具体。则程知包门之说，实来源于介宾矣。至肾主阴精，命门主阳火，则历代学者皆同，惟介宾与献可对命火的发挥，尤为出色。介宾于其《景岳全书》中尚有《命门余义》一篇，曰命门为精血之海，脾胃为水谷之海，均为五脏六腑之本也；曰命门有火候，即元阳之谓也，即生物之火也；曰命门有生气，即乾元不息之机也；曰命门有门户，为一身巩固之关也；曰命门有阴虚，以邪火之偏盛也。一言以蔽之，要在发明火气之少、壮、虚、实而已。

（四）动气命门说

又有以两肾之中为命门，但其间非水非火，而只是存在一种原气发动之机之说的，孙一奎是也。

孙一奎，字文垣，号东宿，别号生生子，休宁人，生于明嘉靖、万历（1522－1619）间。在其所著《医旨绪余》中，畅发命门之义说：

"夫二五之精，妙合而凝，男女未判，而先生此二肾，如豆子果实，出土时两瓣分开，而中间所生之根蒂，内含一点真气，以为生生不息之机，命曰动气，又曰原气，禀于有生之初，从无而有。此原气者，即太极之本体也。名动气者，盖动则生，亦阳之动也，此太极之用所以行也。两肾，静物也，静则化，亦阴之静也，此太极之体所以立也。动静无间，阳变阴合，而生水、火、木、金、土也，其斯命门之谓欤。

细考《灵》《素》，两肾未尝有分言者，然则，分之者，自秦越人始也。考越人两呼命门为精神之舍，原气之系，男子藏精，女子系胞者，岂漫语哉！是极归重于肾为言，谓肾间原气，人之生命，故不可不重也。《黄庭经》曰：肾气经于上焦，营于中焦，卫于下焦。《中和集》[21]曰：阖辟呼吸，即玄牝之门，天地之根。所谓阖辟者，非口鼻呼吸，乃真息也。越人亦曰：肾间动气，人之生命，五脏六腑之本，十二经脉之根，呼吸之门，三焦之原。[22]命门之义，盖本于此。观铜人图命门穴，不在右肾，而在两肾俞之中可见也。《难经》虽有命门之说，并无左右水火之分，何后人妄臆指命门属相火耶。

或曰：如子所云，则命门属水欤？予曰：右肾属水也，命门乃两肾中间之动气，非水非火，乃造化之枢纽，阴阳之根蒂，即先天之太极，五行由此而生，脏腑以继而成。若谓属水、属火、属脏、属腑，乃是有形质之物，则外当有经络动脉而形于诊，《灵》《素》亦必著之于经也。"[23]

孙一奎的论点是，首先确认命门并不是一个具有形质的脏器，所以既无动脉之形诊，又无经络之可指。其次是命门的部位，虽在两肾之间，即命门穴所在之处，但它不过为肾间动气之所在，是一种生生不息、造化之机枢而已。又其次是，这种机枢固然是很重要的，是脏腑之本，是生命之源，但不能认为是火，所以他还强调说：

"如彼谓一阳居二阴之间，无乃指一阳为火耶？然则，离以一阴居二阳之间，又作何说也。坎中之阳，即两肾中间动气，谓之阳则可，谓之火则不可。"[24]

是孙一奎的命门说，除部位一点与介宾、献可、程知诸家相同外，余皆有所不同也。

以上各家命门诸说，从名称言，有包络与非包络之争；从形态言，有有形与无形之争；从部位言，有右肾与肾间之争；从功能言，有相火与非火之争。但其间亦有统一者，即命门属于肾，其功用则在其寓于精中的阳气，称之为火者，亦指此阳气而言，不称之为火者，亦承认其阳气的存在，今日命门说之用于临床，亦只此二端而已。

三、三焦说

三焦一腑，最为各家所聚讼，特别是从《难经》"有名无形"[25]之说提出后，其争论尤烈。从《内经》考之，《素问·调经论》说："阳受气于上焦，以温皮肤分肉之间。"《灵枢·五癃津液别》说："三焦出气，以温肌肉。"又《营卫生会》云："中焦亦并胃中，出上焦之后，此所受气者，泌糟粕，蒸津液，化其精微。"又《决气篇》云："上焦开发，宣五谷味，熏肤充身泽毛，若雾露之溉，是谓气。"以上都说明三焦是散布阳气的器官。所以《难经·三十八难》亦解释说："腑有六者，谓三焦也，有原气之别焉，主持诸气。"《中藏经》亦谓："三焦者，人之三元之气也，号曰中清之府，总领五脏六腑，营卫经络，内外左右上下之气也。"三焦的第二个作用是流通水液。《素问·灵兰秘典论》云："三焦者，决渎之官，水道出焉。"《灵枢·九针论》云："下焦溢为水。"又《营卫生会》篇云："上焦如雾，中焦如沤，下焦如渎。"而《中藏经》亦为之解释说："三焦又名玉海水道，又属膀胱之宗，病则溺而不得，便而窘迫，溢则为水，留则为胀。"这是三焦腑的两个主要功用，尽管各家对三焦的形质问题，异说虽多，而于功用，则从无否定之者。

（一）无形三焦说

谓三焦并无形质可指，自《难经》发其端后，《中藏经》、伪《脉诀》、《千金方》诸书均和而唱之，同然一词，尤以孙一奎的议论最为风发。他说：

"或曰：子以《难经》三焦无形之言为是，何《灵枢·本藏篇》皆谓有厚、薄、缓、急、直、结、纵、横？惟其有形，乃有此语。余曰：《本藏篇》论三焦者，非特为三焦有物如是也。厚、薄、直、结、缓、急等语，为膀胱而言也。合通篇脏腑配应而观，其义自见，为应三焦为孤腑，又为外腑，又为中渎之腑，按渎者，水也，膀胱为津液之腑，亦水也，三焦为决渎之官，膀胱之用也。又为肾间原气之使，以其无形，故附膀胱而言之。何以然？黄帝曰：愿闻六腑之应。岐伯曰：肾合三焦膀胱，三焦膀胱者，腠理毫毛其应。密理厚皮者，三焦膀胱厚；粗理薄皮者，三焦膀胱薄；疏腠理者，三焦膀胱缓；皮急而无毫毛者，三焦膀胱急；毫毛美而粗者，三焦膀胱直；稀毛者，三焦膀胱结也。[26]三焦原非正腑，而无所应，故称外腑、孤腑，因帝以六腑之应为问，三焦既为膀胱之用，原气之使，故以膀胱合而应之，以答六腑之应如此也。又《本输篇》曰：肾合膀胱，膀胱者，津液之腑也。[27]此五脏五腑五行正配者也，独少阳三焦无合，乃复曰：少阳属肾，肾上连肺，故将两脏。三焦者，中渎之腑也，水道出焉，属膀胱，是孤之腑也，是六腑之所与合者。[28]合二篇观之，三焦属肾与膀胱，故附膀胱而言，非为三焦有物如是也。《勇士篇》[29]之纵横，及诸篇言有形者，多类此。或曰：三焦既无形如此，何《气府篇》[30]有少阳脉气所发者三十二穴？《缪刺篇》[31]有少阳之络？《经脉篇》[32]有三焦少阳之脉？《经别篇》[33]有少阳心主之正？《经筋篇》[34]

有少阳心主之筋？《卫气篇》[35]有少阳心主之本？《阴阳二十五人篇》[36]言手少阳之上，血气盛则眉美而长？等语似涉有形，今曰无形，然则，彼皆非耶？余曰：所谓有形者，指其经依附各属经络而流贯者言也。盖手少阳乃十二经中之一经，其动脉原有起止，亦脉络、经筋、腧穴出入相应，以经络乎上中下一身也，非谓无其经脉，而虚作一气看也。因有此经，故有此病。云无形者，指其腑也，以其无特形，故称外腑。若独指其经脉起止，腧穴主病等语，便谓是有形之腑，不思奇经中如冲、任、督等脉，皆有起止，亦皆主病，冲为血海，任主胞胎，亦可指冲任等脉如有形府例看否耶！有形之说，不必辩而其谬自明矣。"[37]

孙一奎的主要论点是，六腑之中，独三焦无形，故称之为外腑或孤腑。有形的五腑，均与五脏相合，如大肠与肺合，小肠与心合，胆与肝合，胃与脾合，膀胱与肾合，三焦无形，只得依附于膀胱，而曰"肾合三焦膀胱"。五腑有形，各与形体相应，如大肠应皮，小肠应脉，胆应筋，胃应肉，膀胱应腠理毫毛，三焦无形，亦只得依附于膀胱，而曰"三焦膀胱者，腠理毫毛其应"。经脉之中虽有有形的手少阳经，但毕竟它与冲、任、督、带诸经脉一样，都没有本经有形的腑或脏可言，因此，亦不能因经脉的存在，便可指三焦为有形之腑。故孙一奎之谓三焦无形，其说甚辩。

（二）腔子三焦说

一与无形之说相反，而谓三焦亦有客观的形质者，当以虞抟与张介宾为代表。虞抟说：

"三焦者，指腔子而言，包函乎肠胃之总司也。胸中肓膜之上曰上焦，肓膜之下脐之上曰中焦，脐之下曰下焦，总名曰三焦。其体有脂膜在腔子之内，包罗乎六脏五腑之外也。"[38]

自虞天民倡此说后，张介宾在其基础上便大加发挥，略谓：

"夫三焦者，五脏六腑之总司；包络者，少阴君主之护卫也。而《二十五难》曰：心主与三焦为表里，具有名而无形。若谓表里则是，谓无形则非。夫名从形立，若果有名无形，则《内经》之言为凿空矣。其奈叔和、启玄而下，悉皆宗之，而直曰：三焦无状空有名。自二子不能辨，此后孰能再辨？予因编考两经，在《灵枢·本输篇》曰：三焦者，中渎之府，水道出焉，属膀胱，是孤之腑也。《本藏篇》曰：密理厚皮者，三焦膀胱厚；粗理薄皮者，三焦膀胱薄。以及缓、急、直、结六者，各有所分。《论勇篇》曰：勇士者，目深以固，长衡直扬，三焦理横。怯士者，目大而不减，阴阳相失，其焦理纵。《决气篇》曰：上焦开发，宣五谷味，熏肤充身泽毛，若雾露之溉，是谓气；中焦受气取汁，变化而赤，是谓血。《营卫生会篇》曰：营出中焦，卫出下焦。又曰：上焦出于胃上口，并咽以上，贯膈而布胸中，中焦亦并胃中，出上焦之后，泌糟粕，蒸津液，化精微而为血，以奉生身，故独得行于经隧，命曰营气。下焦者，别回肠，注于膀胱而渗入焉。水谷者，居于胃中，成糟粕，下大肠而成下焦。又曰：上焦如雾，中焦如沤，下焦如渎。《素问·五藏别论》曰：夫胃、大肠、小肠、三焦、膀胱此五者，天气之所生，其气象天，故泻而不藏。《六节藏象论》曰：脾、胃、大肠、小肠、三焦、膀胱者，仓廪之本，营之居也。凡此是皆经旨。夫既曰无形矣，何以有水道之出？又何以有厚、薄、缓、急、直、结之分？又何以有曰纵、曰横之理？又何以如雾、如沤、如渎及谓气、谓血之别？夫《难经》者，为发明《内经》之难，故曰《难经》，而《难经》实出于《内经》，今《内经》详其名状，《难经》言其无形，将从《难经》之无乎？抑从《内经》之有乎？既曰有形，然则，果为何物耶？曰：但以字义求之，则得之矣。夫所谓三者，象三才也，际上极下之谓也。所谓焦者，象火类也，色赤属阳之谓也。今夫人之一身，外自皮毛，内自脏腑，无巨无名，无细无目，其于腔腹周围上下，全体状若大囊者，果何物耶？且其著内一层，形色最赤，象如六合，总护诸阳，是非三焦而何。如《五癃津液别论》曰：三焦出气，以温肌肉，充皮肤。固已显然指为肌肉之内，脏腑之外为三焦也。又《背腧篇》曰：肺腧在三焦之间，心腧在五焦之间，膈腧在七焦之间，肝腧在九焦之间，脾腧在十一焦之间，肾腧在十四焦之间。岂非以躯体称焦乎。惟虞天民曰：三焦者，指腔子而言，总曰三焦，其体有脂膜在腔子之内，包罗乎五脏六腑之外也。此说近之，第亦未明焦字之义，而脂膜之说，未免又添一层矣。"[39]

既承认三焦是一腑，并具有行气通水的作用，而谓为无形质可指，这是不符合逻辑的，张介宾说"人之一身，外自皮毛，内自脏腑，无巨无名，无细无目"，是正确的，凡是物质体，无论巨细，一经认识之后，必然有名有质，还不曾认识的，那就例外了。已被认识的人身物质之最细微者，莫如气，古人尚以"若雾露之溉"来形容其物质的存在，哪有偌大一个腑而竟有名无形呢？所以虞抟、张介宾强调三焦有形是有道理的。尽管孙一奎三焦依附膀胱而存在之说虽辩，但《素问·五藏别论》明白地提出"胃、大肠、小肠、三焦、膀胱此五者，天气之所生，其气象天，故泻而不藏"。如三焦真的只是依附膀胱而存在，这里就用不着说"五者"，而说"四者"就行了。因此，说《难经》与《内经》对三焦有不同的看法是可以的。若谓《内经》本来就说三焦是无形，便不可以。孙一奎还说三焦因无形可指，故以外腑、孤腑名之，其说亦难成立，因外、孤和无形，没有多大联系，相反，外是与内相对而言，三焦囊括五脏五腑，而在五脏五腑之外，称为外腑是恰当的。孤可以训独，五脏五腑各有所合，独三焦与五脏无所合，勉强与膀胱合于肾，则又称之为孤腑。这样反觉名正言顺了。故相比之下，腔子说实较无形说优。

（三）胃部三焦说

凡持三焦有形说者，多指其为囊括五脏五腑之大府，略如上述虞、张两氏所云。洎乎清季康熙朝，有罗美，字澹生，号东逸者，新安县人，尝著《内经博议》四卷，独倡言三焦为胃部之说，略谓：

"三焦，在《经》曰：上焦出于胃口，并咽之上，贯膈而布胸中；中焦亦并胃中，出上焦之后；下焦别回肠注于膀胱。[40]而于阳明胃之经络，则曰：循喉咙，入缺盆，下膈属胃，其直者，缺盆下乳内廉；其支者，起胃口下循腹里，下至气街。[41]此与三焦同行在前，故知三焦者，特胃部上下之匡廓。三焦之地，皆阳明胃之地，三焦之所主，即阳明之所施。其气为腐熟水谷之用，与胃居太阴脾之前，实相火所居所游之地也。故焦者，以熟物为义。上焦如雾者，状阳明化物之升气也；中焦如沤者，状化时沃溢之象也，下焦如渎者，状济泌分别流水之象也。是以名为三焦者，特为两阳合明之胃，与相火之所戢言之耳。其为后天谷神出化之本，以出营卫，以奉生身，使胃之气上升于肺，下输膀胱，后天之能事毕矣。"[42]

罗美据《灵枢·营卫生会》及《经脉》所言三焦经气的循行，基本上与胃经的循行，如出一辙，便以三焦为胃部上下的匡廓，实属一种创说。其说的可取之处是，把三焦的行气走水，如雾、如沤、如渎整个气化作用概举无遗，比一般仅以三焦为出水之道，要高明得多。

（四）油膜三焦说

以三焦为油膜，则为唐宗海的创见，其说见于所著的《医经精义》中。

"焦，古作膲，即人身之膜膈，所以行水也。今医皆谓水至小肠下口，乃渗漏入膀胱，非也。《医林改错》西医均笑斥之。盖自唐以后，皆不知三焦为何物，西医云，饮水入胃，胃之四面皆有微丝血管，吸出所饮之水，散走膈膜，达于连网油膜之中，而下入膀胱。西医所谓连网，即是膈膜及俗所谓网油，并周身之膜皆是也。网油连着膀胱，水因得从网油中渗入膀胱，即古所名三焦者，决渎之官，水道出焉是矣。三焦之根，出于肾中，两肾之间有油膜一条，贯于脊骨，名曰命门，是为焦原。从此系发生板油，连胸前之膈，以上循胸中，入心包络，连肺系上咽，其外出，为手背胸前之腠理，是为上焦。从板油连及鸡冠油，著于小肠，其外出，为腰腹之腠理，是为中焦。从板油连及网油，后连大肠，前连膀胱，中为胞室，其外出，为肾经少腹之腠理，是为下焦。人饮之水，由三焦而下膀胱，则决渎通快，如三焦不利，则水道闭，外为肿胀矣。西医知连网之形甚悉，然不名三焦，又不知连网原头，并其气化若何，皆不知也。"[43]

宗海又引《灵枢·本输》篇"少阳属肾，肾上连肺，故将两脏。三焦者，中渎之腑也，水道出焉，属膀胱，是孤之腑也，是六腑之所与合者"，而释之云：

"命门即肾系，由肾系下生连网油膜，是为下焦；中生板油，是为中焦；上生膈膜，是为上焦。其根源实出于肾系，肾系即命门也。命门为相火之根，三焦根于命门，故司相火，而属于肾。夫肾具水火，合三焦者，是相火所合也，故肾虽一脏，而将为两脏矣。肾主水，而行水之腑，实为三焦，三焦即人身膜油，连肠胃及膀胱。食入于胃，由肠而下，饮水入胃，则胃之四面均有微管将水吸出，散走膜膈，此膜即三焦也。水由上焦历肝膈，透肾系，入下焦油膜，以达膀胱，故三焦者，中渎之腑，水道出焉。属膀胱者，谓三焦与膀胱相联属也。中国自唐宋后不知三焦为何物，西医名为连网，知其物矣，然不知其发源何处，所司何气，是以知犹不知。"[44]

唐宗海以体腔内连网油膜为三焦，可能首先是受到腔子说的影响，其次是看到西医解剖生理学的记载。由于当时西医学的幼稚，以及宗海本人科学知识的不足，故其说多似是而非。如所谓板油，实即腹膜当背脊之部者；所谓鸡冠油，即肠系膜；所谓网油，即腹膜的前面部分；所谓两肾间一条油膜，当是肠系膜根。不过胸腹诸膜，所以衬贴脏腑躯壳，减免摩擦损伤；肠系膜所以固定肠管屈曲之位置，从现代医学看来，已知其并无行水的作用，至于是否具有行气的作用，尚属有待于继续研究的问题。惟陆渊雷对宗海之说，颇持异议云：

"信如所言，则三焦乃胸膜、肋膜、腹膜矣。按诸膜所以衬贴躯壳脏腑，绝无决渎行水之用，其为病不过发炎，亦与古书所言三焦病不合，可知三焦决非油网。太炎先生及祝味菊君并以为即淋巴管，殆得其真。盖淋巴液自血浆中渗出，浸润于各组织之罅隙中，淋巴管吸收之，以回入静脉，此与决渎行水之义正合。"[45]

从行水的功能言，当然以淋巴系拟三焦，比油膜说更为接近，但对于三焦分布元气的功用，仍无着落。总之，希图从文字上来汇通，是难于做到"天衣无缝"的。

（五）三段三焦说

据《灵枢·营卫生会》云"上焦出于胃上口，上至舌；中焦并胃中，出上焦之后；下焦别回肠，注于膀胱"。又说"上焦如雾，中焦如沤，下焦如渎"。本来就有把整个胸腹腔分作三段的意思。后来《难经》的作者，将《灵枢》三焦分段的概念，更为具体化，它说：

"上焦者在心下，下膈在胃上口，主内而不出，其治在膻中玉堂下一寸六分，直两乳间陷者是。中焦者在胃中脘，不上不下，主腐熟水谷，其治在脐旁。下焦者，当膀胱上口，主分别清浊，主出而不内，以传导也，其治在脐下一寸。"[46]

杨玄操在注解《难经》时，更结合《调经论》《营卫生会》《痈疽》所言，又从而为之作进一步的阐发云：

"自膈以上，名曰上焦，主出阳气，温于皮肤分肉之间，若雾露之溉焉。胃上口穴在鸠尾下二寸五分也。自脐以上名曰中焦，变化水谷之味，生血以营五脏六腑，及于身体，中脘穴在鸠尾下四寸也。自脐以下，名曰下焦，脐下一寸阴交穴也。主通利溲便，以时下而传，故曰出而不内也。"[47]

这将上焦、中焦、下焦内在部位的界畔体表部位的画线，及其主要生理功能等，都划分得一清二楚。元时王好古述其师李杲之学，著《此事难知》，继续以三焦把人身分为三段云：

"头至心，心至脐，脐至足，呼为三焦。上焦者，主内而不出；中焦者，主腐熟水谷；下焦者，主出而不纳。清邪中于上焦，名曰洁也，头痛项强，腰脊痛；浊邪中于下焦，名曰浑也，阴气为栗，便溺妄出，表虚里急。上焦下焦与中焦相混，上焦怫郁，脏气相熏，中焦不治，胃气上冲，营卫不通，血凝不流。"[48]

既以三焦分部位，又从三焦辨病症，自李杲师弟以后，三段三焦之说，日益盛行。尤其是温热诸家，无不以三焦来分辨病机的传变，以至竟立"上焦心肺，中焦脾胃，下焦肝肾"之说，则三焦分段，成为脏腑的别名了。

四、脑　说

古医书关于脑的知识，记载不多，《内经》中虽略有记载，亦具体而微。如《素问·脉要精微论》说："夫精明者，所以视万物，别白黑，审短长，以长为短，以白为黑，如是则精衰矣。头者，精明之府，头倾视深，精神将夺矣。"这里虽不言脑，而所述"精明"的功能，确是脑神经的作用。《内经》中言脑最确切的，莫过于《灵枢经》，如《大惑论》说：

"裹撷筋骨血气之精，而与脉并为系，上属于脑，后出于项中。故邪中于项，因逢其身之虚，其入深，则随眼系以入于脑，入于脑则脑转，脑转则引目系急，目系急则目眩以转矣。"

又《海论》说：

"脑为髓之海，其输上在于其盖，下在风府。髓海有余，则轻劲多力，自过其度；髓海不足，则脑转耳鸣，胫痠眩冒，目无所见，懈怠安卧。"

这里不仅提出了脑髓，而且认为视觉、听觉、运动器官等的正常与否，都是直接关系于脑髓，可惜以后很长一段时期，都没有把这一很可珍贵的知识继续提高。只是在道家书里个别的地方提到它，如《黄庭内景经》说"脑神精根字泥丸"，《酉阳杂俎·广知》说"脑神曰觉元"之类。直到西方医学传入我国后，在其影响下，又逐渐为医家所重视，略有叙述，除于第七章所述汪昂在《本草备要》辛夷条记金正希脑主记忆之说为最早外，尚可得而言者有三家。

（一）强记健忘由脑说

王学权《重庆堂随笔》卷上"健忘"条云：

"泰西邓玉函《人身说概》谓人之记性，含藏在脑，凡人追忆往事骤不可得，其手不觉搔脑后，若索物令之出者，虽儿童亦如是，此其明证也。愚按天台齐次风先生学问淹博，记性过人，后官礼部侍郎时，坠马破脑，蒙古医人刳生牛腹卧公其中，并取生牛脑乘热纳公颡，愈后尽忘所记，不能握笔，则西士之言，已有征验。盖脑为髓海，又名元神之腑，水足髓充，则元神清湛而强记不忘矣。若火炎髓竭，元神渐昏，未老健忘，将成劳损也，奚疑？"

王士雄还为之加按语说：

"泰西合信氏近著《全体新论》一书，谓脑为主宰觉悟动作之司，一身之灵在脑，其说较邓氏更详。其自序云：凡天下之物，莫不有理，惟理有未穷，即知有未尽，若能穷理有据，则不论何人言之，皆当信之，盖人同此心，而心同此理，固不得异其人而并异其理也。"

意思是说脑主觉悟运动之说，虽来源于西人，但其言之成理，言之有据，仍应当信服。但是，脑主知觉运动，并非完全出自西人，上引《大惑论》《海论》之说，便是佐证。至于明确提出脑主记忆，可以说是从西方来的。

（二）灵机记性在脑说

王清任的《医林改错·脑髓说》云：

"灵机记性在脑者，因饮食生气血，长肌肉，精汁之清者，化而为髓，由脊骨上行入脑，名曰脑髓。盛脑髓者，名曰髓海。其上之骨，名曰天灵盖。

两耳通脑，所听之事归于脑，脑气虚，脑缩小，脑气与耳窍之气不接，故耳虚聋，耳窍通脑之道路中，若有阻滞，故耳实聋。两目即脑汁所生，两目系如线，长于脑，所见之物归于脑，瞳人色白是脑汁下注，名曰脑汁入目。鼻通于脑，所闻香臭归于脑，脑受风热，脑汁从鼻流出，涕浊气臭，名曰脑漏。看小儿初生时，脑未全，囟门软，目不灵动，耳不知听，鼻不知闻，舌不言。至周岁，脑渐生，囟门渐长，耳稍知听，目稍有灵动，鼻微知香臭，舌能言一二字。至三四岁，脑髓渐满，囟门长全，耳能听，目有灵动，鼻知香臭，言语成句。所以小儿无记性者，脑髓未满；高年无记性者，脑髓渐空。李时珍曰：脑为元神之腑。金正希曰：人之记性皆在脑中。汪讱庵曰：今人每记忆往事，必闭目上瞪而思索之。脑髓中一时无气，不但无灵机，必死一时，一刻无气，必死一刻。

试看痫症，俗名羊羔风，即是元气一时不能上转入脑髓，抽时正是活人死脑袋。活人者，腹中有气，四肢抽搐；死脑袋者，脑髓无气，耳聋，眼天吊如死。有先喊一声而后抽者，因脑先无气，胸中气不知出入，暴向外出也。正抽时，胸中有滤滤之声者，因津液在气管，脑无灵机之气，使津液吐咽，津液逗留在气管，故有此声。抽后头痛昏睡者，气虽转入于脑，尚未足也，小儿久病后，元气虚抽风，大人暴得气厥，皆是脑中无气，故病人毫无知识，以此参考，岂不是灵机在脑之证据乎。"

清任这篇《脑髓说》，是中医文献中关于脑较有系统的认识，他之所以有这一认识，不外两个方面：一是根据古医经的记载，如上列《素问》《灵枢》所言。一是吸收了传入的西说，如他所引金正希、汪讱庵所云，皆来自泰西之说也。

（三）脑散动觉之气说

清同光间，有赵彦晖，字晴初者，会稽人，曾著《存存斋医话稿》二卷，其卷上第二十条云：

"脑散动觉之气，厥用在筋，第脑距身远，不及引筋以达百肢，复得颈节瘠髓，连脑为一，因偏及也。脑之皮分内外层，内柔而外坚，既以保全本气，又以肇始诸筋，筋自脑出者六偶，独一偶逾颈至脑下，垂胃口之前，余悉存顶内，导气于五官，或令之动，或令之觉，又从脊髓出筋三十偶，各有细脉旁分，无肤不及。其与肤接处，稍变似肤，以肤为始，缘以引气入肤，充满周身，无不达矣。筋之体，瓤其里，皮其表，类于脑，以为脑与周身连接之要约，即心与肝所发之脉络，亦肖其体，以传本体之性于周身。盖心肝与脑三者，体有定限，必藉筋脉之势，乃能与身相维相贯，以尽厥职。否则七尺之躯，彼三者何由营之卫之，使生养动觉各效灵哉？无可注曰：此论以肝心脑筋立言，是《灵》《素》所未发。以上二则，从钞本医书录出，未详作者姓氏。"

赵彦晖谓"未详作者姓氏"，考其内容，主要是从西人汤若望著的《主制群徵·以人身向徵》钞的，所谓"脑皮分内外层"，是指蜘蛛膜与硬脑膜而言。所谓筋，即指神经。"自脑出者六偶"，即指从脑而出的十二对神经之半数。又云"独一偶逾颈至胸下"，当是第十对之迷走神经。"又从脊髓出筋三十偶"，应是脊髓神经。现代医学已知道脊髓神经有三十一对，可能是当时的认识，还不够完全的原故。至云"与肤接处"，应当是指的末梢神经。"筋之体，瓤其里，皮其表"云云，是描述的神经生理状态，与今日所见，仍甚符合，比古医书所记，更具体而详细多了。

总的说来，祖国医学对脑的认识较早，亦较精确，只是记载得不多，亦不甚全面，特别是在封建社会的长时期，仅固守"心主神明"之说，而于脑的认识毫无进步，直至明代西方医学传入我国后，逐渐为医学家所重视和吸收，汪昂、王学权、王清任、赵彦晖等都足以代表。

注释

[1] 见《王叔和脉诀琮璜·脉赋》。

[2] 见《难经疏证·三十六难》滑寿注。

[3]《质疑录·论右肾为命门》。

[4]《医经理解·手心主心包络命门辨》。

[5]《医学入门·脏腑赋》注。

[6] 见《素问》卷九，"包中"下有"今气上迫心"五字，"月事"下无"衰少"二字。

[7] 见《素问》卷十三。

[8] 见《灵枢》卷九。

[9] 见《素问》卷十二。

［10］应作《水胀》，见《灵枢》卷九。

［11］见《医经理解·手心主心包络命门辨》。

［12］《素问·刺禁论》云："七节之傍，中有小心。"

［13］《医贯·内经十二官》云："褚齐贤云，人之初生受胎，始于任之兆，惟命门先具。"

［14］《医贯·内经十二官》。

［15］《黄帝内经素问吴注》卷十四。

［16］《素灵类纂约注》卷上。

［17］［18］《医贯·内经十二官》。

［19］《医林指月·质疑录》。

［20］《类经附翼·求正录·三焦包络命门辨》。

［21］《黄庭经》《中和集》均为道家言修养的书。

［22］见《难经·八难》。

［23］《医旨绪余·命门图说》。

［24］《医旨绪余·右肾水火辩》。

［25］出二十五难和三十八难。

［26］见《灵枢·本藏第四十七》。

［27］［28］见《灵枢》卷一。

［29］即指《灵枢》卷八《论勇第五十》篇。

［30］即《素问·气府论》，在卷十五，第五十九篇。

［31］即《素问·缪刺论》，在卷十八，第六十三篇。

［32］即《灵枢·经脉第十》。

［33］即《灵枢·经别第十一》。

［34］即《灵枢·经筋第十三》。

［35］即《灵枢·卫气第五十二》。

［36］即《灵枢·阴阳二十五人第六十四》。

［37］《医旨绪余·难经正义三焦评》。

［38］《医学正传》卷一《医学或问》第七条。

［39］《求正录·三焦包络命门辩》出《类经附翼》卷三。

［40］见《灵枢·营卫生会》篇。

［41］见《灵枢·经脉》篇。

［42］见《内经博议》卷一《太冲三焦论》。

［43］《医经精义·脏腑之官》。

任启林 医学全集

［44］《医经精义·脏腑所合》。

［45］《金匮今释·脏腑经络先后病脉证篇》注文。

［46］见《三十一难》。

［47］《三十一难》杨注。杨玄操，唐时人。

［48］《此事难知》卷下《问三焦有几》。

第二章 病机学说

一、概 说

病机之说，出自《素问·至真要大论》。即探讨疾病发生、发展的机变或机转的一门知识。它基本上包括病因、发病、证候三个主要内容。

导致疾病的原因，固然是多种多样的，但约而言之，不外三端：第一为六淫，即风、寒、暑、湿、燥、火也，侈言科学者尝鄙之，但1978年4月20日《消息报》载苏联医学科学院通讯院士、教授杰理亚帕说："自然环境各种物理因素对人类健康的影响问题，对当今的保健事业来说是非常现实的。在天气和气候变化时，有百分之六七十的人产生不良感觉或感到难受。中年人和渐老的人对气象的感觉最敏锐，特别是那些患有心脏血管病、神经系统病、支撑运动器官和呼吸器官病的人。"他们还制定出一个完整的《太阳—气候—人》科学规划，决定在1980年这个即将到来的太阳活动最频繁的一年里将进行医学——生物学、太阳地球物理学和气象学的同步观察[1]。看来中医的六淫病因说，已渐次为现代科学所认识。第二为七情，即喜、怒、忧、思、悲、恐、惊等情志的变化。也就是精神因素对疾病发生发展的影响，这一问题，在当前医学科学中，已经占了一定的位置。第三为饮食劳倦。饮食不节，起居不时，常为内伤疾病重要成因之一。

疾病的发生和变化，是极其错综复杂的，但概括言之，总不外乎体力强弱和致病因素的两个方面。正如《灵枢·百病始生》篇所说：

"风雨寒热，不得虚邪，不能独伤人。卒然逢疾风暴雨而不病者，盖无虚，故邪不能独伤人。此必因虚邪之风，与其身形，两虚相得，乃客其形。"所谓"虚邪"或"虚邪之风"，都是指不正常的气候而言。"无虚"，是指机体的体力正常，正气不虚。意思是说，正常的气候，难以致人于病。即使气候不正常，而机体正气完好，也不容易致病。如果气候既不正常，而机体正气又极虚衰，"两虚相得"，才足以构成疾病发生和发展的机会。因此说疾病发生发展的过程，也就是"正气"和"邪气"相互斗争的过程。在这过程中，并不决定于外来邪气，而是决定机体内在的正气，也就是外因通过内因而起作用。

将病人所出现的各个症状，以及一切与疾病有关的因素加以综合分析，探求其病理变化的实质所在，这叫作辨证。其中包括为阴、为阳、在表、在里、是寒、是热、属虚、属实几个基本方面。如因外感而在表者，又当辨其为表寒、表热；如因内伤而在里者，又有虚、实、寒、热之辨。如此分辨而得出的某某证候，这是代表疾病变化的本质所在，中医临床，不以症状为依据，而以证候为依据者在此。

以上说明中医的病机学说，是直接对治疗起指导作用的，而现代医学的病理学则大异于是。

二、论病机十九条

《素问》病机十九条，向为历代医家所重视，尤其是自河间刘守真衍之为《素问玄机原病式》后，凡言病机者往往推崇之，其实刘氏之说，侧重于淫邪亢极之化，特别是于火热一端，做了较多阐发而已。至于对每一条都做出辨证的分析，惟张介宾的议论最有成就。兹将其对各条的分析，缕述如下。

1. 诸风掉眩，皆属于肝

"风类不一，故曰诸风。掉，摇也。眩，运也。风主动摇，木之化也，故属于肝。其虚其实，皆能致此。如发生之纪，其动掉眩巅疾[2]；厥阴之复，筋骨掉眩[3]之类者，肝之实也。又如：阳明司天，掉振鼓栗，筋痿不能久立[4]者，燥金之盛，肝受邪也。太阴之复，头顶痛重而掉瘛尤甚[5]者，木不制土，湿气反盛，皆肝之虚也。故《卫气篇》曰：下虚则厥，上虚则眩，亦此之谓。凡实者宜凉宜泻，虚则宜补宜温，反而为之，祸不旋踵矣，余治仿此。"

2. 诸寒收引，皆属于肾

"收，敛也。引，急也。肾属水，其化寒。凡阳气不达，则营卫凝聚，形体拘挛，皆收引之谓。如太阳之胜，为筋肉拘苛，血脉凝泣[6]。岁水太过，为阴厥，为上下中寒[7]，水之实也。岁水不及，为足痿清厥[8]。涸流之纪，其病癃闭[9]，水之虚也。水之虚实，皆本于肾。"

3. 诸气膹郁，皆属于肺

"膹，喘急也。郁，否闷也。肺属金，其化燥。燥金盛，则清邪在肺，而肺病有余，如岁金太过，甚则喘咳逆气[10]之类是也。金气衰，则火邪胜之，而肺病不足，如从革之纪，其发喘咳[11]之类是也。肺主气，故诸气膹郁者，其虚其实，皆属于肺。"

4. 诸湿肿满，皆属于脾

"脾属土，其化湿。土气实，则湿邪盛行。如岁土太过，则饮发中满，食减，四肢不举[12]之类是也。土气虚，则风木乘之，寒水侮之，如岁木太过，脾土受邪，民病肠鸣，腹支满[13]；卑监之纪，其病留满痞塞[14]；岁水太过，甚则腹大胫肿[15]之类是也。脾主肌肉，故诸湿肿满等证，虚实皆属于脾。"

5. 诸热瞀瘛，皆属于火

"瞀，昏闷也。瘛，抽掣也。邪热伤神则瞀，亢阳伤血则瘛，故皆属于火。然岁火不及，则民病两臂内痛，郁冒蒙昧[16]；岁水太过，则民病身热烦心，躁悸，渴而妄冒[17]，此又火之所以有虚实也。"

6. 诸痛痒疮，皆属于心

"热甚则疮痛，热微则疮痒。心属火，其化热，故疮疡皆属于心也。然，赫曦之纪，其病疮疡[18]，心邪盛也。太阳司天，亦发为痈疡[19]，寒水胜也。火胜则心实，水胜则心虚，于此可见。"

7. 诸厥固泄，皆属于下

"厥，逆也。厥有阴阳二证。阳衰于下，则为寒厥；阴衰于下，则为热厥。固，前后不通也。阴虚则无气，无气则清浊不化，寒闭也。火盛则水亏，水亏则精液干涸，热结也。泄，二阴不固也。命门火衰，则阳虚失禁，寒泄也。命门水衰，则火迫注遗，热泄也。下言肾气，盖肾居五脏之下，为水火阴阳之宅，开窍于二阴，故诸厥固泄，皆属于下。"

8. 诸痿喘呕，皆属于上

"痿有筋痿、肉痿、脉痿、骨痿之辨，故曰诸痿。凡肢体痿弱，多在下部，而日属于上者，如《痿论》云：五脏使人痿者，因肺热叶焦，发为痿躄也。肺居上焦，故属于上。气急曰喘，病在肺也。吐而有物有声曰呕，病在胃口也。逆而不降，是皆上焦之病。"

9. 诸禁鼓栗，如丧神守，皆属于火

"禁，噤也。寒厥咬牙曰噤。鼓，鼓颔也。栗，战也。凡病寒战，而精神不能主持，如丧失神守者，皆火之病也。然，火有虚实之辨，若表里热甚，而外生寒栗者，如《阴阳应象大论》所谓热极生寒，重阳必阴也。河间曰：心火热甚，亢极而战，故兼水化制之。故为寒栗者，皆言火之实也。若阴盛阳虚而生寒栗者，如《调经论》曰：阳虚生外寒。《刺节真邪论》曰：阴胜则为寒，寒则真气去，去则虚，虚则寒搏于皮肤之间者，皆言火之虚也。有伤寒将解而为战汗者，如仲景曰：其人本虚，是以作战。成无己曰：战栗者，皆阴阳之争也，伤寒欲解，将汗之时，正气内实，邪不能与之争，则便汗出而不发战；邪气欲出，其人本虚，邪与正争，微者为振，甚者则战。皆言伤寒之战汗，必因于虚也。有疟之为寒栗者，如《疟论》曰：疟之始发也，阳气并于阴，当是之时，阳虚而阴盛，外无气，故先寒栗也。夫疟气者，并于阳则阳盛，并于阴则阴盛，阴盛则寒，阳盛则热。又曰：阳并于阴，则阴实而阳虚，阳明虚，则寒栗鼓颔也。由是观之，可见诸禁鼓栗虽皆属火，但火实者少，火虚者多耳。"

10. 诸痉项强，皆属于湿

"痉，风强病也，项为足之太阳，湿兼风化而侵寒水之经，湿之极也。然太阳所至，为屈伸不利[20]；太阳之复，为腰椎反痛，屈伸不便者[21]，是又为寒水反胜之虚邪矣。"

11. 诸逆冲上，皆属于火

"火性炎上，故诸逆冲上者，皆属于火。然诸脏诸经，皆有逆气，则其阴阳虚实，有不同矣。其在心脾胃者，如《脉解篇》曰：太阴所谓上走心为噫者，阴盛而上走于阳明，阳明络属心，故曰上走心为噫也。有在肺者，如《藏气法时论》曰：肺苦气上逆也。有在脾者，如《经脉篇》曰：足太阴厥气上逆则霍乱也。有在肝者，如《脉要精微论》曰：肝脉若搏，令人喘逆也。有在肾者，如《脉解篇》曰：少阴所谓呕咳，上气喘者，阴气在下，阳气在上，诸阳气浮，无所依从也。又《缪刺篇》曰：邪客于足少阴之络，令人无故善怒，气

上走贲上也。又《示从容论》曰：咳喘烦冤者，是肾气之逆也。又《邪气藏府病形篇》曰：肾脉微缓为洞，洞者食不化，下咽还出也。有在胃者，如《宣明五气篇》曰：胃为气逆为哕也。又《阴阳别论》曰：二阳之病发心脾，其传为息贲也。有在胆胃者，如《四时气篇》曰：善呕，呕有苦，长太息，心中澹澹，恐人将捕之，邪在胆，逆在胃。有在小肠者，曰：少腹控睾，引腰脊上冲心也。有在大肠者，曰：腹中常鸣，气上冲胸，喘不能久立也。又《缪刺篇》曰：邪客于手阳明之络，令人气满，胸中喘息也。有在膀胱者，如《经脉别论》曰：太阳脏独至，厥喘，虚气逆，是阴不足，阳有余也。有在冲督者，如《骨空论》曰：冲脉为病，逆气里急；督脉生病，从少腹上冲心而痛，不得前后为冲疝也。凡此者，皆诸逆冲上之病。虽诸冲上，皆属于火，但阳盛者，火之实；阳衰者，火之虚。治分补泻，当于此详察之矣。"

12. 诸胀腹大，皆属于热

"热气内盛者，在肺则胀于上，在脾胃则胀于中，在肝肾则胀于下。此以火邪所至，乃为烦满，故曰诸胀腹大，皆属于热。如岁火太过，民病胁支满[22]；少阴司天，肺䐜。腹大满，膨膨而喘咳[23]；少阳司天，身面浮肿，腹满仰息[24]之类，皆实热也。然岁水太过，民病腹大胫肿[25]；岁火不及，民病胁支满，胸腹大[26]；流衍之纪，其病胀[27]；水郁之发，善厥逆，痞坚腹胀[28]；太阳之胜，腹满食减[29]；阳明之复，为腹胀而泻[30]。又如《五常政大论》曰：适寒凉者胀。《异法方宜论》曰：脏寒生满病。《经脉篇》曰：胃中寒则胀满。是皆言热不足，寒有余也。仲景曰：腹满不减，减不足言，须当下之，宜与大承气汤。言实胀也。腹胀时减，复如故，此为寒，当与温药。言虚胀也。东垣曰：大抵寒胀多，热胀少，岂虚语哉。故治此者，不可以诸胀腹大，悉认为实热，而不察其盛衰之义。"

13. 诸躁狂越，皆属于火

"躁，烦躁不宁也。狂，狂乱也。越，失常度也。热盛于外，则肢体躁扰；热盛于内，则神志躁烦。盖火入于肺则烦，火入于肾则躁。烦为热之轻，躁为热之甚耳。如少阴之胜，心下热，呕逆躁烦[31]；少阳之复，心热烦躁，便数憎风[32]之类，是皆火盛之躁也。然有所谓阴躁者，如岁水太过，寒气流行，邪害心火，民病心热烦心，躁悸，阴厥谵妄[33]之类，阴之胜也，是为阴盛发躁，名曰阴躁。成无己曰：虽躁欲坐井中，但欲水不得入口是也。东垣曰：阴躁之极，欲坐井中，阳已先亡，医犹不悟，复指为热，重以寒药投之，其死矣何疑焉。况寒凉之剂入腹，周身之火，得水则升走矣。且凡内热而躁者，有邪之热也，病多属火，外热而躁者，无根之火也，病多属寒。此所以热躁宜寒，阴躁宜热也。狂，阳病也，《宣明五气篇》曰：邪入于阳则狂。《难经》曰：重阳者狂。如赫羲之纪，血流狂妄[34]之类，阳狂也。然复有虚狂者，如《本神篇》曰：肝悲哀动中则伤魂，魂伤则狂妄不精；肺喜乐无节则伤魄，魄伤则狂，狂者意不存人。《通天篇》曰：阳重脱者易狂。《腹中论》曰：石之则阳气虚，虚则狂。是又狂之有虚实，补泻不可误用也。"

14. 诸暴强直，皆属于风

"暴，猝也。强直，筋病强劲不柔和也。肝主筋，其化风，风气有余，如木郁之发，善暴僵仆[35]之类，肝邪实也。风气不足，如委和之纪，其动緛戾拘缓[36]之类，肝气虚也。此皆肝木本气之化，故曰属风。非外来虚风八风之谓。凡诸病风而筋为强急者，正以风位之下，金气承之。[37]燥逐风生，其燥益甚，治宜补阴以制阳，养营以润燥。故曰治风先治血，血行风自灭，此最善之法也。设误认为外感之邪，而用疏风、愈风等剂，则益燥其燥，非惟不能去风，而适所以致风矣。"

15. 诸病有声，鼓之如鼓，皆属于热

"鼓之如鼓，胀而有声也，为阳气所逆，故属于热。然《师传篇》曰：胃中寒则腹胀；肠中寒则肠鸣飧泄。《口问篇》曰：中气不足，肠为之苦鸣。此又皆寒胀之有声者也。"

16. 诸病胕肿，疼酸惊骇，皆属于火

"胕肿，浮肿也。胕肿疼酸者，阳实于外，火在经也；惊骇不宁者，热乘阴分，火在脏也。故如少阴少阳司天，皆为疮疡胕肿[38]之类，是火之实也。然伏明之纪，其发痛[39]；太阳司天，为胕肿，身后痈[40]；太阴所至为重胕肿[41]；太阳在泉，寒复内余，则腰尻股胫足膝中痛[42]之类，皆以寒湿之胜，而为肿为痛，是又火之不足也。至于惊骇，虚实亦然。如少阴所至为惊骇[43]，君火盛也。若委和之纪，其发惊骇[44]；阳明之复，亦为惊骇[45]，此又以木衰金旺，肝胆受伤，火无生气，阳虚所致，当知也。"

17. 诸转反戾，水液浑浊，皆属于热

"诸转反戾，转筋拘挛也。水液，小便也。河间曰：热气燥烁于筋，则

挛瘛为痛，火主燔灼躁动故也。小便浑浊者，天气热则水浑浊，寒则清洁，水体清而火体浊故也。又如清水为汤，则自然浊也，此所谓皆属于热，宜从寒者是也。然其中亦各有虚实之不同者，如伤暑霍乱，而为转筋之类，宜用甘凉调和等剂，清其亢烈之火者，热之属也。如感冒非时风寒，或因暴雨之后，湿毒中脏，而为转筋霍乱，宜用辛温等剂，理中气以逐阴邪者，寒之属也。大抵热胜者，必多烦躁焦渴，寒胜者，必多厥逆畏寒。故太阳之至为痓[46]，太阳之复，为腰椎反痛，屈伸不便[47]，水郁之发，为大关节不利[48]，是皆阳衰阴胜之病也。水液之浊，虽为属火，然思虑伤心，劳倦伤脾，色欲伤肾，三阴亏损者，多有是病，治宜慎起居，节劳欲，阴虚者，壮其水；阳虚者，益其气。金水既足，便当自清，若用寒凉，病必益甚。故《玉机真藏论》曰：冬脉不及，则令人少腹满，小便变。《口问篇》曰：中气不足，溲便为之变。阴阳盛衰，义有如此，又岂可尽以前证为实热。"

18. 诸病水液，澄澈清冷，皆属于寒

"水液者，上下所出皆是也。水体清，其气寒，故凡或吐或利，水谷不化，而澄澈清冷者，皆得寒水之化，如秋冬寒冷，水必澄清也。"

19. 诸呕吐酸，暴注下迫，皆属于热

"河间曰：胃膈热甚则为呕，火气炎上之象也。酸者，肝木之味也，由火胜制金，不能平木，则肝木自甚，故为酸也。暴注，卒暴注泄也。肠胃热甚，而传化失常，火性疾速，故如是也。下迫，后重里急迫痛也。火性急速而能燥物故也。是皆就热为言耳。不知此云皆属于热者，言热化之本也，至于阴阳盛衰，则变如冰炭，胡可偏执为论？如《举痛论》曰：寒气客于肠胃，厥逆上出，故痛而呕也。《至真要》等论曰：太阳司天，民病呕血善噫[49]。太阳之复，心胃生寒，胸中不和，唾出清水，及为哕噫[50]。太阳之胜，寒入下焦，传为濡泄[51]之类，是皆寒甚之为病也。又如岁木太过，民病飧泄肠鸣，反胁痛而吐甚[52]。发生之纪，其病吐利[53]之类。是皆木邪乘土，脾虚病也。又如岁土不及，民病飧泄霍乱[54]；土郁之发，为呕吐注下[55]；太阴所至，为霍乱吐下[56]之类，是皆湿胜为邪，脾家本病，有湿多成热者，有寒湿同气者，湿热宜清，寒湿宜温，无失气宜，此之谓也。至于吐酸一证，在本节则明言属热，又如少阳之胜为呕酸[57]，亦相火证也，此外别无因寒之说，惟东垣曰：呕吐酸水者，甚则酸水浸其心，其次则吐出酸水，令上下牙

酸涩，不能相对，以大辛热剂疗之必减。酸味者，收气也，西方肺金旺也，寒水乃金之子，子能令母实，故用大咸热之剂泻其子，以辛热为之佐，以泻肺之实。若以河间病机之法，作热攻之者误矣。盖杂病酸心，浊气不降，欲为中满，寒药岂能治之乎。此东垣之说，独得前人之未发也。又丹溪曰：或问吞酸，《素问》明以为热，东垣又以为寒，何也？曰：《素问》言热者，言其本也；东垣言寒者，言其末也。但东垣不言外得风寒，而作收气立说，欲泻肺金之实，又谓寒药不可治酸，而用安胃汤、加减二陈汤，俱犯丁香，且无治热湿郁积之法，为未合经意。余尝治吞酸，用黄连吴萸各制炒，随时令选为佐使，苍术茯苓为辅，汤浸蒸饼为小丸吞之，仍教以粝食蔬果自养，则病亦安。此又二公之说有不一也。若以愚见评之，则吞酸虽有寒热，但属寒者多，属热者少，故在东垣则全用温药，在丹溪虽用黄连，而亦不免茱萸苍术之类，其意可知。盖凡饮留中焦，郁久成积，湿多生热，则木从火化，因而作酸，酸之热也，当用丹溪之法。若客寒犯胃，顷刻成酸，本非郁热之谓，明是寒气，若用清凉，岂其所宜。又若饮食或有失节，及无故而为吞酸嗳腐等证，此以木味为邪，肝乘脾也。脾之不化，火之衰也，得热则行，非寒而何？欲不温中，其可得乎！故余愿为东垣之左袒，而特表出之，欲人之视此者，不可谓概由乎实热。"

20. 总结

"故大要曰：谨守病机，各司其属，有者求之，无者求之，盛者责之，虚者责之，必先五胜，疏其血气，令其调达，而致和平，此之谓也。"

"上文一十九条，即病机也。机者，要也、变也，病变所由出也。凡或有或无，皆谓之机。有者言其实，无者言其虚。求之者，求有无之本也。譬如寻物一般，必得其所，取之则易。如太阴雨化，施于太阳；太阳寒化，施于少阴；少阴热化，施于阳明，阳明燥化，施于厥阴；厥阴风化，施于太阴。凡淫胜在我者，我之实也，实者，真邪也；反胜在彼者，我之虚也，虚者，假邪也。此六气之虚实，即所谓有无也。然天地运气，虽分五六，而阴阳之用，水火而已。故阳胜则阴病，阴胜则阳病。写其盛气，责其有也；培其衰气，责其无也。求得所本，而直探其赜，则排难解纷，如拾芥也。设不明逆顺盈虚之道，立言之意，而凿执不移，所谓面东者不见西墙，面南者不睹北方；察一曲者不可与言化，察一时者不可与言大。未免实实虚虚，遗人害矣。

故余于本篇，但引经释经，冀以明乎大义耳。非谓病机之变，止于是也。夫规矩准绳，匠氏之法，一隅三反，巧则在人，知此义者，惟王太仆乎。究其所注最妙，而人多忽者何也？余深佩之，谨附于后。"

"王氏曰：深乎圣人之言，理宜然也，有无求之，虚盛责之，言悉由也。夫如大寒而甚，热之不热，是无火也，当助其心；又如大热而甚，寒之不寒，是无水也；热动复止，倏忽往来，时动时止，是无水也，当助其肾。内格呕逆，食不得入，是有火也；病呕而吐，食入反出，是无火也；暴速注下，食不及化，是无水也；溏泄而久，止发无恒，是无水也。故心盛则生热，肾盛则生寒。肾虚则寒动于中，心虚则热收于内。又热不得寒，是无水也；寒不得热，是无火也。夫寒之不寒，责其无水；热之不热，责其无火。热之不久，责心之虚；寒之不久，责肾之少。有者写之，无者补之，虚者补之，盛者泻之，适其中外，疏其壅塞，令上下无碍，气血通调，则寒热自和，阴阳条达矣。是以方有治热以寒，寒之而水食不入，攻寒以热，热之而昏躁以生。此则气不疏通，壅而为是也。纪于水火，余气可知。故曰：有者求之，无者求之，盛者责之，虚者责之，令气通调，妙之道也。五胜，谓五行更胜也。先以五行寒暑温凉湿，酸咸甘辛苦，相胜为法也。"[58]

病机十九条，为历代医家所重视，惟了解最全面而深刻的，王太仆与张介宾实为巨匠。因他两个都抓住了分析病机"有者求之，无者求之；盛者责之，虚者责之"这一辨证的主要精神。正如邵元伟所云：

"病机一十九条，实察病之要旨；而有者求之，无者求之；盛者责之，虚者责之一十六字，总结一十九条之要旨也。河间《原病式》但用病机一十九条立言，而遗此一十六字，犹有舟无操舟之工，有兵无将兵之帅也。"[59]

刘完素虽是大家，抛开这十六字而言病机，是不可能谈到一定深度的，亦不可能使之灵活运用于辨证论治中去。非特此也，就算抓住了十九条有无盛虚的求责精神，十九条的本身，亦只是探讨病机的示例而已。由于历史的局限性，十九条的作者不可能在那个历史时期，把复杂的病机分析得那么系统而全面。例如十九条中火与热便居其九，风寒湿各居其一，刘完素的《原病式》，竟补列"诸涩枯涸，干劲皴揭，皆属于燥"一条，也不见得就系统而完整了，因示例毕竟是示例，用不着从完整的角度来要求它。

十九条基本是两大类，风、寒、湿、热、火凡十二条，言六淫的病机；

其余七条为五脏病机。若就其所列病症而言，眩晕、瞀冒、项强、口噤、振掉、瘛疭、厥逆、痿躄、鼓栗、痉、强直、收引、转戾、胕肿、胀满、疮疡、瘈疼，属于形体诸症也。喘膹、郁、冲逆、呕吐、吐酸、下迫，属于脏器诸症也。大便固秘、泄泻、癃闭、小便浑浊，二阴诸症也。狂、躁、惊骇，神志诸症也。看来畸轻畸重，挂一漏万，亦只能说明它是信笔示例而已。但是，虽为示例，而不同病症，总是不同病机的反映。病机与病症，必然是密切关系，而不容割裂的。如风的特性为善动，病症则见掉眩；风性本柔，亢盛则刚强劲急，病症则发为强直。寒乃阴邪，易伤阳气，当阳气虚衰，不能制化阴寒时，便可出现"澄澈清冷"水液方面的病变。故胃中寒盛，则清水上泛，肾阳虚衰，则小便不固而清澈。湿邪重浊黏滞，尤善于夹热兼风，滞于经脉，则阻碍津液对经脉的濡养，以致拘急而痉病作矣。至于火之与热，同中有异，从病气言，火热本无所分，不过热多属于外淫，火则常为内因。从正气言，火为身内正气之一，如心、肾、胆、肝、三焦、命门等都各有火，当其谧藏于脏腑之内，是人身不可缺少的元阳；若亢逆于脏腑之外，则为致病的淫邪了。热则未有属于正气之说者，是其大不同处。因此，病机属于热的四条，无论其在气分，在血分，统为邪热。属于火的五条，"诸热瞀瘛"，多为肝火；"诸禁鼓栗，如丧神守""诸病胕肿，疼瘈惊骇"，多为心火；"诸逆冲上"多为脾胃之火；"诸躁狂越"，多为心肾之火。火热的特性，最易耗气、伤神、损精，故其病变的表现，略如上述。至于脏腑的病机，亦各因脏腑的不同特性，而发生不同的病变和病症。如：肝主风，病则"诸风掉眩"；肾主水，病则"诸寒收引""诸厥固泄"；肺主气，病则"诸气膹郁""诸痿喘呕"；脾主湿，病则"诸湿肿满"；心主血脉，病则"诸痛痒疮"。凡此病邪、脏气的不同特性，是分析病机必具的知识，不容稍有混淆。

为什么说历代诸家分析病机最深刻的首推张介宾呢？就是因为他充分运用了这些知识，并把求责有无盛虚的精神贯通到十九条的每一条中去了。他说"有者言其实，无者言其虚"，有，指风、寒、湿、火、热等实邪之所在；无，指脏腑气血津液的虚损。求得了病机的有、无、虚、实，也就是辨出了证候的本质。所以介宾还说"泻其盛气，责其有也；培其衰气，责其无也"，也就是"实则泻之，虚则补之"。"诸风掉眩，皆属于肝"，如果是肝的风火动而头晕目眩，便得清火熄风，就是求得肝经风火邪气的存在，从而责其风火之盛以泻之。如果仅是肝的虚风内动而头晕目眩，便当补虚熄风，就是求得风气之由于虚损（无），从而责其肝气之虚以补之。假使分析病机十九条，不能把这求有无、责盛虚的辨证论治精神贯通进去，那么，就没有多大意义了。

三、六气病机论

由于祖国医学重视人与自然环境的关系，对于六气为病的病理变化是非常重视的，诚如《素问·至真要大论》所说："夫百病之生也，皆生于风、寒、暑、湿、燥、火，以之化之变也。"因而历代各医家对于六气病机，亦多有发明，如张仲景之于风寒，刘完素之于火热，可谓均能独树一帜，成一家言，而影响于后世较著者。兹再就张介宾之论暑，吴瑭之论风，石寿棠之论燥湿，分述如次。

（一）暑　　论

张介宾的论暑，约而言之有四：暑分阴阳；阴暑证治；阳暑证治；伏阴论。

1. 暑分阴阳

介宾认为暑本是夏月的热病，但有中暑而病和因暑而病的区分。既病之后，又有阴阳两证的不同。他说：

"阴暑阳暑，治犹冰炭，不可不辨也。阴暑者，因暑而受寒者也。凡人之畏暑贪凉，不避寒气，则或于深堂大厦，或于风地树阴，或以乍热乍寒之时，不谨衣被，以致寒邪袭于肌表，而病为发热头痛，无汗恶寒，身形拘急，肢体痠疼等症。此以暑月受寒，故名阴暑，即伤寒也。阳暑者，乃因暑而受热者也。在仲景即谓之中暍。凡以盛暑烈日之时，或于长途，或于田野，不辞劳苦，以致热毒伤阴，而病为头痛烦躁，肌体大热，大渴大汗，脉浮气喘，或无气以动等症。此以暑月受热，故名阳暑。若或因暑之名，而不分表里，不察阴阳，则误人不浅矣。"[60]

介宾阴暑阳暑之分，实乃暑月伤寒伤热之别，暑月伤寒为阴暑，暑月伤热为阳暑。他还认为阴暑多得于安逸之人，以其恣情任性，不慎风寒也。阳暑多得于劳苦之人，以其"触冒暑热，有势所不容已者"[61]。

2. 阴暑证治

同一阴暑证，介宾还有在表在里的分辨，如外感风寒，是为在表，内伤生冷，是为在里，表里不同，论治各异。他说：

"凡暑月外感风寒，以致阴邪抑遏阳气，而病为发热头痛，肢体拘急，痠疼无汗，恶寒脉紧等症，此即伤寒之属，治以解散为主。若脉见微细，气体虚弱，不可发汗者，但宜补中气，使元气渐充，则寒邪自散，不必攻邪。若邪感于外，而火盛于内，或阳明热甚者，宜柴胡白虎煎[62]之类主之。若寒邪在表未解，而六脉微细，背冷恶寒，或呕恶泄泻，内无热症者，速宜温中。凡内伤生冷，致损胃气，而病为腹痛、泄泻、呕吐者，宜治以温中散寒为主。若初受寒邪，停积未散，而脾气未虚者，先宜以抑扶煎[63]、五德丸[64]之类主之。若吐泻已甚，脾肾兼伤，而痛连小腹二阴或成痢者，宜胃关煎[65]、理阴煎[66]，或九炁丹[67]之类主之。若表中寒邪，内伤生冷，表里俱病者，宜兼治之。"[68]

3. 阳暑证治

既以暑月伤于热邪，叫作阳暑，本属酷热伤人的热证实证，但在介宾认为其中还有阴证和阳证的分辨。如谓：

"凡暑热中人者，其气必虚，以火能克金，而热伤气也。而热者不可不清，虚者不可不补。但阳中之阳者，宜兼乎清，如身热头痛，烦躁大渴，大汗，脉洪滑，喜冷水，大便干结，小水痛赤之类，皆阳证也。若气不甚虚，而但有火证者，宜白虎汤或益元散主之。或火盛之甚者，惟玉泉散[69]更妙。若汗出脉虚浮、烦渴，有火而少气者，宜白虎加人参汤[70]，或仲景竹叶石膏汤[71]、宣明桂苓甘露饮[72]之类主之。若眩晕少气，虽烦渴而火不甚者，宜生脉散主之。以上诸法，用治阳中之阳，皆古法之善者。若虽壮热口渴，而脉虚无力，或重按全无，及神困气促者，此脾胃气虚，元阳不足，假火之证，若误用白虎等剂，其危立至。"[73]

4. 伏阴论

张介宾的伏阴论，盖指阳虚阴盛之人，而又见暑热伤气者为言，实际当为见于暑月的虚寒证，故其立说云：

"凡中暑热者，人皆知为阳证，而又不知阳中有阴也。盖外中热邪内亦热者，此表里俱热，方是阳证，治宜清补如前。若内本无热，而因热伤气，但气虚于中者，便有伏阴之象。故凡治暑热之证，最当辨其阴阳虚实。若脉虚无力，或为背寒恶寒，或为呕恶，或为腹痛泄泻，或四肢鼻尖微冷，或不喜凉茶冷水，或息短气促、无力以动之类，皆阳中之阴证也。凡见此类，但当专补元气，惟宜独参汤徐徐与之为最妙。若兼微呕恶寒者，宜加煨姜与人参等分主之。若虚寒之甚，则舍时从证，桂附皆所必用，切不可因暑热之名，而执用寒凉解暑等剂，再伐阳气，则变有不可测也。若夏月于盛暑中过于劳倦，因而中暑者，其劳倦既已伤脾，暑热又以伤气，此本内伤大虚之候，当以调补为先，然后察其有火无火，或有邪无邪而兼治如前可也。夏月因暑致病，而医有不知伏阴，误投寒剂，以致吐泻腹痛，或外热内寒，烦躁多渴，状若伤寒，但察其脉微神困，便是阴盛格阳之证，速宜温药以救其内。"[74]

张介宾还谓暑有八症：脉虚、自汗、身热、背寒、面垢、烦渴、手足微冷、体重是也。凡治此者，宜调理元气为主，清利次之。中暑死者，不可使得冷，得冷便死，只宜以温暖之物护其脐中，徐徐治之，都是经验之谈。

阴暑阳暑之说，本来源于张元素，颇遭到后来王士雄的反对。士雄说：

"有妄立阴暑阳暑之名者，亦属可笑。如果暑必兼湿，则不可冠以阳字，若知暑为热气，则不可冠以阴字。其实彼所谓阴者，即夏月之伤于寒湿耳！设云暑有阴阳，则寒亦有阴阳矣。"[75]

须知分阴暑、阳暑，是从辨证立说，士雄谓暑即火热，无阴阳之分，是从暑热邪气本身的性质立说，所以他说"暑统风火，阳也；寒统燥湿，阴也"。若从辨证而言，六淫邪气为病，无不有阴阳虚实之分。因此说，暑证分阴阳，是符合临床辨证法则的，第不能与六气本身的阴阳属性，混为一谈。

（二）风　论

《金匮要略》云："人禀五常，因风气而生长，风气虽能生万物，亦能害万物，如水能浮舟，亦能覆舟。若五脏元真通畅，人即安和，客气邪风，中人多死。"说明六气之中，风气对于人身的影响，尤为密切。故轻病以"伤风"为最易见，而重病以"中风"为最危笃。是以历代医家每论及之，而吴瑭于《温病条辨》所论，颇有精义，兹尽录之：

"《内经》曰：风为百病之长[76]，又曰：风者，善行而数变[77]。夫风何以为百病之长乎？大《易》曰：元者，善之长也[78]。盖冬至四十五日以后夜半少阳起而立春，于立春前十五日交大寒节，而厥阴风木行令，所以疏泄一年之阳气，以布德行仁，生养万物者也，故风非害人者也。人之腠理密而精气足者，岂以是而病哉！而不然者，则病斯起矣。以天地生生之具，反为人受害之物，恩极大而害亦广矣。盖风之体不一，而风之用有殊，春风自下而上，夏风横行空中，秋风自上而下，冬风刮地而行。其方位也，则有四正四隅，此方位之合于四时八节也。立春起艮方，从东北隅而来，名之曰条风。八节各随其方而起，常理也。如立春起坤方，谓之冲风，又谓之虚邪贼风。为其乘月建之虚，则其变也。春初之风，则夹寒水之母气；春末之风，则带火热之子气；夏初之风，则木气未尽而炎渐生；长夏之风，则夹暑气、湿气、木气（未为木库）；大雨而后暴凉，则夹寒水之气；久晴不雨，以其近秋也，而先行燥气。是长夏之风，无所不兼，而人则无所不病矣。初秋则挟湿气；季秋则兼寒水之气，所以报冬气也。初冬犹兼燥金之气，正冬则寒水本令，而季冬又报来春风木之气，纸鸢起矣。

再由五运六气而推，大运如甲己之岁，其风多兼湿气，一年六气中，客气所加何气？则风亦兼其气而行令焉。然则，五运六气，非风不行，风也者，六气之帅也，诸病之领袖也，故曰百病之长也。其数变也奈何？如夏日早南风，少移时则由西而北而东。方南风之时，则晴而热；由北而东，则雨而寒矣。四时皆有早暮之变，不若夏日之数而易见耳。夫夏日曰长曰化，以盛万物也，而病亦因之而盛。《阴符》所谓害生于恩也。无论四时之风皆带凉气者，木以水为母也，转化转热者，木生火也。且其体无微不入，其用无处不有，学者诚能体察风之体用，而于六淫之病，思过半矣。前人多守定一桂枝以为治风之主方，下此则以羌防柴葛为治风之要药，皆未体风之情与《内经》之精义者也。桂枝汤在《伤寒》书内所治之风，风兼寒者也，治风之变法也。若风之不兼寒者，则从《内经》风淫于内，治以辛凉，佐以苦甘[79]，治风之正法也。以辛凉为正而甘温为变者何？风者，木也，辛凉者，金气，金能制木故也。风转化转热，辛凉苦甘则化凉气也。"[80]

吴瑭所论者有三：第一，风无定体，每随四时八节、早晚晴雨之不同，而有兼夹寒热燥湿之各殊。第二，从风气的本质言，风木生于水之气，故本性多带寒凉，风木能生火热，故其变化，常出现转寒转热的现象。第三，由于风性善行数变，故治疗之法，不能泥于一种，辛温辛凉，应各随其所变而施治。

（三）燥湿论

石寿棠，字芾南，清道光、咸丰间安东（江苏涟水县）人，著《医原》二卷，包括医论二十篇，议论风发，分析入微，其中有《百病提纲论》一篇，条析燥湿二气，极为精审，兹撮其主要论点分述之。

1. 寒热化燥湿

"夫天地之气，阴阳之气也；阴阳之气，燥湿之气也。乾金为天，天气主燥；坤土为地，地气主湿。乾得坤之阴交成离，火就燥也；坤得乾之阳交成坎，水流湿也。乾坤化为坎离，故燥湿为先天之体，水火为后天之用。水火即燥湿所变，而燥湿又因寒热而化也。水气寒，火气热，寒搏则燥生，热烁则燥成；热蒸则湿动，寒郁则湿凝。是寒热皆能化为燥湿也。或曰：燥湿二气，何以寒热皆能化乎？曰：子欲知燥湿，请实征诸天地。天之燥气下降，必含阴气以降，燥热为本（因燥而热，故曰燥热，不曰热燥），寒燥为变也（因寒而燥，故曰寒燥，不曰燥寒）。地之湿气上升，必借阳气乃升，寒湿为本（因寒而湿，故曰寒湿，不曰湿寒），湿热为变也（因湿而热，故曰湿热，不曰热湿）。"

以上说明燥湿二气，为天地间寒热之气所化，"寒搏燥生，热烁燥成，热蒸湿动，寒郁湿凝"。故无论燥与湿，都有寒和热的区分。

2. 二至节与气燥湿

"夫燥湿二气，各主一岁之半，冬至阳气潜藏于地，地得阳气而湿暗动，故水泉动。交春，东风解冻，雷乃发声，东风与雷皆阳也，湿阴也，阴随阳化，阳气渐出于地，而湿气渐生，故草木含液而萌动。交夏，温风至，阳气尽出于地，暑热蒸腾，而湿气最盛，故土润溽暑，大雨时行，天地之气，化刚为柔。夏至，阳气尽出于地，而一阴甫生，燥气尚未行令。交秋，凉风至，白露降，天地始肃，阳统阴降，而燥气始动。秋分以后，雷始收声，水始涸，故湿气始收，斯时露寒霜肃，阳统阴渐降，而燥气乃行，故草木黄落。交冬，天气上升，地气下降，天地否塞，阳统阴全降，而燥气最盛。阳气潜藏于地下，而外无所卫，故水始冰，地始冻，虹藏不见，天地之气化柔为刚。盖水王于冬，实长于夏；火盛于夏，实藏于冬，阴阳互根，大化所以循环不穷也。观此，可知燥属阳中之阴，湿属阴中之阳。且未动属阴，动则属阳。《易》曰：吉凶悔吝生乎动[81]。盖动则变，变则化，寒燥化为燥热，返其本也；寒湿化为湿热，因乎变也。人能体察燥湿二气之因寒因热所由生，而以之为纲，再察其化热未化热之变。与夫燥郁则不能行水，而又夹湿；湿郁则不能布精，而又化燥之理，而以之为目，纲举目张，一任病情万状，而权衡在握矣。"

冬至以后，阳气化湿；夏至以后，阴气化燥，故湿为阴中之阳，燥为阳中之阴。即是说冬至一阳生以化湿，夏至一阴生以化燥。燥郁不行水而夹湿，湿郁不布精而化燥，凡此病机，最有临床上的现实意义。

3. 燥湿的三因变易

"且夫燥湿二气，为时行之气，又有非时之偏气。如久旱则燥气胜，干热干冷，则燥气亦胜，在春为风燥，在夏为暑燥，在秋为凉燥，在冬为寒燥。久雨则湿气胜，地气不收，溽暑阴冷，则湿气亦胜，在春为风湿，在夏与初秋为暑湿，在深秋与冬为寒湿。《经》曰：必先岁气，无伐天和。[82]俗谓外感为时气，时之为义大矣哉！若以一定之成方，治无定之时邪，其不知时之甚者哉！然不独当因时也，尤当因地。西北地高燥气胜，东南地卑湿气胜。不独当因地也，尤当因人。六气伤人，因人而化。阴虚体质，最易化燥，燥固为燥，即湿亦化为燥。阳虚体质，最易化湿，湿固为湿，即燥亦必夹湿。燥也，湿也，固外感百病所莫能外者也。"

说明燥湿二气，每因时、因地、因人而各殊。同一燥也、湿也，随四季晴雨之不同而变易；同一燥也、湿也，随西北东南高下之势迥别；同一燥也、湿也，随人体阴阳之虚衰而异其病。

4. 燥湿赅六气

"或曰：外感有风、寒、暑、湿、燥、火之六气，子以燥湿二气赅之，可推其故而析言之欤！曰：在地成形，在天为气，六气风居乎始，寒暑湿燥居乎中，火居乎终。风居乎始者，风固燥湿二气所由动也；寒暑居乎中者，寒暑固燥湿二气所由变也；火居乎终者，火又燥湿二气所由化也。请析言之！

风在卦为巽，二阳居一阴之上，外阳内阴，且阳倍于阴，故风为阳邪，风固善动数变而无定体者也。东方湿气动必雨，故曰湿风；西方燥气动必旱，故曰燥风；南方暑气动必热而湿，故曰暑风；北方寒气动必冷而燥，故曰寒风。东南之风，湿兼暑也；东北之风，湿兼寒也；西南之风，燥兼火也；西北之风，燥兼寒也。动之得中，人物因之以生；动之太过，人物感之而病。盖燥微则物畅其机，燥甚则物即干萎；湿微则物受其滋，湿甚则物被其腐，物如此，人可知矣。

寒固燥所由生，而火又燥所由成者也。《经》云：燥胜则干[83]，所以夏月炎暑司权，物见风日，则津汁渐干；人出汗多，则津液渐耗，火胜则燥固也。秋冬寒凉司令，在草木则枯萎，在露则结为霜，在雨则化为雪，在水则冻为冰，在人则手足皴裂，两间皆寒燥之气所盘结也。冬在卦为坎，一阳居二阴之中，寒冰外凝，而燥火内济，故寒燥之病，易化为燥热。《经》谓伤寒为热病，盖寒则燥，燥则热，理相因也。若冬月阳不潜藏，地湿不收，则寒又必夹湿，所以冬得秋病，如病疟、病痢、病温者，要皆兼乎湿邪耳。

至于暑，即湿热二气互酿为害，而化为燥者也。必须分别湿多热多，偏于湿者化燥缓，偏于热者化燥急。若纯热无湿，则又为中暍之暑燥矣。

若夫火，藏于金木水土中，而动之则出，又燥湿二气所归宿者也。故夏金取火，钻木取火，掘土取火（土之精凝结而为石，观取火于石，即可知取火于土之义），海为火谷，江湖水动处，亦皆有火，在人亦然。金火同宫，离为君火，故肺与心动为燥火，若湿与热蒸，又为湿火。肝为震之雷火，巽之风火，故肝动为燥火。若湿与热蒸，又为湿火，肾火为龙火，龙火，水中之火，水亏火旺，化为燥火。若湿与热蒸，又为湿火，脾属土，土为杂气，故脾火多湿火，湿火伤及脾阴，又化为燥火。燥也、湿也，终归火化也。此地二生火，所以成之者也。"

以上分析风、火、寒、暑，统由燥湿二气之动、之变、之化而生，故燥湿可赅风、火、寒、暑而言。换言之，风、火、寒、暑四气都有兼夹燥或湿的时候。

5. 外伤燥湿病症

"他如春温，寒化燥而夹湿者也。风温，风化燥也。温热暑温，湿热交合为病，而偏于热者也。湿温，湿热交合为病，而偏于湿者也。温疫，病如役扰，乃浊土中湿热郁蒸之气，而化燥最速者也。伏暑，乃暑湿交合之邪，伏于膜原，待凉燥而后激发者也。疟疾，有暑湿合邪，伏于膜原；有风寒逼暑，入于营舍，亦皆待凉燥而后激发者也。霍乱，有伤于暑燥，有伤于寒燥，有伤于暑湿，有伤于寒湿，有燥夹湿，湿化燥，相因而为病者也。审是，燥湿二气，非风、寒、暑、火所生而化，化而成之者哉！吾故举之以为提纲。"

以上列举伤于燥湿二气，而发为风温、春温诸种病症，进一步说明燥湿与风寒暑火的关系。

6. 燥湿治法

"曰：敢问治法何如？曰：治外感燥湿之邪无他，使邪有出路而已，使邪早有出路而已。出路者何？肺胃膀胱是也。盖邪从外来，必从外去，毛窍是肺之合，口鼻是肺胃之窍，大肠膀胱为在里之表，又肺胃之门户，故邪从汗解为外解，邪从二便解亦为外解。燥属天气，天气为清邪，以气搏气，故首伤肺经气分，气无形质，其有形质者，乃胃肠中渣滓。燥邪由肺传里，得之以为依附，故又病胃肠。肺与大肠，同为燥金，肺胃为子母，故经谓阳明亦主燥金，以燥邪伤燥金，同气相求，理固然也。湿属地气，地气氤氲黏腻为浊邪，然浊邪亦属是气，气从口鼻传入，故亦伤肺经气分，肺主一身气化，气为邪阻，不能行水，故湿无由化，浊邪归浊道，故必传胃肠，浊中清者，必传膀胱。曰：药之何如？曰：汗者人之津，汗之出者气所化。今气不化津而无汗者，乃气为邪所阻耳。邪阻则毛窍经络不开，即胃肠膀胱亦因之不开，法当轻开所阻肺气之邪，佐以流利胃肠气机，兼通膀胱气化。燥邪辛润以开之；湿邪辛淡以开之；燥兼寒者，辛温润以开之；燥兼热者，辛凉轻剂以开之；湿兼寒者，辛温淡以开之；湿兼热者，辛凉淡以开之；燥化热者，辛凉重剂以开之；湿化热者，辛苦通降以开之；燥为湿郁者，辛润之中，参苦辛淡以化湿；湿为燥郁者，辛淡之中，参辛润以解燥；燥扰神明者，辛凉轻虚以开之；湿昏神志者，辛苦清淡以开之。总之，肺经气分邪一开通，则汗自解矣。其有纳谷后即病者，气为邪搏，不及腐化，须兼宣松和化，不使之结，后虽传里，小通之即行矣。其有感邪之重且浊者，必然传里，传里即须攻下，若肺气未开，而里证又急，又必于宣通肺气之中，加以通润胃肠之品，肺主天气，天气通，地气乃行耳。燥邪大肠多有结粪，必咸以软之，润以通之；湿邪大便多似败酱，必缓其药力以推荡之，或用丸药以磨化之。燥伤津液者，滑润之品，增液以通之；湿阻气机者，辛苦之味，开化以行之。要之，邪伤天气，治以开豁，天气开，而毛窍经络之清邪自开，即胃肠膀胱之浊邪，无所缚束，亦与之俱开，汗得解而二便解，如上窍开而下窍自通也。若上窍未开，而强通下窍，则气为上焦之邪所阻，不能传送下行，譬如缚足之鸟，而欲飞腾，其可得乎！邪传地道，治以通利，地气通，而胃肠膀胱之浊邪自通，即毛窍经络之清邪，孤悬无依，亦与之俱通，二便解而汗亦解，如下窍通而上窍自开也。若下窍不通，而强开上窍，则气为胃肠之邪所阻，不得化汗外出，譬如海门淤塞，而欲众流顺轨，其又可得乎！审若是，天道与地道，一以贯之之道也，岂有二哉！曰：其有人虚证实当何如？曰：人虚证实，不过加以托邪之法，护正之方，究当以祛邪为主，邪早退一日，正即早安一日，《经》故曰有故无殒[84]。否则养痈成患，后虽欲治，不可得而治。吾故曰：治外邪之法无他，使邪有出路而已，使邪早有出路而已矣。或又曰：邪无形质，依渣滓以为形质，然则，病人不与之食可乎？曰：非也。邪之所凑，其气必虚[85]，能食而不与之食，则胃气愈虚，譬如空城御敌，贼必直入而无所防，不独邪入于胃已也。胃无谷气，则生化之源绝，五脏皆为虚器，邪且无所不入矣。曰：然则强与之食可乎？而亦非也。不能食而强与食，则邪气愈遏，是赍盗粮也。总之，食与不食，当视病者之能与不能，强食固不可，禁食尤不可，但当清淡养胃，不可浓浊护邪。谚有之曰：饿不死的伤寒，谓知饥为有胃气，乃是不死之伤寒也。吾淮鞠通先生尝谆谆言之，奈何病家犹强食，医家犹禁食，而竟昧乎大中至正之理也哉！"

以燥湿二气均为外邪，故无论为燥为湿，在表在里，均以使其外解为原则。在表者汗以开之，外解也；在里者，利以开之，亦外解也。只是分辨其兼夹与兼化之不同，而用不同的外解方法而已。

7. 内伤燥湿

"曰：外感百病不外燥湿二气，吾闻诸子矣。敢问内伤何如？曰：内伤千变万化，而推致病之由，亦只此燥湿两端。外感者实也，虽虚而必先实；内伤者虚也，虽实而必先虚。阳气虚则蒸运无力而成内湿，阴血虚则营养无资而成内燥。思虑过度则气结，气结则枢转不灵而成内湿；气结则血亦结，血结则营运不周而成内燥。且也阴阳互根，气血同源，阳虚甚者，阴亦必虚，釜无薪火，安望蒸变乎精微？气虚甚者，血亦必虚，车无辖轸，安望汲引以灌溉？往往始以病湿，继则湿又化燥。阴虚甚者，阳亦必虚，灯残油涸，焉能大发其辉光。血虚甚者，气亦必虚，水浅舟停，焉能一往而奔放。往往始也病燥，继则燥又夹湿。盖化湿犹自外来（虚湿虽从内生，然毕竟是水饮所化，犹不足中之有余病也），化燥则从内涸矣。故因燥化湿者，仍当以治燥为本，而治湿兼之；由湿化燥者，即当以治湿为本，而治燥兼之；此治法标本先后之大要也。曰脏腑轻重何如？曰：凡因天气致病者为外感，外感先病人之天气；凡因人致病者为内伤，内伤先病人之地气，故内燥起于肺胃肾，胃为重，肾为尤重。盖肺为敷布精液之源，胃为生化精液之本，肾又为敷布生化之根柢。内湿起于肺脾肾，脾为重，肾为尤重。盖肺为通调水津之源，脾为散输水津之本，肾又为通调散输之枢纽，若是者，脾也、胃也、肾也，固肺所借以生借以化者也。天气不下降，由于地气不上腾，顾不可分轻重也哉！总之，病有燥湿，药有燥润，病有纯杂，方有变通，《经》曰：知其要者，一言而终，不知其要，流散无穷。[86]其斯之谓欤。"

内伤之湿，或由气结而枢转不灵，或由阳虚而蒸化无力。内伤之燥，或由血虚而营养无资，或由血结而营运不周。燥多责之于肺胃肾，湿多责之于肺脾肾。但肺之敷布精液，胃之生化精液，肺之通调水津，脾之散输水津，皆以肾为根柢和枢纽。故内伤的燥与湿，于肾特为重要。

四、脏腑病机论

唐宗海于《血证论》中，具有《脏腑病机论》一篇，各就脏腑特点，分别叙其各别的主要病变，颇得其要领。略谓：

"脏腑各有主气，各有经络，各有部分，故其主病，亦各有见证之不同。有一脏为病，而不兼别脏之病者，单治一脏而愈，有一脏为病，而兼别脏之病者，兼治别脏而愈。业医不知脏腑，则病原莫辨，用药无方，乌睹其能治病哉？吾故将脏腑大旨论列于后，庶几于病证药方，得其门径云。"

（一）心、包络

"心者，君主之官，神明出焉。[87]盖心为火脏，烛照事物，故司神明。神有名而无物，即心中之火气也。然此气非虚悬无着，切而指之，乃心中一点血液，湛然朗润，以含此气，故其气时有精光发见，即为神明。心之能事，又主生血，而心窍中数点血液，则又血中之最精微者，乃生血之源泉，亦出神之渊海。血虚则神不安而怔忡，有瘀血亦怔忡；火扰其血则懊憹，神不清明则虚烦不眠，动悸惊惕；水饮克火，心亦动悸；血攻心则昏迷，痛欲死；痰入心则癫；火乱心则狂。与小肠相为表里，遗热于小肠，则小便赤涩；火不下交于肾，则神浮梦遗。心之脉上夹咽喉，络于舌本。实火上壅为喉痹；虚火上升则舌强不能言。分部于胸前，火结则为结胸，为痞，为火痛；火不宣发则为胸痹。心之结曰伏梁，在心下，大如臂[88]，病则脐上有动气，此心经主病之大旨也。

包络者，心之外卫。心为君主之官，包络即为臣，故心称君火，包络称相火，相心经宣布火化，凡心之能事，皆包络为之，见证治法，亦如心脏。"

心属火，主血脉，主神明，其经夹咽系舌本，与小肠为表里，与肾则为水火相济的关系，部位在于胸前。故火病，则有虚火、实火、火结、火不宣之分。血病，则有血虚、血瘀、血攻心之别。神明病，则为怔忡、懊憹、虚烦、惊惕、动悸、昏迷、癫狂等。他如心肾不交、移热小肠、喉痹、舌强、结胸、胸痞诸症，亦各因其经脉部位之不同而异其病。所谓神明，仍系概括脑的功能言，"一点血液，朗润精光"之说，不足取也。

（二）肝、胆

"肝为风木之脏，胆寄其间，胆为相火，木生火也。肝主藏血，血生于心，下行胞中，是为血海。凡周身之血，总视血海为治乱，血海不扰，则周身之血，无不随之而安，肝经主其部分，故肝主藏血焉。至其所以能藏之故，则以肝属木，木气冲和条达，不致遏郁，则血脉得畅。设木郁为火，则血不和；火发为怒，则血横决，吐血错经，血痛诸症作焉。怒太甚则狂，火太甚则颊肿面青，目赤头痛；木火克土，则口燥泄痢，饥不能食，回食逆满，皆系木郁为火之见证也。若木挟水邪上攻，又为子借母势，肆虐脾经，痰饮、泄泻、呕吐、头痛之病又作矣。木之性主于疏泄，食气入胃，全赖肝木之气以疏泄之，而水谷乃化。设肝之清阳不升，则不能疏泄水谷，渗泻中满之证，在所不免。肝之清阳，即魂气也，故又主藏魂。血不养肝，火扰其魂，则梦遗不寐。肝又主筋，瘨疝囊缩，皆属肝病。分部于季胁少腹之间，凡季胁少腹疝痛，皆责于肝。其经名为厥阴，谓阴之尽也。阴极则变阳，故病至此，厥深热亦深，厥微热亦微，血分不和，尤多寒热并见。与少阳相表里，故肝病及胆，亦能吐酸呕苦，耳聋目眩。于位居左，多病左胁痛，又左胁有动气，肝之主病，大略如此。"

肝属木，主藏血，主藏魂，主筋，位于胁腹，与胆为表里。其为病也，反映于木气方面最多。正常的木气，为清阳疏泄，所以助脾胃的生化。及为病变，或夹火或夹水以上干脾胃，则脾胃诸种病变由之而起。血病不能安藏于肝，而见诸种血症自不待言，血不养魂，则为怒、为狂、为梦遗；血不养筋，则为瘨、为疝、为囊缩。肝胆相连，同属相火，故两经的火热症独多；其见于部位者，则为胁腹痛。

"胆与肝连，司相火，胆汁味苦，即火味也。相火之宣布在三焦，而寄居则在胆腑。胆火不旺，则虚怯惊悸；胆火太亢，则口苦呕逆，目眩耳聋，其经绕耳故也。界居身侧，风火交煽，则身不可转侧，手足抽掣。以表里言，则少阳之气，内行三焦，外行腠理，为营卫之枢机。逆其枢机，则呕吐胸满；邪客腠理，入与阴争，则热；出与阳争，则寒，故疟疾少阳主之。虚劳骨蒸，亦属少阳，以营卫腠理之间不和，而相火炽甚故也。相火挟痰，则为癫痫；相火不戢，则肝魂亦不宁，故烦梦遗精。且胆中相火，如不亢烈，则为清阳之木气，上升于胃，胃土得其疏达，故水谷化；亢烈则清阳遏郁，脾胃不和。胸胁之间骨尽处，乃少阳之分，病则其分多痛。经行身之侧，痛则不利屈伸。此胆经主病之大略也。"

肝胆同具木火之气，而又表里相通，故凡风火诸病而属外邪者，多责之于少阳胆，以其主表也，故疟疾之类亦属之。风火诸病而属内伤者，多责之于肝，以其主里也，故虚劳之类亦属之。这是分辨肝胆二病的最要紧处。

（三）胃、脾

"胃者，仓廪之官，主纳水谷。胃火不足，则不思食，食入不化，良久仍然吐出。水停胸膈，寒客胃中，皆能呕吐不止。胃火炎上，则饥不能食，拒隔不纳，食入即吐。津液枯竭，则成隔食，粪如羊屎，火甚则结硬。胃家实则谵语，手足出汗，肌肉潮热，以四肢肌肉，皆中宫所主故也。其经行身之前，至面上，表证，目痛鼻干，发痉不能仰，开窍于口，口干咽痛，气逆则哕。又与脾相表里，遗热于脾，则从湿化，发为黄瘅。胃实脾虚，则能食而不消化。主燥气，故病阳明，总系燥热。独水泛水结，有心下如盘等证，乃为寒病。胃之大略，其病如此。"

胃为腐熟水谷的器官，其所以具有腐熟的功能，唐宗海以一"火"字概之，火之为病，或为不足，或为炎上，或为亢盛，前者为虚，后二者为实。

"脾称湿土，土湿则滋生万物，脾润则长养脏腑。胃土以燥纳物，脾土以湿化气。脾气不布，则胃燥而不能食，食少而不能化。譬如釜中无水，不能腐物也。故病隔食，大便难，口燥唇焦，不能生血，血虚火旺，发热盗汗。若湿气太甚，则谷亦不化，痰饮泄泻，肿胀腹痛之证作矣。湿气挟热，则发黄发痧，腹痛壮热，手足不仁，小水赤涩。脾积名曰痞气，在心下如盘[89]，脾病则当脐有动气，居于中州，主灌四旁，外合肌肉。邪在肌肉，则手足蒸热汗出，或肌肉不仁。其体阴而其用阳，不得命门之火以生土，则土寒而不化，食少虚羸。土虚而不运，不能升达津液，以奉心化血，渗灌诸经。《经》云脾统血[90]，血之运行上下，全赖乎脾，脾阳虚则不能统血，脾阴虚又不能滋生血脉，血虚津少，则肺不得润养，是为土不生金。盖土之生金，全在津液以滋之。脾土之义，有如是者。"

脾之所以能运化，能统血，全在于脾中有阳气也。阳气充，则津得以运，血得以统；阳气虚，则津无以布，血无以御。与胃相较，胃为阳土，故多热证、实证；脾为阴土，故多寒证、虚证。共情性之不同如此。

（四）肺

"肺为乾金，象天之体，又名华盖，五脏六腑，受其复冒，凡五脏六腑之气，皆能上熏于肺以为病。故于寸口肺脉，可以诊知五脏。肺之令，主行制节[91]，以其居高，清肃下行，天道下际而光明，故五脏六腑，皆润利而气不亢，莫不受其制节也。肺中常有津液，润养其金，故金清火伏；若津液伤，则口渴气喘，痈痿咳嗽。水源不清而小便涩，遗热大肠而大便难。金不制木则肝火旺，火盛刑金，则蒸热、喘咳、吐血、痨瘵并作。皮毛者，肺之合也，故凡肤表受邪，皆属于肺，风寒袭之，则皮毛洒淅；客于肺中，则为肺胀，为水饮冲肺。以其为娇脏，故畏火，亦畏寒。肺开窍于鼻，主呼吸，为气之总司。盖气根于肾，乃先天水中之阳，上出于鼻，肺司其出纳。肾为水，肺为天，金水相生，天水循环，肾为生水之源，肺即制气之主也。凡气喘咳息，故皆主于肺。位在胸中，胸中痛，属于肺。主右胁，积曰息贲[92]，病则右胁有动气。肺之为义，大率如是。"

肺主一身之气，其性清肃，自上而下，外布于表，内濡于脏，为水之上源，故虚则表不固，实则饮内积，燥则蒸热而上逆，津因以涸；热则壅滞而不行，腑因以闭。其特性如此，病变可知。

（五）肾

"肾者水脏，水中含阳，化生元气，根结丹田，内主呼吸，达于膀胱，运行于外，则为卫气。此气乃水中之阳，别名之曰命火。肾水充足，则火之藏于水中者，韬光匿彩，龙雷不升，是以气足而鼻息细微。若水虚则火不归元，喘促虚痨，诸证并作。咽痛声哑，心肾不交，遗精失血，肿满咳逆，痰喘盗汗。如阳气不足者，则水泛为痰，凌心冲肺，发为水肿，腹痛奔豚[93]，下利厥冷，亡阳大汗，元气暴脱。肾又为先天，主藏精气，女子主天癸，男子主精，水足则精血多，水虚则精血竭。于体主骨，骨痿故属于肾。肾病者，脐下有动气。肾上交于心，则水火既济，不交则火愈亢。位在腰，主腰痛；开窍于耳，故虚则耳鸣耳聋。瞳人属肾，虚则神水散缩，或发内障。虚阳上泛，为咽痛颊赤。阴虚不能化水，则小便不利；阳虚不能化水，小便亦不利也。肾之病机，有如此者。"

肾为水火之宅，元阴元阳之所在，火为元阳，水为元阴，元阳化为气，元阴化为精。阴以含阳，气以生精。其病也，阴虚则阳火亢，火亢则精愈亏；阳虚则水饮盛，饮盛则气愈衰。肾之病变虽多，阴阳水火诸变足以尽之。

（六）膀　　胱

"膀胱者，贮小便之器，《经》谓州都之官，津液藏焉，气化则能出矣。^[94]此指汗出，非指小便。小便虽出于膀胱，而实则肺为水之上源，上源清，则下流自清；脾为水之堤防，堤防利，则水道利。肾又为水之主，肾气行，则水行也。《经》所谓气化则能出者，谓膀胱之气，载津液上行外达，出而为汗，则有云行雨施之象，故膀胱称为太阳经，谓水中之阳，达于外以为卫气，乃阳之最大者也。外感则伤其卫阳，发热恶寒。其经行身之背，上头项，故头项痛，背痛，角弓反张，皆是太阳经病。皮毛与肺合，肺又为水源，故发汗须治肺，利水亦须治肺，水天一气之义也。位居下部，与胞相连，故血结亦病水，水结亦病血。膀胱之为病，其略有如此。"

膀胱为津液之府，卫气之所由生，膀胱中所存的津液，通过阳气的蒸发，有变而为气者，即循太阳经而行的卫气；有变而为清津者，即充皮肤，滋腠理，经玄府而出的汗；有变而为浊液者，即经尿道而出的小便。故膀胱之病，无非气与水，气化则水行，气虚则水涩。气不化水，水反滞气，气行水行，气止水止。故膀胱虽为水府，究以气为主要，明乎此，已得膀胱病变的要领。

（七）三　焦

"三焦，古作膲，即人身上下内外相联之油膜也。唐宋人不知焦形，以为有名而无象，不知《内经》明言焦理纵者，焦理横者^[95]，焦有文理，岂得谓其无象。西洋医书，斥中国不知人有连网，言人饮水入胃，即渗出走连网而下，以渗至膀胱，膀胱上口，即在连网中也。中国《医林改错》一书，亦言水走网油而入膀胱。观剖牲畜，其网油中有水铃铛，正是水过其处，而未入膀胱者也。此说近出，力斥旧说之谬，而不知唐宋后，古膲作焦，不知膜油即是三焦，是以致谬。然《内经》明言三焦者，决渎之官，水道出焉。^[96]与西洋医法，《医林改错》正合，古之圣人，何尝不知连网膜膈也哉。按两肾中一条油膜，为命门，即是三焦之源，上连肝气胆气，及胸膜而上入心，为包络；下连小肠大肠，前连膀胱，下焦夹室，即血室气海也。循腔子为肉皮，透肉出外，为包裹周身之白膜，皆是三焦所司。白膜为腠理，三焦气行腠理，故有寒热之证，命门相火布于三焦，火化而上行为气，火衰则元气虚，火逆则元气损，水化而下行为溺，水溢则肿，结则淋。连肝胆之气，故多挟木火，与肾、心包相通，故原委多在两处，与膀胱一阴一阳，皆属肾之腑也，其主病可知矣。"

三焦的生理，有似于膀胱。主要在行气通水，人身元气经过三焦以温养五脏六腑，所以《难经》以三焦"为元气之别使"。人身津液通过三焦以滋润五脏六腑，故《素问》以之为"决渎之官，水道出焉"。因此三焦的病变，亦以病气为主，而渐及于水。

（八）小肠、大肠

"小肠者，受盛之官，变化出焉。[97]上接胃腑，下接大肠，与心为表里，遗热则小水不清；与脾相连属，土虚则水谷不化。其部分，上与胃接，故小肠燥屎，多借胃药治之；下与肝相近，故小肠气痛，多借肝药治之。

大肠司燥金，喜润而恶燥，寒则滑脱，热则秘结，泄痢后重，痔漏下血。与肺相表里，故病多以治肺之法治之。与胃同是阳明之经，故又多借治胃之法以治之。

小肠与心相表里，而连于肝胃；大肠与肺相表里，而司于燥金，均以气为主，以气行气降为顺，气滞气结为逆。"

唐宗海从各个脏腑的主气、经脉、部位、特征几个方面、叙述了每一脏或腑的常见病症及其病理变化，基本上做到了既概括，又扼要。在认识复杂病变的过程中，只有抓住各个脏腑的主气、经脉、部位、特征，才有可能辨识疾病。他确是举起了脏腑病机的纲，所以条析各个病的目，便比较中肯。

注释

[1] 见《参考消息》1978 年 5 月 26 日第 4 版。

[2]《素问·五常政大论》。

[3]《素问·至真要大论》。

[4]《素问·五常政大论》。

[5][6]《素问·至真要大论》。

[7][8]《素问·气交变大论》。

[9]《素问·五常政大论》。

[10]《素问·气交变大论》。

[11]《素问·五常政大论》。

[12][13]《素问·气交变大论》。

［14］《素问·五常政大论》。

［15］ ～ ［17］《素问·气交变大论》。

［18］《素问·五常政大论》。

［19］《素问·六元正纪大论》。

［20］《素问·六元正纪大论》。

［21］《素问·至真要大论》。

［22］《素问·气交变大论》。

［23］［24］《素问·至真要大论》。

［25］［26］《素问·气交变大论》。

［27］《素问·五常政大论》。

［28］《素问·六元正纪大论》。

［29］ ～ ［32］《素问·至真要大论》。

［33］《素问·气交变大论》。

［34］《素问·五常政大论》。

［35］《素问·六元正纪大论》。

［36］《素问·五常政大论》。

［37］《素问·六微旨大论》。

［38］《素问·至真要大论》。

［39］《素问·五常政大论》。

［40］ ～ ［42］《素问·至真要大论》。

［43］《素问·六元正纪大论》。

［44］《素问·五常政大论》。

［45］《素问·至真要大论》。

［46］《素问·六元正纪大论》。

［47］《素问·至真要大论》。

［48］《素问·六元正纪大论》。

［49］ ～ ［51］《素问·至真要大论》。

［52］《素问·气交变大论》。

［53］《素问·五常政大论》。

［54］《素问·气交变大论》。

［55］［56］《素问·六元正纪大论》。

［57］《素问·至真要大论》。

［58］《类经·疾病类·病机》。

［59］引自《医学纲目》。

［60］《景岳全书·杂证谟·暑证》。

［61］《景岳全书·杂证谟·暑证》。

［62］见《景岳全书·新方八阵·散阵》。

［63］～［67］见《景岳全书·新方八阵·热阵》。

［68］《景岳全书·杂证谟·暑证》。

［69］《景岳全书·新方八阵·寒阵》。

［70］～［72］《景岳全书·古方八阵·寒阵》。

［73］［74］《景岳全书·杂证谟·暑证》。

［75］《温热经纬·外感温热篇》注。

［76］［77］《素问·风论》"故风者百病之长也。"

［78］见《易经·乾文言》。

［79］《素问·至真要大论》："风淫于内，治以辛凉，佐以苦，以甘缓之，以辛散之。"又："风淫所胜，平以辛凉，佐以苦甘，以甘缓之，以酸泻之。"

［80］《温病条辨·杂说》卷四。

［81］《易经·系辞下》。

［82］见《素问·五常政大论》。

［83］见《素问·阴阳应象大论》。

［84］见《素问·六元正纪大论》。

［85］见《素问·评热病论》。

［86］见《素问·至真要大论》。

［87］见《素问·灵兰秘典论》。

［88］伏梁，《素问·腹中论》云："病有少腹盛，上下左右皆有根，病名伏梁。"《难经·五十六难》云："心之积，名曰伏梁，起脐上大如臂，上至心下，久不愈，令人病烦心。"

［89］《难经·五十六难》云："脾之积，名曰痞气，在胃脘，覆大如盘，久不愈，令人四肢不收，发黄疸，饮食不为肌肤。"

［90］经无统血之语，惟《难经·四十二难》云："脾主裹血，温五脏。"

［91］《素问·灵兰秘典论》云："肺者，相傅之官，治节出焉。"

［92］《难经·五十六难》云："肺之积，名曰息贲，在右胁下，覆大如杯，久不已，令人洒淅寒热，喘咳，发肺痈。"

［93］《金匮要略·奔豚气病篇》云："奔豚病，从少腹起，上冲咽喉，发作欲死，复还止。"

[94] 见《素问·灵兰秘典论》。

[95] 见《灵枢·论勇》。

[96] [97] 见《素问·灵兰秘典论》。

第三章　诊法学说

一、概　　说

诊法之说，出自《素问·脉要精微论》，张介宾为之注解云："诊，视也，察也，候脉也。凡切脉望色，审问病因，皆可言诊。"《脉要》提出诊法的内容略谓："切脉动静，而视精明，察五色，观五脏有余不足，六腑强弱，形之盛衰，以此参伍，决死生之分。"张介宾又为之解释说："切脉之动静，诊阴阳也；视目之精明，诊神气也；察五色之变见，诊生克邪正也。观脏腑虚实以诊其内，别形容盛衰以诊其外，故凡诊病者，必合脉色内外，参伍以求，则阴阳表里，虚实寒热之情无所遁；而先后缓急，真假逆从之治必无差，故可以决死生之分，而况于疾病乎。"其实《脉要》所提的诊法内容，不过仅是脉色二者，脉为切诊，色乃望诊，而《疏五过论》又谓："凡欲诊病，必问饮食居处。"问诊也，《灵枢·小针解》谓："一其形，听其动静。"闻诊也。必望、闻、问、切四诊具，诊法斯全。诚如《素问·阴阳应象大论》所说：

"善诊者，察色按脉，先别阴阳，审清浊而知部分；视喘息，听声音，而知所苦；观权衡规矩，而知病所主；按尺寸，观浮沉滑涩，而知病所生，以治则无过，以诊则不失矣。"

所谓"先别阴阳"，阴胜阳病的必呈阴证，阳胜阴病的必呈阳证。一般说来，阳证为热为实，阴证为寒为虚；在表者为阳，在里者为阴；寒邪客表为阳中之阴，热邪入里为阴中之阳。阳证脉多洪滑，阴证脉多细涩；阳证色多鲜泽，阴证色多晦暗；阳证声多壮厉，阴证声多微弱。阳证素体偏阳，阴证素体偏阴。结合现代医学的临床体检，凡白血球、血糖、血压、新陈代谢等值升高者，似以阳证为多，相反，则以属于阴证的居多。

寒热既为阴阳之化，则寒证非阴盛即为阳虚，热证非阴虚即为阳盛。因此，寒热又各有虚实。其辨证要领为口渴多热，不渴多寒；渴而消水多热，渴而不消水多寒；喜饮热多寒，喜饮冷多热；小便清长多寒，小便短赤多热；大便溏多寒，大便结多热；舌淡多寒，舌绛多热。

虚实之辨，当分阴阳、脏腑、邪正。虚为正虚，实为邪实，所以内伤病多为正虚，外感病多为邪实。例如阴虚多内热、骨蒸、盗汗，阳虚多外寒、怕冷、自汗。阴虚阳亢者，脉多细数或弦数而劲，舌多光绛无津，阴盛格阳者，脉多微细或浮大无根，面多戴阳，四肢厥逆。心阳虚者多悸而善忘，心火盛者虚烦而不寐。脾阴不足者，脾约而便秘；脾阳失运者，食少难化而便溏。肺气虚者，少气不足以息；肺阴不足者，多干咳而咽干。肝阴虚者，目眽眽无所见；肝阳亢者，易怒而掉眩。肾阴虚者，耳不聪，目不明，腰膝痠软，甚则失精亡血；肾阳虚者，阳萎、肢厥，亦可水泛为痰而气喘。

阳实者多热而畏热，阴实者多寒而气结。气实者气粗而喘，血实者血瘀而痛。表虚者多汗、怯寒，里虚者多利、不食。表实者发热、恶寒而无汗，里实者胀满、腹痛而便结。邪在表则脉多浮而舌苔薄，邪入里则脉多沉而舌苔厚。

又有真虚假实，真实假虚，诊察不明，补泻误施，则危殆立见。例如腹中有积聚，按之作痛，面红，气粗，脉来有力，均系实证。但是实甚则阻滞气机，可呈嘿嘿不欲语，肢体不欲动，或眩晕昏花，或泄泻便溏等虚象，便须考虑"大实有羸状"，不可被其虚羸假象所惑而误辨为虚。又如心下痞结，按之则止，面色憔悴，声怯气短，脉来无力，均系虚证，但是虚甚则气机不运，可呈胀极而食不得入，气闷不舒，二便不利等实象，须考虑"至虚有盛候"，不可被其盛实假象所迷而误断为实。当此关键时刻，诊脉之有力无力最为切要，脉来有力方是真实，脉来无力便是假实。所以诊病求本，必须四诊合参，全面考虑表里、阴阳、寒热、虚实，方有真据。

于四诊之说略有发挥，而又自成体系者有石寿棠、周学海诸家，兹分述如次。

二、望病须察神气论

石寿棠的《望病须察神气论》，原载于所著《医原》中，发挥望诊最全面，无出其右者。论云：

"《经》曰：望而知之谓之神[1]，既称之曰神，必能以我之神，会彼之神。夫人之神气栖于二目，而历乎百体，尤必统百体察之。察其清浊以辨燥湿，察其动静以辨阴阳，察其有无以决死生。如是而望始备，而望始神。春山先生曰：人之神气，在有意无意间流露最真。医者清心凝神，一会即觉，不宜过泥，泥则私意一起，医者与病者神气相混，反觉疑似，难于捉摸，此又以神会神之妙理也。"[2]

"以神会神"，医人之神是主要的，医人之神不能专一，或者不善于用神以察病人的神气，则所察非真，甚致有误，便大失其望病察神之旨。下面他从望诊的几个不同部分发挥说。

（一）望　色

"试以色论。《经》谓五色内应五脏[3]，青属肝木，红属心火，黄属脾土，白属肺金，黑属肾水，此道其常也，而病则有变，甚有五色不应五脏者，此又变中之变。总之，不论何色，均要有神气。神气云者，有光有体是也。光者外面明朗；体者里面润泽。光无形，主阳主气；体有象，主阴主血。气血无乖，阴阳不争，自然光体俱备。《经》云：生于心，如以缟裹朱；生于肺，如以缟裹红；生于肝，如以缟裹绀；生于脾，如以缟裹栝蒌实；生于肾，如以缟裹紫。[4] 盖以平人五脏既和，其色禀胃气而出于皮毛之间，胃气色黄，皮毛色白，精气内含，宝光外发，既不浮露，又不混蒙，故曰如缟裹。又云：精明五色者，气之华也。赤欲如白裹朱，不欲如赭；白欲如鹅羽，不欲如盐；青欲如苍碧之泽，不欲如兰；黄欲如罗裹雄黄，不欲如黄土；黑欲如重漆色，不欲如地苍。[5] 重言以申明之，即重有神气之义。盖有神气者，有胃气者也。又云：青如草兹者死，黄如枳实者死，黑如炲者死，赤如衃血者死，白如枯骨者死。[6] 此气血俱亡，无光无体，神气已去者也。又云：青如翠羽者生，赤如鸡冠生，黄如蟹腹者生，白如豕膏者生，黑如乌羽者生。[7] 此气血虽病，神气未伤，有光有体，能内含而不外露者也。观《内经》论色：分平、病、死三等，虽未明言神气，而神气已寓于其中矣。或曰：病有万变，色于何别？曰：天地不外燥湿，色亦不外燥湿。燥属天气，色多有光而浮；湿属地气，色多有体而晦。风燥寒燥，由外搏束，主收敛，收敛则急，面色多绷急而光洁；燥搏津液痰饮，外溢于面，色多红润而浮；夹湿多红润而晦；燥邪化热，色多干红；苗窍干涩，多烦渴，甚则变枯而青黑；枯而青黑，则真阴亏极，而色无光体矣。寒湿内生，色必滞暗，变黄变黑，皆沉晦不明。湿兼风，色润而浮，多自汗；湿与暑合，或与热合，或湿土郁蒸之温邪，三者皆由口鼻吸入，三焦主蒸散，蒸散则缓，面色多松缓而垢晦。甚者浊邪由内蒸而外溢，如油腻烟熏者然。若由湿化燥，则又晦而且干，晦而干，则湿邪未去，真阴又亏，色由无光而无体矣。"[8]

所谓神气，即指色有光有体而言，光者外面明朗，体者里面润泽，既明朗而润泽，又内含而不外露，此之谓神气。反之或沉晦不明，或暴露外溢，或枯涩，或垢腻，皆有伤于神气者，皆为病势危重的反映。

（二）部　　位

"或曰：部位何如？曰：《经》谓心热病，额先赤[9]；若青黑色，主有暴疾。肺热病，鼻先赤。凡鼻色青者主腹痛[10]，微黑者有水气，鼻准黄者小便难，白者为气虚，鲜红有留饮。又曰：肺热病右颊先赤，肝热病左颊先赤，肾热病颏先赤，又主膀胱热结、小便不通。肝病者目眦青[11]，赤主热，白睛黄主黄疸；目眦黄为病欲愈。又曰：心病者颧赤，肾病者颧与颜（天庭）黑，赤色出两颧，大如拇指，主卒死[12]。又曰：色多青则痛，色黑则痹（如霍乱闭遏，色与络脉皆见黑色之类）。黄赤则热，多白则寒，五色皆见，则为寒热[13]。《经》言部位之应脏腑，以及五色辨病之说，不可枚举，学者不可不知，又不可尽拘（表里阴阳传变甚速，故不可拘）。所当权于其大，以燥湿二字为提纲，以兼风、兼寒、兼暑、化火、未化火为权变，以色中之光体为神气，大道原不外一阴一阳也。"[14]

周学海说："额心，鼻脾、颐肾、左颊肝、右颊肺，此高下左右，以应五脏气化之正位也。"[15]心居上，故候以额；肾居下，故候以颐；"肝生于左，肺藏于右"，故左颊候肝，右颊候肺，周氏所谓"五脏气化之正位"，无非就是指此而言。此五脏候于面的部位，最为中医临证所习用者，但亦正如寿棠氏所谓："不可不知，又不可尽拘。"

（三）形　窍

"望色之后，即须审形窍。

头为诸阳之会，因于湿，首如裹。[16]目如蒙，痰饮上干于头则眩晕、呕吐痰水；血燥风动亦眩晕、头痒、头偏疼；又有肾水虚燥，阴不潜阳，气逆上行，《经》所谓头痛颠疾，下虚上实[17]是也。又有肝胆燥热，木旺风生，耳目无血以养，《经》所谓徇蒙招尤，目瞑耳聋，下实上虚[18]是也。又有头重视身，名天柱骨倒，元气已败，此头无神气者也。

肝开窍于目，燥病则目光炯炯，湿病则目多昏蒙；燥甚则目无泪而干涩，湿甚则目珠黄而眦烂，或眼胞肿如卧蚕。阳明腑实，则谵语妄有所见；热入血室，血耗阴伤，昼日明了，夜则低声自语，如见鬼状。开目见人病属阳，闭目不欲见人病属阴；脱阳者见鬼，脱阴者目盲，脱阴脱阳者病危。目有眵有泪，精采内含者为有神气；无眵无泪，白珠色兰，乌珠色滞，精采内夺及浮光外露者，皆为无神气。凡病目能识人者轻，睛昏不识人，及目直视、歪视、目小、目瞪、目睛正圆、戴眼反折、眼胞陷下，为神气已去，多不治。其直视、歪视、上视，目睛微定，移时稍动者，有因痰闭使然，又不可竟作不治论。

肺开窍于鼻，燥病鼻多干涩，湿病鼻多润泽，鼻流清涕多风寒，鼻流浊涕多热，鼻孔燥如烟煤，为阳毒热极；鼻孔冷滑而黑，为阴毒冷极。痰饮壅遏肺气，则呼吸有声；肺肾虚脱，则出入气微。或喘急抬肩，鼻孔掀张，气微与掀张，则神气由此散矣。

肾开窍于耳，心寄窍于耳，胆上络于耳。暴病耳聋、耳肿、耳痛、耳旁红，属少阳风热燥邪，或肝胆热挟湿浊上壅。久病耳聋属气虚，属精夺。若耳焦枯受尘垢，属肾水亏竭，此亦内无精液，而外无神气者也。

脾开窍于口，口苦属燥热，口甜属湿热，唇口赤肿而干者热极，青黑而润者寒极。焦而红者可治，焦而黑者难治。淡白为气虚，淡白不泽为液少。唇青而反，环口黧黑，唇舌颤振不止，口如鱼口，气出不返者死，为其神气已去故也。

心开窍于舌，脾之大络系于舌本，肝肾脉亦通舌本。凡木舌、重舌、舌衄属心经燥热；舌菌、舌垫、舌肿大塞口，属脾经湿热，挟心火上壅。舌本强硬为热兼痰；若舌卷短、痿软、枯小为肝肾阴涸，而舌因无神气矣。

看舌之后，又须验齿。齿为骨之余，龈为胃之络，燥热最灼胃津，并烁肾液。初起齿光燥如石者，热烁肾阴也。若无汗恶寒，乃寒燥之气搏束卫分所致，宜辛凉透汗，勿用滋腻。初病齿流清血，痛者为胃火冲激，不痛者为龙火内烁，分虚实治之。齿焦而有垢者，胃热烁肾阴也，当微下之；无下证者，宜玉女煎清胃救肾。齿上半润，下半燥者，乃水不上承，心火无济，宜清心滋水，枯处转润乃安。胃肾二经之血，上走齿龈，病深动血，结瓣于上，阳血色紫如干漆，阴血色黄如豆瓣酱。阳血滋胃为主，阴血救肾为要。然见豆瓣色者多险，盖阴下竭，阳上厥也。齿垢如灰糕样者，乃胃气无权，湿浊用事，多死。齿无垢者死，齿如枯骨者死。肾液涸而色不荣，而齿因无神气矣。

咬牙有实有虚。咬牙龈者，为湿热化风；但咬牙者，或痰热阻络，或胃腑热极，气走其络，皆欲作痉之象。或咬牙而脉症皆衰，或在下后，此胃虚无谷气以自荣，虚则喜实故也，速宜滋益胃阴。若下后牙关紧闭，为胃气绝，不治。其有初病舌本不缩而硬，牙关咬定不开者，此痰热阻窍，先用乌梅擦之使开，再进清热化痰潜肝之剂。

肾开窍于二阴，前阴利水，后阴利谷，燥病尿多清黄，湿病尿多浑浊，湿热温邪尿多浑黄浑赤。其有病湿而尿不浑浊者，在外感为邪郁气分，气不行水，以致湿热留而不行；在内伤为气虚不能传化。若论大便，燥邪多硬，湿邪多溏，燥搏气机不能化水，又多窘迫下利。伤寒化燥伤阴，下之宜猛；湿邪胶滞重浊，粪如败酱，下之宜轻。若春温、温疫内有燥粪者，又当急下阳明以存津液。伤寒大便溏为邪已尽，若协热下利，及下利稀水色纯青者，又当速下存津，不可误认为邪已尽。湿邪大便溏为邪未尽，必燥屎乃为无湿。若大便尘腐散薄，完谷不化，而无气味，或如屋漏水者，此属败象，不可误认为邪未尽。总之，经权常变，不可执一，互证旁参，乃有心得。"

以上头、目、鼻、耳、口、舌、齿、牙、二阴诸形窍，各就其所主之气化，所司之脏腑，所系之经络，所常见之病变，分别予以纲领性的辨识，可谓要言不烦，而中綮肯。

（四）胸腹脏腑部位

"胸中为肺之腑，膻中为心之腑，正在心下有膈膜，旁有胁肋，为肝胆之分野，此数者，皆清气津液往来之所。其有痞者，湿阻气机也；胸痛者，水结气分也，或肺气壅遏也。正在心下以及胁肋硬痛者，乃湿热痰饮蓄水与气搏结使然，非渣滓也。

胃为中土。西学云：胃横居膈下偏左，脘大向左，尾小向右（胃气故从右降）。胃上口名曰贲门，其纹密，故食物易入而难出，非呕吐不开。胃下口名曰幽门，下达小肠，小肠周回叠积，下抵小腹。小肠下口横接大肠。大肠分上中下三回，回长尺许，上回与小肠横接，名曰阑门，其口如唇，渣滓可入不可出，上回由右胯内侧倒行而上，中回横过胃底，下回至脾下，从左软胁斜落，下达广肠，以至魄门（即肛门，与肺气贯通）。

肝居膈下胃上，左右两大叶，左小右大，右大故稍偏膈肉右方。《经》故曰：肝生于左[19]。不曰肝藏于左，凡肝有病，最为要害，肝叶撑张则胀，肝热血燥，经络凝滞不通，下部回血壅胀，即有水血溢于夹膜之里，渐渍渐深，终成蛊胀，肚大筋青不治。夫筋青非筋也，血络也，青者血燥而结也。此证多由怒郁伤肝所致。盖肝郁则热，热则燥，燥则血不流通而结，血结则不独血滞于中，即水饮亦无由吸摄，不能循其常道，下输膀胱，故蛊胀多水。医者见水行水，不审水由肝血燥结所致，所以不效。《易》曰：山风蛊。艮为山，巽为风、艮上巽下则为蛊[20]。古人取名为蛊，为其燥木克土，象类山风之义。

胆系肝右叶内，胆汁所以润肝而利肠也。肝性易燥，每取润于胆汁。凡人食后，小肠饱满，肠头上逼胆囊，胆汁渍入肠内，利传渣滓。胆有热，则上呕苦涎；热迫下行，则下泄青汁；胆受惊，亦泄青汁。肠有寒，渣滓不结，胆汁无所用事，亦致泻青。胆络凝滞，胆汁入血，又多生黄病。肝胆经脉，由胁肋下抵小腹，绕阴器，故少腹属厥阴经，肝经凝滞，则经脉结痛成疝。肝经血燥则抽搐，燥甚则引舌与卵，故舌卷卵缩。

脾附于胃，与胃相连，胃脘大向左，故曰脾居胃之左，外丰园向胁，内深窝向胃，故曰脐以上属太阴经。脾质甚软，可小可大，其用在集聚往来之血，为动脉宽闲之地。《经》故曰脾统血[21]。脾为胃行其津液，《经》故曰脾为之使[22]。人有疟疾，恶寒战栗，血脉不行于外，即缩于内，无所归藏，则聚于脾，聚于脾则脾胀大，脾胀大故人脘胁胀闷，迨疟止血行，其胀自消。久久不已，脾不输精，水与血结，成为疟母。再久则湿去疟止，血燥成块，结于左肋，在体质壮者，人参鳖甲煎丸[23]，取血肉飞走诸灵，通和血络。若湿未去，而疟未止者，取蒋氏夜光丸[24]通络燥湿。然此皆利于实而不利于虚也。吾乡又多有痞块，亦生左肋下，世宗越人肥气[25]之说，后人又妄制五积丸药，一派消削攻下，多致人于死。不知五积[26]与疟母[27]之推移不动者，皆由血络燥结所致，血燥而致于结块，则营气不得行于其间，故按之坚硬不痛。治法皆以润为主，或温润，或清润，视其人之寒热用之，再佐咸润以软之，辛润以通之，有湿者佐苦辛以化之，自无不效之理。又脾络燥结，即有血水渗泄于下，蛊胀之源，间发于此，此由思虑伤脾所致。思则气结，气结则血亦结，则血水不循常道，而蛊成焉。蛊胀总不外肝脾二经血络燥结所致，观此而蛊取山风之义，更可知矣。蛊胀末路；肌肉消瘦，皮肤干黑，青络暴露，皆燥象也，非有目所共睹者哉。

肾居脊骨第十四节陷中，与精液总管相通，《经》故曰肾藏精。三焦经在右肾傍，化水而通水道，《经》故曰肾主水[28]，肾开窍于二阴，肾与天枢穴通，故曰当脐属少阴经。膀胱在前阴交骨之里，有小窍斜与肾通，《经》曰：膀胱者，州都之官，津液藏焉，气化则能出矣。[29]夫所谓津者，尿是也，液者日生之精是也；气化者，三焦之气化也。

脏腑部位体用如此，知此则知病之所在矣。"[30]

五脏六腑毕陈于胸腹腔内，但均各有其固定的部位，胸为肺之腑，膻中为心所居，肝在膈下，左小右大，胆系肝右叶内，脾胃相连，脾居胃之左，肾在脊第十四节陷中，膀胱与之通，位于交骨之里，小肠叠积，大肠三回，均在小腹，而以阑门连接之，其中于肝脾变为蛊胀之理，略有发挥，足为临床辨证的参考。

（五）内病外形

"病有诸内，必形诸外，更当即著于外者言之。

燥病或肌肤刺痛，手不可扪，或项背强痛，甚则筋挛发痉，手足牵引，口噤头摇，面黑毛焦，唇反眼戴，舌卷囊缩，又有肠拘似块、伛偻难伸及骨痿偏枯等证。凡物干则必缩，干则必硬，干则必动，干则必痿，理固然也，在人亦然。

湿病则头目昏重，肢体疲困痠疼，嗜卧懒动，甚则神智昏沉，如痴如醉。凡物濡则必重，濡则必软，濡则必混浊而不清明，理固然也，在人亦然。

燥热必烦而动，身热口渴，揭去衣被，扬手掷足，寻衣摸席，撮空理线（非大实即大虚，总以苔脉神色为凭），脉来沉实有力，舌苔黄厚，阳也，热也，实也。

寒湿必倦而静，无热不渴，欲得衣被，或身重足冷，蜷卧恶寒，或好向壁卧，闭目不欲见光明，懒与人言，脉来软濡无力，舌苔色白，阴也，寒也，虚也。

然则燥湿寒热虚实，不皆即外可知其内乎，而犹不止此。盖人身之所守，莫重于五脏，而身之所主，尤莫重于一心。心也者，神气之所由生者也，顾不重哉。试以燥湿言之，燥属天气，天气为清邪，清邪不昏人神智，故风燥、寒燥、暑燥初起，令人心知所苦，如头痛寒热，皆自知之。惟邪来迅速，直传心包者，乃有内闭神昏之候，或邪传胃腑，与浊滞相合，又令谵语神昏。湿属地气，地气为浊邪，浊邪最昏人神志。往往温病初起，即令人神气异常，昏糊烦躁，不知所苦，间有神清而能自主者，梦寐亦多不安，闭目即有所见，有所见即谵妄之根源。又有病初起时，神志惊惶，目光外浮，反自云无病，病深时犹能行走，而身体强直（脉病人不病，谓行尸，不治），此真阴涸极，病陷于中，神浮于外，最深最重者也，多属不治，然此就心之一脏言之也。

试再言五脏。《经》曰：五脏者身之强也，头者精明之府，头倾视深，精神将夺矣。背者胸中之府，背曲肩随，府将坏矣。腰者肾之府，转摇不能，肾将惫矣。膝者筋之府，屈伸不能，行则偻俯，筋将惫矣。骨者髓之府，不能久立，行则振掉，骨将惫矣。得强者生，失强者死。[31]

又曰：手太阴气绝，则皮毛焦，太阴者，行气温于皮毛者也。气不荣则皮毛焦，皮毛焦则津液去皮节，津液去皮节，则爪枯毛折，毛折者，毛先死，丙笃丁死，火胜金也。

手少阴气绝，则脉不通，脉不通则血不流，血不流则毛色不泽，故其面黑如漆柴者，血先死，壬笃癸死，水胜火也。

足太阴气绝，则脉不荣肌肉，唇舌者，肌肉之本也，脉不荣则肌肉软，肌肉软则舌萎人中满，人中满则唇反，唇反则肉先死，甲笃乙死，木胜土也。

足少阴气绝，则骨枯，少阴者，冬脉也，伏行而濡骨髓者也，骨不濡则肉不能着，骨肉不相亲则肉软却，肉软却故齿长而垢，发无泽，发无泽者骨先死，戊笃己死，土胜水也。

足厥阴气绝，则筋绝，厥阴者，肝脉也，肝者筋之合也，筋聚于阴器，而脉络于舌本，脉不荣则筋急，筋急则引舌与卵，故唇青舌卷卵缩，则筋先死，庚笃辛死，金胜木也。

五阴气俱绝则目系转，转则目运，目运者志先死，志先死，则远一日半死矣。六阳气绝，则阴与阳相离，离则腠理发泄，绝汗乃出（如珠不流）。故旦占夕死；夕占旦死。[32]

又曰：太阳之脉其终也，戴眼（上视）、反折（身反向后）、瘛疭、其色白，绝汗乃出，出则死矣。

少阳终者，耳聋，百节皆纵，目环（目运转）、绝系，绝系一日半死，色先青，白乃死矣（金胜木）。

阳明终者，口目动作、善惊、妄言、色黄，其上下经盛不仁（肉绝），则终矣。

少阴终者，面黑齿长（牙龈宣露）而垢，腹胀闭，上下不通而终矣。

太阴终者，腹胀闭，不得息，善呕，呕则逆，逆则面赤，不逆则上下不通，不通则面黑皮毛焦而终矣。

厥阴终者，中热，嗌干，善尿，心烦甚则舌卷囊缩而终矣。[33]

又曰：大骨枯槁（肾衰），大内陷下（脾衰），胸中气满，喘息不便，其气动形（肺衰），期六月死。真脏脉见，乃与之期日。[34]

凡若此者，皆阴液绝于内，而神气夺于外者也。其论少阴太阴上下不通两条，乃邪实正虚，正不胜邪，阴液涸绝之故。故《经》又有五实死、五虚死之说曰：脉盛（心实）、皮热（肺实）、腹胀（脾实）、前后不通（肾实）、闷瞀（肝实），此谓五实。脉细（心虚）、皮寒（肺虚）、气少（肝虚）、泄利前后（肾虚）、饮食不入（脾虚），此谓五虚。浆粥入胃，泄注止，则虚者活；身汗、得后利，则实者活。[35]是虚者以脾肾为主，实者以表里得解，邪有出路为主，此诊外感内伤之大法也。别有急虚，身中卒至，五脏绝闭，脉道不通，气不往来，譬如堕溺，不可为期。[36]此不可责之于望也。此外皆可望而知之者也。故曰望而知之之谓神。"[37]

所谓"外形"，即指患者的全身症状而言，石寿棠于此所述者，首为燥、湿、寒、热、虚、实所反映的诸症，次为心受清浊邪气所反映的诸症，次为五脏病变所发生诸症，次为手足三阴三阳经气终绝所发生诸症，而总以虚实两证概括之，从来论望诊者，当以石寿棠氏为最有条理而又最有系统。

三、望舌质与舌苔

周学海，字澄之，清建德（安徽池州）人，曾著《形色外诊简摩》二卷，所订《舌质舌苔辨》《舌苔有根无根辨》二篇，皆望舌中的最基本功夫，学无根柢者，不足以言此，兹分录如下。

（一）舌质舌苔辨

"前人之论舌诊详矣，而只论舌苔，不论舌质。非不论舌质也，混苔与质而不分也。夫舌为心窍，其伸缩展转，则筋之所为，肝之用也。其尖上红粒，细于粟者，心气挟命门真火而鼓起者也。其正面白色软刺如毫毛者，肺气挟命门真火而生出者也。至于苔，乃胃气之所熏蒸，五脏皆禀气于胃，故可藉以诊五脏之寒热虚实也。若推其专义，必当以舌苔主六腑，以舌质主五脏。舌苔可刮而去者，气分之事，属于六腑；不可刮，即渐侵血分，内连于脏矣。舌质有变，全属血分与五脏之事。前人书中，有所谓舌苔当分有地无地者，地即苔之里层，不可刮去者也，亦无与于舌之质也。尝见人无它苦，但苦常滑遗，视其舌，中心如钱大，光滑无苔，其色淡紫。又见患胃气痛者，其舌质常见通体隐隐蓝色，此皆痰血阻于胃与包络之脉中，使真气不能上潮，故光滑不起软刺，是血因寒而瘀也，通体隐兰，是浊血满布于细络也。故舌苔无论何色，皆属易治；舌质既变，即当察其色之死活。活者，细察柢里，隐隐犹见红活，此不过血气之有阻滞，非脏气之败坏也。死者，柢里全变干晦枯痿，毫无生气，是脏气不至矣，所谓真脏之色也。故治病必察舌苔，而察病之吉凶，则关乎舌质也。"[38]

从生理言，舌为心之窍，舌之所以能伸缩展转，则为肝筋之用。至舌尖之红小粒与舌面的白软刺，乃心与肺各挟命门真火之气布于舌而成，此舌质之有关于五脏也。舌苔则为胃气之所熏蒸，故可刮而去者。从病变言，舌苔关乎气分，舌质关乎血分，治病虽必察舌苔，而占病的吉凶，尤在舌质的死活。这两大概念，既是中医的基本理论所在，亦为临证察质辨苔的关键。

（二）舌苔有根无根辨

"脉有有根无根之辨，舌苔亦何独不然。前人只论有地无地，此只可以辨热之浮沉虚实，而非所以辨中气之存亡也。地者，苔之里一层也。根者，舌苔与舌质之交际也。夫苔者，胃气湿热之所熏蒸也。湿热者，生气也。无苔者，胃阳不能上蒸也，肾阴不能上濡也。前人言之晰矣。至于苔之有根者，其薄苔必匀匀铺开，紧贴舌面之上，其厚苔必四围有薄苔辅之，亦紧贴舌上，似从舌里生出，方为有根。若厚苔一片，四周洁净如截，颇似别以一物涂在舌上，不是舌上所自生者，是无根也。此必久病，先有胃气而生苔，继乃胃气告匮，不能接生新苔，而旧苔仅浮于舌面，不能与舌中之气相通，即胃肾之气不能上潮以通于舌也。骤因误服凉药伤阳，热药伤阴，乍见此象者，急救之犹或可复。若病势缠绵日久，渐见此象，真气已索，无能为矣。常见寒湿内盛之病，舌根一块白厚苔，如久经水浸之形，急用温里，此苔顿退，复生新薄苔，即为生机。又常见病困将死之人，舌心一块厚苔，灰黄滞黯，四面无辅，此阴阳两竭，舌质已枯，本应无苔，而犹有此者，或病中胃强能食，五脏先败，而胃气后竭也。或多服人参，无根虚阳结于胸中，不得遽散，其余焰上蒸，故生此恶苔。甚或气绝之后，半日胸中犹热，气口脉犹动也。"[39]

苔是由舌上丝状乳头末梢的角化而成，是由胃中生发之气的熏蒸所致，说明苔的生长是有其根蒂的，苔之与舌是有其密切的联系而不可分的。但在某些病变过程中，确能看到苔与舌是相互脱离的时候，这种苔便是没有根蒂的了。其实，苔既生于舌上，舌自然便是苔的根；胃中生发之气上蒸于舌而为苔，则胃又是舌和苔的根。所谓"无根之苔"，并不是说苔不自舌上生出，非由脾胃之气上蒸而成，而是说苔既生之后，因"胃气告匮"，不能接生新苔，已生之苔便渐渐脱离舌面，以致舌面洁净光滑而已。因此，辨别苔的有根无根，其重要意义有三：第一，有根的薄苔，匀铺舌面，是属于正常苔。第二，有根的厚苔，虽有代表邪气盛的一面，但脏腑的生气并未告竭。第三，无根的苔，不问其厚薄，只要是舌面洁净光滑，没有再生苔的迹象，足以说明脾、胃、肾之气不能上潮，便属于正气衰竭的范畴。

四、闻声须察阴阳论

《闻声须察阴阳论》，亦撰自石寿棠，他说：

"五音：宫属土，商属金，角属木，徵属火，羽属水。肝在音为角，在声为呼；心在音为徵，在声为笑；脾在音为宫，在声为歌；肺在音为商，在声为哭；肾在音为羽，在声为呻。此五音之应五脏也。若病则不尽然者。独是五音不外阴阳，阴阳不外燥湿。春山先生分平仄看法，实有至理。燥邪干涩，声多厉仄，或干哕，或咳声不扬，或咳则牵痛，或干咳连声，或太息气短（燥甚则经络拘急，拘急求伸，故善太息）。化火则多言，甚则谵狂，其声似破似哑，听之有干涩不利之象。湿邪重浊，声必低平，壅塞不宣，古谓如从瓮中作声者然。或默默懒言，或昏昏倦怠，或多嗽多痰，或痰在喉中漉漉有声，或水停心下，汩汩有声，或多噫气（湿阻不宣，故多噫气），周身痠痛，沉重难展，化火则上蒸心肺，神智模糊，呢喃自语，或昏沉迷睡，一派皆重浊不清之象，流露于呼吸之间。他如出言壮厉，先轻后重者，外感也；出言懒怯，先重后轻者，内伤也。妄见妄言为谵语，无稽狂叫为狂言，实也。又有神虚谵语，虚烦似狂二证，当以脉证舌苔参之，断不可误以为实。若语不接续为郑声，无人始言为独语，此属虚居多。又有言而微，终日乃复言者，此夺气也。衣被不敛，言语善恶，不避亲疏者，此神明之乱也。[40]二者皆属危候。又如痰壅肺络，咳声不扬，金实无声也。劳瘵音哑，金破无声也。腹形充大，鼓之板实者，实也。腹皮绷急，鼓之空空者，虚也，然则，燥湿表里虚实，不皆可闻而知之乎！而犹不止此。

声出于肺而根于肾，其有无还声如鸦声者，乃肺肾将绝，金水不交，声音不能发自丹田，亦不能还至丹田，故声直而无回音耳。然亦有痰闭肺窍使然者，又当以辛润清润，开痰利窍，不可竟作不治论。

至喘促一症，尤当辨认。肺为气之统，肾为气之根，肺主出气，肾主纳气，阴阳相交，呼吸乃和。若出纳升降失常，斯喘作焉。实喘责在肺，虚喘责在肾。实喘者，胸满声粗，气长而有余；虚喘者，呼长吸短，息促而不足。实喘者，出气不爽；虚喘者，入气有音。实喘，有水邪射肺，有痰饮逼肺，有客邪（六气之邪皆能致喘）于肺，上焦气壅，治宜疏利。虚喘为肾不纳气，孤阳无根，治宜固摄。虚实分途，阴阳异治。然则，闻声之道，顾不重哉！《经》故曰：闻而知之之谓圣。"[41]

以五音属五脏，只不过是古人"援物比类"的方法，但于五行属性体会其所以比类的精神而已，不能生硬地以五音来律五脏，果尔，是没有任何现实意义的。寿棠的论闻诊，主要是从燥湿、表里、虚实几个方面来发挥的，石氏所谓的燥湿，基本是概括寒热而言，湿为寒，燥为热也。从寒热、表里、虚实来分析病人内在病变所发出的声调，比之五音，尤为切合临证实际。

五、闻声辨息问病论

喻昌于其所著《医门法律》中，有闻声、辨息、问病三论，既能探求《内经》仲景之经旨，复结合临证实际而发挥，颇具卓识。兹分别录之。

（一）闻声论

"声者，气之从喉舌而宣于口者也。新病之人声不变，小病之人声不变，惟久病苛病，其声乃变。迨声变其病机显呈而莫逃，所可闻而知之者矣。《经》云：闻而知之者谓之神，果何修而若是？古人闻隔垣之呻吟叫哀，未见其形，先得其情，若精心体验，积久诚通，如瞽者之耳偏聪，岂非不分其心于目耶！然，人之所以主持一身者，尤在于气与神焉。《经》谓中盛脏满，气胜伤恐者，声如从室中言，是中气之湿也。[42]谓言而微，终日乃复言者，此夺气也。谓言语善恶不避亲疏者，此神明之乱也。是听中并可得其神气之变动，义更精矣。《金匮》复以病声内合病情，谓病人语声寂寂然喜惊呼者，骨节间病；语声喑喑然不彻者，心膈间病；语声啾啾然细而长者，头中病。[43]只此三语，而下、中、上三焦受病，莫不有变动可征，妙义天开，真可隔垣洞晰。语声寂寂然者，不欲语而欲嘿也，静嘿统属三阴，此则专系厥阴所主，何以知之？厥阴在志为惊，在声为呼，病本缄默，而有时惊呼，故知之耳。惟在厥阴，病必深入下焦骨属筋节间也。喑喑然声出不彻者，声出不扬也，胸中大气不转，出入升降之机艰而且迟，是可知其病在中焦胸膈间也。啾啾然细而长者，谓其声自下焦阴分而上，缘足太阳主气，与足少阴为表里，所以肾邪不剂颈而还，得从太阳部分达于巅顶。肾之声本为呻，今肾气从太阳经脉直攻于上，则肾之呻并从太阳变动，而啾唧细长，为头中病也。得仲景此段更张其说，而听声察病，愈推愈广，所以书不尽言，学者当自求无尽之藏矣。"

以上喻昌提出两个论点，凡因病而声音有所改变，总关于神与气的变化，神不能自持者，其声必乱，语言善恶不避亲疏之类是也。气不能自主者，其言必变，气湿气夺之类是也。又病变部位之高下深浅不同，其音声的变调，亦有各异，引《金匮》所述是其例。凡此，都具有临床的实际意义。

（二）辨息论

"息出于鼻，其气布于膻中，膻中宗气主上焦息道，恒与肺胃关通，或清而徐，或短而促，咸足以占宗气之盛衰。所以《经》云：乳之下其动应衣，宗气泄也。[44]人顾可奔迫无度，令宗气盛喘数急，有余反成不足耶！此指呼出为息之一端也。其谓起居如故而息有音，此肺之络脉逆也；不得卧而息有音者，是阳明之逆也。[45]益见布息之气关通肺胃，又指呼出为息之一端也。呼出心肺主之，吸入肾肝主之，呼吸之中，脾胃主之。[46]故惟脾胃所主中焦，为呼吸之总持，设气积贲门不散，两阻其出入，则危急存亡非常之候。善养生者，俾贲门之气，传入幽门，幽门之气，传二阴之窍而出，乃不为害。其上焦下焦，各分呼出吸入，未可以息之一字统言其病矣。此义惟仲景知之，谓息摇肩者心中坚，息引胸中上气者咳，息张口短气者肺痿唾沫。[47]分其息专主乎呼而不与吸并言，似乎创说。不知仲景以述为作，无不本之《内经》。昌前所拟呼出为息二端，不足尽之。盖心火乘肺，呼气奔促，势有必至。呼出为心肺之阳，自不得以肝肾之阴混之耳。息摇肩者，肩随息动，惟火故动也。息引胸中上气咳者，肺金收降之令不行，上逆而咳，惟火故咳也。张口短气，肺痿唾沫，又金受火刑，不治之证，均以出气之粗，名为息耳。然则，曷不径以呼名之耶？曰：呼中有吸，吸中有呼，剖而中分，圣神所不出也。但以息之出者主呼之病，而息之入者主吸之病，不待言矣。《经》谓乳子中风热，喘鸣肩息。[48]以及息有音者，不一而足。惟其不与吸并言，而吸之病转易辨识。然尚恐后人未悉，复补其义云：吸而微数，其病在中焦实也，当下之即愈，虚者不治。在上焦者其吸促，在下焦者其吸迟，此皆难治，呼吸动摇振振者不治。[49]见吸微且数，吸气之往返于中焦者速，此必实者下之，通其中焦之壅而即愈。若虚则肝肾之本不固，其气轻浮，脱之于阳，不可治矣。昌前所指贲门幽门不下通，为危急存亡非常之候者，此也。在上焦者其吸促，以心肺之道近，其真阴之虚者，则从阳火而升，不入于下，故吸促，是上焦未尝不可候其吸也。下焦者其吸迟，肝肾之道远，其元阳之衰者，则困于阴邪所伏，卒难升上，故吸迟，此真阴元阳受病，故皆难治。若呼吸往来，振振动摇，则营卫往返之气已索，所存呼吸一线耳，尚可为哉？学者先分息之出入，以求病情，既得其情，合之愈益不爽。若但统论呼吸，其何以分上中下三焦所主乎？噫！微矣。"[50]

喻昌之意，辨息应注重分辨呼与吸，呼的病变，责在心与肺；吸的病变，责在肝与肾。其实，息由丹田上出肺窍是为呼，由肺窍下入丹田是为吸。惟上下出入，均须通过中脘，中脘通，则上下通；中脘阻，则上下阻，喻昌谓"分上中下三焦所主"之义在此。

（三）问病论

"医，仁术也。仁人君子必笃于情，笃于情则视人犹己，问其所苦，自无不到之处。古人闭户塞牖，系之病者，数问其情，以从其意。[51]诚以得其欢心，则问者不觉烦，病者不觉厌，庶可详求本末，而治无误也。如尝贵后贱，病名脱营；尝富后贫，病名失精。[52]以及形志苦乐[53]，病同治异[54]，饮食起居，失时过节，忧愁恐惧，荡志离魂，所喜所恶，气味偏殊，所宜所忌，禀性迥异，不问何以相体裁衣耶？所以入国问俗，入家问讳，上堂问礼，临病人问所便[55]。便者，问其居处动静，阴阳寒热性情之宜，如问其为病热，则便于用寒；问其为病寒，则便于用热之类，所谓顺而施之[56]也。人多偏执己见，逆之则拂其意，顺之则加其病，莫如之何。然苟设诚致问，明告以如此则善，如彼则败，谁甘死亡，而不降心以从耶！至于受病情形，百端难尽，如初病口大渴，久病口中和，若不问而概以常法治之，宁不伤人乎？如未病素脾约，才病忽便利，若不问而计日以施治，宁不伤人乎？如未病先有锢疾，已病重添新患，若不问而概守成法治之，宁不伤人乎？如疑难证，着意对问，不得其情，他事闲言，反成真面，若不细问而急遽妄投，宁不伤人乎？《病形篇》[57]谓：问其病，知其处，命曰工。今之称为工者，问非所问，诐佞其间，病者欣然乐从，及病增更医，亦复如是。乃至彷徨医药，偶遇明者，仍复不投，此宜委曲开导，如对君父，未可飘然自外也。更可怪者，无知戚友探问，忘其愚陋，强呈明能，言虚道实，指火称痰，抑孰知其无责而易言耶？坐令依傍迎合，酿成末流，无所底止，良足悼矣。吾徒其明以律己，诚以动人，共砥狂澜乎。"[58]

《素问》《灵枢》都有不少关于问诊的记载，特别是《疏五过》《徵四失》两篇，反复言之，至再至三。后世医家，亦甚为重视，如明季李梃列五十余问，颇嫌其繁；张介宾省为十问，亦病其略，惟喻昌一本"临病人问所便"之旨，务期做到"问者不觉烦，病者不觉厌"，总以求得病情为目的，足以发人深省。

六、脉学四论

切脉之学，自《素问》《灵枢》曾做了一次较大的整理而后，秦越人发其疑难凡八十有一，张仲景以之验证于伤寒，王叔和条分缕析为《脉经》，以后诸大家如许叔微、朱丹溪、滑伯仁、李士材、张石顽、郭元峰辈亦各有发明。至于周学海著成《脉义简摩》《脉简补义》《诊家直诀》《辨脉平脉章句》四种，可谓集脉学之大成矣。兹于诸书中就其精要者，选列四论如次。

（一）求脉大旨

"《灵枢·邪气藏府病形篇》，以缓、急、大、小、滑、涩立纲，而以微甚纬之，实开千古诊法之奥。后世有以浮、沉、迟、数分纲者，则其义浅而不备矣。今拟合二者共十字，而仍以微甚纬之，则但于十字中纵横离合，而于二十八脉，不待拟议，而形状了然矣。然此特其形状耳，不足以尽脉理之妙也。滑氏曰：凡察脉须识得上、下、来、去、至、止六字[59]，则脉之妙蕴几于无遗，而讲脉学者，可得所宗主矣。盖求明脉理者，须将位、数、形、势四字讲得真切，便于百脉无所不赅，不必立二十八脉之名可也。位者，浮沉长短也。数者，迟数也。形者，虚实滑涩也。势者，即滑氏所谓上下来去至止也。四者为经，更纬之以微、甚、兼、独四字，百病之虚实寒热，全从此八字上分合剖析。每诊一人，即于各部中按此八字次第求之，反复寻之，则真假无遁情，而气分血分之病，亦到指便见矣。此真泄天地之秘者也。指到脉上，即心先拟其脉浮耶沉耶？在寸在尺耶？继调其息，迟耶数耶？继察其体，长耶短耶？虚耶实耶？滑耶涩耶？审此三者，指下必已有定象，即就定象上揣其微耶甚耶？独见一脉耶？兼见何脉耶？至此而象更定矣。于是玩其上下起伏之盛衰，动止之躁静，而本原无不逆露矣。大抵诊脉以察来去之势为最要，此阴阳嘘噏之机也。"[60]

脉象至夥，虽二十八脉，三十脉，或更多，均不足穷之，但浮、沉、迟、数、缓、急、大、小、滑、涩十者，已足以立其纲。因它已经概括了辨识脉象位、数、形、势几个方面的问题，再以微、甚、兼、独从而比较分析之，则脉象对病变的反映自无遁情，所以周学海竟以此为识脉之要旨。

（二）诸脉总说

"右二十七脉，加喘、躁、䏶三脉，凡三十脉，总以浮、沉、迟、数、虚、实、长、短八者为之提纲，得其纲则中有主宰，乃可应于无穷。故芤、革，浮也；牢、伏，沉也；代，迟也；促，数也；濡、弱、细、微，虚也；洪（促牢滑动），实也；弦、缓，长也；动、结、滑、涩、紧、散，短也。沉而长者，实也；浮而短者，虚也。一脉有一脉之根原，一脉有一脉之主证，然形多相似，则原与证亦多相近。故芤虚相似也，浮洪相似也，微散相似也，滑促动短相似也。芤革本一脉，而以微甚分也；濡弱本一脉，而以浮沉分也，此以其形言之也。

推其根原，无非阴阳血气寒热虚实而已。濡弱微虚，气血俱虚也；芤，血虚也；迟，气虚也；伏，气闭也；代、散，气脱也；细、结，气血俱寒也；革，阴盛于上也；牢，阴盛于下也；长、短同有气郁，气横于气分则长，气结于血分则短也。滑、涩同主血分，血寒则涩，血热则滑，血虚则滑而芤，血实则涩而结也。促、洪，气热于气分也；动、滑，气热于血分也。浮、数，气热于气分也；沉、迟，气寒于血分也。弦、革，气寒于气分也；结、紧，气寒于血分也。细，血中气寒也；缓，血中气热也。濡、弱、微，气血俱虚，而有微甚之殊也；伏、代、散，俱属于气，而有脱闭之别也。散与结同主癥瘕，正气未衰则结，正气既衰则散也。亦有乍病停滞而脉散者，则以气血新乱而未复也。此推其根而言之也。

是故脉之称名有可以互通者，濡、弱本可互称，细、微亦可借用。缓而兼迟兼涩，则缓亦可以言濡；弦而无力无神，则弦亦可言紧。浮与芤，濡与缓，本二脉也，而芤而缓，亦可曰浮而濡；沉与实，滑与动，本二脉也，而沉而动，亦可曰滑而实，此皆名称之可以出入者也。

亦有必不可不细辨者，本濡弱也，而或以为微；本微细也，而或以为伏。弦而无力也，竟以为缓而有胃气；结而气郁也，竟以为涩而少血液。虚实既昧，攻补必差，故王叔和曰：谓沉为伏，则方治永乖；以缓为迟，则危殆立至。[61] 此又称名之不可移易者也。

凡求脉必先能辨其近似，而知其确然各有所主也，然后能得其会通而知其浑然皆出于一也。无他，明其义理而已。义理何在？曰：阴、阳、血、气、寒、热、虚、实而已。其于病也，外六淫也，内七情也，何脏、何腑、何经也？其来路从何来，其去路从何去也？凡此，皆于脉测之，脉法顾不重乎。以脉测病，更以病证脉，读书临诊，刻刻用心，何患不及古人耶！"[62]

所谓二十七脉，浮、沉、迟、数、虚、实、长、短、濡、弱、细、散、紧、微、芤、革、牢、弦、缓、洪、促、结、动、涩、滑、代、伏也，而以前八脉为之提纲，他脉分隶于八纲之下，亦执简驭繁之法也。其所以可隶属者，以其有相似之处也。如芤、革可同隶于浮脉，以芤脉浮而薄，革脉浮大弦急也；牢、伏可同隶于沉脉，以牢脉极沉而坚实，伏脉沉至推筋着骨而不见也。至于脉象之可以互通者，不仅形状相似，病机亦略有同也。如濡脉与弱脉，形体均呈泡松，而应指少力，不过在浮候者称之为濡，在沉候者称之为弱耳，但其病机，均是因于气血之不足。如细脉与微脉，形体均极细极薄又无力，不过仅细小如丝者称之为细，极细弱而模糊者称之为微耳，但其病机，统为阳气不充，阴血亏损所致。更有不能相假者，虽形象略有相似，而病机则迥有不同。如气血不足，脉来沉弱，但不能与微脉相混，因微脉极细而薄，应指模糊，为气血两败之象也。虽脉至微矣，亦不能与伏脉相混，盖伏者，两手乍不见脉也，多为气闭之候。若非全身脉伏，伏于寸关者，或可见于尺中；伏于头面者，或可诊于心腹；伏于两手者，或可占之趺阳太溪。总之，既伏之处，则无可诊，惟有诊其不伏之处，往往见涌盛上争，而有踊跃之势。故细之甚者，微之甚者，均不得谓之伏。若脉书所谓推筋着骨而始见，只是沉脉之甚者耳，非伏脉也。脉之所以出现种种形象，总由于阴、阳、血、气、寒、热、虚、实的病机而来。察脉，即所以察病机，惟有将脉察之甚的，始能将病机辨之甚真，此周学海之所以谓之为根源也。

（三）主病总义

"病者何也？外六淫也，内七情也。六淫，火、暑、风、燥、湿、寒；七情，喜、怒、忧、思、悲、恐、惊也。此十三者，病之情也。有情必有证，证者，寒、热、虚、实也。有证必有机，机者，升、降、敛、散也。然而情之伤也，伤于何脏？机之动也，动于何经？此必有地焉以载之者矣。载之者何也？曰：气而已矣，血而已矣。是故芤，血虚也。迟，气寒也。伏，气闭也。代、散，气脱也。濡、弱、虚、微，气血俱虚也。细、紧，气血俱寒也。革，阴盛于上也。牢，阴盛于下也。洪、促，气热于气分也。动、滑，气热于血分也。浮数，气热于气分也。沉迟，气寒于血分也。弦革，气寒于气分也。紧结，气寒于血分也。细，血中气寒也。缓，血中气热也。长短同有气郁，气横于气分则长，气结于血分则短也。滑涩同有血虚血实，寒凝于血分则实而涩；热亢于气分则虚而滑也。而且寒极似热，热极似寒，实极似虚，虚极似实。如滑主痰也，而痰亦见涩；弦主肝也，而肝亦见濡。上气喘促，脉虚大也，而亦有紧细伏匿；孕脉必滑也，而亦有虚涩不调。又弦缓相反也，而风弦与热缓相似。滑涩相反也，而热涩与虚滑相似。抟与散相反也，而抟而累累不续，即与散同论。洪与伏相反也，而尸厥霍乱，伏与洪同断。长与短相反也，而长而劲、短而抟同主气逆气郁。散与结相反也，而同主癥瘕，正气未衰则结，正气既衰则散。亦有乍食滞而脉散者，胃气新乱而未复也。或其人素有湿热，加之新伤，而中气益溃也。有以无脉为病所者，芤脉中空，即内主精血之伤也；有以有脉为病所者，紧脉浮数，即外主风寒之患也。抑尤有要焉，滑伯仁曰：察脉须识上、下、去、来、至、止六字真诀。故审脉者，凝神于指下起、伏、去、来、头、末之势，而脉之真象无遁，即病之升、降、敛、散之真机，亦进露而无遁矣。明乎此者，必知脉证断无相反。何则？有所以相反者在也。脉病断无不应，何则？有所以不应者在也。仲景曰：邪不空见，中必有奸。[63]景岳曰：脉之假者，人见之不真耳！脉亦何从假哉？[64]斯言尽之矣。"[65]

有是病，必有是脉，即病机为脉之根源，其显而易见者，自不难辨识，如芤为血虚，迟为气寒之类是也。但临证于疑似之际，非细为诊察，比较而分析之，便不易得其真情。如谓"滑主痰也，而痰亦见涩"。因为湿热化痰，气郁血壅，故脉来滑，且滑而兼动；若痰凝气聚，实寒相搏，脉来则涩，且涩而兼结。是痰有寒热之不同，脉便有滑涩之各异耳。又如"弦主肝也，而肝亦见濡"。弦脉之形，劲而有力，肝气亢逆者固多见之，如肝生发之气不足，津液虚少，气不化精，便脉来濡弱。故同一肝病也，其气亢逆则弦，其气不足则濡。于此，则学海所谓"脉证断无相反""脉病断无不应"之理，可以思过半矣。

（四）审脉元机

"有是病即有是脉，脉在病后也。若夫病证未形，血气先乱，则脉在病先，诊脉而可以预知将来之必患某病也。如第三卷[66]所论伏疾脉详矣。然犹一脉主一病，病虽未形，脉象已定，故可据其脉以决病也。更有脉象未定，诊今日之脉，而可预决其明日之必变某脉，因亦今日即可预决其明日之必变某证。此中机括，微乎其微，诚能透此，医也仙矣。如今日脉沉，而来势盛，去势衰，可知其明日必变浮也。浮者，病机外出也。今日脉浮而来势衰，去势盛，即知其明日必变沉也，沉者，病机内向也。迟而有力，知必变数，数而少神，知必变迟。服泻药而脉势不减，知来日之必进；服补药而脉力不增，知来日之必减。昨见火脉，今见土脉，来日亦必是生脉；昨见木脉，今见金脉，来日亦必是克脉。明乎此，则脉之与病，有顺有逆，而可预施防维，预知趋避矣。元机妙用，仍不离阴阳五行、升降生克之大义也。"[67]

所谓病机，机即势也。无论病机的向愈向剧，其亦必反映于脉，故从脉势的归趋，可以预见病机的好坏，此皆经常验证于临床而不爽者，即学海所谓元机也。《伤寒论·辨脉篇》云："诸脉浮数，当发热，而反洒淅恶寒，若有痛处，饮食如常者，畜积有脓也。"当发热者，谓风寒表邪伤营卫也。今脉来浮数，反见洒淅恶寒，又某部作痛而有定处，饮食如常，则知其非气分之外邪，而是病在血分，并蓄积于一处，内而肺痈、胃痈，外而疮疽，都可见到这种脉证的机势。又《巢氏病源·肺痈论》曰："脉紧数，其脓未成，紧去但数，脓已成也。"又《金匮要略·疮痈肠痈浸淫病脉证治篇》云："肠痈之为病，其身甲错，腹皮急，按之濡，身无热，脉数，此为肠内有痈脓。"又云："其脉迟紧者，脓未成，可下之，当有血；脉洪数者，脓已成，不可下也。"这些都是经验之谈，都是从脉势的归趋，可以审知病变的发展情况，所谓元机，只此而已，但确是切脉辨证很关紧要的一环。

附：周学海所著书目

撰著书

　　《脉义简摩》八卷

　　《脉简补义》二卷

　　《诊家直诀》二卷

　　《辨脉平脉章句》二卷

　　《读医随笔》六卷

　　《伤寒补例》二卷

　　《形色外诊简摩》二卷

　　《重订诊家直诀》二卷

评注书

　　《增辑难经本义》二卷

　　《内经评文》三十六卷

　　《诊家枢要》一卷

　　《金匮钩玄》三卷

　　《三消论》一卷

　　《温热论》一卷

《幼科要略》二卷

《评点叶案存真类编》二卷

《评点马氏医案印机草》一卷

《评注史载之方》二卷

《慎柔五书》五卷

（另有校刊书十三种，合称《周氏医学丛书》凡一二三集）

注释

[1] 见《难经·六十一难》。

[2] 出《医原》卷上。

[3]《灵枢·五阅五使》云："五色之见于明堂，以观内脏之气。"

[4] 见《素问·五藏生成》篇。

[5] 见《素问·脉要精微论》。

[6] [7] 见《素问·五藏生成》篇。

[8] 出《医原》卷上。

[9]《素问·刺热论》云："肝热病者左颊先赤，心热病者颜先赤，脾热者鼻先赤，肺热者右颊先赤，肾热者颐先赤。"

[10]《金匮要略·脏腑经络先后病脉证篇》云："鼻头色青腹中痛，苦冷者死，鼻头色微黑者有水气，色黄者胸上有寒，色白者亡血也。……色黄者便难，色鲜者有留饮。"

[11]《灵枢·五阅五使》云："肺病者喘息鼻胀，肝病者眦青，脾病者唇黄，心病者舌卷短、颧赤，肾病者颧与颜黑。"

[12]《灵枢·五色》云："赤色出两颧，大如母指者，病虽小愈，必卒死。黑色出于庭，大如母指，必不病而卒死。"

[13]《素问·皮部论》云："其色多青则痛，多黑则痹，黄赤则热，多白则寒，五色皆见，则寒热也。"

[14] 出《医原》卷上。

[15] 见《形色简摩·面部藏府肢节分位图说》。

[16] 见《素问·生气通天论》。

[17] [18] 见《素问·五藏生成》篇。

[19] 见《素问·刺禁论》。

[20] 蛊卦是六十四卦之一，它由艮 ☶ 卦和巽 ☴ 卦构成，艮在下，艮为山，巽为风，故云。

[21]《难经·四十二难》有"脾主裹血"之说，即后世言脾统血之所由。

[22] 见《素问·刺禁论》。

［23］即《金匮要略·疟病篇》鳖甲煎丸方。

［24］未详。

［25］《难经·五十六难》云："肝之积，名曰肥气，在左胁下，如覆杯，有头足，久不愈。"

［26］肝积肥气，心积伏梁，脾积痞气，肺积息贲，肾积贲豚。见《难经·五十六难》。

［27］《金匮要略·疟病篇》云："病疟，以月一日发，当以十五日愈。设不差，当月尽解。如其不差，当云何？师曰：此结为癥瘕，名曰疟母。"

［28］《素问·上古天真论》云："肾者主水，受五脏六腑之精而藏之。"

［29］见《素问·灵兰秘典论》。

［30］出《医原》卷上。

［31］《素问·脉要精微论》。

［32］以上均见《灵枢·经脉》篇。

［33］以上均见《灵枢·终始》篇。

［34］～［36］见《素问·玉机真藏论》。

［37］出《医原》卷上。

［38］［39］出《形色外诊简摩》卷下。

［40］见《素问·脉要精微论》。

［41］出《医原》卷上。

［42］《素问·脉要精微论》。

［43］《金匮要略·脏腑经络先后病脉证》。

［44］《素问·平人气象论》。

［45］《素问·逆调论》。

［46］参《难经·四难》。

［47］《金匮要略·脏腑经络先后病脉证》。

［48］《素问·通评虚实论》。

［49］《金匮要略·脏腑经络先后病脉证》。

［50］出《医门法律》卷一。

［51］《素问·移精变气论》。

［52］《素问·疏五过论》。

［53］参《灵枢·九针论》。

［54］参《素问·病能论》。

［55］《灵枢·师传》。

[56] 参《灵枢·师传》。

[57] 即《灵枢·邪气藏府病形》篇。

[58] 出《医门法律》卷一。

[59]《诊家枢要》云："上者，自尺部上于寸口，阳生于阴也。下者，自寸口下于尺部，阴生于阳也。来者，自骨肉之分而出于皮肤之际，气之升也。去者，自皮肤之际而还于骨肉之分，气之降也。应曰至，息曰止也。"

[60]《脉简补义·诊法直解》。

[61] 见王叔和《脉经·序》。

[62]《脉简补义·诸脉补真》。

[63] 见《伤寒论·平脉篇》。

[64]《景岳全书·脉神章·从舍辨》。

[65] 出《诊家直诀》卷上。

[66] 指《脉义简摩》第三卷。

[67] 出《脉简补义·诊法直解》。

第四章　治则学说

一、概　　说

《素问·阴阳应象大论》说"治病必求于本"，求得病本而治，可谓治疗的极则。究竟什么是治病之本呢？张介宾的《求本论》云：

"万事皆有本，而治病之法，尤惟求本为首务。所谓本者，惟一而无两也。盖或因外感者，本于表也；或因内伤者，本于里也。或因热者，本于火也；或因冷者，本于寒也。邪有余者，本于实也；正不足者，本于虚也。但察其因何而起，起病之因，便是病本。万病之本，只此表、里、寒、热、虚、实六者而已。知此六者，则表有表证，里有里证，寒热虚实，无不皆然。六者相为对待，则冰炭不同，辨之亦异。故明者独知所因，而直取其本，则所生诸病，无不随本皆退矣。至若六者之中，多有兼见，惟于虚实二字，应贯乎前之四者，尤为紧要当辨也。"[1]

表里寒热虚实，既为诸病之本，故一拨其本，诸病悉除，治本之要，便在于此。张介宾还曾引王应震氏有云：

"见痰休治痰，见血休治血，无汗不发汗，有热莫攻热，喘生休耗气，精遗不涩泄，明得个中趣，方是医中杰。"[2]

因为痰、血、无汗、发热、气喘、遗精等病，都有各自不同的病本，必须先探明其病本之所在，然后议治，方能根除。试以痰为例，须知脾为生痰之源，肺为贮痰之器，脾恶湿，湿胜伤脾，脾阳失运，聚湿生痰，上贮于肺，治宜温运脾阳，健脾理湿为主。又有阴虚火炽，灼液成痰，治宜养阴清火为主。若是命门火衰，水泛为痰，又须温纳肾阳为主。见痰虽同，而病本各异，所以说见痰不要单纯地去化痰，应当探本求源，从根本上去解决。

孙思邈还说"病有内同而外异，亦有内异而外同"[3]。内就是本质，就是病变内部的规律性；外是现象，就是疾病所表现出来的脉、色、症状。如果治病不针对着本质，只着眼于那些表面现象，势必头痛医头，脚痛医脚，不能根治。所以临证时往往有现象各异，而本质大同的，同治其本，便各病皆愈。盖人之一身，主要为阴精和阳气，如果阴精不足，必呈现阳证、热证。如现代医学诊断的高血压病、糖尿病、神经衰弱、慢性肾炎等病，其表现症状尽管不同，如果其本同为阴精虚耗，则皆宜"壮水之主，以制阳光"[4]"精不足者，补之以味。"[5]察其为单纯阴虚，则养阴即可；其为阴虚阳亢，则宜养阴抑阳；其为阴虚阳亦惭亏，则宜阴阳两补，而以养阴为重。准此原则，以滋肾养阴为法，同治高血压病、糖尿病、神经衰弱、慢性肾炎等各种不同疾病，均能获得良好效果。又如：阳气衰微，必呈阴证、寒证，或四逆、泄利，或水泛为痰，或阳虚暴脱，证象万殊，其本则一，均须"益火之源，以消阴翳"[6]"形不足者，温之以气"[7]。察其为脾阳不足，寒湿为患，则宜温中燥湿；脾虚而湿不甚者，培土理中即可；肾阳虚而肾阴亦亏者，又宜扶阳益阴并进。是病象虽殊，同以助阳治本则一。

寒者热之，治则之常也，然有寒甚格热，或假热真寒，又须热药冷投，热因寒用。例如王肯堂治许少薇及王懋锫二案[8]，患口糜热甚，惟欲饮冷水，用人参、白术、干姜各二钱，茯苓、甘草各一钱，煎汤冷饮，每日数服而愈。又吕元膺治芮子玉阴盛格阳证[9]，面赤，足蜷，躁扰不得眠而下利。吕曰："下利足蜷，四逆证也，苟用常法，则上焦之热弥甚，今以紫雪折之，徐引辛甘以温里，此热因寒用也。"乃以紫雪包理中丸，再以冰渍甘草干姜汤饮之而愈。

热者寒之，亦为常法，然有热甚格寒，或假寒真热，又须寒药反佐以热，寒因热用。例如高果哉治陈几亭久热一案[10]，脉微无力，右尺脉伏而不起，日夜之热，上下循环，断为肾火浮游，用童便炙龟板一两，熟地、枸杞七钱，麦冬五钱，萸肉四钱，此五味皆补肾滋阴之药，加附子二钱以从治而导火归原，又用黄柏七钱以降其火，黄昏煎好，半夜方服，三剂而热除病愈。

综上所述，皆为治病之大法，亦即求本之道，就是要先审察疾病发生与发展的规律，从其根本上去治疗疾病，所谓"治则"者，只此而已矣。兹列程普明、周学海诸家治法诸论于后，以备观览。

二、治法八论

程国彭，字锺龄，一字山龄，别号普明子，清，天都（安徽歙县）人，著有《医学心悟》五卷，列论汗、和、下、消、吐、清、温、补八法，较刘完素、张从正、张介宾、汪讱庵诸家，均为约确。虽未必如其所云"八法之中，百法备焉"。而繁简适中，颇有助于临证云尔。

（一）论汗法

"汗者，散也。《经》云邪在皮毛者，汗而发之[11]是也。又云：体若燔炭，汗出而散[12]是也。然有当汗不汗误人者；有不当汗而汗误人者；有当汗不可汗而妄汗之误人者；有当汗不可汗，而又不可以不汗，汗之不得其道以误人者；有当汗而汗之不中其经，不辨其药，知发而不知敛以误人者，是不可以不审也。

何则？风寒初客于人也，头痛发热而恶寒，鼻塞身重而体痛，此皮毛受病，法当汗之，若失时不汗，或汗不如法，以致腠理闭塞，营卫不通，病邪深入，流传经络者有之，此当汗不汗之过也。

亦有头痛发热与伤寒同，而其人倦怠无力，鼻不塞，声不重，脉来虚弱，此内伤元气不足之证。又有劳心好色，真阴亏损，内热晡热，脉细数而无力者。又有伤食病，胸膈满闷，吞酸嗳腐，日晡潮热，气口脉紧者。又有寒痰厥逆，湿淫脚气，内痛外痛，瘀血凝结，以及风温湿温，中暑自汗诸症，皆有寒热，与外感风寒似同而实异，若误汗之，变证百出矣。所谓不当汗而汗者此也。

若夫证在外感应汗之例，而其人脐之左右上下或有动气，则不可以汗。《经》云：动气在右，不可发汗，汗则衄而渴，心烦，饮水即吐。动气在左，不可发汗，汗则头眩，汗不止，筋惕肉瞤。动气在上，不可发汗，汗则气上冲，正在心中。动气在下，不可发汗，汗则无汗，心大烦，骨节疼，目运，食入则吐，谷不得前。又脉沉咽燥，病已入里，汗之则津液越出，大便难而谵语。又少阴证，但厥无汗，而强发之，则动血，未知从何道出，或从耳目，或从口鼻出者，此为下厥上竭，为难治。又少阴中寒，不可发汗，汗则厥逆蜷卧，不能自温也。又寸脉弱者，不可发汗，汗则亡阳；尺脉弱者，不可发汗，汗则亡阴也。又诸亡血家不可汗，汗则直视，额上陷。淋家不可汗，汗则便血。疮家不可汗，汗则痉。又伤寒病在少阳，不可汗，汗则谵妄。又坏病虚人，及女人经水适来者，皆不可汗。若妄汗之，变证百出矣。[13] 所谓当汗不可汗，而妄汗误人者此也。

夫病不可汗，而又不可以不汗，则将听之乎？是有道焉。《伤寒赋》云：动气理中去白术，是即于理中汤去术而加汗药，保元气而除病气也。又热邪入里，而表未解者，仲景有麻黄石膏之例[14]，有葛根黄连黄芩之例，是清凉解表法也。又太阳证，脉沉细[15]，少阴证，反发热者，有麻黄附子细辛之例，是温中解表法也。又少阳中风，用柴胡汤加桂枝，是和解中兼表法也。又阳虚者，东垣用补中汤加表药；阴虚者，丹溪用芎归汤加表药，其法精且密矣。总而言之，凡一切阳虚者，皆宜补中发汗；一切阴虚者，皆宜养阴发汗。挟热者，皆宜清凉发汗；挟寒者，皆宜温经发汗。伤食者，则宜导滞发汗。感重而体实者，汗之宜重，麻黄汤。感轻而体虚者，汗之宜轻，香苏散。又东南之地不比西北，隆冬开花少霜雪，人秉常弱，腠理空疏，凡用汗药，只须对证，不必过重。予尝治伤寒初起，专用香苏散加荆、防、川芎、秦艽、蔓荆等药，一剂愈，甚则两服，无有不安，而麻黄峻剂，数十年来，不上两余。可见地土不同，用药迥别。其有阴虚阳虚，挟寒挟热兼食而为病者，即按前法治之，但师古人用药之意，而未尝尽泥其方，随时随证，酌量处治，往往有验。此皆已试之成法，而与斯世共白之。所以拯灾救患者，莫切乎此，此汗之之道也。

且三阳之病，浅深不同，治有次第。假如证在太阳，而发散阳明，已隔一层。病在太阳阳明，而和解少阳，则引贼入门矣。假如病在二经，而专治一经，已遗一经；病在三经，而偏治一经，即遗二经矣。假如病在一经，而兼治二经，或兼治三经，则邪过经矣。况太阳无汗，麻黄为最；太阳有汗，桂枝可先。葛根专主阳明，柴胡专主少阳，皆的当不易之药。至于九味羌活，乃两感热证，三阳三阴并治之法，初非为太阳一经设也。又柴葛解肌汤，乃治春温夏热之证，自里达表，其证不恶寒而口渴，若新感风寒，恶寒而口不渴者，非所宜也。又伤风自汗用桂枝汤，伤暑自汗则不可用，若误用之，热邪愈盛，而病必增剧。若于暑证而妄行发散，复伤津液，名曰重暍，多致不救。古人设为白术防风例以治风，设益元散、香薷饮以治暑，俾不犯三阳禁忌者，良有以也。

又人知发汗退热之法，而不知敛汗退热之法，汗不出则散之，汗出多则敛之。敛也者，非五味酸枣之谓。其谓致病有因，出汗有由，治得其宜，汗自敛耳。譬如风伤卫自汗出者，以桂枝汤和营卫，祛风邪，而汗自止。若热邪传里，令人汗出者，乃热气熏蒸，如釜中吹煮，水气旁流，非虚也，急用白虎汤清之。若邪已结聚，不大便者，则用承气汤下之，热气退而汗自收矣。此与伤暑自汗略同。但暑伤气为虚邪，只有清补并行之一法；寒伤形为实邪，则清热之外，更有攻下止汗之法也。复有发散太过，遂致汗多亡阳，身瞤动欲擗地者，宜用真武汤，此救逆之良药，与中寒冷汗自出者，同类并称，又与热证汗出者，大相径庭矣。其他少阳证，头微汗或盗汗者，小柴胡汤。水气证，头汗出者，小半夏加茯苓汤。至于虚人自汗盗汗等证，则归脾、补中、八珍、十全，按法而用，委曲寻绎，各尽其妙，而后即安。所谓汗之必中其经，必得其药，知发而知敛者此也。

嗟嗟！百病起于风寒，风寒必先客表，汗得其法，何病不除，汗法一差，夭枉随之矣。吁！汗岂易言哉！"[16]

程国彭提出汗法不当，以致误人的五个方面，是符合实际应用的，值得临证参考。至仲景的发汗法，举其大者，不外桂枝、麻黄二证，桂枝汤谐和营卫，以治表虚；麻黄汤发泄郁阳，以治表实。究中的细目，亦不外桂枝加葛根汤治表虚而邪着经脉者；葛根汤治表实而邪着经脉者；大青龙汤辛发凉泻，以治表寒里热者。他如桂枝麻黄各半汤、桂枝二麻黄一汤、桂枝二越婢一汤，并治表虚失汗，缠滞引日者，太阳病诸汗证大略如此。更有直中表寒证，附子汤治病重阳虚者，亦犹桂枝汤之例；麻附细辛、麻附甘草二方治病轻表闭者，亦犹麻黄汤之例，少阴病之治例大略如此。

（二）论和法

"伤寒在表者可汗，在里者可下，其在半表半里者，惟有和之一法焉，仲景用小柴胡汤加减是也。然有当和不和误人者，有不当和而和以误人者，有当和而和，而不知寒热之多寡，禀质之虚实，脏腑之燥湿，邪气之兼并以误人者，是不可不辨也。

夫病当耳聋胁痛、寒热往来之际，应用柴胡汤和解之，而或以麻黄桂枝发表，误矣。或以大黄、芒硝攻里，则尤误矣。又或因其胸满胁痛而吐之，则亦误矣。盖病在少阳，有三禁焉，汗、吐、下是也。且非惟汗吐下有所当禁，即舍此三法而妄用它药，均为无益而反有害。古人有言，少阳胆为清净之腑，无出入之路，只有和解一法，柴胡一方，最为切当，何其所见明确，而立法精微，亦至此乎！此所谓当和而和者也。

然亦有不当和而和者，如病邪在表，未入少阳，误用柴胡，谓之引贼入门。轻则为疟，重则传入心包，渐变神昏不语之候。亦有邪已入里，燥渴、谵语诸症丛集，而医者仅以柴胡汤主之，则病不解。至于内伤劳倦，内伤饮食，气虚血虚，痈肿瘀血诸症，皆令寒热往来，似疟非疟，均非柴胡汤所能去者。若不辨明证候，切实用药，而借此平稳之法，巧为藏拙，误人匪浅，所谓不当和而和者，此也。

然亦有当和而和，而不知寒热之多寡者何也？夫伤寒之邪，在表为寒，在里为热，在半表半里，则为寒热交界之所，然有偏于表者则寒多，偏于里者则热多。而用药须与之相称，庶阴阳和平，而邪气顿解。否则寒多而益其寒，热多而助其热，药既不平，病益增剧，此非不和也，和之而不得寒热多寡之宜者也。

然又有当和而和，而不知禀质之虚实者何也？夫邪客在表，譬如贼甫入门，岂敢遽登吾堂而入吾室，必窥其堂奥空虚，乃乘隙而进，是以小柴胡用人参者，所以补正气，使正气旺，则邪无所容，自然得汗而解，盖由是门入，复由是门出也。亦有表邪失汗，腠理致密，贼无出路，由此而传入少阳，热气渐盛，此不关本气之虚，故有不用人参而和解自愈者，是知病有虚实，法在变通，不可误也。

然又有当和而和，而不知脏腑之燥湿者何也？如病在少阳，而口不渴，大便如常，是津液未伤，清润之药不宜太过，而半夏生姜皆可用也。若口大渴，大便渐结，是邪气将入于阴，津液渐少，则辛燥之药可除，而花粉瓜蒌有必用矣。所谓脏腑有燥湿之不同者此也。

然又有当和而和，而不知邪之兼并者何也？假如邪在少阳，而太阳阳明证未罢，是少阳兼表邪也。小柴胡中须加表药，仲景有柴胡加桂枝[17]之例矣。又如邪在少阳，而兼里热，则便秘谵语燥渴之症生，小柴胡中须兼里药，仲景有柴胡加芒硝[18]之例矣。又三阳合病，合目则汗，面垢谵语遗尿者，用白虎汤和解[19]之。盖三阳同病，必连胃腑，故以辛凉之药，内清本腑，外彻肌肤，令三经之邪一同解散，是又专以清剂为和矣。所谓邪有兼并者此也。

由是推之，有清而和者，有温而和者，有消而和者，有补而和者，有燥而和者，有润而和者，有兼表而和者，有兼攻而和者，和之义则一，而和之法变化无穷焉。知斯意者，则温热主治，瘟疫之方，时行痎疟，皆从此推广之，不难应手而愈矣。世人漫曰和解，而不能尽其和之法，将有增气助邪，而益其争，坚其病者，和云乎哉！"[20]

所谓和法，实具调理之意，故亦有称为和解者。凡病邪并不盛，而正气却不强时，最宜用和解之法。如《伤寒论·霍乱篇》云："吐利止，而身痛不休者，当消息和解其外，宜桂枝汤小和之。"吐利止，是里病已除；身痛，是表未尽解，吐利之后，正气已衰，身痛不休，表邪尚有残留，故用善于调和营卫的桂枝汤以和解之。这就是和法最适用于正气渐衰而邪气不盛时的明证。人皆知小柴胡汤证，是用和法的典型，而《伤寒论》对小柴胡证的病机解释说，"血弱气尽，腠理开，邪气因入，与正气相搏，结于胁下，正邪分争，往来寒热，休作有时，嘿嘿不欲饮食，脏腑相连，其痛必下，邪高痛下，故使呕也，小柴胡汤主之"。可见"血弱气尽，腠理开，邪气因入，与正气相搏，正邪分争"，正足以说明正渐衰、邪不盛的病机。而小柴胡汤之所以为和解主方，亦正因其与病机相适应之故。柯韵伯《伤寒附翼》说："邪正分争，往来寒热，故取柴胡之轻清微苦、微寒者以解表邪，即以人参之微甘、微温者预补其正气，使里气和而外邪勿得入也。其口苦、咽干、目眩、目赤、头汗、心烦等症，皆虚火游行于半里，故用黄芩之苦寒以清之，即用甘枣之甘以缓之，亦以提防三阴之受邪也。"总之，小柴胡汤组合的本身，就是在扶正祛邪，清里达表，此之谓和解。所以前人在施用和法的同时，还有汗、吐、下三禁之说，以正气既虚，不禁其汗吐下；邪不太盛，亦用不着汗吐下也。程国彭谓有清和、温和、消和、补和、燥和、润和、兼表而和、兼攻而和种种不同，仅足以说明对和法之灵活应用，未足以说明和法本身的意义。日人丹波元坚竟否认和解法的存在，即由于未达和解之义云耳。

（三）论下法

"下者，攻也，攻其邪也。病在表，则汗之；在半表半里，则和之；病在里，则下之而已。然有当下不下误人者；有不当下而下误人者；有当下不可下，而妄下之误人者；有当下不可下，而又不可以不下，下之不得其法以误人者；有当下而下之不知浅深，不分便溺与蓄血，不论汤丸以误人者。又杂症中不别寒热积滞、痰水虫血痈脓以误人者，是不可不察也。

何谓当下不下？仲景云：少阴病，得之二三日，口燥咽干者，急下之。[21]少阴病，六七日，腹满不大便者，急下之。[22]下利，脉滑数，不欲食，按之心下硬者，有宿食也，急下之。[23]阳明病，谵语，不能食，胃中有燥屎也，可下之。[24]阳明病，发热汗多者，急下之[25]。少阴病，下利清水，色纯青，心下必痛，口干燥者，急下之。[26]伤寒六七日，目中不了了，睛不和，无表证，大便难者，急下之。[27]此皆在当下之例，若失时不下，则津液枯竭，身如槁木，势难挽回矣。

然又有不当下而下者何也？如伤寒表证未罢，病在阳也，下之则成结胸[28]。病邪虽已入里，而散漫于三阴经络之间，尚未结实，若遽下之，亦成痞气[29]。况有阴结之证[30]，大便反硬，得温则行，如开冰解冻之象。又杂症中有高年血燥不行者，有新产血枯不行者，有病后亡津液者，有亡血者，有日久不更衣，腹无所苦，别无他症者，若误下之，变症蜂起矣。所谓不当下而下者此也。

然又有当下不可下者何也？病有热邪传里，已成可下之证，而其人脐之上下左右或有动气，则不可以下。《经》云：动气在右不可下，下之则津液内竭，咽燥鼻干，头眩心悸也。动气在左不可下，下之则腹内拘急，食不下，动气更剧，虽有身热，卧则欲蜷。动气在上不可下，下之则掌握烦热，身浮汗泄，欲得水自灌。动气在下不可下，下之则腹满头眩，食则清谷，心下痞也。又咽中闭塞者不可下，下之则下轻上重，水浆不入，蹋卧，身疼，下利日数十行。又脉微弱者不可下。脉浮大，按之无力者不可下。脉迟者不可下。喘而胸满者不可下。欲吐欲呕者不可下。病人阳气素微者不可下，下之则呃。病人平素胃弱，不能食者不可下。病中能食，胃无燥屎也，不可下。小便清者不可下。病人腹满时减，复如故者不可下，若误下之，变症百出矣。[31] 所谓当下不可下而妄下误人者此也。

然有当下不可下，而又不得不下者何也？夫以羸弱之人，虚细之脉，一旦而热邪乘之，是为正虚邪盛，最难措手，古人有清法焉，有润法焉，有导法焉，有少少微和之法焉，有先补后攻、先攻后补之法焉，有攻补并行之法焉，不可不讲也。如三黄解毒[32]，清之也；麻仁、梨汁，润之也；蜜煎、猪胆汁、土瓜根[33]，导之也；凉膈散、大柴胡，少少和之也。更有脉虚体弱不能胜任者，则先补之而后攻之，或暂攻之而随补之，或以人参汤送下三黄枳术丸[34]，又或以人参瓜蒌枳实攻补并行，而不相悖。盖峻剂一投，即以参术归芍维持调护于其中，俾邪气潜消，而正气安固，不愧为王者之师矣。又有杂症中大便不通，其用药之法可相参者，如老人、久病人、新产妇人每多大便闭结之症，丹溪用四物汤，东垣用通幽汤[35]，予尝合而酌之，而加以苁蓉、枸杞、柏子仁、芝麻、松子仁、人乳、梨汁、蜂蜜之类，随手取效。又尝于四物加升麻，及前煎润药，治老人血枯，数至圊而不能便者，往往有验。此皆委曲疏通之法。若果人虚，虽传经热邪，不妨借用，宁得猛然一往，败坏真元，至成洞泻，虽曰天命，岂非人事哉！所谓下之贵得法者此也。

然又有当下而下，而不知浅深，不分便溺与蓄血，不论汤丸以误人者何也？如仲景大承气汤，必痞满燥实兼全者，乃可用之，若仅痞满而未燥实者，仲景只用泻心汤。痞满兼燥而未实者，仲景只用小承气汤，除去芒硝，恐伤下焦阴血也。燥实在下而痞满轻者，仲景只用调胃承气汤，除去枳朴，恐伤上焦阳气也。又有太阳伤风症，误下而传太阴，以致腹痛者，则用桂枝汤加芍药。大实痛者，桂枝汤加大黄[36]，是解表之中兼攻里也。又有邪从少阳来，则用大柴胡汤[37]，是和解之中兼攻里也。又结胸证，项背强，从胸至腹硬满而痛，手不可近者，仲景用大陷胸汤丸[38]。若不按不痛者，只用小陷胸汤[39]。若寒实结胸，用三白散热药攻之[40]。又水结胸，头汗出者，用小半夏加茯苓汤[41]。水停胸下，痛不可忍者，则用十枣汤[42]。凡结胸阴阳二症，服药罔效，活人俱用枳实理中丸[43]，应手而愈。又《河间三书》云：郁热蓄甚，神昏厥逆，脉反滞涩，有微细欲绝之象，世俗未明造化之理，投以温药，则不可救。或者妄行攻下，致残阴暴绝，势大可危，不下亦危，宜用凉膈散合解毒汤，养阴退阳，积热藉以宣散，则心胸和畅，而脉渐以生[44]。此皆用药浅深之次第也。又如太阳证未罢，口渴，小便短涩，大便如常，此为尿涩不通之证，治用五苓散[45]。又太阳传本，热结膀胱，其人如狂，少腹硬满而痛，小便自利者，此为蓄血下焦，宜抵当汤丸[46]。若蓄血轻微，但少腹急结，未至硬满者，则用桃核承气汤[47]，或用生地四物汤加酒洗大黄各半下之，尤为稳当。盖尿涩症，大便如常；燥粪症，小便不利；蓄血症，小便自利，大便色黑也。此便尿蓄血之所由分也。血结膀胱，病势最急，则用抵当汤；稍轻者，抵当丸。结胸恶症悉具，则用大陷胸汤；稍轻者，大陷胸丸。其他荡涤肠胃，推陈致新之法，则皆用汤。古人有言，凡用下药攻邪气，汤剂胜丸散，诚以热淫于内，用汤液涤除之为清净耳，此汤丸之别也。

然又有杂症中不别寒热积滞、痰水虫血痈脓以误人者何也？东垣治伤食症，腹痛便闭拒按者，因于冷食，用见睍丸[48]，因于热食，用三黄枳术丸[49]，若冷热互伤，则以二丸酌其所食之多寡而互用之，应手取效。又实热老痰滚痰丸[50]，水肿实证神佑丸[51]，虫积剪红丸[52]、血积花蕊丹[53]、失笑丸[54]，肠痈牡丹皮散[55]，随证立方，各有攸宜。此杂症攻下之良法也。

近世庸家，不讲下法，每视下药为畏途，病者亦视下药为砒鸩，致令热证垂危，袖手旁观，委之天数，大可悲耳。昔张子和《儒门事亲》三法，即以下法为补，谓下去其邪，而正气自复，谷肉果菜，无往而非补养之物，虽其说未合时宜，而于治病攻邪之法，正未可缺。吾愿学者仰而思之，平心而察之，得其要领，以施救济之方，将以跻斯民于寿域不难矣。"[56]

下法所以去邪，既不宜迟，亦未可早，总以用之及时为要。邪将陷里，尚未全实者，不能遽下，遽下则邪正相扰，或变为热迫，或变为虚寒，都是临证所习见。邪既全实，而犹瞻顾失下，势必导致热邪胶固，销津灼液，以致攻补两难。是以下法的运用，间不容发，只要外解里实，选用承气诸剂，釜底抽薪，庶使邪气顿衰，病无不愈。下法用后，一般通便二三次，谵妄即止，舌润复和。倘以其余焰犹存，误认为邪实未去，继续攻下，亦将往往损其胃气，发生诸变。所以《伤寒论》二〇八条大承气汤煮服法有"得下，余勿服"之禁。看来，程国彭所举当下不下，不当下而下，当下不可下而妄下，当下不可下而不可不下、下之不得其法，当下而下之不知浅深，不分尿、血，不论汤丸等以致误人者，的是经验之谈。吴又可对下法的运用，颇多精当语，他说：

"大凡客邪贵乎早治，乘人气血未乱，肌肉未消，津液未耗，病人不至危殆，投剂不至掣肘，愈后亦易平复。欲为万全之策者，不过知邪之所在，早拔去病根为要耳。但要谅人之虚实，度邪之轻重，察病之缓急，揣邪气离膜原之多寡，然后药不空投，药无太过不及之弊。是以仲景自大柴胡以下，立三承气汤，分多与少与，必有轻重之殊。勿拘于下不厌迟之说。应下之证，见下无结粪，以为下之早；或以为不应下，而误投下药，殊不知承气本为逐邪，而非专为结粪设也。如必候其粪结，血液为热所搏，变证迭起，是犹酿病贻害，医之过也。况多有溏粪失下，但蒸作极臭，如败酱，如藕泥，临死不结者，但得秽恶一去，邪毒从此而消，证脉从此而退，岂徒孜孜粪结而后行哉！"[57]

下法为逐邪而设，非专为除结粪而设，这对于运用下法的理论，又做了进一步的阐发，是很值得考虑的，至又可于下法的具体运用，尤为纯熟，他说：

"凡下不以数计，有是证则投是药。医家见理不透，经历未到，中道生疑，往往遇此证，反致耽阁。但其中有间日一下者，有连下三四日者，有应连下二日间一日者，其间宽缓之中，有应用柴胡清燥汤者，有应用犀角地黄汤者。至投承气，某日应多与，某日宜少与，其间不能得法，亦足以误事。此非可以言传，贵乎临时斟酌。"[58]

所谓临时斟酌，即是辨证论治。辨证准确，论治精当，并不是不可以言传的，当然其中亦包括临证的经验是否丰富。至于对攻下药的选择和配伍应用，尤在泾曾说：

"攻除陈积之药，可峻而不可骈，宜专而不宜泛，骈则急过病所，泛则搏击军中，由是坚垒如故，而破残已多，岂徒无益而已哉！"[59]

用药的峻与驶，仍应以病症的新旧微甚为标准，一般说来，病甚药宜峻，病微药宜缓，旧病宜缓图，新病当驶取。用药的专与泛，亦当以病症的复杂与简单为转移，病复杂的，专主之中，还须兼顾其余；病单一的，自应有一去一，有二去二而已。

（四）论消法

"消者，去其壅也。脏腑筋络肌肉之间，本无此物而忽有之，必为消散，乃得其平。《经》云：坚者削之[60]是已。然有当消不消误人者；有不当消而消误人者；有当消而消之不得其法以误人者；有消之而不明部分以误人者；有消之而不辨乎积聚之原，有气血、积食、停痰、蓄水、痈脓、虫蛊、劳瘵，与夫痃癖、癥瘕、七疝、胞痹、肠覃、石瘕以及前后二阴诸疾以误人者，是不可不审也。

凡人起居有常，饮食有节，和平恬淡，气血周流，谷神充畅，病安从来！惟夫一有不慎，则六淫外侵，七情内动，饮食停滞，邪日留止，则诸症生焉。法当及时消导，俾其速散，气行则愈耳。倘迁延日久，积气盘踞坚牢，日渐强大，有欲拔不能之势，虽有智者，亦难为力，此当消不消之过也。

然亦有不当消而消者何也？假如气虚中满，名之曰鼓，腹皮膨急，中空无物，取其形如鼓之状，而因以名之，此为败证，必须填实，庶乎可消。与蛊症之为虫为血，内实而有物者，大相径庭。又如，脾虚水肿，土衰不能制水也，非补土不可。真阳大亏，火衰不能生土者，非温暖命门不可。又有脾虚食不消者，气虚不能运化而生痰者，肾虚水泛为痰者，血枯而经水断绝者，皆非消导所可行，而或妄用之，误人多矣。所谓不当消而消者此也。

然又有当消而消之不得其法者何也？夫积聚癥瘕之证，有初、中、末之三法焉。当其邪气初客，所积未坚，则先消之而后和之。及其所积日久，气郁渐深，湿热相生，块因渐大，法从中治，当祛湿热之邪，削之软之，以底于平。但邪气久客，正气必虚，须以补泻叠相为用。如薛立斋用归脾汤送下芦荟丸[61]。予亦尝用五味异功散佐以和中丸[62]，皆攻补并行，中治之道也。若夫块消及半，便从末治，不使攻击，但补其气，调其血，导达其经脉，俾营卫流通，而块自消矣。凡攻病之药皆损气血，不可过也，此消之之法也。

然又有消之而不明部分者何也？心、肝、脾、肺、肾分布五方，胃、大肠、小肠、膀胱、三焦、胆与膻中，皆附丽有常所，而皮毛、肌肉、筋骨，各有浅深，凡用汤、丸、膏、散，必须按其部分，而君、臣、佐、使驾驭有方，使不得移，则病处当之，不至诛伐无过矣。此医门第一义也，而于消法为尤要，不明乎此，而妄行克削，则病未消而元气已消，其害可胜言哉。况乎积聚之原，有气血食积，停痰畜水痛脓，虫蛊劳瘵，与夫痃癖癥瘕，七疝胞痹，肠覃石瘕，以及前后二阴诸疾，各各不同，若不明辨，为害匪轻，予因约略而指数之。夫积者，成于五脏，推之不移者也。聚者，成于六腑，推之则移[63]者也。其忽聚忽散者，气也；痛有定处而不散者，血也。得食则痛，嗳腐吞酸者，食积也。腹有块，按之而软者，痰也。先足肿，后及腹者，水也。先腹满，后及四肢者，胀也。痛引两胁，咳而吐涎者，停饮也。咳而胸痛，吐脓腥臭者，肺痈也。当胃而痛，呕而吐脓者，胃脘痈也。当脐而痛，小便如淋，转侧作水声者，肠痈也[64]。憎寒壮热，饮食如常，身有痛，偏着一处者，外痈也。病人嗜食甘甜或异物，饥时则痛，唇之上下有白斑点者，虫也。虫有九，湿热所生，而为蛇为鳖，则血之所成也，胡以知为蛇鳖？腹中如有物，动而痛不可忍，吃血故也[65]。又岭南之地，以蛊害人，施于饮食，他方之蛊，多因近池饮冷，阴受蛇虺之毒[66]也。病人咳嗽痰红，劳瘵[67]生虫也。痃[68]如弓弦，筋病也。癖[69]则隐癖，附骨之病也。癥则有块可征，积之类也。瘕者或有或无，痞之类也。少腹如汤沃，小便涩者，胞痹[70]也。痛引睾丸，疝也。女人经水自行，而腹块渐大如怀子者，肠覃[71]也。经水不行，而腹块渐大并非妊者，石瘕也[72]。有妊无妊，可于脉之滑涩辨之也。至于湿热下坠，则为阴菌[73]、阴蚀[74]、阴挺下脱[75]、阴茎肿烂之类。而虚火内烁庚金，则为痔漏、为悬痈、为脏毒。种种见症，不一而足，务在明辨证候，按法而消之也。

医者以一消字，视为泛常，而不知其变化曲折，较他法为尤难，则奈何不详稽博考，以尽济时之仁术也耶。"[76]

程国彭释消为消散，并引《素问·至真要大论》"坚者削之"为说，则亦为散去病邪之一法。从而伸引之，如《阴阳应象大论》所说"因其重而减之""中满者泻之于内""其实者散而泻之""血实宜决之"等说，亦应属于消散法的范畴。就其实而言，凡病邪之有所结、有所滞、有所停留、有所瘀郁，无论其为在脏、在腑、在气、在经络、在膜原，用种种方法使之消散于无形，皆为消法，或名为消导，亦即导引行散的意思。日人丹波元坚于所著《药治通义》，约国彭所说而为之按云：

"消之为义广矣。凡病实于里者，攻而去之，此正治也。其兼虚，则补而行之，此奇治也。然更有虚实相半，攻有所过，补有所壅者，于是有消法之设焉。其类有四：曰磨积，曰化食，曰豁痰，曰利水是也。盖此四法，除利水外，其药应病愈，不似吐下之有形迹，如内消然，故名之为消焉。而又或与攻配用，或与补并行，各有所适，要均中治之道也。硇砂槟榔之于气积，干漆鳖甲之于血积，芦荟芜荑之于疳积之类，是磨积之例也。停食有新旧之别，旧食则阿魏红圆[77]之类，新食则曲糵平胃之类，更如萝葡之于伤面，山楂之于伤肉之类，所伤既异，则其药亦殊，是化食之例也。痰涎有冷有热，冷痰之治，以小青龙为主，热痰之治，以小陷胸为源，是豁痰之例也。水饮内畜，其在中焦者，为渴为呕，为下利，为心腹痛，证候多端，大抵苓术半吴为之主药。其在下焦者，虚冷则温而导之，如肾气丸；湿热则清而泄之，如八正散是已。水饮外溢者，必为肿，轻则徒事淡渗，重则从其虚实而施剂，严子礼[78]所谓阴水宜温暖之剂，如实脾散[79]、复元丹[80]；阳水宜清平之药如疏凿饮子[81]、鸭头丸[82]者是已，是利水之剂也。消之不一如此，讵可不为审辨乎。"[83]

丹波之说，更精当切用，谓消法之义，只介于攻补之间，故称为中治。消法之用，不外磨积、化食、豁痰、利水四者。其实行气、导滞、解郁、化瘀等，都属于消的范围。至程氏为蛇为鳖之说，纯系耳食，不足信也。若妇人阴挺下脱之类，并不仅见之湿热，尤多见于中气下陷者，惟升举之始有效，远非消法可以概治之也。

（五）论吐法

"吐者，治上焦也。胸次之间，咽喉之地，或有痰食痈脓，法当吐之。《经》曰：其高者因而越之[84]是已。然有当吐不吐误人者；有不当吐而吐以误人者；有当吐不可吐而妄吐之以误人者；亦有当吐不可吐，而又不可以不吐，吐之不得其法以误人者；是不可不辨也。

即如缠喉[85]、锁喉[86]诸症，皆风痰郁火壅塞其间，不急吐之，则胀闭难忍矣。又或食停胸膈，消化弗及，无由转输，胀满疼痛者，必须吐之，否则胸高满闷，变证莫测矣。又有停痰宿饮，阻塞清道，日久生变，或妨碍饮食，或头眩心悸，或吞酸嗳腐，手足麻痹，种种不齐，宜用吐法导祛其痰，诸症如失。又或胃脘痛，呕吐脓血者。《经》云：呕家有脓不须治，呕脓尽自愈。[87]凡此皆当吐而吐者也。

然亦有不当吐而吐者何也？如少阳中风，胸满而烦，此邪气而非有物，不可吐，吐则惊悸也。又少阴病，始得之，手足厥冷，饮食入口则吐，此膈上有寒饮，不可吐也。[88]病在太阳，不可吐，吐之则不能食，反生内烦。[89]虽曰吐中有散，然邪气不除，已为小逆[90]也。此不当吐而吐者也。

然又有当吐不可吐者何也？盖凡病用吐，必察其病之虚实，因人取吐，先察其人之性情，不可误也。夫病在上焦可吐之症，而其人病势危笃，或老弱气衰者，或体质素虚，脉息微弱者，妇人新产者，自吐不止者，诸亡血者，有动气者，四肢厥冷，冷汗自出者，皆不可吐，吐之则为逆候。此因其虚而禁吐也。若夫病久之人，宿积已深，一行吐法，心火自降，相火必强，设犯房劳，转生虚证，反难投药。更须戒怒凝神，调息静养，越三旬而出户，方为合法。若其人性气刚暴，好怒喜淫，不守禁忌，将何恃以无恐？此又因性情而禁吐也。所谓当吐不可吐者此也。

然有不可吐，而又不得不吐者何也？病人脉滑大，胸膈停痰，胃脘积食，非吐不除，食用瓜蒂散与橘红淡盐汤。痰以二陈汤，用指探喉中而出之。体质极虚者，或以桔梗煎汤代之，斯为稳当。而予更有法焉。予尝治寒痰闭塞，厥逆昏沉者，用半夏橘红各八钱，浓煎半杯，和姜汁成一杯，频频灌之，痰随药出则拭之，随灌随吐，随吐随灌，少顷痰开药下，其人即苏，如此者甚众。又尝治风邪中脏将脱之证，其人张口痰鸣，声如曳锯，溲便自遗者，更难任吐，而稀涎[91]皂角等药既不可用，亦不暇用，因以大剂参附姜夏，浓煎灌之，药随痰出则拭之，随灌随吐，随吐随灌，久之药力下咽，胸膈流通，参附大进，立至数两，其人渐苏。一月之间，参药数斤，遂及平复，如此者又众。又尝治风痰热闭之证，以牛黄丸灌如前法，颈疽内攻，药不得入者，以苏合香丸灌如前法。风热不语者，以解语丹[92]灌如前法。中暑不醒者，以消暑丸[93]灌如前法。中恶不醒者，以前项橘半姜汁灌如前法。魇梦不醒者，以莲须葱白煎酒灌如前法。自缢不醒者，以肉桂三钱煎水灌如前法。喉闭喉风，以杜牛膝捣汁、雄黄丸[94]等灌如前法，俱获全安，如此者又众。更有牙关紧急，闭塞不通者，以搐鼻散[95]吹鼻取嚏，嚏出牙开，或痰或食，随吐而出，其人遂苏，如此者尤众。盖因证用药，随药取吐，不吐之吐，其意更深，此皆古人之成法，而予稍为变通者也。昔仲景治胸痛不能食，按之反有涎吐，下利日数十行，吐之利则止[96]，是以吐痰止利也。丹溪治妊妇转脬，小便不通，用补中益气汤，随服而探吐之，往往有验，是以吐法通小便也。华佗以醋蒜吐蛇，河间以狗油雄黄同瓜蒂以吐虫而通膈，丹溪又以韭汁去瘀血以治前症。由此观之，症在危极之际，古人恒以涌剂尽其神化莫测之用，况于显然易见者乎？则甚矣吐法之宜讲也。

近世医者，每将此法置之高阁，亦似汗下之外，并无吐法。以致病中常有自呕自吐而为顺证者，见者惊，闻者骇，医家亦不论虚实，而亟亟止之，反成坏病，害人多矣。吁！可不畏哉！"

吐法，是祛使病邪从上涌泄的一种方法，最适用于中脘以上、胸膈以下宿食、痰涎、水饮等的壅滞不行者。以其病邪所在的部位较高，既不同于在表者之可汗，又不能引病邪深入，曲屈经大小肠而下，因此，只能因势利导，促其涌吐而出，即《阴阳应象大论》所谓"其高者因而越之"是也。所以《圣济总录》于吐法的分析曾说：

"病在胸中，上焦气壅，必因其高而越之，所以去邪实而导正气也。况上脘之病，上而未下，务在速去，不涌而出之，则深入肠胃，播传诸经，可胜治哉！故若宿食有可吐者，未入于肠胃者也；痰症有可吐者，停蓄于胸膈者也；食毒忤气可吐者，恐其邪久而滋甚也；肺痈酒疸可吐者，为其胸满而心闷也。大抵胸中邪实，攻之不能散，达之不能通，必以酸苦之药涌之，故得胃气不伤，而病易以愈。"

吐法之义，略尽于此。而程国彭提出当吐不当吐几端，是关于吐法的运用问题。约而言之，吐法必须用得其时，适合其证，了解其人，选择其药几方面都选得很恰当，才能取得预期的疗效。反之，用既非其时，辨亦非其证，患者的习性既不了解，方药的当否亦未详审，懵懵然而用之，非徒无益，而反为害，此《伤寒论》有可吐不可吐之严辨也。

（六）论清法

"清者，清其热也。脏腑有热则清之。《经》云：热者寒之[97]是也。然有当清不清误人者；有不当清而清误人者；有当清而清之不分内伤外感以误人者；有当清而清之不量其人、不量其证以误人者，是不可不察也。

夫六淫之邪，除中寒、寒湿外，皆不免于病热。热气熏蒸，或见于口舌唇齿之间，或见于口渴、便溺之际，灼知其热而不清，则斑黄狂乱、厥逆吐衄诸症丛生，不一而足。此当清不清之误也。

然又有不当清而清者何也？有如劳力辛苦之人，中气大虚，发热倦怠，心烦溺赤，名曰虚火。盖春生之令不行，无阳以护其营卫，与外感热证，相隔霄壤。又有阴虚劳瘵之证，日晡潮热，与夫产后血虚，发热烦躁，证象白虎，误服白虎者难救。更有命门火衰，浮阳上泛，有似于火者。又有阴盛隔阳假热之证，其人面赤狂躁，欲坐卧泥水中；或数日不大便；或舌黑而润；或脉反洪大，峥峥然鼓击于指下，按之豁然而空者；或口渴欲得冷饮而不能下；或因下元虚冷，频饮热汤以自救。世俗不识，误投凉药，下咽即危矣。此不当清而清之误也。

然又有清之而不分内伤外感者何也？盖风寒闭火，则散而清之，《经》云：火郁发之[98]是也。暑热伤气，则补而清之，东垣清暑益气汤[99]是也。湿热之火，则或散或渗或下而清之，开鬼门，洁净府，除陈莝[100]是也。燥热之火，则润而清之，通大便也。伤食积热，则消而清之，食去火自平矣。惟夫伤寒传入胃腑，热势如蒸，自汗口渴，饮冷而能消水者，藉非白虎汤之类，鲜克有济也。更有阳盛拒阴之证，清药不入，到口随吐，则以姜汁些许为引，或姜制黄连反佐以取之，所谓寒因热用[101]是也。此外感实火之清法也。若夫七情气结，喜、怒、忧、思、悲、恐、惊，互相感触，火从内发，丹溪治以越鞠丸，开六郁也。立斋主以逍遥散，调肝气也，意以一方治木郁，而诸郁皆解也。然《经》云怒则气上，喜则气缓，悲则气消，恐则气下，惊则气乱，思则气结。[102]逍遥一方以之治气上、气结者，固为相宜，而于气缓、气消、气乱、气下之症，恐犹未合。盖气虚者必补其气，血虚者必滋其血，气旺血充，而七情之火悠焉以平。至若真阴不足，而火上炎者，壮水之主，以镇阳光；真阳不足而火上炎者，引火归源以导龙入海，此内伤虚火之治法也。或者曰：病因于火，而以热药治之何也？不知外感之火邪火也。人火也，有形之火，后天之火也，得水则灭，故可以水折。内伤之火，虚火也，龙雷之火也，无形之火，先天之火也，得水则炎，故不可以水折，譬如龙得水而愈奋飞，雷因雨而益震动，阴蒙沉晦之气，光焰烛天，必俟云收日出，而龙雷各归其宅耳。是以虚火可补而不可泻也。其有专用参芪而不用八味者，因其宅穴无寒也。其有专用六味而不用桂附者，因其宅穴无水也。补则同而引之者稍不同耳。盖外感之火，以凉为清；内伤之火，以补为清也。

然又有清之而不量其人者何也？夫以壮实之人，而患实热之病，清之稍重，尚为无碍。若本体素虚，脏腑本寒，饮食素少，肠胃虚滑，或产后、病后、房室之后，即有热证，亦宜少少用之，宁可不足，不使有余。或余热未清，即以轻药代之，庶几病去人安。倘清剂过多，则疗热未已，而寒生矣。此清之贵量其人也。

然又有清之不量其证者何也？夫以大热之证，而清剂太微，则病不除；微热之证，而清剂太过，则寒证即至。但不及犹可再清，太过则将医药矣。且凡病清之而不去者，犹有法焉，壮水是也。王太仆云：大热而甚，寒之不寒，是无水也，当滋其肾。[103]肾水者，天真之水也，取我天真之水以制外邪，何邪不服，何热不除，而又何必沾沾于寒凉以滋罪戾乎！由是观之，外感之火，尚当滋水以制之，而内伤者，更可知矣。

大抵清火之药，不可久恃，必归本于滋阴。滋阴之法，又不能开胃扶脾以恢复元气，则参苓芪术，亦当酌量而用。非曰清后必补，但元气无亏者，可以不补，元气有亏，必须补之。俟其饮食渐进，精神爽慧，然后止药可也。此清之贵量其证也。

总而言之，有外感之火，有内伤之火，外感为实，内伤为虚，来路不同，治法迥别，宁曰热者寒之，遂足以毕医家之能事也乎！"[104]

清法不见于《伤寒论》中，所谓不见者，它不像汗吐下诸法的可与不可明白示人，但《论》中确有种种清法的存在。如：白虎汤，清阳明气分之法也。葛根黄芩黄连汤，两清太阳表里之法也。栀子豉汤，清上焦之法也。栀子柏皮汤两清表里之法也。黄连阿胶汤，养阴清火法也。白头翁汤，升散清火法也。竹叶石膏汤，清三阳合病之法也。大黄黄连泻心汤，清胃火之法也，茵陈蒿汤，清火泻满法也。黄芩汤，清少阳之里之法也。小陷胸汤，清热散结法也。至于清法辅他法而行者，如大青龙汤、诸栀子豉汤、大小柴胡汤、诸泻心汤、黄连汤之类，尤不可胜数。正如程国彭所说"清之贵量其证"，证有所变，清即有所异也。总之，凡热邪之散漫者，惟有清解之一法最合用。随其病之所在而清解之，故仲景于清凉无定法。虽罗谦甫于《卫生宝鉴·泻热门》分上焦热、中焦热、下焦热、气分热、血分热、通治三焦甚热之气六门，亦不能概清法之全。

（七）论温法

"温者，温其中也。脏受寒侵，必须温剂，《经》云：寒者热之[105]是也。然有当温不温误人者、即有不当温而温以误人者；有当温而温之不得其法以误人者；有当温而温之不量其人、不量其证与其时以误人者，是不可不审也。

天地杀厉之气，莫甚于伤寒[106]，其自表而入者，初时即行温散，则病自除。若不由表入而直中阴经者，名曰中寒，其证恶寒厥逆，口鼻气冷，或冷汗自出，呕吐泻利，或腹中急痛，厥逆无脉，下利清谷，种种寒证并见，法当温之。又或寒湿浸淫，四肢拘急，发为痛痹，亦宜温散。此当温而温者也。

然又有不当温而温者何也？如伤寒热邪传里，口燥咽干，便闭谵语，以及斑黄狂乱，衄吐便血诸证，其不可温，固无论矣。若乃病热已深，厥逆渐进，舌则干枯，反不知渴；又或挟热下利，神昏气弱；或脉来涩滞，反不应指，色似烟熏，形如槁木，近之无声，望之似脱；甚至血液衰耗，筋脉拘挛，但唇口齿舌干燥而不可解者，此为真热假寒之候，世俗未明亢害承制[107]之理，误投热剂，下咽即败矣。更有郁热内蓄，身反恶寒；湿热胀满，皮肤反冷；中暑烦心，脉虚自汗；燥气焚金，痿软无力者，皆不可温。又有阴虚脉细数，阳乘阴而吐血者，亦不可温，温之则为逆候。此所谓不当温而温者也。

然又有当温而温之不得其法者何也？假如冬令伤寒，则温而散之；冬令伤风，则温而解之；寒痰壅闭，则温而开之；冷食所伤，则温而消之。至若中寒暴痛，大便反硬，温药不止者，则以热剂下之。时当暑月，而纳凉饮冷，暑受寒侵者，亦当温之。体虚夹寒者，温而补之，寒客中焦，理中汤温之；

寒客下焦,四逆汤温之。又有阴盛格阳于外,温药不效者,则以白通汤加人尿猪胆汁反佐以取之[108]。《经》云:热因寒用[109]是已。复有真虚夹寒,命门火衰者,必须补其真阳。太仆有言:大寒而盛,热之不热,是无火也,当补其心。[110]此心字指命门而言,仙经所谓七节之旁,中有小心[111]是也。书曰:益心之阳,寒亦通行;滋肾之阴,热之犹可是也。然而医家有温热之温,有温存之温,参芪归术,和平之性,温存之温也,春日煦煦是也;附子姜桂,辛辣之性,温热之温也,夏日烈烈是也。和煦之日,人人可近;燥烈之日,非积雪凝寒,开冰解冻,不可近也。更有表里皆寒之证,始用温药,里寒顿除,表邪未散,复传经络,以致始为寒中,而其后传变为热中者,容或有之。藉非斟酌时宜,对证投剂,是先以温药救之者,继以温药贼之矣。亦有三阴直中,初无表邪,而温剂太过,遂令寒退热生;初终异辙,是不可以不谨。所谓温之贵得其法者,此也。

然又有温之不量其人者何也?夫以气虚无火之人,阳气素微,一旦客寒乘之,则温剂宜重,且多服亦可无伤。若其人平素火旺,不喜辛温,或曾有阴虚失血之症,不能用温者,即中新寒,温药不宜太过,病退则止,不必尽剂,斯为克当其人矣。若论其证,寒之重者,微热不除;寒之轻者,过热则亢。且温之与补,有相兼者,有不必相兼者,虚而且寒,则兼用之;若寒而不虚,即专以温药主之。丹溪云:客寒暴痛,兼有积食者,可用桂附,不可遽用人参。盖温即是补,予遵其法,先用姜桂温之,审其果虚,然后以参术辅之,是以屡用屡验,无有差忒,此温之贵量其证也。若论其时,盛夏之月,温剂宜轻;时值隆冬,温剂宜重。然亦有时当盛暑,而得虚寒极重之证,曾用参附煎膏而治愈者,此舍时从证法也。譬如霜降以后,禁用白虎[112],然亦有阳明证,蒸热自汗,谵语烦躁,口渴饮冷者,虽当雨雪飘摇之际,亦曾用白虎治之而痊安,但不宜太过耳!此温之贵量其时,而清剂可类推已。

迩时医者,群尚温补,痛戒寒凉,且曰阳为君子,阴为小人。又曰:阳明君子,苟有过,人必知之。诚以知之而即补救,犹可言也。不思药以疗病,反转而疗药,则病必增剧而成危险之候。又况桂枝下咽,阳盛则殆;承气入胃,阴盛以败。[113]安危之机,祸如反掌,每多救援弗及之处,仁者鉴此,顾不痛欤!吾愿医者,精思审处,晰理不差于毫厘,用药悉归于中正。俾偏阴偏阳之药,无往不底于中和,斯为善治。噫!可不勉哉!"[114]

程国彭把温法分做温存、温热两类，温存即温和之意。所以他说："参芪归术，和平之性"。大凡温和之法，多用于虚损，温热之法，多宜于虚寒。温和之药，味偏于甘，人参、黄芪、白术、大枣之类是也。温热之药，味偏于辛，乌头、附子、肉桂、干姜之类是也。甘温之剂，宜于益气血之虚损；辛热之剂，宜于祛陈寒之痼疾。甘温之剂，其性多缓；辛热之剂，其性多急。故扶正补虚，培元固本者，最宜用甘温法；散寒祛邪，急救回阳者，最多用辛热法。运用温热法的大义，不过如此。当温而不温，不当温而温，温之不得其法，温之不辨其证，国彭提出这四个方面的问题，于运用温法的时候，最当详审。张介宾还说：

"用热之法，尚有其要，以散兼温者，散寒邪也；以行兼温者，行寒滞也；以补兼温者，补虚寒也。第多汗者忌姜，姜能散也；失血者忌桂，桂动血也；气短气怯者忌故纸，故纸降气也。大凡气香者，皆不利于气虚证；味辛者，多不利于见血证，所当慎也，是用热之概也。"[115]
介宾所说，皆有至理，能知之而不泥之，于立法施治，大有裨益。

（八）论补法

"补者，补其虚也。《经》曰：不能治其虚，安问其余？[116]又曰：邪之所凑，其气必虚。[117]又曰：精气夺则虚。[118]又曰：虚者补之。[119]补之为义大矣哉！然有当补不补误人者；有不当补而补误人者；亦有当补而不分气血，不辨寒热，不识开合，不知缓急，不分五脏，不明根本，不探求调摄之方以误人者，是不可不讲也。

何谓当补不补？夫虚者损之渐，损者虚之积也。初时不觉，久则病成。假如阳虚不补，则气日消；阴虚不补，则血日耗，消且耗焉，则天真营卫之气渐绝，而亏损成矣。虽欲补之，将何及矣。又有大虚之证，内实不足，外似有余，脉浮大而涩，面赤火炎，身浮头眩，烦躁不宁，此为出汗晕脱之机。更有精神浮散，彻夜不寐者，其祸尤速，法当养营、归脾[120]辈，加敛药以收摄元神，俾浮散之气退藏于密，庶几可救。复有阴虚火亢，气逆上冲不得眠者，法当滋水以制之，切忌苦寒泻火之药，反伤真气，若误清之，去生远矣。古人有言，至虚有盛候，反泻含冤者此也。此当补不补之误也。

卷六　中医各家学说研究

中医各家学说·中医专业用

3585

然亦有不当补而补者何也？病有脉实证实，不能任补者，固无论矣，即其人本体素虚，而邪客初至，病势方张，若骤补之，未免闭门留寇。更有大实之证，积热在中，脉反细涩，神昏体倦，甚至憎寒振栗，欲着复衣，酷肖虚寒之象，而其人必有唇焦口燥，便闭尿赤诸证，与真虚者相隔天渊。倘不明辨精切，误投补剂，陋矣。古人有言，大实有羸状，误补益疾者此也。此不当补而补之之误也。

然亦有当补而补之，不分气血，不辨寒热者何也？《经》曰：气主煦之，血主濡之。[121]气用四君子汤，凡一切补气药皆从此出也。血用四物汤，凡一切补血药皆从此出也。然而少火者，生气之原；丹田者，出气之海。补气而不补火者非也，不思少火生气，而壮火即食气。[122]譬如伤暑之人，四肢无力，湿热成痿，不能举动者，火伤气也。人知补火可以益气，而不知清火亦所以益气，补则同而寒热不同也。又如血热之证，宜补血行血以清之；血寒之证，宜温经养血以和之。立斋治法，血热而吐者，谓之阳乘阴，热迫血而妄行也，治用四生丸[123]、六味汤、血寒而吐者，谓之阴乘阳，如天寒地冻，水凝成冰也，治用理中汤加当归。医家常须识此，勿令误也。更有去血过多，成升斗者，无分寒热，皆当补益，所谓血脱者益其气，乃阳生阴长之至理。盖有形之血，不能速生；无形之气，所当急固。以无形生有形，先天造化，本如是耳。此气血寒热之分也。

然又有补之而不识开合，不知缓急者何也？天地之理，有开必有合；用药之机，有补必有泻。如补中汤用参芪，必用陈皮以开之；六味汤用熟地，即用泽泻以导之。古人用药，补正必兼泻邪，邪去则补自得力。又况虚中夹邪，正当开其一面，戢我人民，攻彼贼寇，或纵或擒，有收有放，庶几贼退民安，而国本坚固。更须酌其邪正之强弱，而用药多寡得宜，方为合法。是以古方中有补散并行者，参苏饮、益气汤是也。有消补并行者，枳术丸、理中丸是也。有攻补并行者，泻心汤[124]、硝石丸[125]是也。有温补并行者，治中汤[126]、参附汤是也。有清补并行者，参连饮、人参白虎汤是也。更有当峻补者，有当缓补者，有当平补者。如极虚之人，垂危之病，非大剂汤液不能挽回，予尝用参附煎膏，日服数两，而救阳微将脱之证。又尝用参麦煎膏，服至数两，而救津液将枯之证。亦有无力服参，而以芪术代之者，随时处治，往往有功。至于病邪未尽，元气虽虚，不任重补，则从容和缓以补之，相其机宜，循序渐进，脉证相安，渐为减药，谷肉果菜，食养尽之，以底于平康。其有体质素虚，别无大寒大热之证，欲服丸散以葆真元者，则用平和之药，调理气血，不敢妄使偏僻之方，久而增胜，反有伤也。此开合缓急之意也。

然又有补之而不分五脏者何也？夫五脏有正补之法，有相生而补之之法。《难经》曰：损其肺者，益其气；损其心者，和其营卫；损其脾者，调其饮食，适其寒温；损其肝者、缓其中；损其肾者，益其精。[127]此正补也。又如：肺虚者补脾，土生金也；脾虚者补命门，火生土也；心虚者补肝，木生火也；肝虚者补肾，水生木也；肾虚者补肺，金生水也。此相生而补之也。而予更有根本之说焉。胚胎始兆，形骸未成，先生两肾，肾者先天之根本也。囤地一声，一事未知，先求乳食，是脾者，后天之根本也。然而先天之中，有水有火，曰真阴，曰真阳，名之曰真，则非气非血，而为气血之母，生身生命，全赖乎此。周子曰：无极之真，二五之精，妙合而凝，凝然不动，感而遂通，吾神以为往来[128]者此也。古人深知此理，用六味滋水，八味补火，十补[129]、斑龙[130]，水火兼济，法非不善矣。然而以假补真，必有真者未曾尽丧，庶几有效。若先天祖气荡然无存，虽有灵芝，亦难续命，而况庶草乎！至于后天根本，尤当培养，不可忽视。《经》曰：安谷则昌，绝谷则危。又云：粥浆入胃，则虚者活。[131]古人诊脉，必曰胃气。制方则曰补中。又曰归脾、健脾者，良有以也。夫饮食入胃，分布五脏，灌溉周身，如兵家之粮饷，民间之烟火，一有不继，兵民离散矣。然而因饿致病者固多，而因伤致病者亦复不少。过嗜肥甘则痰生，过嗜醇酿则饮积。瓜果乳酥，湿从内受，发为肿满泻利。五味偏啖，久而增气，皆令夭殃[132]，可不慎哉！是知脾肾两脏，皆为根本，不可偏废。古人或谓补脾不如补肾者，以命门之火可生脾土也。须知脾弱而肾不虚者，则补脾为亟；肾弱而脾不虚者，则补肾为先。若脾肾两虚，则并补之。药既补矣，更加摄养有方，斯为善道。谚有之曰：药补不如食补。我则曰食补不如精补，精补不如神补，节饮食，惜精神，用药得宜，病有不瘳焉者寡矣。"[133]

程氏所论补法，不外三点：第一，当补则补。第二，不当补则不补。第三，补法的运用，必须因人因证之不同，而选用种种不同的补法，斯为合适。三点都深得补法的要领。惟于补法的运用一点，张介宾尤有更为精当的讨论，值得参考。他说：

"补方之制，补其虚也。凡气虚者宜补其上，人参、黄芪之属是也。精虚者宜补其下，熟地、枸杞之属是也。阳虚者宜补而兼暖，桂、附、干姜之属是也。阴虚者宜补而兼清，门冬、芍药、生地之属是也。此固阴阳之治辨也。其有气因精而虚者，自当补精以化气；精因气而虚者，自当补气以生精。又有阳失阴而离者，不补阴何以救散亡之气？水失火而败者，不补火何以苏垂寂之阴？此又阴阳相济之妙用也。故善补阳者，必于阴中求阳，则阳得阴助而生化无穷；善补阴者，必于阳中求阴，则阴得阳升而泉源不竭。余故曰：以精气分阴阳，则阴阳不可离；以寒热分阴阳，则阴阳不可混。此又阴阳邪正之离合也。故凡阳虚多寒者，宜补以甘温，而清润之品非所宜；阴虚多热者，宜补以甘凉，而辛燥之类不可用。知宜知避，则不惟用补，而八方之制，皆可得而贯通矣。"[134]

即是说补法虽繁，从精气、寒热、阴阳几个方面进行综合分析，便能抓住纲领，执简驭繁，无论精之与气，寒之与热，都有阴和阳两个方面的关系。"以精气分阴阳，则阴阳不可离"者，盖气能生精，精以化气，视其精气虚损之所在而补之，则补得其本。"以寒热分阴阳，则阴阳不可混"者，盖阳虚则寒，阴虚则热，视其寒热之所在，即知其阴阳亏损之所在而补之，则补得其源。明乎此，可谓已得补法之大纲。

既察其虚损之所在而补之矣，临床上却又有受补与不受补之别。陈若虚的《外科正宗》曾注意到这个问题。他说："受补者，自无痰火内毒之相杂；不受补者，乃有阴火湿热之兼攻。"凡虚而不受补者，无论外科内科，总得找出它不受补的原因来，这在临床上很重要。

三、证治随笔

周学海的《读医随笔》中有《证治总论》和《证治类》各一卷，述其辨证论治的心得，并略有发挥，足供临床辨证立法的借镜。今摘录和选录其中的四篇，并颜之曰"证治随笔"以备观览。

（一）虚实补泻论

"虚实者，病之体类也。补泻者，治之律令也。前人论之详矣。兹撮其要者，与平日读书之所记，汇辑于此，以为温故之一助云。"

1. 补泻参用

"汗、吐、下，皆泻也。温、清、和，皆补也。有正补、正泻法，如四君补气、四物补血是也。有隔补隔泻法，如虚则补母、实则泻子是也。有兼补兼泻法，如调胃承气、人参白虎是也。有以泻为补、以补为泻法，如攻其食而脾自健、助其土而水自消是也。有迭用攻补法，是补泻两方，早晚分服，或分日轮服也，此即复方，谓既用补方，复用泻方也。有并用补泻法，与兼补兼泻不同，是一方之中，补泻之力，轻重相等，此法最难，须知避邪，乃无隐患。钱仲阳曰：肺有邪而虚不可攻者，补其脾而攻其肺也。尤有要者，病在气分，而虚不任攻者，补其血而攻其气；病在血分，而虚不任攻者，补其气而攻其血。如是则补药之力不与邪相值，不致连邪补著矣。又叶天士谓久病必治络，其说谓病久气血推行不利，血络之中必有瘀凝，故致病气缠延不去，必疏其络而病气可尽也。徐灵胎、陈修园从而讥之，然刘河间力发玄府之功用，朱丹溪治久病必参用郁法，滑伯仁每谓用补剂，参入活血通经之品，其效更捷。史载之之方之多用三棱、莪术，王清任之方之复用桃仁、红花，不皆治络之谓耶。且《内经》之所谓升降出入[135]，所谓守经隧[136]，所谓疏气令调[137]，所谓去菀陈莝[138]，非此义耶！《内经》又曰：寒之而热者求之水；热之而寒者求之火，所谓求其属也。[139] 又曰：治病必求其本[140]，受病为本，见证为标；先病为本，后病为标。有客气，有同气，间者并行，甚者独行[141]，此皆补泻参用之大义也。"

虚实的病机，既有纯虚纯实之证，更有虚实夹杂之证，纯者易治，杂者难疗。因虚实夹杂，或虚中有实，或实中有虚，或虚多而实少，或虚少而实多，或虚轻而实重，或虚重而实轻，或虚急而实缓，或虚缓而实急，错综复杂，变化百出。因而补泻参用之法，便不能不讲究，如周学海之所云。不仅此也，孙思邈还说："凡欲服五石诸大汤丸补益者，先服利汤，以荡涤肠胃痰涎蓄水也。"即是说纵无虚实夹杂之症，在服补剂之前，亦当先使胃肠清洁，免使其助邪为患，并开补药资养之路，这就是理之可晓，亦是前人经验之谈。

2. 虚实辨证

"补泻因虚实而定者也，补泻之义既宏，虚实之变亦众。请更举先哲之论虚实者。华佗《中藏经》曰：病有脏虚、脏实，腑虚、腑实，上虚上实，下虚下实，状各不同，宜深消息。肠鸣气走，足冷手寒，食不入胃，吐逆无时，皮毛憔悴，肌肉皱皴，耳目昏塞，语声破散，行步喘促，精神不收，此五脏之虚也。诊其脉举指而活，按之而微，看在何部，以断其脏也。又按之沉小微弱，短涩软濡，俱为脏虚也。虚则补益，治之常情耳。饮食过多，大小便难，胸膈满闷，肢节疼痛，身体沉重，头目昏眩，唇口肿胀，咽喉闭塞，肠中气急，皮肉不仁，暴生喘乏，偶作寒热，疮疽并起，悲喜时来，或自痿弱，或自高强，气不舒畅，血不流通，此脏之实也。诊其脉举按俱盛者，实也，又长浮数疾，洪紧弦大，俱曰实也，看在何经，而断其脏也。头疼目赤，皮热骨寒，手足舒缓，血气壅塞，丹瘤更生，咽喉肿痛，轻按之痛，重按之快，食饮如故，曰腑实也。诊其脉，浮而实大者是也。皮肤瘙痒，肌肉膜胀，食饮不化，大便滑而不止，诊其脉，轻手按之得滑，重手按之得平，此乃腑虚也。看在何经，而正其腑也。胸膈痞满，头目碎痛，饮食不下，脑项昏重，咽喉不利，涕唾稠黏。诊其脉，左右寸口沉结实大者，上实也。颊赤心忪，举动颤栗，语声嘶嗄，唇焦口干，喘乏无力，面少颜色，颐颔肿满，诊其左右寸脉弱而微者，上虚也。大小便难，饮食如故，腰脚沉重，脐腹疼痛，诊其左右手脉，尺中脉伏而涩者，下实也。大小便难，饮食进退，腰脚沉重，如坐水中，行步艰难，气上奔冲，梦寐危崄，诊其左右尺中，脉沉而涩者，下虚也。病人脉微涩短小，俱属下虚也。"

以上系引自《中藏经·虚实大要论第八》，示人脏腑上下虚实的脉证，虽有参考的价值，而临床所见不尽如此。亦示以规矩之意，临床辨证，既须细审，尤当活用。

3. 虚实互见补泻兼施

"张景岳曰：《通评虚实论》曰：邪气盛则实，精气夺则虚，此虚实之大法也。设有人焉，正已夺而邪方盛者，将顾其虚而补之乎？抑先其邪而攻之乎？见有不的，则生死系之，此其所以宜慎也。夫正者本也，邪者标也。若正气既虚，则邪气虽盛，亦不可攻，盖恐邪未去而正先脱，呼吸变生，则措手无及。故治虚邪者，当先顾正气，正气存则不致于害。且补中自有攻意，盖补阴即所以攻热，补阳即所以攻寒，世未有正气复而邪不退者，亦未有正气竭而命不倾者。如必不得已，亦当酌量缓急，暂从权宜，从多从少，寓战于守斯可矣！此治虚之道也。若正气无损者，邪气虽微，自不宜补。盖补之则正气无与，而邪反盛，适足以借寇兵而资盗粮，故治实证者，当直攻其邪，邪去则身安。但法贵精专，便臻速效，此治实之道也。要之，能胜攻者，方是实证，实者可攻，何虑之有？不能胜攻者，便是虚证，气去不返，可不寒心？此邪正之本末，不可不知也。[142]

日本元坚字廉夫者，尝论列虚实夹杂之证治，甚为明备。其文曰：为医之要，不过辨病之虚实也已。虚实之不明，妄下汤药，则冰炭相反，坐误性命。是以临处之际，不容毫有率略矣。盖尝考之，厥冷下利，人皆知大虚宜补；潮热谵语，人皆知大实宜泻。此则其病虽重，而诊疗之法，莫甚难者矣。如夫至虚有盛候，大实有赢状者，诚医之所难也。虽然，此犹难乎辨证，而不难乎处治。何者？假证发露，抑遏真情，自非至心体察，则不能辨其疑似而认其真。然，既认其真也，纯补纯泻，一意直到，而病可愈矣，岂有他策耶！唯医之所最难者，在真实真虚混淆糅杂者而已。何者？其病视为虚乎，夹有实证；视为实乎，兼有虚候。必也精虑熟思，能析毫厘，而其情其机，始可辨认。及其施治，欲以补之，则恐妨其实；欲以泻之，则恐妨其虚。补泻掣肘，不易下手，必也审之又审，奇正攻守，著著中法，而后病可起矣。此岂非辨认难而处治亦难者乎！岐伯有五有余二不足之说[143]，而仲景之经亦云难治[144]者，概此之谓也。盖虚实之相错，其证不能一定，其治不能各无其别也。区而言之。

有虚实相兼者焉。病本邪实，当汗如下，而医失其法，或用药过剂，以伤真气，病实未除，又见虚候者，此实中兼虚也。治之之法，宜泻中兼补。倘虚甚者，或不得已，姑从于补，虚复而后宜议泻矣。其人素虚，阴衰阳盛，一旦感邪，两阳相搏，遂变为实者，此虚中兼实也。治之之法，不清凉无由解热，不转刷无由逐结。然，从前之虚，不得不顾，故或从缓下，或一下止服，前哲于此证，以为须先治其虚，后治其实，此殆未是也。大抵邪不解则不受补，有邪而补，徒增壅住。且积日之虚，岂暂补所能挽回乎！考之经文，如附子泻心、调胃承气，即泻中兼补之治也。阳明病至循衣摸床，微喘直视，则既属虚愈，而犹用承气者[145]，以实去而阴可回，纵下后顿见虚候，其实既去，则调养易施也。扩充触长，无适而不可矣，此虚实之相兼，大较如此。

如夫虚实之相因而生，是亦不可不辨也。有人于此焉，脾气亏损，或久吐，或久利，中气不行，驯至腹满尿闭，此自虚而生实也。至其满极，则姑治其标，主以疏导，然不以扶阳为念，则土崩可待也。又有人焉，肾阴不足，下亏上盈，或潮热心烦，或血溢痰涌，亦是虚生实者也。至其火亢，则姑治其标，专主清凉，然不以润养为念，则真元竭绝矣。有人于此焉，肠澼赤滞，腹痛后重，如其失下，则病积依然，而津汁日泄，羸劣日加，此自实而生虚也。治法或姑从扶阳，然不以磨积为先，则邪胜其正，立至危殆。又有人焉，肝气壅实，妄言妄怒，既而脾气受制，饮食减损，日就委顿，亦是实生虚者也。治法或姑从补中，然不兼以清膈，则必格拒不纳矣。在仲景法，则汗后胀满，是自虚而实，故用且疏且补之剂[146]。五劳虚极，因内有干血，是自实而虚[147]，宿食脉涩[148]，亦自实而虚，故一用大黄䗪虫丸，一用大承气汤。盖干血下而虚自复，宿食去而胃必和也。此虚实相因而生之大略也。

要之，相兼者与相因者，病之新久，胃之强弱，尤宜参伍加思，亦是诊处之大关钥也。

更论虚实之相夹，则表里上下之分，又不可不知也。实在表而里虚者，补其中而病自愈。以病之在外，胃气充盛，则宜托出，且里弱可以受补，如发背痘疮之类是也。实在里而兼虚者，除其实而病自愈，以病之属于热，倘拦补之，必助其壅。如彼虚人得胃实与瘀血宿食之类是也。病上实素下寒者，必揣其脐腹，而后吐下可用。病下虚素上热者，必察其心胸，而后滋补可施。此表里上下之例也。虽然，今此所论，大概就病之属热者而立言已。如病寒之证，亦不可不辨焉。《经》云：气实者热也，气虚者寒也。盖胃强则热，胃弱则寒，此必然之理也。故寒病多属虚者，然有如厥阴病之上热下寒，此其上热虽未必为实，而未得不言之犹有阳存，故凉温并用，方为合辙矣。寒病又有阳虽虚而病则实者，固是胃气本弱，然关门犹有权，而痼寒宿冷，僻在一处，或与邪相并，或触时气而动，以为内实也。倘其初起满闭未甚者，须温利之；满闭殊剧者，攻下反在所禁，唯当温散之，盖以寒固胃之所畏，其实之极，必伤胃气，遂变纯虚耳。观仲景太阴病，及腹满寒疝之治，而其理可见也。然则病寒之实，必要温补，固不可与病热之虚，犹宜清涤者，一例而论矣。《玉函经》曰：寒则散之，热则去之[149]，可谓一言蔽之已。是寒热之分，诚虚实证治之最吃紧也。病之虚实，药之补泻，各有条例，其略如此。而微甚多少之际，犹有不可不计较者，实则如张景岳氏之言焉，夫虚实之不明，补泻之不当，而栩栩然欲疗极重极险之病者，岂足与语医哉！

要之，病之实，实有百也；病之虚，虚有百也；实之泻，泻有百也；虚之补，补有百也。而大旨总视胃气之盛衰有无，以为吉凶之主。《内经》曰：五实死，五虚死。脉盛、皮热、腹胀、前后不通、闷瞀，此谓五实。脉细、皮寒、气少、泄利前后、饮食不入，此谓五虚。其时有生者何也？曰：浆粥入胃泄注止，则虚者活。身汗得后利，则实者活。[150]全注云：此皆胃气之得调和也，谅哉言乎！缪仲醇曰：谷气者，譬国家之饷道也。饷道一绝，则万众立散；胃气一败，则百药难施。若阴虚，若阳虚，或中风，或中暑，乃至泻利滞下，胎前产后，疔肿痈疽，痘疮痧疹惊痫，靡不以保护胃气，补养脾气为先务，本所当急也。故益阴宜远苦寒，益阳宜防增气，祛风勿过燥散，消暑勿轻下通，泻利勿加消导。滞下之忌芒硝、巴豆、牵牛，胎前泄泻之忌当归，产后寒热之忌黄连、栀子，疔肿痈疽之未溃忌当归，痘疹之不可妄下，其他内外诸病，应投药物之中，凡与胃气相违者，概勿施用。[151]夫治实者急去其邪，治虚者治专于补，其顾胃气，人所易知也，独此邪盛正虚，攻补两难之际，只有力保胃气，加以攻邪，战守俱备，敌乃可克。昔人谓孕妇患病，统以四物加对治之药，此固不足为训，然其意可师，推而行之，保胃气以攻邪，其理正如是也。"[152]

日人丹波元坚的议论，主要阐明了三点：一是虚实相兼者有两种情况，或为实中兼虚，或为虚中兼实，前者治法宜泻中兼补；后者治法宜缓下或一下即止服。二是虚实相因者亦有两种情况，或为自虚生实，或为自实生虚。前者宜姑先治标，继即补虚；后者姑从扶正，必兼以去邪。三是虚实相夹者，首先要分辨表里上下的虚实所在。表实里虚，补其中而病自愈；里实兼虚，除其实而病自愈。上实下寒，必揣其脐腹，而后吐下可施；下虚上热，必察其心胸，而后滋补可施。至于寒证则多见于阳虚，虽内实而满闭未甚者，只宜温利；满闭殊剧者，亦宜温散。

最后周学海认为，无论虚实补泻，总视胃气之盛衰有无，以为吉凶之主。即于邪盛正虚，攻补两难之际，亦只有力保胃气，加以攻邪。这一论点，对于许多重笃病证的辨治，都有极为重要的临床意义。

（二）表里俱病治各不同

"表里俱病者，俱伤于邪也，非表邪实里正虚之谓也。邪气者，六淫是也。试以寒热明其例。

表里俱寒者，治宜温中以散寒，里气壮而外邪可退矣。仲景于身体疼痛，下利清谷，先温其里，后攻其表者[153]，是指大法如此。其实表里两感于寒，温里发表，一时并用，正不必分先后也。

表里俱热者，治宜甘寒，佐以辛凉解散，如叶香岩温热治法。若阳明腑实者，更先以苦寒、咸寒攻下之，如服承气，大便得通，而汗自出是也。

二者表里同气，故重在里，治其里而表亦即应手而愈矣。即或表有未尽余邪，再略清其表可也。若先攻其表，不但里虚，而表不能净，即令表净，而正气受伤，里邪又将从何路以驱除之。

表热里寒者，如其人素属中寒，而新感风热，治宜解表而已。如其人内伤生冷，外伤风热，表里俱属新邪，则治宜辛凉疏表之中，佐以芳香理气，以化内寒。

表寒里热者，如其热是因表邪，腠理闭遏所致，但解表而已。如其热是温邪蕴结，而表又新感风寒，轻者，辛凉疏其里热，而外寒自祛；重者，寒力足蔽其热，治宜辛香轻悍。急通其表，免致表邪久束，里热愈深，溃入经络，黏滞血分，便难措手。但剂中宜佐凉滋，不可过燥，表解，即清里热。

二者表里异气，故重在表，所谓先攻其易也。若先攻里，不但表邪内陷，恐里邪未易去，而表邪已坚矣，此法之大体也。又当随时消息病势之缓急，以为施治之先后，神明于法中，而非死守板法也，其庶几乎！

大抵病由外陷内者，须开其表而撑其里，使邪仍从原路出也。昔人尝谓少阴之邪，仍以太阳为出路；太阴之邪，仍以阳明为出路。故凡外邪内陷日久者，服药后能转见表证，即是邪气退出也。又如内伤饮食，以致恶寒，则攻滞之中，必兼理气。内伤精血，以致发热，则养阴之中，必寓潜阳。此又表里互虚互实之治法也。"[154]

凡属表里均有邪者，表里同气，治重在里，里得治表亦随之而解。表里异气，治重在表，既攻其所易，而邪又不致内陷。邪自外入者，开表尤当撑里；内伤而有外证者，攻滞还须理气，要言不繁，堪为泻实法的龟鉴。

（三）敛散升降四治说略

"凡风、寒、湿、热，散漫于周身之腠理者，无聚歼之术也，则因其散而发之。痰、血、水、食，结积于胃与二肠膀胱之内者，已属有形，势难消散，则因其聚而泄之渗之。邪在上脘，愠愠欲吐，是欲升不遂也，则因而吐之。邪在大肠，里急后重，是欲下不畅也，则因而利之。此顺乎病之势而利导之之治也。

湿热无形，散处于肠胃膜络之中，既不外越，又不内结，则以酸敛入泄剂，撮其邪而竭之。瘀血有形，结聚于肠胃膜络之中，其质凝滞，不能撮而去也，则以辛温入攻血剂，温其血而化之。肾气不纳，根本浮动，喘呕晕眩，酸咸重镇，高者抑之。中气虚陷，泄利无度，呼吸不及，固涩升补，下者举之。此矫乎病之势而挽回之之治也。

凡病误降者，欲救之，不可急升也。误升者，欲救之，不可急降也。误寒者，欲救之，不可急以大热也。误热者，欲救之，不可急以大寒也。寒热犹或可急也，升降断不可急也。尝见先以承气误下，中气下陷，急以参芪升之，虚气上越，喘逼不能食而死矣。此当建中涩下，不可升提其上也。"[155]

所谓"顺乎病之势"者，因势利导也。所谓"矫乎病之势"者，相反适所以相成也。病变的机势有所不同，治疗之法自当各异。此治之所以贵得其宜也。亦即《素问·异法方宜论》所谓："杂合以治，各得其所宜，故治所以异，而病皆愈者，得病之情，知治之大体也。"只有随机应变，才能各得其所宜；亦惟有通变之道，才能知治的大体。

（四）病后调补须兼散气破血

"东垣谓参术补脾，非以防风白芷行之，则补药之力不能到。慎斋谓调理脾胃，须加羌活，以散肝结。此皆发表散气之品也，是能运补药之力于周身，又能开通三焦与经络之滞气也。此外尚有川芎、乌药、香附、降香、白檀香、郁金，皆可选用。以皆芳香，有通气之功也。防风、秦艽，尤为散中之润。若味辛者，不可混用。味辛则燥，能耗津液也。

　　滑伯仁谓每加行血药于补剂中，其效倍捷。行血之药如：红花、桃仁、茜草、归须、茺蔚子、三棱、莪术之属皆是也。叶天士亦谓：热病用凉药，须佐以活血之品，始不致有冰伏之虞。盖凡大寒、大热病后，脉络之中，必有推荡不尽之瘀血，若不驱除，新生之血不能流通，元气终不能复，甚有传为劳损者。又有久病气虚，痰涎结于肠胃，此宜加涤痰之品，如蒌皮、焦楂、蒲黄、刺蒺藜、煅牡蛎、海蛤粉、海浮石、青黛、煅石膏，皆可随寒热而施之。行血之药，以水蛭为上，虻虫、䗪虫、蛴螬次之。坏痰之药，以硼砂为上，礞石、皂荚次之。今人已不敢用矣。痰本血液，非津水之类也。世以茯苓、泽泻利之。血属有形，瘀积膜络曲折之处，非潜搜默剔不济也，世以大黄、芒硝下之，大谬。著有《痰饮分治说》《仲景抵当汤丸解》，具在集中，可以互览。"[156]

　　人身气血，均贵通调，如补益之而不能使其通畅自如，适反足以滞其气机，而郁瘀之证，可因之而起。故补中益气汤参芪术与柴胡升麻同用，其义可知，又况病变之成，杂者多而一者少，如用药过偏，徒增病机之偏，而不能调使之归于正，故滑叶诸氏之言皆有至理。

　　注释

[1] 见《景岳全书·传忠录》。

[2] 见《类经·论治类·治病必求于本》注文。

[3]《千金要方·大医精诚》。

[4]《素问·至真要大论》王冰注。

[5]《素问·阴阳应象大论》。

[6]《素问·至真要大论》王冰注。

[7]《素问·阴阳应象大论》。

[8]《郁冈斋笔麈·医暇卮言》。

[9][10] 见《古今医案按》。

[11] 见《素问·阴阳应象大论》。

[12] 见《素问·生气通天论》。

[13] 以上均见《伤寒论·辨不可发汗病脉证并治第十五》，但与经文颇有出入。

[14] 当指大青龙汤的"不汗出而烦躁"证。

[15] 查《伤寒论》中无此证。

[16] 出《医学心悟》卷一。

[17]《伤寒论》146 条："伤寒六七日，发热微恶寒，支节烦痛，微呕，心下支结，外证未去者，柴胡桂枝汤主之。"

[18]《伤寒论》104 条："伤寒十三日不解，胸胁满而呕，日晡所发潮热，已而微利，此本柴胡证，下之以不得利，今反利者，知医以丸药下之，此非其治也，潮热者实也，先宜服小柴胡汤以解外，后以柴胡加芒硝汤主之。"

[19]《伤寒论》219 条："三阳合病，腹满身重，难以转侧，口不仁面垢，谵语遗尿，发汗则谵语，下之则额上生汗，手足逆冷，若自汗出者，白虎汤主之。"又 268 条："三阳合病，脉浮大，上关上，目合则汗。"

[20] 出《医学心悟》卷一。

[21]《伤寒论》320 条。

[22]《伤寒论》322 条。

[23]《伤寒论》256 条，并见"辨可下篇"。

[24]《伤寒论·辨可下篇》。

[25]《伤寒论》253 条。

[26]《伤寒论》321 条。

[27]《伤寒论》252 条。

[28] 参看《伤寒论》128、131、134、136、139、141、149 诸条。

[29] 参看《伤寒论》154、155、156、157、158、164、244 诸条。

[30]《伤寒论》148 条。

[31] 以上统见《伤寒论·辨不可下篇》。

[32] 三黄解毒汤：大黄、黄连、黄柏、黄芩、黑山栀各等分。

[33] 见《伤寒论》233 条。

[34] 三黄枳术丸：黄芩二两，黄连、大黄、神曲、白术、陈皮各一两。

[35] 即导气通幽汤：当归身、升麻梢、桃仁泥、炙甘草各一钱，红花少许，熟地、生地各五分。清水煎二大盏，调槟榔细末五分，稍热服。

[36] 见《伤寒论》279 条。

[37] 见《伤寒论》103、136、165 诸条。

[38] 见《伤寒论》131、137 条。

[39] 见《伤寒论》138 条。

[40] 见《伤寒论》141 条。

[41][42] 见《金匮要略·痰饮篇》。

[43] 见《活人书》第七十五问及八十一方。

[44] 见《伤寒直格·表里证》。

［45］参见《伤寒论》71、72、156 诸条。

［46］参见《伤寒论》124、125、126 诸条。

［47］见《伤寒论》106 条。

［48］即木香见睨丸：神曲（炒）、京三棱各一两，石三棱（去皮煨）、草豆蔻（面裹煨熟取仁）、香附子（炒）各五钱，升麻、柴胡各三钱，木香二钱，巴豆霜五分。治伤生冷硬物，心腹满闷疼痛。（《内外伤辨惑论》）

［49］三黄枳术丸：黄芩二两，黄连（酒洗）、大黄（煨）、神曲（炒）、橘皮、白术各一两，枳实（炒）五钱，治伤肉食湿面辛辣厚味之物，填塞闷乱不快。（《内外伤辨惑论》）

［50］即礞石滚痰丸：青礞石、沉香、百药煎各五钱，大黄、黄芩各八两。

［51］神佑丸：甘遂、芫花、大戟各一两，大黄二两，黑牵牛末四两，轻粉一钱，细末，煮红枣肉为丸。

［52］即神效剪红丸：槟榔、商陆、金毛狗脊、贯众、三棱、莪术、青木香、西木香、雷丸，南木香、大黄、黑牵牛，为极细末，用茵陈、大皂角煎水为丸，制法详见《证治准绳·类方》虫类。

［53］即花蕊石散：花蕊石四两，硫黄一两，研细末，入瓦罐内烧煅经宿，候冷，取出研细，每服二钱。

［54］失笑丸：五灵脂三钱，蒲黄二钱，研末，每服二三钱，酽醋一杓调成膏，再入清水一盏，煎至七分，食前热服。

［55］即大黄牡丹汤：大黄、牡丹皮、桃仁、冬瓜仁、芒硝。

［56］出《医学心悟》卷一。

［57］《温疫论·注意逐邪勿拘结粪》。

［58］《温疫论·因证数攻》。

［59］《医学读书记·方法余论》。

［60］《素问·至真要大论》。

［61］即当归龙荟丸：当归、龙胆草、栀子仁、川黄连、黄柏、黄芩、大黄、芦荟、青黛各五钱，木香二钱五分，麝香五分。

［62］和中丸：白术四两，扁豆三两，茯苓一两五钱，陈皮三两，神曲、麦芽、山楂、香附各二两，砂仁一两五钱，丹参二两，五谷虫三两。

［63］《金匮要略·五脏风寒积聚篇》："积者，脏病也，终不移；聚者，腑病也，发作有时，展转痛移。"

［64］《金匮要略·疮痈肠痈浸淫病篇》："肠痈者，少腹肿痞，按之即痛如淋，小便自调，时时发热，自汗出，复恶寒，其脉迟紧者，脓未成，可下之，当有血，脉洪数者，

脓已成不可下也。"说明肠痈未必见小便如淋症。

[65] 此说不可信。

[66] 此说亦非古义。《素问·玉机真藏论》云："脾传之肾，名曰疝瘕，少腹冤热而痛，出白，一名曰蛊。"王冰注："溲出白液。"颇似淋浊病。

[67] 即虚劳病之一种。

[68] 疝，腹中积聚症之一，常近脐左右。

[69] 癖，积聚之潜匿于两胁间者。

[70]《素问·痹论》："胞痹者，少腹膀胱，按之内痛，若沃以汤，涩于小便。"即痹之属于胞脬者。

[71]《灵枢·水胀》篇："肠覃者，寒气客于肠外，与卫气相搏，气不得营，因有所系，癖而内着，恶气乃起，息肉乃生。其始生也，大如鸡卵，稍以益大，至其成，如怀子之状。久者离岁，按之则坚，推之则移，月事以时下，此其候也。"即肠内有瘜肉如覃，覃与蕈通。

[72]《灵枢·水胀》篇："石瘕生于胞中，寒气客于子门，子门闭塞，气不得通，恶血当泻不泻，衃以留止，日以益大，状如怀子，月事不以时下，皆生于女子，可导而下。"

[73] 阴中有物突出如菌，四围肿痛，便数，晡热，似痒似痛，小便坠重。

[74] 即阴蜃。阴户外生疙瘩，阴中出虫如小蛆，奇痒难忍，久则阴中腐烂，攻刺疼痛，臭水淋沥，口干发热，形削不食。

[75] 阴中有物挺出，多为子脏下垂所致。

[76] 出《医学心悟》卷一。

[77] 红圆：京三茂、蓬莪茂、青皮、陈皮、干胡椒，研末，醋煮糊丸。

[78] 即严用和，宋人，著有《济生方》。

[79] 即实脾饮：白术、茯苓、厚朴、大腹子、草果仁、木香、木瓜、附子、干姜、甘草、大枣。

[80] 复元丹：附子、南木香、茴香、川椒、厚朴、独活、白术、陈皮、吴萸、桂心、肉豆蔻、槟榔。

[81] 疏凿饮子：商陆、槟榔、椒目、羌活、大腹皮、赤小豆、秦艽、泽泻、木通、姜皮。

[82] 待考。

[83] 见《药治通义》卷八。

[84]《素问·阴阳应象大论》。

[85] 即缠喉风。喉肿而大，连项肿痛，手指甲青，手心壮热，痰气壅盛如锯，手足厥冷，或两颊及项赤色缠绕，身发寒热。

[86] 即锁喉风。内塞不通，外无形迹，喉肿大如鸡卵，气塞不通，多痰而喘，较缠喉风为尤剧。

[87] 见《金匮要略·呕吐哕下利篇》。

[88]《伤寒论·辨不可吐第十八》。

[89] 同上，与经文颇有出入。

[90] 同上。

[91] 稀涎散：江子仁六粒（每粒分作两半，去皮膜，研，压去油），猪牙皂角三钱（去皮弦子，酥炙，另研末），明矾一两（半生半枯，另研末），先将明矾化开，入二药搅匀，待矾枯，研为末，每用三四分，吹入鼻中，或温水调灌。

[92] 即神仙解语丹：白附子（炮）、石菖蒲（去毛）、远志（去心，甘草水煮十沸）、天麻、全蝎（酒炒）、羌活、白僵蚕（炒）、南星（胆汁制）各一两，木香五钱，研细末，水煮面糊和丸，如梧桐子大，辰砂为衣。

[93] 消暑丸：半夏（醋五升煮干）、生甘草、茯苓（去皮）各八两，研细末，姜汁煮米糊和丸，如梧桐子大。

[94] 雄黄丸：雄黄、真珠各五钱，麝香、牛黄各一钱，巴豆二十粒（去皮膜心，研，纸裹压出油），研为细末，令匀，入枣瓤及炼蜜和丸，如粟米大。

[95] 搐鼻散：川芎、细辛、藜芦、白芷、防风、皂角、薄荷各等分，研为末，每用少许，搐入鼻中。

[96]《伤寒论·辨可吐第十九》。

[97]《素问·至真要大论》。

[98]《素问·六元正纪大论》。

[99] 清暑益气汤：黄芪、苍术各一钱五分，升麻一钱，人参、白术、橘皮、神曲、泽泻各五分，甘草、黄柏、当归身、麦门冬、青皮、葛根各三分，五味子九个。

[100]《素问·汤液醪醴论》："去宛陈莝，开鬼门，洁净府。"张介宾注：莝，斩草也。鬼门，汗孔也。净府，膀胱也。

[101] 见《素问·至真要大论》。

[102]《素问·举痛论》。

[103] 见《素问·至真要大论》王冰注。

[104] 选自《医学心悟》卷一。

[105]《素问·至真要大论》。

[106]《伤寒论·伤寒例第三》。

[107]《素问·六微旨大论》云："亢则害，承乃制。"

[108]《伤寒论》315 条云："少阴病，下利脉微者，与白通汤。利不止，厥逆无脉，

干呕烦者，白通加猪胆汁汤主之。"（葱白、干姜、附子、人尿、猪胆汁）。

[109]《素问·至真要大论》。

[110]《素问·至真要大论》王冰注。

[111] 见《素问·刺禁论》。以小心为命门，倡自赵养葵《医贯》。

[112]《伤寒明理论·白虎汤方》云："立秋后不可服，以秋则阴气半矣，白虎为大寒剂。"

[113]《伤寒论·伤寒例》。

[114] 选自《医学心悟》卷一。

[115]《景岳全书·新方八略引·热略》。

[116] 见《难经·七十五难》。

[117] 见《素问·评热病论》。

[118]《素问·通评虚实论》。

[119]《素问·三部九候论》。

[120] 即人参养营汤、归脾汤。

[121] 见《难经·二十二难》，惟"煦"应作"呴"。

[122]《素问·阴阳应象大论》云："壮火之气衰，少火之气壮，壮火食气，气食少火，壮火散气，少火生气。"

[123] 四生丸：生地黄、生荷叶、生侧柏叶、生艾叶各等分。

[124] 如附子泻心汤、生姜泻心汤、甘草泻心汤。见《伤寒论》155、157、158 条。

[125] 硝石丸：硝石六两，大黄八两，人参三两，甘草三两，研末，陈米醋糊为丸，治痞块。出《千金方》。

[126] 治中汤：即理中汤加橘红、青皮。

[127]《难经·十四难》。

[128] 周敦颐《太极图说》。

[129] 即十全大补汤。

[130] 斑龙丸：鹿角霜、鹿角胶、菟丝子、柏子仁、熟地黄各八两，白茯苓、补骨脂各四两，将胶溶化，余研末，量入无灰酒打糊为丸。

[131]《素问·玉机真藏论》。

[132]《素问·至真要大论》云："久而增气，物化之常也。气增而久，夭之由也。"

[133] 选自《医学心悟》卷一。

[134]《景岳全书·新方八略引·补略》。

[135]《素问·六微旨大论》。

[136]《素问·调经论》。

[137]《素问·至真要大论》云："疏其血气,令其调达。"

[138]见上100注。

[139]见《素问·至真要大论》文略有出入。

[140]《素问·阴阳应象大论》。

[141]见《素问·标本病传论》。

[142]《类经·论治类四·病有真假辨》。

[143]见《素问·调经论》。

[144]《伤寒论》中云难治的有129、153、178、214、294、348、357、377诸条。

[145]见《伤寒论》212条。

[146]即《伤寒论》66条："发汗后,腹胀满,厚朴生姜半夏甘草人参汤主之。"

[147]见《金匮要略·血痹虚劳篇》。

[148]见《金匮要略·腹满寒疝宿食篇》。

[149]见《金匮玉函经·证治总例》第十条。

[150]《素问·玉机真藏论》。

[151]《本草经疏·论治阴阳诸虚病皆当以保护胃气为急》。

[152]《读医随笔·虚实补泻论》。

[153]见《伤寒论》372条。

[154][156]《读医随笔·证治类》。

第五章 本草学说

一、概 说

本草之学,自从陶隐居[1]著成《本草经集注》[2],直到蜀人唐慎微[3]的《证类本草》,李时珍的《本草纲目》,都是以古代所传的《本草经》[4]为蓝本,先列"序录",后列诸品。"序录",为研究本草基础理论之所在,自陶隐居起便大加以发挥,说明祖国医学对本草理论的研究,一向是重视的。原"序录"的内容凡十三条。日人森立之辑本[5],缺"三品合三百六十五种,法三百六十五度,一度应一日,以成一岁。倍其数,合七百三十名也[6]"一条,则为十二条,它泛述了辨识和运用本草的原理。前四条总说药分三品及选列三百六十五种的意义。正如它所说的,上品所以"益气延年",中品所以"遏病补虚"，下品所以"除邪破积"，三百六十五品，正符合一年三百六十五日之数。说明用以益寿延年、防病补虚、治疗疾苦的药物，是人们生活中不可一日或缺的。第五、六两条，说明本草性能有单行、相须、相使、相畏、相恶、相反、相杀之不同，必须制其毒性，并使之君臣宣摄，阴阳配合地运用，才能发挥其疗效，而不致危害。第七条说药有寒、热、温、凉四气，酸、苦、甘、辛、咸五味，气味之所在，即性用之所在，是辨识药物最基本的知识。至于药物的采集、炮制、真伪等，是直接影响药物的质量和疗效的，所以都应该掌握其方法，以保证药物的实用价值。第八条阐述配合诸品而成方剂，则有为丸、为散、水煮、酒渍、煎膏等剂型之不同。由于要想发挥其不同的药效，才制成不同的剂型，如果所制的剂型不恰当，便会直接影响疗效，所以必须慎为考究，不得违越。第九、第十、第十一、第十三条，言治病遣药，总不宜迟延，治疗愈早，效果愈佳，迟则事倍而功半，亦即杜渐防微之旨意。药既是所以疗疾，则必须各随其寒、热、温、凉之所宜，辨证论治，不宜妄遣。既对证矣，还要严格的掌握其用量，病去即止，太过不及，均为失度。第十二条讲服药方法，病有在上、在下、在四肢、在骨髓之不同，服药因之而有饭前、饭后、空腹、饱腹、或在晨、或在夜之各别。因为饥饱晨夕既殊，气血营运、阴阳盛衰即各异，伺其机而服药，得其宜，则效捷；失其宜，则效疏矣。最后一条提出遣药必须随证变化，不能刻求株待。因疾病的发生，内伤外感，阴阳虚实，是极其复杂的，而且是传变多端的。如果徒执一方一药，"不依端绪以取之"，则有限之药物，实难以应无穷之病变。这言简而意赅的十三条"序录"，今日视之，仍不失为治本草学最精辟的理论。

　　能发明上述"序录"之大义者，陶隐居实发其凡，而且多有实践经验之言。如说"上品药性，亦皆能遣疾，但其势力和厚，不为仓卒之效"即是说列在上品的药，不一定都是"不老延年"的。又说"旧方用药，亦有相恶相反者，服之乃不为害，或能有制持之者"，相反相恶的药并不是绝对不可以用，古往今来的经验都是如此。陶隐居除发明"序录"外，还增列"合药分剂法则"若干条，对用药的古今剂量、炮制方法、各种剂型等，都做了详细的叙述。

　　陶隐居而后，能发明"序录"者，宋有寇宗奭，于《本草衍义》[7]成

"序例"上、中、下三篇，虽略嫌其杂，然亦有可取者。明代李时珍《本草纲目》列"序例"两卷，汇辑有关本草理论三十余篇。缪仲淳《本草经疏》成"续序例"上下篇，内容亦极丰富，其所言理，朴实详尽，不涉元渺，不为肤浮，实优于李氏，而多有可取者。

要之，明清两代治本草之学者可分为二派，一宗宋金以来洁古、海藏、东垣、丹溪诸家之说，在当时可称旧派，刘若金的《本草述》[8]、倪纯宇的《本草汇言》[9]是其代表。一以重视经义为主，唾弃宋以后诸家之论，在当时可称新派，缪仲淳的《本草经疏》、卢之颐的《本草乘雅半偈》[10]、张路玉的《本经逢原》[11]、张志聪的《本草崇原》[12]、徐大椿的《本草经百种录》[13]、邹润安的《本草经疏证》[14]，是其代表。兹就诸家于本草学义理最有发挥者，选述数家如次。

二、寇宗奭

寇宗奭，宋政和间人，曾充任收买药材所辨验药材的官职，约于公元1116年左右写成《本草衍义》，除收载药品四百六十种外，于其《序例》中，较突出地提出了下述问题：

（一）分四性

"《序例》药有酸、咸、甘、苦、辛五味，寒、热、温、凉四气。今详之凡称气者，即是香臭之气。其寒、热、温、凉，则是药之性。且如鹅条中云：白鹅脂性冷，不可言其气冷也。况自有药性论，其四气则是香、臭、臊、腥，故不可以寒、热、温、凉配之。如蒜、阿魏、鲍鱼、汗袜，则其气臭。鸡、鱼、鸭、蛇，则其气腥。肾、狐狸、白马茎、裈近隐处、人中白，则其气臊。沉、檀、龙、麝，则其气香。如此，则方可以气言之。其《序列》中气字，恐后世误书，当改为性字，则于义方允。"[15]

由于四气五味之说源于《内经》，以致人人言药性，而药之性终无着落，或谓合四气五味而为性，亦臆说也。或谓寒热温凉，清浊湿燥，在天则为气，在药则为性，亦明知其言气之非，而为之曲说也。李时珍亦谓"寇氏言寒热温凉是性，香臭腥臊是气，其说与《礼记》文合。但自《素问》以来，只以气味言，卒难改易，姑从旧尔"，则时珍亦明知言气之非，而曲护之也。

（二）辨五味

"夫天地既判，生万物者惟五气尔。五气定位，则五味生；五味生，则千变万化至于不可穷已。故曰：生物者气也，成之者味也。以奇生则成而耦，以耦生则成而奇。寒气坚，故其味可用以奭；热气奭，故其味可用以坚；风气散，故其味可用以收；燥气收，故其味可用以散；土者冲气之所生，冲气则无所不和，故其味可用以缓。气坚则壮，故苦可以养气；脉奭则和，故咸可以养脉；骨收则强，故酸可以养骨；筋散则不挛，故辛可以养筋；肉缓则不壅，故甘可以养肉。坚之而后可以奭，收之而后可以散，欲缓则用甘，不欲则弗用，用之不可太过，太过亦病矣。古之养生治疾者，必先通乎此。不通乎此而能已人之疾者，盖寡矣。"[16]

气、味、奇、耦，亦即阴阳的含义。气为阳，味为阴，奇属阳，耦属阴。气生于味，味由气化，乃阴阳互生之理。奇耦生成，即《易》所谓"天一生水，地六成之；地二生火，天七成之；天三生木，地八成之；地四生金，天九成之；天五生土，地十成之"之义。一三五七九，奇数也，属天属阳；二四六八十，耦数也，属地属阴。天生地成，地生天成，奇生耦成，耦生奇成，总而言之，即阳生阴成，阴生阳成，说明五味虽殊，而各具阴阳生成之义则一。故阴阳总以配合为正。亦说明五味各异其性，而均得阴阳之正也。这是寇氏对五味生成最基本的理解。惟《素问·宣明五气》云"苦走骨，酸走筋"，寇氏谓"酸养骨"，不知所据。

（三）补十剂

"陶隐居云：药有宣、通、补、泄、轻、重、涩、滑、燥、湿此十种。今详之，惟寒热二种，何独见遗？如：寒可去热，大黄朴硝之属是也。热可去寒，附子、桂之属是也。今特补此二种，以尽厥旨。"[17]

十剂之说，出于北齐徐之才，认为是识药之大体。寇氏以为不能遗寒热二剂，这是正确的，因为病变虽多，无论其在表在里，为虚为实，都存在寒和热的问题，只是有轻重微甚之别而已，寒者热之，热者寒之，因此寒热二剂不可或缺。何况药之四性，亦只是寒与热之分，凉，寒之属也；温，热之属也。药剂无寒热，不仅不能尽药之用，亦失去用药之大纲。

三、李时珍

李时珍，字东璧，湖北蕲春县人。研究本草近三十年，经历无数穷山深谷，参考八百多种典籍，前后凡三易稿，写成《本草纲目》五十二卷，载药一千八百九十二种，分作十六部，六十二类，实为我国 16 世纪以前用药经验和理论的总汇。是继《证类本草》之后的巨著，对国内外医药学界的影响都很大。惟在其巨著中，尤有可得而称述者有二。

（一）发明《序录》

1. 药物分类

《本经序录》提出：药按君臣佐使分做上中下三品，《证类本草》已继陶隐居之后按部属分类了，但尚未构成体系。时珍则谓：

"《神农本草》药分三品，陶氏《别录》倍增药品，始分部类。唐宋诸家大加增补，兼或退出，虽有朱墨之别，三品之名，而实已紊矣。或一药而分数条，或二物而同一处，或木居草部，或虫入木部，水土共居，虫鱼杂处，淄渑罔辨，玉砾不分，名已难寻，实何由觅。今则通合古今诸家之药，析为十六部，当分者分，当并者并，当移者移，当增者增，不分三品，惟逐各部，物以类从，目随纲举。每药标一总名，正大纲也。大书气味主治，正小纲也。分注释名、集解、发明，详其目也。而辨疑、正误、附录附之，备其体也。单方又附于其末，详其用也。大纲之下，明注《本草》及三品，所以原始也。小纲之下，明注各家之名，所以注实也。分注则各书人名，一则古今之出处不没，一则各家之是非有归。虽旧章似乎剖析，而支脉更觉分明。非敢僭越，实便讨寻尔。"[18]

各药之上，以大小纲提之，如某部某类是也。各药之下，以大小目系之，如释名、集解、修治、气味、主治、发明、附方等是也。这样大纲小目，部举类分，自体系井然不紊，这对世界植物分类学，都起到较大的影响。

2. 药用部分

《序录》谓药用部分有"根茎花实草石骨肉之分"，敦煌残卷、《大观》、《政和》、《千金要方》均作"草石"，独时珍改作"苗皮"，并为之解说云：

"草木有单使一件者，如羌活之根，木通之茎，款冬之花，葶苈之实，败酱之苗，大青之叶，大腹之皮，郁李之核，檗木之皮，沉香之节，苏木之肌，胡桐之泪，龙脑之膏是也。有兼用者，远志、小草、蜀漆、常山之类是也。有全用者，枸杞、甘菊之类是也。有一物两用者，当归头尾，麻黄根节，赤白茯苓，牛膝春夏用苗，秋冬用根之类是也。羽毛、鳞介、玉石、水火之属，往往皆然，不可一律论也。"[19]

看来时珍易"草石"为"苗皮"，是符合实际应用的。

3. 相反同用

《序录》谓"合和当用相须相使者良。勿用相恶相反者，若有毒宜制，可用相畏相杀者；不尔，勿合用也"。因此，世传相反的十八种药便列为禁条，不敢轻试。时珍则谓：

"药有七情，独行者，单方不用辅也。相须者，同类不可离也，如人参、甘草、黄柏、知母之类。相使者，我之佐使也。相恶者，夺我之能也。相畏者，受彼之制也。相反者，两不相合也。相杀者，制彼之毒也。古方多有用相恶相反者。盖相须相使同用者，帝道也。相畏相杀同用者，王道也。相恶相反同用者，霸道也。有经有权，在用者识悟尔。"[20]

药之七情，都是从其不同的性用来说的，药性相须，可起协合作用；药性相反，则为拮抗作用。有的病变，正需要拮抗而发生疗效，即相反适足以相成也。因而尽管性用相反，当用则用，正如时珍所谓"在用者识悟尔"。

（二）十剂释义

自"十剂"之说倡，人多尊信之。所谓"十剂"，即以十种不同的药效作用来进行药物分类。惟徐之才的原义甚狭，或有不得其解者。时珍广敷其义，便大显其实用价值。

1. 宣剂

徐之才谓:"宣可去壅,生姜、橘皮之属是也。"时珍为之释曰:

"壅者,塞也;宣者,布也,散也。郁塞之病,不升不降,传化失常。或郁久生病,或病久生郁,必药以宣布敷散之,如承流宣化之意,不独涌越为宣也。是以气郁有余,则香附、抚芎之属以开之;不足,则补中益气以运之。火郁,微则山栀、青黛以散之;甚则升阳、解肌以发之。湿郁,微则苍术、白芷之属以燥之;甚则风药以胜之。痰郁,微则南星、橘皮之属以化之;甚则瓜蒂、藜芦之属以涌之。血郁,微则桃仁、红花以行之;甚则或吐或利以逐之。食郁,微则山楂、神曲以消之;甚则上涌下利以去之。皆宣剂也。"[21]

2. 通剂

徐之才谓:"通可去滞,通草、防己之属是也。"时珍为之释云:

"滞,留滞也。湿热之邪留于气分,而为痛痹癃闭者,宜淡味之药上助肺气下降,通其小便,而泄气中之滞,木通、猪苓之类是也。湿热之邪留于血分,而为痹痛肿注,二便不通者,宜苦寒之药下引,通其前后,而泄血中之滞,防己之类是也。经曰:味薄者通。故淡味之药,谓之通剂。"[22]

3. 补剂

徐之才谓:"补可扶弱,人参、羊肉之属是也。"时珍为之释云:

"经云:不足者补之。又云:虚则补其母。生姜之辛补肝,炒盐之咸补心,甘草之甘补脾,五味子之酸补肺,黄柏之苦补肾。又如茯神之补心气,生地黄之补心血;人参之补脾气,白芍药之补脾血;黄芪之补肺气,阿胶之补肺血;杜仲之补肾气,熟地黄之补肾血;芎劳之补肝气,当归之补肝血之类,皆补剂。不特人参、羊肉为补也。"[23]

4. 泄剂

徐之才谓:"泄可去闭,葶苈、大黄之属是也。"时珍为之释云:

"去闭,当作去实。经云:实者泻之、实则泻其子是矣。五脏五味皆有泻,不独葶苈、大黄也。肝实泻以芍药之酸,心实泻以甘草之甘,脾实泻以黄连之苦,肺实泻以石膏之辛,肾实泻以泽泻之咸,是矣。"[24]

5. 轻剂

徐之才谓:"轻可去实,麻黄、葛根之属是也。"时珍为之释云:

"当作轻可去闭。有表闭里闭,上闭下闭。表闭者,风寒伤营,腠理闭密，阳气怫郁，不能外出，而为发热、恶寒、头痛、脊强诸病，宜轻扬之剂发其汗，而表自解也。里闭者，火热郁抑，津液不行，皮肤干闭，而为肌热、烦热、头痛、目肿、昏瞀、疮疡诸病，宜轻扬之剂以解其肌，而火自散也。上闭有二：一则外寒内热，上焦气闭，发为咽喉痹痛之病，宜辛凉之剂以扬散之，则闭自开；一则饮食寒冷抑遏阳气在下，发为胸膈痞满闭塞之病，宜扬其清而抑其浊，则痞自泰也。下闭亦有二：有阳气陷下，发为里急后重，数至圊而不行之症，但升其阳而大便自顺，所谓下者举之也。有燥热伤肺，金气膹郁，窍闭于上，而膀胱闭于下，为小便不利之症，以升麻之类探而吐之，上窍通而小便自利矣。所谓病在下取之上也。"[25]

6. 重剂

徐之才谓："重可去怯，磁石、铁粉之属是也。"时珍为之释云：

"重剂凡四：有惊则气乱，而魂气飞扬，如丧神守者。有怒则气逆，而肝火激烈，病狂善怒者，并铁粉、雄黄之类以平其肝。有神不守舍，而多惊健忘，迷惑不宁者，宜朱砂、紫石英之类以镇其心。有恐则气下，精志失守而畏，如人将捕者，宜磁石、沉香之类以安其肾。大抵重剂压浮火而坠痰涎，不独治怯也。故诸风掉眩及惊痫痰喘之病，吐逆不止及反胃之病，皆浮火痰涎为害，俱宜重剂以坠之。"[26]

7. 滑剂

徐之才谓："滑可去着，冬葵子、榆白皮之属是也。"时珍为之释云：

"着者，有形之邪，留着于经络脏腑之间也。便、尿、浊、带、痰涎、胞胎、痈肿之类是矣。皆宜滑药以引去其留着之物。此与木通、猪苓通以去滞相类而不同。木通、猪苓淡泄之物，去湿热无形之邪；葵子、榆皮甘滑之类，去湿热有形之邪。故彼曰滞，此曰着也。大便涩者，菠薐、牵牛之属；小便涩者，车前、榆皮之属；精窍涩者，黄柏、葵花之属；胞胎涩者，黄葵子、王不留行之属；引痰涎自小便去者，则半夏、茯苓之属；引疮毒自小便去者，则五叶藤、萱草根之属。皆滑剂也。半夏、南星，皆辛而涎滑，能泄湿气，通大便，盖辛能润，能走气，能化液也。或以为燥物，谬矣。湿去则土燥，非二物性燥也。"[27]

8. 涩剂

徐之才谓："涩可去脱，牡蛎、龙骨之属是也。"时珍为之释云：

"脱者，气脱也，血脱也，精脱也，神脱也。脱则散而不收，故用酸涩温平之药，以敛其耗散。汗出亡阳，精滑不禁，泄利不止，大便不固，小便自遗，久嗽亡津，皆气脱也。下血不已，崩中暴下，诸大亡血，皆血脱也。牡蛎、龙骨、海螵蛸、五倍子、五味子、乌梅、榴皮、诃黎勒、罂粟壳、莲房、棕炭、赤石脂、麻黄根之类，皆涩药也。气脱兼以气药，血脱兼以血药及兼气药，气者血之帅也。脱阳者见鬼，脱阴者目盲，此神脱也，非涩药所能收也。"[28]

9. 燥剂

徐之才谓："燥可去湿，桑白皮、赤小豆之属是也。"时珍为之释云：

"湿有外感，有内伤。外感之湿，雨露岚雾，地气水湿，袭于皮肉筋骨经络之间。内伤之湿，生于水饮酒食及脾弱肾强，固不可一例言也。故风药可以胜湿，燥药可以除湿，淡药可以渗湿，泄小便可以引湿，利大便可以逐湿，吐痰涎可以祛湿。湿而有热，苦寒之剂燥之；湿而有寒，辛热之剂燥之，不独桑皮、小豆为燥剂也。湿去则燥，故谓之燥。"[29]

10. 湿剂

徐之才谓："湿可去枯，白石英、紫石英之属是也。"时珍为之释曰：

"湿剂当作润剂。枯者燥也，阳明燥金之化，秋令也，风热怫甚，则血液枯涸而为燥病，上燥则渴，下燥则结，筋燥则强，皮燥则揭，肉燥则裂，骨燥则枯，肺燥则痿，肾燥则消。凡麻仁、阿胶膏润之属，皆润剂也。养血则当归、地黄之属，生津则麦门冬、瓜蒌根之属，益精则苁蓉、枸杞之属。若但以石英为润药则偏矣，古人以服石为滋补故尔。"[30]

时珍是从辨证论治的角度来分析十剂的，故所释多切合临床的实际应用。特别是十剂中的"湿剂"，以往无论从理论、从经验来说，从来都欠确切，《素问》诸治法中，有"燥者濡之"之法，未闻有以湿言治法者，所以时珍说"湿剂当作润剂"，这是正确的，"湿剂"既不确切，又以白石英、紫石英为润药，也不符合临床事实，因此说，十剂中"湿剂"最不恰当，当从时珍所释为是。

四、缪希雍

缪希雍，字仲淳，明，海虞（江苏常熟县）人，著《神农本草经疏》三十卷，一以《证类本草》为蓝本，凡属"治疗之必不可缺，暨近地所产，得于睹记"的药物，均一一为之注疏，发明其所以然之理，故从讨论药理言，此实空前巨著。若与李氏的《纲目》相较，彼以品种的齐备，部类的系属，采治的鉴定，功用的综述胜，此则以述功录验，明所以然，条分缕析，发其隐微胜。从历史条件而言，《经疏》出后，我国的本草学，可以说才发展到一个新的阶段。兹就其《续序例》诸篇中，总的发明本草诸论综述之。

（一）药性指归

缪希雍《经疏》中首列"续序例"上下两卷，凡数十论，兹选其《原本药性气味生成指归》《药性主治参互指归》《药性简误指归》《药性差别论》四篇，统名之"药性指归"，分录如下，以窥其对药性见解的一般。

1. 气味生成

"夫物之生也必禀乎天，其成也必资乎地。天布令，主发生，寒热温凉，四时之气行焉，阳也；地凝质，主成物，酸苦辛咸甘淡，五行之味滋焉，阴也。故知微寒微温者，春之气也；大温热者，夏之气也；大热者，长夏之气也；凉者，秋之气也；大寒者，冬之气也。凡言微寒者，禀春之气以生，春气升而生；言温热者，感夏之气以生，夏气散而长；言大热者，感长夏之气以生，长夏之气炎而化；言平者，感秋之气以生，平即凉也，秋气降而收；言大寒者，感冬之气以生，冬气沉而藏。此物之气得乎天者也。天一生水，地六成之；地二生火，天七成之；天三生木，地八成之，地四生金，天九成之；天五生土，地十成之。[31]水曰润下，润下作咸；火曰炎上，炎上作苦；木曰曲直，曲直作酸；金曰从革，从革作辛；土爱稼穑，稼穑作甘。[32]本乎天者亲上，本乎地者亲下。[33]气味多少，各从其类也。凡言酸者，得木之气；言辛者，得金之气；言咸者，得水之气；言苦者，得火之气；言甘者，得土之气。惟土也，寄王于四季，生成之数皆五，故其气平，其味甘而淡，其性和而无毒。土德冲和，感而类之，莫或不然，固万物之所出，亦万物之所入乎。此物之味资乎地者也。

气之毒者必热，味之毒者必辛，炎黄言味而不加气性者何也？盖古文尚简，故只言味，物有味，必有气，有气斯有性，自然之道也。气味生成原本乎是，知其所自，则思过半矣。"[34]

气为阳，来自天；味为阴，来自地，气由天生，故随四季变化，而有寒热温凉之分；味由地出，故随五行所属，而有酸苦甘辛咸之别。这一理论，同样是产生于宇宙的整体观，并以朴素的阴阳五行概念分析之，故说"万物之所出入"皆由乎此。前面提到寇宗奭欲改四气为四性，缪希雍则谓"物有味必有气，有气斯有性"，把味、气、性三者统一起来了，意思是说，性即气味之和。四气五味与药性的关系，缪希雍于此解说明白了。

2. 主治参互

"今夫医，譬诸兵焉。料敌出奇者，将之谋也；破军杀贼者，士之力也。审度病机者，医之智也；攻邪伐病者，药之能也。非士无以破敌，非药无以攻邪。故良将养士，上医蓄药。然不知士，何以养？不知药，何以蓄？夫士犹有情实可考，才略可试，尚曰难知。以孔明之明，一马谡用违其才，卒致败衄，悔不可追。况乎药石无情，才性莫测，既非言论之可考，又非拟议之可及，而欲知其的然不谬，非神圣之智，其孰能与于斯。假令尝试漫为，则下咽不返，死生立判，顾不大可惧耶！上古之人，病生于六淫者多，发于七情者寡。故其主治，尝以一药治一病，或一药治数病。今时则不然。七情弥厚，五欲弥深，精气即亏，六淫易入，内外胶固，病情殊古，则须合众药之所长，而又善护其所短，乃能苏凋瘵而起沉疴，其在良医善知药性，剂量无差，庶得参互旁通，彼此兼济，以尽其才，而无乖刺败坏之败矣。故作主治参互，俾后之医师循而求之，共收平定之功，期无夭枉之患，斯作疏意也。昔人云：用药如用兵，旨哉言乎！旨哉言乎！"[35]

"用药如用兵"，向来医家都好作是等语，其主要意思，就是说医师要善于遣药用药。怎样才能做到善于遣用呢？首先在于熟习药性。只有熟练地了解了药物的性能，才能很好地掌握它，遣用它。这亦好比"知人善任"一般。《本草经·序录》说："有单行者，有相须者，有相使者，有相畏者，有相恶者，有相反者，有相杀者，凡此七情，合和视之。当用相须相使者良，勿用相恶相反者。若有毒宜制，可用相畏相杀者。不尔，勿合用也。"了解七情，就是熟习药的性能，当用不当用，就是调遣问题。缪氏说："合众药之所长，而又善护其所短。"遣用药性能达到这个程度，当然算是高明的了。也就是所谓"参互"。遣用药性，除用单味药外，凡属大小复方，都有个

"参互"问题要讲究。否则，便不成其方了，更不可能取得较好的疗效。

3. **药性简误**

"夫药石禀天地偏至之气者也。虽醇和秾懿，号称上药，然所禀既偏，所至必独脱也。用违其性之宜，则偏重之害，势所必至。故凡有益于阳虚者，必不利乎阴；有益于阴虚者，必不利乎阳。能治燥者，必不利于湿；能治湿者，必不利于燥。能破散者，不可以治虚；能收敛者，不可以治实。升不可以止升，降不可以疗降。寒有时而不宜于热，热有时而不宜于寒。古人半夏有三禁，谓渴家、汗家、血家。仲景呕家忌甘，酒家亦忌甘。王好古论肺热忌人参之属。诸如此类，莫可胜数。苟昧斯旨，吉凶贸焉。人命至重，冥报难逃，医为司命，其可不深思详察也哉！此与十剂互证者也，十剂对治，反则为误，故作简误，以防其失。"[36]

简，审阅也，分别也，选择也。掌握药性，应该是严格的，在遣用时，要谨慎地审阅，仔细地分别，慎重地选择，不能丝毫地发生错误，这就是缪希雍所说的简误。补药不可以治实，攻药不可以补虚，寒药不可以治寒，热药不可以治热，反之，便是错误。从掌握药性的角度来说，这是应严格区分，而不能稍有含糊的。至于在辨证立法时，或以攻为补，或以补兼攻，或热因热用，或寒因寒用。这是立法论治的策略问题，不能与严格区分药性混为一谈。因此，药性简误的提出，是很有必要的。

如说掌握药性不严格，以致发生错失，误人生命，"冥报难逃"，这是封建迷信之说，无足凭信。但却是严重的医疗事故，应当承担一定责任的。

4. **药性差别**

"药有五味，中涵四气，因气味而成其性，合气与味及性而论，其为差别，本自多途。其间厚薄多少，单用互兼，各各不同，良难究竟。是故《经》曰：五味之变，不可胜穷。[37]此方剂之本也。阴阳二象，实为之纲纪焉。咸味本水，苦味本火，酸味本木，甘味本土，辛味本金，此五味之常也。及其变也，有神明之用焉，今姑陈其略以明之。

第准《经》文，同一苦寒也，黄芩则燥，天冬则润，芦荟能消，黄柏能补，黄连止泻，大黄下通。柴胡苦寒而升，龙胆苦寒而降。同一咸也，泽泻则泻，苁蓉则补，海藻、昆布则消而软坚，马茎、鹿茸则补而生齿。同一酸也，硫黄味酸而热，空青味酸而寒。甘合辛而发散为阳，甘合酸而收敛为阴。人参黄芪阳也，甘温以除大热；地黄五味阴也，甘酸以敛阴精。联采数端，引为为例，如斯之类，难可枚举。良由气味互兼，性质各异，参合多少，制用全殊。所以穷五味之变，明药物之能，厥有旨哉！顾其用纷错，其道渊微，可以意知，难以言尽，非由妙悟，则物不从心。固将拯蒸民于天枉，宜寤寐乎兹篇。"[38]

　　药性的差别，是极其复杂的，虽同一气味，而其功用却不相同，所以王冰注《素问·藏气法时论》说："辛散、酸收、甘缓、苦坚、咸软，皆自然之气也。然辛味苦味，匪唯坚散而已。辛亦能润能散，苦亦能燥能泄。上文曰：脾苦湿，急食苦以燥之；肺苦气上逆，急食苦以泄之，则其谓苦之燥泄也。又曰：肾苦燥，急食辛以润之，则其谓辛之濡润也。"即是说，同一苦味，既能燥，又能泄；同一辛味，既能散，又能润。至于在临床上实际应用的千差万别，远不只此。徐大椿在《本草百种录》中说："凡药性有专长，此在可解不可解之间。虽圣人亦必试验而后知之。"要掌握药性的千差万别，最好是分别通过检验，加以鉴别，这是科学的态度。仅知其一般的常理，不能通过检验以穷其变，是不能掌握药性的差别的。

（二）五脏苦欲补泻论

　　"五脏苦欲补泻，乃用药第一义。五脏之内，各有其神，神各有性，性复各殊。神也者，阴阳不测之谓也。苦欲者，犹言好恶也。违其性故苦，遂其性故欲。欲者，是本脏之神之所好也，即补也。苦者，是本脏之神之所恶也，即泻也。补泻系乎苦欲，苦欲因乎脏性，不属五行，未落阴阳，其神用之谓欤！自虚则补其母已下，乃言脏体之虚实，始有补母泻子之法，斯则五行之性也。明乎此，斯可以言药道矣。"

1. 肝脏

　　"王海藏云：肝苦急，急食甘以缓之，甘草。欲散，急食辛以散之，川芎。以辛补之，细辛。以酸泻之，芍药。虚以生姜、陈皮之类补之。《经》曰虚则补其母，水能生木，肾乃肝之母。肾，水也。苦以补肾，熟地黄、黄柏是矣。如无他证，钱氏地黄丸主之；实则白芍药泻之。如无他证，钱氏泻青丸[39]主之。实则泻其子，心乃肝之子，以甘草泻心。

　　肝为将军之官，言不受制者也。急则有摧折之意焉，故苦而恶之。缓之，是使遂其性也。甘可以缓，甘草之属是也。扶苏条达，木之象也；升发开展，魂之用也。故其性欲散，辛以散之，解其束缚也，是散即补也，辛可以散，川芎之属是矣。急者，敛也，肝性之所苦也，违其性而苦之，肝斯虚矣。补之以辛，是明以散为补也，细辛、生姜、陈皮之属是矣。"

2. 心脏

"王海藏云：心苦缓，急食酸以收之，五味子。欲软，急食咸以软之，芒硝。以咸补之，泽泻。以甘泻之，人参、黄芪、甘草。虚以炒盐补之，虚则补其母，木能生火，肝乃心之母。肝，木也，以生姜补肝。如无他证，钱氏安神丸[40]主之。实则甘草泻之，如无他证，钱氏方中重则泻心汤[41]，轻则导赤散。

心为形君，神明所出，其性恶散缓而喜收敛，散缓则违其性，敛则宁静清明，故宜酸以收其缓也。软者，和调之义也，心君本自和调，邪热乘之则躁急，故复须芒硝之咸寒除其邪热，以软其躁急坚劲之气，使复其平也。以咸补之，泽泻，导心气以入肾也。烦劳则虚而生热，故须人参、黄芪、甘草之甘温，以益元气而虚热自退，故谓之泻也。心以下交于肾为补，炒盐之咸以润下，即得心与肾交也。火空则发，盐为水味，得以俾心气下降，是既济之道也，有补之义焉，故软即补也。"

3. 脾脏

"王海藏云：脾苦湿，急食苦以燥之，白术。欲缓，急食甘以缓之，甘草。以甘补之，人参。以苦泻之，黄连。虚以甘草、大枣之类补之。如无他证，钱氏益黄散[42]主之。心乃脾之母，以炒盐补心。实则以枳实泻之，如无他证，以泻黄散[43]泻之。肺乃脾之子，以桑白皮泻肺。

脾为仓廪之官，主运动磨物之脏，燥其性也，宜健而不宜滞，湿斯滞矣，违其性，故苦而恶之，急食苦以燥之，使复其性之所喜，脾斯健矣。白术之苦温是矣。过燥则复欲缓之以甘，甘草之属是矣。稼穑之化，故甘先入脾，性欲健运，气旺则行，补之以甘，人参是矣。长夏之令，湿热主之，脾气斯困，故当急食苦以泻之，黄连之苦寒是矣。虚则宜补，炙甘草之甘以益血，大枣之甘温以益气，乃所以补其不足也。"

4. 肺脏

"王海藏云：肺苦气上逆，急食苦以泄之，诃子皮，一作黄芩。欲收，急食酸以收之，白芍药。以辛泻之，桑白皮。以酸补之，五味子。虚则五味子补之。如无他证，钱氏阿胶散[44]补之。脾乃肺之母，以甘草补脾。实则桑白皮泻之，如无他证，以泻白散泻之。肾乃肺之子，以泽泻泻肾。

肺为华盖之脏，相傅之官，藏魄而主气者也。气常则顺，气变则逆，逆则违其性矣，故宜急食苦以泄之，黄芩之属是矣。肺主上焦，其政敛肃，故其性喜收，宜急食酸以收之，白芍药之属是矣。贼肺者热也，肺受热邪，急食辛以泻之，桑白皮之属是矣。不敛则气无所管束，是肺失其职也，故宜补之以酸，使遂其收敛之性，以清肃乎上焦，是即补也，五味子之属是矣。"

5. 肾脏

"王海藏云：肾苦燥，急食辛以润之，知母。欲坚，急食苦以坚之，黄柏。以苦补之，地黄。以咸泻之，泽泻。虚则熟地黄、黄柏补之。肾本无实不可泻，钱氏只有补肾地黄丸，无泻肾之药。肺乃肾之母，以五味子补肺。

肾为作强之官，藏精与志，主五液，属真阴，水脏也。其性本润，故恶涸燥，宜急食辛以润之，知母之属是矣。欲坚，急食苦以坚之，盖肾非坚，则无以称作强之职。四气以遇湿热即软，遇寒冷即坚，五味子以得咸即软，得苦即坚，故宜急食苦以坚之，黄柏味苦气寒，可以坚肾，故宜急食以遂其欲坚之性也。以苦补之，是坚即补也，地黄、黄柏是也。咸能软坚，软即泻也，泽泻是矣。虚者，精气夺也，藏精之脏，苦固能坚，然非益精，无以为补，故宜熟地黄、黄柏之属以补之。"

五脏苦欲补泻，出自《素问·藏气法时论》，王海藏据之各系以补泻方药，并以《难经》"虚则补母，实则泻子"之义，为其遣用方药立说，名曰"五脏苦欲补泻药味"，载于所著《汤液本草》之首。缪希雍又从而发挥之，其中有几个论点是较有意义的。以五脏的苦欲为好恶，违其性故苦，遂其性故欲，欲者是其所好，即补之；苦者是其所恶，即泻之。这是符合临床实际的。其次说："肝为将军之官，言不受制者也，急则有摧折之意焉，故苦而恶之。缓之，是使遂其性也。"为什么以将军比肝，向无较好的解释，缪氏谓"言其不受制"是从肝容易亢逆的病变而言，颇有现实意义。第三，凡脏之所欲而遂之，便是补，故泽泻味咸，能遂心火之下行，即所以补之。凡脏之所苦而去之，便是泻，故人参、黄芪、甘草之甘温，能益元气而退虚热，亦可以谓之泻。是可谓真知补泻者也。

（三）审时用药论

"夫四时之气，行乎天地之间，人处气交之中，亦必因之而感者，其常也。春气生而升，夏气长而散，长夏之气化而软，秋气收而敛，冬气藏而沉。人身之气，自然相通，是故生者顺之，长者敷之，化者坚之，收者肃之，藏者固之，此药之顺乎天者也。春温夏热，元气外泄，阴精不足，药宜养阴；秋凉冬寒，阳气潜藏，勿轻开通，药宜养阳。此药之因时制用，补不足以和其气者也。

然而一气之中，初中末异，一日之内，寒燠或殊。假令大热之候，人多感暑，忽发冰雹，亦复感寒。由先而感则为暑病，由后而感则为寒病。病暑者投以暑药，病寒者投以寒药，此药之因时制宜，以合乎权，乃变中之常也。此时令不齐之所宜审也。假令阴虚之人，虽当隆冬，阴精亏竭，水既不足，不能制火，则阳无所依，外泄为热，或反汗出，药宜益阴，地黄、五味、鳖甲、枸杞之属是已。设从时令，误用辛温，势必立毙。假令阳虚之人，虽当盛夏，阳气不足，不能外卫其表，表虚不任风寒，洒浙战栗，思得热食及御重裘，是虽天令之热，亦不足以敌其真阳之虚，病属虚寒，药宜温补，参芪桂附之属是已。设从时令，误用苦寒，亦必立毙，此药之舍时从证者也。假令素病血虚之人，不利苦寒，恐其损胃伤血，一旦中暑，暴注霍乱，须用黄连滑石以泄之；本不利升，须用葛根以散之。此药之舍证从时者也。从违之际，权其轻重耳。

至于四气所伤，因而致病，则各从所由。是故《经》[45]曰：春伤于风，夏生飧泄。药宜升之燥之，升麻、柴胡、羌活、防风之属是已。夏伤于暑，秋必痎疟。药宜清暑益气，以除寒热，石膏、知母、干姜、麦门冬、橘皮、参、茯、术之属是已。邪若内陷，必便脓血，药宜祛暑消滞，专保胃气，黄连、滑石、芍药、升麻、莲实、人参、扁豆、甘草之属是已。秋伤于湿，冬生咳嗽。药宜燥湿清热，和表降气保肺，桑白皮、石膏、薄荷、杏仁、甘草、桔梗、苏子、枇杷叶之属是已。冬伤于寒，春必病温。邪初在表，药宜辛寒、苦温、甘寒、苦寒，以解表邪，兼除内热，羌活、石膏、葛根、前胡、知母、竹叶、柴胡、麦门冬、荆芥、甘草之属是已。至夏变为热病，六经传变，药亦同前，散之贵早，治若后时，热结于里，上则陷胸，中下承气，中病乃已，慎毋尽剂，勿僭勿忒，能事毕矣。

以上皆四时六气所伤致病，并证重舍时，时重舍证，用药主治之大法，万世遵守之常经，圣哲复起，不可改矣。所云六气者，即风寒暑湿燥火是也。过则为淫，故曰六淫。淫则为邪，以其为天之气，从外而入，故曰外邪。邪之所中，各有其地，在表治表，在里治里，表里之间，则从和解，病有是证，证有是药，各有司存，不相越也。此古人之定法，今人之轨则也。"[46]

本篇原名《脏气法时并四气所伤药随所感论》，选编时易以今名。它立论的主导思想是：人处于气交之中，生理病理，都必然要受到四时变化的影响。缪希雍在这里首先指出，用药摄养，无论养阴养阳，均必因时而制。其次在治疗疾病时，必须因时制宜，惟无时感之病，用药必当从证舍时；有时感之病，用药势必舍证从时。至于对四时所伤的正治法，则各从其所由而用药，中病即止，不宜太过。凡此数端，均为审时用药之大法云。

（四）论治气血诸药

1. 治气三法药各不同

"一、补气：气虚宜补之，如人参、黄芪、羊肉、小麦、糯米之属是也。

二、降气调气：降气者，即下气也。虚则气升，故法宜降。其药之轻者如：紫苏子、橘皮、麦门冬、枇杷叶、芦根汁、甘蔗。其重者如：番降香、郁金、槟榔之属。调者，和也，逆则宜和，和则调也。其药如木香、沉水香、白豆蔻、缩砂、蜜香附、橘皮、乌药之属。

三、破气：破者，损也。实则宜破。如少壮人暴怒气壅之类。然亦可暂不可久，其药如枳实、青皮、枳壳、牵牛之属。盖气分之病，不出三端，治之之法，及所主之药，皆不可混滥者也，误则使病转剧。世多不察，故表而出之。"

2. 治血三法药各不同

"血虚宜补之，虚则发热、内热。法宜甘寒、甘平、酸寒、酸温，以益营血。其药为熟地黄、白芍药、牛膝、炙甘草、酸枣仁、龙眼肉、鹿角胶、肉苁蓉、甘枸杞子、甘菊花、人乳之属。

血热宜清之、凉之。热则为痈肿疮疖、为鼻衄、为齿衄、为牙龈肿、为舌上出血、为舌肿、为血崩、为赤淋、为月事先期、为热入血室、为赤游丹、为眼暴赤痛。法宜酸寒、苦寒、咸寒、辛凉以除实热。其药为童便、牡丹皮、赤芍药、生地黄、黄芩、犀角、地榆、大小蓟、茜草、黄连、山栀、大黄、青黛、天门冬、玄参、荆芥之属。

血瘀宜通之。瘀必发热发黄、作痛作肿，及作结块癥积。法宜辛温、辛热、辛平、辛寒、甘温以入血通行，佐以咸寒，乃可软坚，其药为当归、红花、桃仁、苏木、桂、五灵脂、蒲黄、姜黄、郁金、京三棱、延胡索、花蕊石、没药、䗪虫、干漆、自然铜、韭汁、童便、牡蛎、芒硝之属。盖血为营阴也，有形可见，有色可察，有证可审者也。病既不同，药亦各异，治之之法，要在合宜。倘失其宜，为厉不浅，差剧之门，可不谨乎！"[47]

治气治血，分列三法，不繁不枝，甚得其要，虽于个别遣药有未尽合处，亦大淳中之小疵也。

五、徐大椿

徐大椿著《医学源流论》上下两卷，包括论文九十九篇，其中有关于论药的十多篇，今选其十篇，名曰"用药十论"，并按其论文内容的性质，序次排列于后。

1. 药性变迁论

"古方所用之药，当时效验显著，而《本草》载其功用凿凿者，今依方施用，竟有应有不应，其故何哉？盖有数端焉。一则地气之殊也。当时初用之始，必有所产之地，此乃其本生之土，故气厚而力全。以后传种他方，则地气移而力薄矣。一则种类之异也。凡物之种类不一，古人所采，必至贵之种，后世相传，必择其易于繁衍者而种之，未必皆种之至贵者，物虽非伪，而种则殊矣。一则天生与人力之异也。当时所采，皆生于山谷之中，元气未泄，故得气独厚，今皆人工种植，既非山谷之真气，又加灌溉之功，则性平淡而薄劣矣。一则名实之讹也。当时药不市卖，皆医者自取而备之，迨其后有不常用之品，后人欲得而用之，寻求采访，或误以他物充之，或以别种代之，又肆中未备，以近似者欺人取利，此药遂失其真矣。其变迁之因，实非一端，药性即殊，即审病极真，处方极当，奈其药非当时之药，则效亦不可必矣。今之医者，惟知定方，其药则惟病家取之肆中，所以真假莫辨，虽有神医，不能以假药治真病也。"[48]

徐大椿所举四个问题，直至现在依然存在。由于药用日广，药材的道地问题，基本谈不上了。药类的品种至繁，孰是正品，孰是副品，难于得到统一。人工培植，固然是广开药源的一个途径，但质量如何，得不到保证。以假乱真，更是比比皆是，要想认真解决这几个问题，是很不容易的。因而大椿此论，很有现实意义。

2. 药性专长论

"药之治病，有可解者，有不可解者。如性热能治寒，性燥能治湿，芳香则通气，滋润则生津，此可解者也。如同一发散也，而桂枝则散太阳之邪，柴胡则散少阳之邪；同一滋阴也，而麦冬则滋肺之阴，生地则滋肾之阴；同一解毒也，而雄黄则解蛇虫之毒，甘草则解饮食之毒，已有不可尽解者。至如鳖甲之消痞块，使君子之杀蛔虫，赤小豆之消肤肿，枣仁生服不眠、熟服多睡，白鹤花之不腐肉而腐骨，则尤不可解者。此乃药性之专长，即所谓单方秘方也。然人只知不可解者之为专长，而不知常用药之中，亦各有专长之功。后人或不知之而不能用，或日用而忽焉，皆不能尽收药之功效者也。故医者当广集奇方，深明药理，然后奇证当前，皆有治法，变化不穷。当年神农著《本草》之时，既不能睹形而即识其性，又不可每药历试而知，竟能深识其功能而所投必效，岂非造化相为默契，而非后人思虑之所能及者乎。"[49]

可解不可解，也就是认识与不认识，这是相对的，这决定于科学进步的程度。今天不能认识的，明天可能认识；今年不能全认识的，明年可能全认识，不过认识毕竟是无穷尽的。吾人对药性的认识亦丝毫不能例外。徐氏主张"广集奇方，深明药理"这是对的，也是必要的，惟以神农为天纵之圣，这是错误的。神农在历史上只是一个氏族的名称，而不是一个圣人。正因为他是一个氏族，所以他们可以一日而遇七十毒。不然，中一毒即可致不起，岂能于一日之中竟致一而再至七十次之多乎。

3. 药石性同用异论

"一药有一药之性情功效，其药能治某病，古方中用之以治某病，此显而易见者。然一药不止一方用之，他方用之亦效，何也？盖药之功用不止一端，在此方则取其此长，在彼方则取其彼长，真知其功效之确，自能曲中病情而得其力。迨至后世，一药所治之病愈多而亦效者，盖古人尚未尽知之，后人屡试而后知。所以历代《本草》所注药性，较之《神农本经》所注功用，增益数倍，盖以此也。但其中有当有不当，不若《神农本草》字字精切耳！又同一热药，而附子之热，与干姜之热，迥乎不同。同一寒药，而石膏之寒，与黄连之寒，迥乎不同。一或误用，祸害立至。盖古人用药之法，并不专取其寒热温凉补泻之性也。或取其气，或取其味，或取其色，或取其形，或取其所生之方，或取嗜好之偏。其药似与病情之寒热温凉补泻若不相关，而投之反有神效，古方中如此者不可枚举。学者必将《神农本草》字字求其精义之所在，而参以仲景诸方，则圣人之精理，自能洞晓，而己之立方，亦必有奇思妙想，深入病机，而天下无难治之症矣。"[50]

性同而功用不同，在本草中比比皆是，甚至同一药物的性能，其配伍不同，而效用亦各别，本草学在这些地方最值得加以研究。本草学与其他科学一样，也是永远发展的，所以古人的用法简，而今人的用法多，甚至某些药物在古代有效，现在却被某种药物所取代，而其效不显了，这些都是符合事物发展规律的。惟大椿说"《神农本草》字字精切"，这不尽然。《本经》在叙述主治时，固较朴素，但"久服神仙不死""通神明不老""安魂魄""补五脏""久服不饥"一类浮泛而不确切之词特多，怎能说得上"字字精切"呢？相反，要对其进行分析，看到其既有朴素地记载疗效的一面，却又掺入了不少封建迷信的东西，前者应当吸收它，继续发挥其应有的功效；后者必须批判，不能兼收并蓄。

4. 攻补寒热同用论

"虚证宜补，实证宜泻，尽人而知之者。然或人虚而证实，如体弱之人冒风伤食之类；或人实而证虚，如强壮之人劳倦亡阳之类。或有人本不虚，而邪深难出；又有人已极虚，而外邪尚伏，种种不同。若纯用补，则邪气益固；纯用攻，则正气随脱。此病未愈，彼病益深。古方所以有攻补同用之法。疑之者曰：两药异性，一水同煎，使其相制，则攻者不攻，补者不补，不如勿服。若或两药不相制，分途而往，则或反补其所当攻，攻其所当补，则不惟无益，而反有害，是不可不虑也。此正不然。盖药之性各尽其能，攻者必攻强，补者必补弱，犹掘坎于地，水从高处流下，必先盈坎而后进，必不反向高处流也。如大黄与人参同用，大黄自能逐去坚积，决不反伤正气；人参自能充益正气，决不反补邪气。盖古人制方之法，分经别脏，有神明之道焉。如疟疾之小柴胡汤，疟之寒热往来，乃邪在少阳，木邪侮土，中宫无主，故寒热无定。于是用柴胡以驱少阳之邪，柴胡必不犯脾胃；用人参以健中宫之气，人参必不入肝胆。则少阳之邪自去，而中土之气自旺。二药各归本经也。如桂枝汤，桂枝走卫以祛风，白芍走营以止汗，亦各归本经也。以是而推，无不尽然。试以《神农本草》诸药主治之说，细求之自无不得矣。凡寒热兼用之法，亦同此义。故天下无难治之证，后世医者不明此理，药惟一途，若遇病情稍异，非顾此失彼，即游移浮泛，无往而非棘手之病矣。但此必本于古人制方成法而神明之。若竟私心自用，攻补寒热，杂乱不伦，是又杀人之术也。"[51]

　　复方的药效作用，尽管科学发展到了今天，仍然还不能完全说明它。徐大椿在几百年前便考虑到这个问题，并以归经之说为之释，药物的功效基本是各归其经而起作用。在科学还不能完全说明之前，归经之说，迄不可废。也就是说，徐大椿的解释，在当前仍然有用。

5. 用药如用兵论

　　"圣人所以全民生也，五谷为养，五果为助，五畜为益，五菜为充。而毒药则以之攻邪，故虽甘草人参，误用致害，皆毒药之类也。古人好服食者，必生奇疾，犹之好战，胜者必有其殃。是故兵之设也以除暴，不得已而后兴；药之设也以疗疾，亦不得已而后用，其道同也。故病之为患也，小则耗精，大则伤命，隐然一敌国也。以草木偏性，攻脏腑之偏胜，必能知彼知己，多方以制之，而后无丧身殒命之忧。是故传经之邪，而先夺其未至，则所以断敌之要道也。横暴之疾，而急保其未病，则所以守我之岩疆也。夹宿食而病者，先除其食，则敌之资粮已焚；合旧疾而发者，必防其并，则敌之内应既绝。辨经络而无泛用之药，此之谓向导之师；因寒热而有反用之方，此之谓行间之术。一病而分治之，则用寡可以胜众，使前后不相救，而势自衰；数病而合治之，则并力捣其中坚，使离散无所统，而众悉溃。病方进，则不治其太甚，固守元气，所以老其师；病方衰，则必穷其所之，更益精锐，所以捣其穴。若夫虚邪之体，攻不可过，本和平之药，而以峻药补之，衰敝之日，不可穷民力也。实邪之伤，攻不可缓，用峻厉之药，而以常药和之，富强之国，可以振威武也。然而选材必当，器械必良，克期不愆，布阵有方，此又不可更仆数也。孙武子十三篇，治病之法尽之矣。"[52]

大椿此论，以用药比用兵，写得很形象化，读之可以启发人立法施治的思维。"药之设也以攻疾，不得已而后用"，说明用药要十分慎重，不能孟浪。无论其性之寒热温凉，力之缓急大小，均不能随便乱用，才可以达到"如善用兵"的程度。

6. 轻药愈病论

"古谚有不服药为中医之说，自宋以前已有之。盖因医道失传，治人多误，病者又不能辨医之高下，故不服药，虽不能愈病，亦不至为药所杀。况病苟非死证，外感渐退，内伤渐复，亦能自愈，故云中医。此过于小心之法也。而我以为病之在人，有不治自愈者，有不治难愈者，有不治竟不愈而死者。其自愈之疾，诚不必服药，若难愈及不愈之疾，固当服药。乃不能知医之高下，药之当否，不敢以身尝试，则莫若择平易轻浅，有益无损之方，以备酌用，小误亦无害，对病有奇功，此则不止于中医矣。如偶感风寒，则用葱白苏叶汤取微汗；偶伤饮食，则用山楂麦芽等汤消食；偶感暑气，则用六一散、广藿香汤清暑；偶伤风热，则用灯心竹叶汤清火；偶患腹泻，则用陈茶佛手汤和肠胃。如此之类，不一而足，即使少误，必无大害。又有其药似平常，而竟有大误者，不可不知。如腹痛呕逆之症，寒亦有之，热亦有之，暑气触秽亦有之，或见此症而饮以生姜汤，如果属寒不散，寒而用生姜热性之药，与寒气相斗，已非正治，然犹有得效之理，其余三症，饮之必危。曾见有人中暑，而服浓姜汤一碗，覆杯即死。若服紫苏汤，寒即立散，暑热亦无害。盖紫苏性发散，不拘何症，皆能散也。故虽极浅之药，而亦有深义存焉，此又所宜慎也。凡人偶有小疾，能择药性之最轻淡者，随症饮之，则服药而无服药之误，不服药而有服药之功，亦养生者所当深考也。"[53]

"小药能治大病"，亦属古谚，确有至理。如大蒜一枚，能愈顽固之百日咳；马齿苋不拘多少能愈痢疾；黄药子能消瘿气；银杏叶善疗哮喘，均为屡试不爽者。百日咳、痢疾、瘿气、哮喘，均非一般小病，而大蒜、马齿苋、黄药子、银杏叶却是小药。凡此，比徐大椿所举治伤风、伤暑诸例，要高明得多。治大病的小药，往往都有简、便、验的优点，很值得提倡。当然，在提倡的同时，如大椿所谓"药似平常，竟有误大事者"，亦不能不注意及之。

7. 人参论

"天下之害人者，杀其身，未必破其家；破其家，未必杀其身。先破人之家而后杀其身者，人参也。夫人参用之而当，能补养元气，拯救危险，然不可谓天下之死人皆能生之也。其为物气盛而力厚，不论风寒暑湿痰火郁结，皆能补塞。故病人如果邪去正衰，用之固宜，或邪微而正亦愈，或邪深而正气怯弱，不能逐之于外，则于除邪药中，投之以为驱邪之助。然又必审其轻重而后用之，自然有扶危定倾之功。乃不审其有邪无邪，是虚是实，又佐以纯补温热之品，将邪气尽行补住，轻者，邪气永不复出，重者即死矣。夫医者之所以遇疾即用，而病家服之，死而无悔者，何也？盖愚人之心，皆以价贵为良药，价贱为劣药，而常人之情，无不好补而恶攻，故服参而死，即使明知其误，然以为服人参而死，则医者之力已竭，而人子之心已尽，此命数使然，可以无恨矣。若服攻消之药而死，即使用药不误，病实难治，而医者之罪，已不可胜诛矣。故人参者，乃医家邀功避罪之圣药也。病家如此，医家如此，而害人无穷矣。更有骇者，或以用人参为冠冕，或以用人参为有力量。又因其货重，深信以为必能挽回造化，故毅然用之。孰知人参一用，凡病之有邪者，死者即死，其不死者，亦终身不得愈乎。其破家之故何也？盖向日之人参不过一二换，多者三四换，今则其价十倍。其所服，又非一钱二钱而止。小康之家服二三两，而家已荡然矣。夫人情于死生之际，何求不得，宁恤破家乎?! 医者全不一念，轻将人参立方，用而不遵，在父为不慈，在子为不孝，在夫妇昆弟，为忍心害理，并有亲戚朋友责罚痛骂，即使明知无益，姑以此塞责。又有孝子慈父，幸其或生，竭力以谋之，遂使贫窭之家，病或稍愈，一家终身冻馁；若仍不救，棺殓俱无，卖妻鬻子，全家覆败。医者误治，杀人可忍，而逞己之意，日日害人破家，其恶甚于盗贼，可不慎哉！吾愿天下之人，断不可以人参为起死回生之药，而必服之。医者必审其病，实系纯虚，非参不治，服必万全，然后用之。又必量其家业，尚可以支持，不至用参之后，死生无靠，然后节省用之，一以惜物力，一以全人之命，一以保人之家，如此存心，自然天降之福。若如近日之医，杀命破家于人不知之地，恐天之降祸，亦在人不知之地也，可不慎哉！"[54]

世既有爱用贵重药的医生，亦有爱服贵重药的病家，曾有某医心脏病，用活梅花鹿心一个，价值万元以上。又曾见一患者服感冒药一剂，价为三十余元，其方中即用有野山人参三钱，并以之自炫。大椿这篇论文，实对以上两种恶习痛下针砭。世有谚云："大黄救人无功，人参杀人无过。"其含意至深，很值得医家和病家的深思。处方中凡应用参者，均以用党参、太子参之类为宜。

8. 制药论

"制药之法，古方甚少，而最详于宋之雷斅。今世所传《雷公炮炙论》是也。后世制药之法，日多一日，内中亦有至无理者，固不可从。若其微妙之处，实有精义存焉。凡物气厚力大者，无有不偏，偏则有利必有害。欲取其利，而去其害，则用法以制之，则药性之偏者醇矣。其制之义，又各不同，或以相反为制，或以相喜为制，而制法又复不同，或制其形，或制其性，或制其味，或制其质，此皆巧于用药之法也。古方制药无多，其立方之法，配合气性。如桂枝汤中用白芍，亦即有相制之理，故不必每药制之也。若后世好奇眩异之人，必求贵重怪僻之物，其制法大费工本，以神其说。此乃好奇尚异之人，造作以欺诈富贵人之法，不足凭也。惟平和而有理者，为可从耳！"[55]

《隋书·经籍志》有《雷公本草集注》四卷，今亡。《本草纲目》谓《雷公炮炙论》为雷斅著，书亦亡。今所传者，有双流张先识的辑复本，凡三卷，虽未必复雷之旧，但为今日仅见的较完整本，足供炮制的参考应用。

9. 煎药法论

"煎药之法，最宜深讲，药之效不效，全在乎此。夫烹饪禽鱼羊豕，失其调度，尚能损人，况药专以之治病，而可不讲乎！其法载于古方之末者，种种名殊，如麻黄汤，先煮麻黄去沫，然后加余药同煎。此主药当先煎之法也。而桂枝汤又不必先煎桂枝，服药后须啜热粥，以助药力，又一法也。如茯苓桂枝甘草大枣汤，则以甘澜水先煎茯苓。如五苓散则以白饮和服，服后又当多饮暖水。小建中汤，则先煎五味，去渣，而后纳饴糖。大柴胡汤，则煎减半，去渣再煎。柴胡加龙骨牡蛎汤，则煎药成，而后纳大黄。其煎之多寡，或煎水减半，或十分煎去二三分，或止煎一二十沸。煎药之法，不可胜数，皆各有意义。大都发散之药及芳香之药，不宜多煎，取其生而疏荡；补益滋腻之药，宜多煎，取其熟而停蓄，此其总诀也。故方药虽中病，而煎法失度，其药必无效。盖病家之常服药者，或尚能依法为之，其粗鲁贫苦之家，安能如法制度？所以病难愈也。若今之医者，亦不能知之矣，况病家乎！"[56]

药效的好坏，于煎煮法有关系，但不必如徐说之甚。李时珍说："煎药须用小心老成人，以深罐密封，新水活火，先武后文，如法服之，未有不效者。"

10. 服药法论

"病之愈不愈，不但方必中病，方虽中病，而服之不得其法，则非特无功，而反有害，此不可不知也。如发散之剂，欲驱风寒出之于外，必热服而暖覆其体，令药气行于荣卫，热气周偏，挟风寒而从汗解。若半温而饮之，仍当风坐立，或仅寂然安卧，则药留肠胃，不能得汗，风寒无暗消之理，而营气反为风药所伤矣。通利之药欲其化积滞而达之于下也，必空腹顿服，使药性鼓动，推其垢浊从大便解。若以饮食杂投，则新旧混杂，而药气与食气相乱，则气性不专，而食积愈顽矣。故《伤寒论》等书服药之法，宜热宜温，宜凉宜冷，宜缓宜急，宜多宜少，宜早宜晚，宜饱宜饥，更有宜汤不宜散，宜散不宜丸，宜膏不宜圆，其轻重大小，上下表里，治法各有当，此皆一定之至理，深思其义，必有得于心也。"[57]

服药之法，《本经·序录》云："病在胸膈以上者，先食后服药；病在心腹以下者，先服药而后食；病在四肢血脉者，宜空腹而在旦；病在骨髓者，宜饱满而在夜。"都很有现实意义，卢绍庵《一万社草》又为之发挥说："病在上，频而少，食后服；病在下，顿而多，食前服。"这些都是前人经验的积累，甚可贵也。

六、石寿棠

《用药大要论》，载于石氏著《医原》卷下，大旨在从药物的刚柔体质，来分析其不同的效用，因此一如其分析病变的精神，把药物分作燥润两大类，各以气味之不同而殊其功，亦可谓善于组织者。

用药大要论

"《易》曰：立天之道，曰阴与阳；立地之道，曰柔与刚。[58]草木虽微，其气味有阴阳之分，体质有刚柔之别。一物一太极也。古人论药性多言气味，少言体质，盖以地之刚柔，即天之阴阳所化，言阴阳而刚柔即在其中，后人不悟此理，每每误用。春山先生谓病有燥湿，药有燥润，凡体质柔奥，有汁有油者皆润，体质干脆，无汁无油者皆燥。然，润有辛润、温润、平润、凉润、寒润之殊；燥有辛燥、温燥、热燥、平燥、凉燥、寒燥之异。又有微润、甚润、微燥、甚燥之不同。大抵润药得春秋冬三气者多，得夏气者少。燥药得夏秋冬三气者多，得春气者少。燥药得天气多，故能治湿；润药得地气多，故能治燥。药未有不偏者也，以偏救偏，故名曰药，试举其大略言之。

辛润如：杏仁、牛蒡、桔梗、葛根、细辛、前胡、防风、青蒿、紫菀、百部、当归、川芎、桃仁、红花、茺蔚子、白芷、鲜石菖蒲、远志、鲜郁金、蜀漆、僵蚕、芥子、莱菔子、苏子、薤白、生姜、豆豉、葱白、芹菜汁、韭汁之类。

温润如：党参、高丽参、黄芪、甜冬术、苁蓉、枸杞、山萸、菟丝、胡芦巴、巴戟天、桑椹、金樱子、五味子、桂圆、大枣、胡桃、鹿茸、鹿角、鹿胶、羊肾、海参、淡菜、紫河车之类。大抵温润一类，气温，得天气多；质润，得地气多。受气比他类较全，且味多带甘，秉土之正味，治阴阳两虚者，颇为合拍。

平润如：南北沙参、东洋参、熟地、首乌、芍药、玉竹、百合、沙苑、柏子仁、酸枣仁、甜杏仁、冬瓜仁、麻仁、亚麻仁、黑脂麻、乌梅、蜂蜜、饴糖、阿胶、燕窝、猪肤、鸭肠、人乳之类。

凉润如：干地黄、元参、天麦冬、西洋参、鲜石斛、女贞子、银花、菊花、鲜桑叶、蒲公英、知母、荷叶、竹沥、竹茹、竹叶、淡竹叶、芦根、白茅根、怀牛膝、川贝母、枇杷叶、瓜蒌、花粉、海藻、昆布、柿霜、紫草、白薇、梨汁、蔗汁、荸荠汁、露水、龟板、鳖甲、牡蛎、决明、文蛤、海浮石、童便之类。

寒润如：石膏、鲜地黄、犀角、羚羊角、蚌水、猪胆汁之类。

辛燥如：羌独活、苏叶、荆芥、薄荷、藿香、佩兰、香薷、木香、香附、麻黄、桂枝、牵牛、芫花之类。

温燥如：苍术、厚朴、半夏（半夏虽燥其汁尚滑）、南星、蔻仁、砂仁、益智仁、破故纸、山楂、青陈皮、槟榔之类。

燥热如：附子、肉桂、干姜（肉桂、桂枝、干姜，质虽微润，究竟气厚）、炮姜、吴萸、椒目之类。

平燥如：茯苓、琥珀、通草、苡仁、扁豆、山药（体微燥而精尚多）、甘草、神曲、炒谷芽、猪苓、泽泻、川牛膝、草薢、茵陈、防己、豆卷、蚕砂、车前子、海金砂（车前子精汁颇多，但其性走泄，海金砂质微燥，二者在利水药中，尚不甚伤阴）之类。

凉燥如：连翘、栀子、霜桑叶、丹皮、地骨皮、钗石斛、滑石、寒水石、柴胡、升麻、蝉蜕、钩藤、槐米、枳壳、枳实、葶苈子之类。

寒燥如：黄连、黄芩、黄柏、木通、苦参、金铃子、龙胆草、大黄、玄明粉、大戟、甘遂之类。

本草体质，大略如此。然，既详其体质，又须辨其气味。大抵气薄者多升多开，味厚者多降多合。辛甘发散为阳，主升；酸苦涌泄为阴，主降。温者多开，寒者多合；泻者多开，补者多合；辛苦辛酸之味多开，酸咸之味多合。辛能散能润，又能通津行水；苦能燥能坚，又能破泄。酸能收之，咸能软之，又能凝之。甘得土之正味，同开则开，同合则合，缓中之力独多，淡得天之全气（淡薄无味象天，寓有清肃之燥气，故功专渗湿），上升于天，下降于泉，渗湿之功独胜。

若夫水族，如龟板、鳖甲诸品，禀乾刚之气，得坎水之精，体刚质柔，味咸而淡，能攻坚软坚，能燥湿清热，能滋阴潜阳，一药三用，阴虚挟湿热者、血燥结块者，用之尤宜。独有草木受气多偏，味难纯一，一药多兼数味，或先苦后辛后甘，或先甘后辛后苦，总以味偏胜者为上，味居后者为真。但须平昔亲尝，方能不误。春山先生从邵子元运之说，谓古今药性，未能画一。如今之元会世运，正当燥火司天，故燥病独多，万物亦从之而变燥，金味辛，火味苦，故药味多变苦辛。愚按元运之说，似难尽凭；而地气不同，确有可据。如论中所辨麦冬本甘，今甘中带辛，杭产者辛味犹少，川产者辛味较多。钗斛本淡，今霍山产者，地近中州，味仍甘淡；川产者味淡微苦；广西云南产者，味纯苦而不甘，以广西云南，居中州西南之边陲，得暖火之气独胜也。所辨实皆不爽，不独时地不同，即种植亦异。如高丽人参，气本微温，今用硫黄拌种，则温性较胜，如此类推，不可枚举。

至用药之法，须知用意。医者意也，以意治病，是最上一乘，不得已而用药，已落二乘，然无情之药，以有知之意用之则灵。古法用药如用兵，用兵有战有守，有奇有正，用药亦然。夫以天地之气，犹橐籥之开合，运行不息，故能化生万物，在人则不能。故其机一停则病，一偏亦病，一息则死。六气之中，寒湿偏于合，燥火偏于开。风无定体，兼寒湿则合，兼燥火则开。

暑有热有湿，偏于热者多开，偏于湿者多合。用药治病，开必少佐以合，合必少佐以开。升必少佐以降，降必少佐以升。或正佐以成辅助之功，或反佐以作响导之用。阴阳相须之道，有如此者。燥病治以润，不妨佐以微苦，以微苦属火，火能胜金也。湿病治以燥，不如治以淡，以淡味得天之燥气，功专渗湿也。更有病纯者药纯，病杂者药杂（如泻心黄连诸汤是也）。有病虽杂而出于一源，则立方要有专主；有病虽纯而夹以他病，则立方要有变通。燥病须防其夹湿，湿病须防其化燥。观其已往，以治其现在；治其现在，须顾其将来。表里寒热虚实，固当分明；标本先后轻重，尤宜权变。

燥病当用膏滋，湿病当用丸散。燥病夹湿，润药用炒，或用水丸；湿病化燥，燥药用蒸，或用蜜丸。欲其速行，则用汤药，取汤以荡之之义；欲缓化，则用丸药，取丸以缓之之义。至于煎法，亦当用意，如阴液大亏，又夹痰涎，则浊药轻煎，取其流行不滞（如地黄饮子是也）；如热在上焦，法宜轻荡，则重药轻泡，取其不犯下焦（如大黄黄连泻心汤是也）；如上热下寒，则寒药淡煎，温药浓煎，取其上下不碍（如煎附子泻心汤法）。或先煎以厚其汁，或后煎以取其气，或先煎取其味厚而缓行，或后煎取其气薄而先至（如大承气汤先煎大黄、枳实、厚朴，后下芒硝是也）。欲其速下，取急流水；欲其缓中，用甘澜水。欲其上升外达，用武火；欲其下降内行，用文火。或药后啜薄粥，助药力以取汗；或先食后药，助药性之上升。种种治法，非参以意不可。试观仲景先师一百一十三方，三百九十七法，皆有真意存乎其间。学者以意会意，自有心得，此不过论其大略而已。”[59]

石寿棠此论，主要论点有三：用药首先要辨其体质的刚柔，刚者燥，柔者润，润者有辛、温、平、凉、寒之殊；燥者有辛、温、热、平、凉、寒之异。而两者都有微有甚。以病机之变不外乎燥湿，故药物之体亦不外乎燥润也。此其一。药性具有四气五味，而其性能总的表现，不外乎开合。大抵气薄者多开，味厚者多合；气温气热多开，气寒气凉多合；味辛味酸多开，味苦味咸多合；味甘得中和，则能开能合。然亦必须参合为用，而非执一不变者。此其二。最后提到“用药之法，须知用意”。所谓用意，就是善于思考问题，分析问题。如属燥病也，究系寒燥热燥？应从其脉症全面分析而得之，知其为寒燥也，当用温润药；知其为热燥也，当用凉润药。总之，病纯者用药纯，病杂者用药杂。于立法遣药之际，不善于“观其已往，治其现在，顾其将来"。则势必用药不灵，收效不显，也就是不善于"用意"的结果。此其三。至所述煎药服药之法，亦有可取者。

附：寇宗奭等所著书目

寇宗奭著

《本草衍义》三卷

李时珍著

《本草纲目》五十二卷

《濒湖脉学》一卷

《奇经八脉考》一卷

缪希雍著

《本草经疏》三十卷

《医学广笔记》四卷

注释

[1] 陶弘景，字通明，晚号华阳隐居，刘宋时丹阳秣陵人。性好学道，不婚素食，曾仕齐为宜都王侍读，后隐居茅山华阳洞，又避世至浙东西等处，斋戒自摄，从事丹鼎，著述甚富，凡经、史、子、集共二百二十三卷，《本草经集注》是其中的一种。

[2]《本草经集注》七卷，陶弘景著，合《神农本草经》及陶氏《名医别录》两书而成，今已佚，仅存煌石室藏本残卷。

[3] 唐慎微，字审元，宋，晋原人，后移居成都，著《类证备急本草》三十一卷，宋以前诸本草中称善本。

[4] 即《神农本草经》，初见于梁《七录》，凡四卷。陶弘景云："世传《神农本草》，只此四卷，所出郡县，多后汉时制，疑仲景元化等所记。"应是公元2世纪以前，我国治病用药经验的总集。

[5] 日本人森立之据唐苏敬的《新修本草》、孙思邈的《千金方》、日人丹波康赖的《医心方》、深江辅仁的《本草和名》等辑成《神农本草经》四卷，附《考异》一卷。

[6] 即"序录"的第四条。

[7]《本草衍义》二十卷，其中"序例"凡三卷。

[8] 刘若金，明，清江县人，曾官刑部尚书，明亡后，隐居不仕。著《本草述》三十二卷，凡载药四百八十余种，分部及先后次序，多与《纲目》不同。清·杨时泰据以删节成《本草述钩玄》，卷数同。

[9] 倪纯宇，名朱谟，明，浙江人，著《本草汇言》，考订极其详核，世称："《纲目》得其详，此得其要。"

[10] 卢之颐，字子繇，明，山阴人，著《本草乘雅半偈》十卷，综合《本经》《别录》《纲目》诸书而成，仍三百六十五种，考据该洽，甄录颇严。

[11]《本经逢原》四卷，以《神农本草经》为主，而加以发明，兼及诸家治法，部分次第，悉依《本草纲目》，而疏通大义，较为明显。

[12]《本草崇原》三卷，张志聪著未完，由高世栻卒成之，取《神农本经》加以诠释，发明处颇多。

[13] 即《神农本草经百种录》，一卷，谓旧注但言其当然，不言其所以然，因于三品之中采掇一百种，备列经文而推阐其主治之义。惟对轻身不老之说，多有附会。

[14] 邹润安，名澍，号闰庵，清，武进县人，著《本经疏证》十二卷，《本经续疏》六卷，《本经序疏要》八卷，以《本经》《别录》为经，《伤寒》《金匮》《千金》《外台》为纬，疏解详备，论理亦精。

[15] ~ [17]《本草衍义·序例上》。

[18] ~ [20]《本草纲目·神农本经名例》。

[21] ~ [30]《本草纲目·序例·十剂》。

[31] 见《尚书·洪范·正义》。

[32] 见《尚书·洪范》。

[33]《周易·乾文言》。

[34]《本草经疏·续序例上·原本药性气味生成指归》。

[35]《本草经疏·续序例上·药性主治参互指归》。

[36]《本草经疏·续序例上·药性简误指归》。

[37]《素问·六节藏象论》云："五色之变，不可胜视；五味之美，不可胜极。"引文与此略异。

[38]《本草经疏·续序例上·药性差别论》。

[39] 泻青丸：当归、龙脑、川芎、山栀子仁、川大黄、羌活、防风。

[40] 安神丸：马牙硝五钱，白茯苓五钱，麦门冬五钱，干山药五钱，龙脑一字（研），寒水石五钱（研），朱砂一两（研），甘草五钱，炼蜜为丸。

[41] 泻心汤：黄连一两研末，每服五分，临卧温水化下。

[42] 益黄散：陈皮（去白）一两，丁香二钱（一方用木香），诃子（炮，去核）、青皮（去白）、甘草（炙）各五钱，共为末。

[43] 泻黄散：藿香叶七钱，山栀子仁一钱，石膏五钱，甘草三两，防风四两。锉，同蜜酒炒香为细末，每服一至二钱。

[44] 阿胶散：阿胶一两五钱（麸炒），黍粘子（炒香）、甘草（炙）各二钱五分，马兜铃五钱（焙），杏仁七个（去皮尖炒），糯米一两（炒）。为末，每服一二钱。

[45] 即《素问·阴阳应象大论》。

[46]《本草经疏·续序例上·脏气法时并四气所伤药随所感论》。

[47]《本草经疏·续序例上》。

[48] ~[50]《医学源流论》卷上。

[51]《医学源流论》卷下。

[52]《医学源流论》卷上。

[53]《医学源流论》卷下。

[54] ~[57]《医学源流论》卷上。

[58]《周易·说卦》。

[59] 石氏著《医原》卷下。

第六章　方剂学说

一、概　　说

由单味药的使用发展到多味药的混合使用，便逐渐形成方剂，或叫作方药。对某一病证同时使用多味药，其中必然存在一个配伍的问题，包括药味的适宜与否，味数的多寡，分两的轻重等。由于多味药配合使用的经验不断丰富，并提高了治疗效率，便渐次摸索出有关配伍的若干规律来了。如《本经·序录》所谓的"七情"，也就是在不断使用多味药过程中陆续总结出来的。不然，何以知道药与药之间的相须、相使、相畏、相恶、相反、相杀种种关系来呢？因此可以说，"七情"是组合方剂最早的法则。所以它还说："凡此七情，合和视之，当用相须相使者良，勿用相恶相反者。若有毒宜制，可用相畏相杀者。不尔，勿合用也。"[1]到了《素问》成书的时候，组合方剂的理论，则大大的有所提高。《至真要大论》云：

"气有多少，病有盛衰，治有缓急，方有大小，愿闻其约！曰：气有高下，病有远近，证有中外，治有轻重，适其至所为故也。《大要》[2]曰：君一臣二，奇之制也；君二臣四，偶之制也；君二臣三，奇之制也；君二臣六，偶之制也。故曰，近者奇之，远者偶之；汗者不以奇，下者不以偶；补上治上制以缓，补下治下制以急。急则气味厚，缓则气味薄，适其至所，此之谓也。病所远，而中道气味之者，食而过之，无越其制度也。是故平气之道，近而奇偶，制小其服也；远而奇偶，制大其服也。大则数少，小则数多，多则九之，少则二之。奇之不去则偶之，是谓重方。偶之不去，则反佐以取之，所谓寒热温凉反从其病也。"

这里所提出的几点，都很重要。第一，方的组合，是以病证为根据的。有是证，则制是方。即所谓"气有多少，病有盛衰，治有缓急，方有大小"也。第二，具体方药的配伍，决定于治法的确立。如谓"近者奇之，远者偶之；汗者不以奇，下者不以偶；补上治上制以缓，补下治下制以急。近而奇偶，制小其服；远而奇偶，制大其服"，说明制方的缓、急、奇、偶、大、小，都以汗、下、补、泻诸法的确定为依归。第三，制方的适宜与否，主要看对药性四气五味的配伍是否恰当。如云"急则气味厚，缓则气味薄，寒热温凉，反从其病"是也。关于药性的气味配伍问题，在《至真要大论》中是提得非常突出的。如在泉淫胜之治、司天淫胜之治、邪气反胜之治、六气相胜之治、六气复气之治等所述，可谓已尽其气味配伍之能事。即以现在配制方剂的水平来衡量，它不仅毫无逊色，甚至说某些配方，还不曾达到这样高的水平。因此说，存在于《素问》《灵枢》中的方剂虽不多，而其方剂学的水准是相当高的。

至于张仲景所著《伤寒论》《金匮要略》诸方，法随证立，方依法制，药味无多，配合得宜，经历两千余年历代医家的临床验证，疗效均甚确切，只要辨证准而用之，无不如响斯应，实为方剂学中无出其右的典型。柯韵伯云："仲景制方不于病而命名，惟求证之切当，知其机，得其情，凡中风、伤寒、杂病，宜主某方，拈来无不合法。"[3] 这个评价是很恰当的，毫无过誉之处。故学习张仲景方，主要是学其组方之法。今日而言方剂学，亦无非研究制方之法。法良方斯美，无法不成方，舍法而言方，则无方可云。张介宾言制方之学，颇有可取者。他说：

"药不执方，合宜而用，此方之不必有也；方以立法，法以制宜，此方之不可无也。夫方之善者，得其宜也；得其宜者，可为法也。方之不善者，失其宜也；失其宜者，可为鉴也。第法有善不善，人有知不知，必善于知方者，斯可以执方，亦可以不执方。能执方能不执方者，非随时之人不能也。此方之所以不可废者，正欲以启发其人耳。"[4]

也就是说，要研究方剂学，就应从许多好的方剂中去学习、研究。学习其如何据证以立法，如何依法以制方。凡药物之选择，气味之厚薄，分两之轻重，味数之多寡，无不有其法也。不过，法虽有其一定之规，而用则必须圆通不滞，所谓"圆机活法"是也。介宾于此又有说焉：

"夫意贵圆通，用嫌执滞，则其要也。若但圆无主，则杂乱生而无不可矣。不知疑似间自有一定不易之道，此圆通中不可无执持也。若执一不反，则偏拘生而动相左矣。不知倏忽间每多三因难测之变，此执持中不可无圆活矣。圆活宜从三思，执持须有定见。既能执持，又能圆活，其能方能圆之人乎！"[5]

执持与圆活，是辩证的统一。譬如说，一些制方的基本原理，"寒因热用，热因寒用"之类，是要执持的。但寒热均有真假之辨，如其为假寒假热，便不能"以寒治热，以热治寒"，而必须"热因热用，寒因寒用"，这就是圆活。总之，惟能执持者，制方才能圆活自如。如果没有掌握处方学的基本法则，虽欲圆活，不可得也。

综上所述，处方之学，由来尚矣。惟能以处方学的原理阐发前人方剂者，实自聊摄成无己释仲景方始，特别是慈溪柯琴的《制方大法》二十六条，于仲景处方之学，可谓阐发无遗。至刘河间、张元素、李东垣、朱丹溪诸家均以创制新方著称，并均能以处方之学启示后人，而方剂学因得以大彰。若吴鹤皋的《医方考》、汪讱庵的《医方集解》、吴遵程的《成方切用》、王晋三的《绛雪园古方选注》、费晋卿的《医方论》等，虽为注解个别方义之作，毕竟均能示人以所以成方之理，比仅凭汤头歌以云医者，其有天渊之别乎。兹选诸家最能发挥处方之理法者，表而出之，以树方剂学之一帜云。

二、《伤寒明理药方论》

成无己《伤寒明理论》四卷，前三卷俱言症，惟第四卷为药方论，凡分析桂枝汤等二十方，悉本《素问》四气五味以言药之性，君臣佐使以论方之制。人皆知其为注仲景方的首创，而不知其实为发挥《素问》制方学的巨匠。他在《药方论序》中说：

"是以制方之体，欲成七方之用者，必本于气味生成而制方焉。其寒热温凉四气者生乎天；酸苦辛咸甘淡六味者成乎地，生存而阴阳造化之机存焉。是以一物之内，气味兼有；一药之中，理性具矣。主对治疗，由是而出，斟酌其宜，参合为用，君臣佐使，各以相宜，宣摄变化，不可胜量。一千四百五十三病之方，悉由此而始矣。”

这基本是无己制方的指导思想，他称为"方制之法。"他研究仲景诸方，统统是用"方制之法"来进行分析的，已分析的虽仅二十方，但毕竟是制方的楷模。兹选录数方，以见其一般。

（一）桂枝汤方

"《经》曰：桂枝本为解肌，若其人脉浮紧，发热，汗不出者，不可与也。常须识此，勿令误也。[6] 盖桂枝汤本专主太阳中风，其于腠理致密，营卫邪实，津液禁固，寒邪所胜者，则桂枝汤不能发散。必也皮肤疏凑，又自汗，风邪干于卫气者，乃可投之也。仲景以解肌为轻，以发汗为重。是以发汗吐下后，身痛不休者，必与桂枝汤[7]，而不与麻黄汤者，以麻黄汤专于发汗。其发汗、吐、下后，津液内耗，虽有表邪，而止可解肌，故须桂枝汤小和之也。

桂枝辛热，用以为君，必谓桂犹圭也，宣导诸药，为之先聘，是犹辛甘发散为阳之意。盖发散风邪必以辛为主，故桂枝所以为君也。芍药味苦酸微寒，甘草味甘平，二物用以为臣佐者，《内经》所谓风淫所胜，平以辛，佐以苦，以甘缓之，以酸收之[8]，是芍药为臣，而甘草为佐也。生姜味辛温，大枣味甘温，二物为使者，《内经》所谓风淫于内，以甘缓之，以辛散之[9]，是以姜枣为使者也。姜枣味辛甘，固能发散，而此又不特专于发散之用，以脾主为胃行其津液，姜枣之用，专行脾之津液，而和营卫者也。麻黄汤所以不用姜枣者，谓专于发汗，则不待行化，而津液得通矣。用诸方者，请熟究之。"

前段是辨证，也就是桂枝汤立法的依据。太阳中风证，发热自汗，津液渐耗，虽有风邪在表，亦只能用解肌法。桂枝汤的主要作用，就是解肌和营卫，以去表邪，不同于发汗之法也。桂枝散风邪，故以为君，芍药甘草以解热止汗，故以为臣为佐，生姜大枣行津液，和营卫，故以为使。合之，桂枝汤便为辛温解表之剂。

（二）麻黄汤方

"《本草》有曰：轻可去实，即麻黄葛根之属是也。[10] 实为寒邪在表，皮肤坚实，营卫胜，津液内固之表实，非腹满便难之内实也。《圣济经》[11] 曰：汗不出而肤密，邪气胜而中蕴。轻剂所以扬之，即麻黄葛根之轻剂耳。

麻黄味甘苦，用以为君者，以麻黄为轻剂，而专主发散，是以为君也。桂枝为臣者，以风邪在表，又缓而肤理疏者，则必以桂枝解其肌，是用桂枝为臣。寒邪在经，表实而肤密者，则非桂枝所能独散，必专麻黄以发汗，是当麻黄为主，而桂枝所以为臣也。《内经》曰：寒淫于内，治以甘热，佐以辛苦[12]者，兹是类欤！甘草味甘平，杏仁味甘苦温，用以为佐使者，《内经》曰：肝苦急，急食甘以缓之。[13] 肝者，营之主也。伤寒营胜卫固，血脉不利，是专味甘之物以缓之，故以甘草、杏仁为之佐使。且桂枝汤主中风，风则伤卫，风邪并于卫，则卫实而营弱。仲景所谓汗出恶风者，此为营弱卫强[14]者是也。故桂枝汤佐以芍药，用和营也。麻黄汤主伤寒，寒则伤营，寒邪并于营，则营实而卫虚。《内经》所谓气之所并为血虚，血之所并为气虚[15]者是矣。故麻黄佐以杏仁，用利气也。若是之论，实处方之妙理，制剂之渊微，该通君子，熟明察之，乃见功焉。"

麻黄汤证，是"寒邪在表，皮肤坚实"的表实证，据"轻可去实"之法，而制成麻黄汤。方以麻黄甘苦为君，桂枝辛热为臣，以去寒邪。正与《素问》"寒淫于内，治以甘热，佐以苦辛"之旨合。杏仁、甘草，所以利气缓急，故均为佐使，庶几寒邪散而肤理开，汗自出而实邪退，故为辛温发汗之剂。

（三）大青龙汤方

"青龙，东方甲乙木神也。应春而主肝，专发生之令，为敷荣之主。万物出甲，开甲则有两歧，肝有两叶，以应木叶，所以谓之青龙者，以发散营卫两伤之邪，是应肝木之体耳。桂枝汤主中风，麻黄汤主伤寒，二者发散之纯者也。及乎大青龙汤则不然。虽为发汗之剂，而所主又不一，必也中风脉浮紧，为中风见寒脉，是风寒两伤也。伤寒脉浮缓，为伤寒见风脉，是风寒两伤也。风兼寒，寒兼风，乃大青龙汤专主之也。见兹脉证，虽欲与桂枝汤解肌以祛风，而不能已其寒，则病不去。或欲以麻黄汤发汗以散寒，而不能去其风，则病仍在。兹仲景所以特处大青龙汤以两解之。

麻黄味甘温，桂枝味辛热，寒则伤营，必以甘缓之；风则伤卫，必以辛散之。此风寒两伤，营卫俱病，故以甘辛相合，而为发散之剂。表虚肤缓者，则以桂枝为主，此以表实腠理密，则以麻黄为主。是先麻黄后桂枝，兹麻黄为君，桂枝为臣也。甘草味甘平，杏仁味甘苦，苦甘为助，佐麻黄以发表。大枣味甘温，生姜味辛温，辛甘相合，佐桂枝以解肌。石膏味甘辛微寒，风，阳邪也；寒，阴邪也。风则伤阳，寒则伤阴，营卫阴阳为风寒两伤，则非轻剂所能独散也，必须轻重之剂以同散之，乃得阴阳之邪俱已，营卫之气俱和，是以石膏为使。石膏为重剂，而又专达肌表者也。大青龙汤发汗之重剂也，非桂枝汤之所同用之，稍过则又有亡阳之失。《经》曰：若脉微弱，汗出恶风者，不可服，服之则厥逆，筋惕肉眴，此为逆也。[16] 又曰：一服汗者，停后服，若复服，汗多亡阳，遂虚，恶风烦躁，不得眠也。[17] 即此观之，剂之轻重可见矣。其用汤者，宜详审之。"

大青龙汤证，乃风寒两伤营卫的表实证，即证颇同于麻黄汤，而表实尤甚，故麻黄的分量比麻黄汤增加一倍，又一再说"脉微弱，汗出恶风不可服""一服汗者，停后服"，其义可知。成无己本《千金翼方》谓为风寒两伤营卫，而与桂枝汤证、麻黄汤证并列起来。自此以后，太阳三纲鼎立之说，便大放厥词矣。无己以为石膏亦是两解风寒，其说虽辨，究不如柯琴说："石膏为烦躁用"之为得，因"不汗出而烦躁"，是大青龙证的主证，无己竟避烦躁而不言，是其失也。至谓麻黄为君，桂枝为臣，杏仁甘草为佐，亦同于麻黄汤方的组合，惟不能谓石膏为使药，本方之所以不叫作麻黄桂枝汤，另名之为大青龙，全在于石膏一味改变了麻桂两方的性质，怎能把它摆在最次的地位呢？大青龙证乃寒闭于表，热灼于里之证，麻桂仅足以开寒闭，内灼之热，惟赖石膏以清之，故石膏不应次于臣药的地位。

（四）小青龙汤方

"青龙象肝木之两歧，而主两伤之疾。中风见寒脉，伤寒见风脉，则为营卫之两伤，故以青龙汤主之。伤寒表不解，则麻黄汤可以发；中风表不解，则桂枝汤可以散。惟其表且不解，而又加之心下有水气，则非麻黄汤所能发，桂枝汤所能散，乃须小青龙汤始可祛除表里之邪气尔。

麻黄味甘辛温，为发散之主，表不解应发散之，则以麻黄为君。桂枝味辛热，甘草味甘平，甘辛为阳[18]，佐麻黄表散之用，二者所以为臣。芍药味酸微寒，五味子味酸温，二者所以为佐者，寒饮伤肺，咳逆而喘，则肺气逆。《内经》曰：肺欲收，急食酸以收之。[19]故用芍药、五味子为佐，以收逆气。干姜味辛热，细辛味辛热，半夏味辛微温，三者所以为使者，心下有水，津液不行，则肾气燥，《内经》曰：肾苦燥，急食辛以润之。[20]是以干姜、细辛、半夏为使，以散寒水，逆气收，寒水散，津液通行，汗出而解矣。"

大小青龙汤证，均为表里有邪，两证表邪均同，而里邪则异。大青龙证表有寒，里有热；小青龙证表有寒，里有饮。成无己独谓小青龙可祛除表里之邪，而于大青龙则谓仅去表邪，不能不谓为智者之偶失。寒邪实于表，故仍以麻黄为君，桂枝为臣，辛温发汗以解表。佐以芍药、五味子，降肺气之逆，使以干姜、细辛、半夏，温散心下之水。甘草亦以之为臣，所以缓其咳逆之急耳。

（五）大承气汤方

"承，顺也。伤寒邪气入胃者，谓之入腑。腑之为言聚也，胃为水谷之海，营卫之源，水谷会聚于胃，变化而为营卫。邪气入于胃也，胃中气郁滞，糟粕秘结，壅而为实，是正气不得舒顺也。《本草》曰：通可去滞，泄可去邪。塞而不利，闭而不通，以汤荡涤，使塞者利而闭者通，正气得以舒顺，是以承气名之。

王冰曰：宜下必以苦，宜补必以酸。言酸收而苦泄也。枳实苦寒，溃坚破结，则以苦寒为之主，是以枳实为君。厚朴味苦温，《内经》曰：燥淫于内，治以苦温。[21]泄满除燥，则以苦温为辅，是以厚朴为臣。芒硝味咸寒，《内经》曰：热淫于内，治以咸寒。[22]人伤于寒，则为病热，热气聚于胃，则谓之实，咸寒之物，以除消热实，故芒硝为佐。大黄味苦寒，《内经》曰：燥淫所胜，以苦下之。[23]热气内胜，则津液消而肠胃燥，苦寒之物，以荡涤燥热，故以大黄为使。是以大黄有将军之号也。

承气汤，下药也，用之尤宜审焉。审知大满大实，坚有燥屎，乃可投之也。如非大满，则犹生寒热，而病不除。况无满实者，而结胸痞气之属，由是而生也。是以《脉经》有曰：伤寒有承气之戒。古人亦特谨之。”

大承气汤证，邪热入于胃腑的里实证，以大满大实，坚有燥屎，为其确证。既由热气聚于胃腑，故以枳实、厚朴气分药为主，一君一臣，使其泄满而下降，此承气之所以名也。糟粕坚结不行，不用软坚荡结之品，难以外泄，故用芒硝大黄，一佐一使，使摧枯而拉朽，故坚结满实，无不除也。

以上所录成无己五则方药论，足以见其对处方的理法，是十分讲究的。首是辨证，而为立法处方的依据，或解肌，或发汗，或解表以清里，或解表以涤饮，或涤热以去结，这是处方的大法。大法既立，或辛温以祛风，或辛甘以散寒，或辛温配辛寒解表以清里，或辛热配辛甘微寒以祛饮，或苦寒配咸寒以荡涤燥结，并以主病者为君，辅助者为臣，又其次的为佐为使，制方之宜，大略如此。故无己的药方论，实为处方学的规范。至其是否都尽如法，则又未必，如上述大青龙汤之石膏，显然是有失制宜的。又如以“青龙象肝木之两歧”而立说，亦甚迂远，而无实际意义，反不如柯琴说“青龙以发汗命名”之为当，因龙为古代神话中行云施雨之神物，用以名方，即形象地说明方有发表出汗之意也。

三、七方解

自从《素问·至真要大论》提出“治有缓急，方有大小，近者奇之，远者偶之，奇之不去则偶之，是谓重方”之说后，成无己便约之为七方。他说：“制方之用，大、小、缓、急、奇、偶、复七方是也。”[24]刘完素又从而和之，并谓“方不七，不足以尽方之变”[25]。后来张从正又述河间之说，同然一辞。于是凡言方者，无不以七方为制方的规范。兹就诸家对七方的解释，分别条列如下。

（一）大　　方

《至真要大论》云："君一臣三佐九，制之大也。"看来大方，本以品数众多为义。但河间却谓：

"大方之说有二：一则病有兼证，而邪不专，不可以一二味治之，宜君一臣三佐九之类是也。二则治肝肾在下而远者，宜分两多而顿服之是也。"[26]
前说以品数之多为大，后说以分两之重为大，亦即"远而奇偶，制大其服"之义。怎样分远近呢？刘河间曾谓："身之表者为远，身之里者为近。"[27]张从正则谓：

"王太仆以上为近，下为远，近为心肺，远为肝肾。以予视之，身半以上其气三，天之分也；身半以下其气三，地之分也；中脘，人之分也。"[28]
则知以肝肾为远，是完素从王冰之说而来的，而从正远近之分，反不甚明确了。至所谓大方，从完素举的例子来看，品数均不多，似应属于分两重之大方者。完素说：

"大承气、抵当汤，为奇之大方也，所谓因其攻下而为之用者如此。葛根、青龙为偶之大方，所谓因其发而用之者如此。"[29]

（二）小　　方

《至真要大论》云："君一臣二，制之小也。"是小方与大方相对而言，应以品数不多为义。而河间则称：

"小方之说有二：一则病无兼证，邪气专一，可以君一臣二小方之制也。二则治心肺在上而迫者，宜分两微，而频频少服之，亦为小方之制也。"[30]
是小方的第二义，则在分两轻微，从王冰之说，宜于治上焦心肺诸疾。完素还解释说：

"肾肝位远，数多则其气缓，不能速达于下，必大剂而数少，取其迅急，可以走下也；心肺位近，则其气急，不能发散于上，必小剂而数多，取其气易散，可以补上也。"[31]

"大剂数少"，是指分两多而顿服言；"小剂数多"，是指分量微而频服言。顿服则迅急走下，频服则气易散以补上。这都是针对着"近而奇偶，制小其服；远而奇偶，制大其服"来发挥的。不过从"大则数少，小则数多，多则九之，少则二之"来看，这又是属于品数多少的问题。完素既倡两说，亦只好两存其义。至于小方之例，完素略谓：

"小承气、调胃承气，为奇之小方也；桂枝、麻黄，为偶之小方也。"[32]

从这四例方来看，品数固不多，但与前举的大方相较，而分两并不特别小，是否便称为小方，还值得研究。

（三）缓　　方

《至真要大论》云："补上治上制以缓，缓则气味薄。"使气味之薄者，并以之制成缓方，是欲使气味轻浮，留恋于上，而不下趋，颇有后来"上焦如羽，非轻不举"之义。而完素于小方之所谓"分两微，而频频少服之"，亦无非使药性轻缓，恋于胸膈以上，充分发挥其补上治上的作用而已。完素谓：

"缓方之说有五：有甘以缓之为缓方者，如糖蜜甘草之类，取其恋膈也。有丸以缓之为缓方者，盖丸之比汤、散，药力宣行迟故也。有品味群众之缓方者，盖药味众多，各不能骋其性也。有无毒治病之缓方者，盖药性无毒，则功自缓也。有气味薄之缓方者，盖气味薄，则常补于上，比至其下，药力即已衰，为补上治上之法也。"[33]

第五种，是《大论》制缓方的本义。前四种均为完素所发挥，第一种如小建中汤，是否即缓方？第二种药丸，范围更广，又是否皆可名之缓方？第三种颇涉大方之嫌。第四种药性无毒之方，则比比皆是也。

（四）急　　方

《至真要大论》云："补下治下制以急，急则气味厚。"使气味之厚者，并以之制成急方，是欲使气味迅急，速奔于下，而不上滞，颇有后来"下焦如权，非重不沉"之义。而完素于大方之所谓"分两多而顿服之"，亦寓有

迅速直趋下走的意思。刘完素谓"急方之说有四",张从正又从而补充之,则谓:

"急方之说有四:有急病急攻之急方,如心腹暴痛,两阴溲便闭塞不通,借备急丹以攻之,此药用不宜恒,盖病不容俟也。又如中风牙关紧急,浆粥不入,用急风散之属亦是也。有汤散荡涤之急方,盖汤散之比丸,下咽易散,而施用速也。有药性有毒之急方,盖有毒之药,能上涌下泄,可以夺病之大势也。有气味厚药之急方,药之气味厚者,直趣于下,而气力不衰也。故王太仆云:治下补下,方缓慢则滋道路而力又微,制急方而气味薄,则力与缓等。"[34]

所述四种急方,其实皆为气雄味厚,药性猛烈之方,盖不如此,不足以通闭塞,救紧急,行荡涤,致涌泄也。

(五) 奇　　方

《至真要大论》云:"君一臣二,奇之制也;君二臣三,奇之制也。近者奇之,汗者不以偶(本作奇,王冰注作偶)。"张介宾解释云:

"奇方属阳而轻,近者为上为阳,故用奇方,用其轻而缓也。汗者不以偶,阴沉不能达表也。"[35]

"汗者不以偶",也就是汗法当用奇方。取其阳能升散之义。张从正云:

"奇方之说有二:有古之单方之奇方,独用一物是也,病在上而近者,宜奇方也。有数合阳数之奇方,谓一三五七九,皆阳之数也,以药味之数皆单也。君一臣三,君三臣五,亦合阳之数也,故奇方宜下不宜汗。"[36]

"君一臣二,君二臣三",从全方药品的整个言是奇数,如从正所改,全方整数则变为偶数了,仍应以不改为是。从正不改"汗不以奇"之说,于阴阳之义不合,故又当以改为是。

(六) 偶　　方

《至真要大论》云:"君二臣四,偶之制也;君二臣六,偶之制也。远者偶之,下者不以奇。"张介宾解释云:

"偶方属阴而重，远者为下为阴，故用偶方，用其重而急也，下者不以奇，阳升不能降下也。"[37]

"下者不以奇"，也就是当用偶方，取其阴胜善下泻之义。完素谓偶方有二，从正则谓：

"偶方之说有三：有两味相配之偶方，有古之复方之偶方，盖两方之相合者是也，病在下而远者，宜偶方也。有数合阴数之偶方，谓二四六八十也，皆阴之数也，君二臣四，君四臣六，亦合阴之数也，故偶方宜汗不宜下。"

从正未改《大论》"下不以偶"之说，故云"偶方宜汗不宜下"，但揆诸阴阳之义不合，仍从王太仆改为是。张介宾还于此发挥说：

"特举奇偶阴阳，以分汗下之概，则气味之阴阳，又岂后于奇偶哉！故下文复言之，此其微意，正不止于品数之奇偶，而实以发明方制之义耳。"[38]

介宾所谓"下文复言之"，即指下文"急则气味厚，缓则气味薄"而言。犹言气味的阴阳，比奇偶的阴阳，更具有实际意义，介宾之说是很可取的。

（七）复　　方

《至真要大论》云："奇之不去则偶之，是谓重方。"《大论》中止有此"重方"，并无所谓复方也。七方之说虽倡自成无己，何以不仍曰重方竟更为"复"，尚不解成氏的旨意，惟张介宾解释说：

"此示人以圆融通变也。如始也用奇，奇之而病不去，此其必有未合，乃当变而为偶，奇偶迭用，是曰重方，即后世所谓复方也。"[39]

又李时珍引王好古说：

"奇之不去复以偶，偶之不去复以奇，复者，再也，重也。所谓十补一泄，数泄一补也。"[40]

是王好古与张介宾都是本着《大论》的旨意来解释的，也就是同时用两方或三方互为迭用，如《薛氏医案》中往往有补中益气汤和肾气丸互为迭用，或朝服补中益气汤，或晚服肾气丸，以两补脾肾之类。果尔，所谓"重方"，便不是组合方剂的问题了，便不能叫作复方。李时珍还引张从正说：

"复方有三：有二方三方及数方相合之复方，如桂枝二越婢一汤，五积散之属是也。有本方之外别加余药，如调胃承气加连翘、薄荷、黄芩、栀子为凉膈散之属是也。有分两均齐之复方，如胃风汤各等分之属是也。王太仆以偶为复方，今七方有偶又有复，岂非偶乃二方相合，复乃数方相合之谓乎。"[41]

王太仆以偶为复方，因他在当时还没有七方的概念，偶与复是一回事。到了成无己才有七方的说法，便把偶与复分开了。从正所举一二两例，都可叫作复方，第三例胃风汤各等分称为复方亦不妥，因复方所指是复的方，而非复的剂量。虽然如此，复方之义与《大论》"奇之不去则偶之，是谓重方"，仍迥然不同。因此，复方即偶方，可从王太仆说；重方是指二三方交互迭用，可从王好古、张介宾说。

至于七方的价值究竟如何？迄无定论，惟与徐之才的"十剂"相较，远不如其合乎实际的运用，尽管"十剂"亦存在某些缺点，但它毕竟是从药效的区分来归类的，基本是符合临床运用的。七方的介说既不太清楚，而对于配伍方剂的指导意义并不大。虽然，犹辑录诸家之说以存之者，盖以传统的观念既深，又为方剂学家所必言，故不妨录供学者继续研究，并做进一步的探索云尔。

四、制方大法

《制方大法》出柯琴《伤寒论翼》卷下的末篇，主要是从辨证论治的角度，来探索仲景是如何立法成方的。仲景方的效用，经过两千多年长时期的实践检验，是无可厚非的。尽管医学发展到了今天，于临床辨证，立法处方，都能如仲景方的立法谨严，药味单简，疗效确切，并不是很容易办到的。因此通过探索仲景的制方大法，提高我们辨证、立法、处方的水平，是很有现实意义，亦是十分必要的。何况柯琴是治伤寒学的大家，借助他研究仲景制方的成果，加深我们对仲景方的认识，亦足以使我们提高处方学的水准，何幸如之。

（一）

"凡病有名有症，有机有情。如中风、伤寒、温暑、湿痉等类，此为名也。外有头痛、身热、腰痛，内有喘咳、烦渴、吐利、腹满，所谓症也。其间在表在里，有汗无汗，脉沉脉浮，有力无力，是其机也。此时恶寒恶热，苦满苦呕，能食不欲食，欲卧不得卧，或饮水数升，或漱水不欲咽，此病情也。因名立方者，粗工也；据症定方者，中工也；于症中审病机，察病情者，良工也。仲景制方，不拘病之命名，惟求症之切当，知其机，得其情。凡中风、伤寒、杂病，宜主某方，随手拈来，无不合法，此谓医不执方也。今谈仲景方者皆曰：桂枝汤治中风不治伤寒，麻黄汤治伤寒不治中风。不审仲景此方主何等症？又不察仲景何症用何等药？只在中风、伤寒二症中相较，青龙、白虎命名上敷衍，将仲景活方活法，为死方死法矣。"

柯琴所谓的病名、病症、病机、病情，后两者最是重要的。病名，即认识到了是什么病。病症，即这个病所出现的种种症状。病机、病情，是疾病内在变化最可靠的反映。临床辨证，既要依据病和症状，特别是要结合病机病情的反映，而辨识其属于寒热虚实的某一证候，于此，才可以立法定方。例如：太阳中风，病也。头痛、项强、发热、汗出，症状也。脉来浮缓，病机也。渐渐恶风，病情也。经综合分析，知其为"伤风表虚"证，便立和营解肌法，而用桂枝汤。柯琴之所谓"仲景制方，不拘病之命名，惟求症之切当，知其机，得其情"者，就是这样一个辨证过程。"不拘病名"者，也就是说无论是伤风、伤寒，只要是属于表虚证，便得用桂枝汤的解肌法，辨病与辨证，强调以辨证为主，只能据证候以立法遣方，而不能据症状以立法遣方，就是这个道理。

（二）

"仲景立方，精而不杂，其中以六方为主，诸方从而加减焉。凡汗剂皆本桂枝，吐剂皆本栀豉，攻剂皆本承气，和剂皆本柴胡，寒剂皆本泻心，温剂皆本四逆。浑而数之为一百十三方者，未之审也。"

将《伤寒论》一百十三方，而以六方总其纲，从其纲中分析其各子方的加减出入，不失为一种研究方法，惟以栀子豉汤为吐剂，不免"人云亦云"之失。从来解栀豉汤者，惟张志聪、刘完素断为非吐剂。张志聪说：

"旧本有一服得吐止后服七字，此因瓜蒂散中有香豉，而误传于此也。"[42]

又刘完素说：

"凡诸栀子汤，皆非吐人之药，以其燥热郁结之甚，而药顿攻之，不能开通，则郁发而吐，因其呕吐，发开郁结，则气通津液宽行而已，故不须再服也。"[43]

张刘之说均是，栀子豉汤本所以治心中懊恼，而有欲吐之症者，累经临床运用，未见其吐，谓之为清剂其庶几。

（三）

"六经各有主治之方，而他经有互相通用之妙。如桂枝、麻黄二汤为太阳营卫设[44]，而阳明之病在营卫者亦用之[45]。真武为少阴水气设[46]，而太阳之汗后亡阳者[47]亦用之。四逆汤为太阴下利清谷[48]设，太阳之脉反沉者[49]宜之。五苓散为太阳消渴水逆[50]而设，阳明之饮水多者[51]宜之。猪苓汤为少阴下利设[52]，阳明病小便不利者亦宜之[53]。抵当汤为太阳瘀血在里设[54]，阳明之蓄血[55]亦用之。瓜蒂散为阳明胸中痞硬设[56]，少阴之温温欲吐者亦用之[57]。合是证便用是方，方各有经，而用可不拘。是仲景法也。仲景立方，只有表里寒热虚实之不同，并无伤寒、杂病、中风之分别。且风寒有两汤迭用之妙，表里有二方更换之奇，或以全方取胜，或以加减奏功。世人论方不论证，故反以仲景方为难用耳。桂枝，汗剂中第一品也。麻黄之性直达皮毛，生姜之性横散肌肉，故桂枝佐麻黄则开元府，而逐卫分之邪，令无汗者有汗而解，故曰发汗。桂枝率生姜则开腠理，而驱营分之邪，令有汗者复汗而解，故曰解肌，解肌者，解肌肉之邪也，正在营分。何立三纲者，反云麻黄主营，桂枝主卫耶！麻黄汤不言解肌，而肌未尝不解；桂枝汤之解肌，正所以发汗。要知桂枝麻黄是发汗分深浅之法，不得以发汗独归麻黄，不得以解肌与发汗对讲。前人论方不论药，止以二方为谈柄，而置之不用也。"

"六经各有主治之方，而他经有互相通用之妙"，这就是活法活方，"只有表里寒热虚实之不同，并无伤寒杂病中风之分别"。不同的病，仍然是要分的。但更重要的是，要分辨每个病表里寒热虚实不同的证，证候既明，治法斯立。因此，症和证是要分开的，症指症状，头痛项强之类是也。证指证候，表里寒热虚实是也。柯氏知此理，限于当时历史条件，未做出具体分辨，今于该用"证"字之处，悉予改正，补其不足也。如原论中"合是证便用是方""世人论方不论证"，两"证"字原均写作"症"，均改之。至"桂枝佐麻黄以发汗，率生姜以解肌，桂枝麻黄是发汗分深浅之法"等，既得立法制方之旨，亦的是老于经验之谈。

（四）

　　"凡风寒中人，不在营卫，即在腠理。仲景制桂枝汤调和营卫，制柴胡汤调和腠理。观六经证，仲景独出桂枝证[58]、柴胡证[59]之称，见二方任重，不可拘于经也。惟太阳统诸阳之表气，六经表证，属于太阳，故柴胡汤得与桂枝汤对待于太阳之部，桂枝本为太阳风寒设，凡六经初感之邪，未离营卫者悉宜之。柴胡本为少阳半表设，凡三阳半表之邪，逗留腠理者，悉宜之。仲景一书，最重二方，所以自为桂枝注释，又为小柴胡注释。桂枝有疑似证，柴胡亦有疑似证，桂枝有坏病，柴胡亦有坏病。桂枝证罢，桂枝不中与矣，随证治法，仍不离桂枝方加减。柴胡证罢，柴胡不中与矣，而设法救逆，仍不出柴胡方加减。麻黄汤证，热全在表。桂枝之自汗，大青龙之烦躁，皆兼里热。仲景于表剂中使用寒药以清里。自汗是烦之兆，躁是烦之征，汗出则烦得外泄，故不躁，宜用微寒酸苦之味以和之。汗不出则烦不得泄，故躁，宜用大寒坚重之品以清之。夫芍药石膏是里药，今人见入表剂中，不审表中有里，因生疑畏，当用不用，至热并阳明，而斑黄狂乱，是不任大青龙之过也。仲景于太阳经中，用石膏以清胃火，是预保阳明之先着，加姜枣以培中气，又虑夫转属太阴矣。"

　　用桂枝汤可以不辨风寒，凡头痛发热，恶风恶寒，脉浮而弱，汗自出者，总属邪在营卫，即当用之，惟以脉弱自汗为主。小柴胡汤为少阳枢机之剂，和解表里的总方，少阳之气，游行三焦，司一身腠理之开合。血弱气虚，腠理开发，邪气因入，与正气相搏，正邪分争之势，故既用人参以扶正，复用柴胡以清解半表之邪。凡治外感之邪，善用桂柴两方者，即可弭邪气于营卫肌腠之间，则既不会转系阳明，更不能转属太阳矣。柯琴重视桂柴二方的应用，是有一定道理的。

（五）

"小青龙、柴胡，俱是两解表里之剂。青龙重在里证，小柴胡重在表证。故青龙加减，麻黄可去；柴胡加减，柴胡独存。盖小青龙重在半里之水，小柴胡重在半表之热也。"

小青龙证为表里俱有寒，外有寒邪，内有寒水也，故用麻黄、桂枝之辛温，以散在表之寒邪，复用姜、辛、半夏之辛温，以祛在里之寒饮。小柴胡证为表里俱有热，邪热客发于半表，故取柴胡之轻清微苦微寒者以解之；虚火游行于半里，故用黄芩之苦寒以清之。

（六）

"小青龙治伤寒未解之水气，故用温剂，汗而发之；十枣汤治中风已解之水气，故用寒剂，引而竭之。此寒水、风水之异治也。小青龙之水动而不居，五苓散之水留而不行，十枣汤之水纵横不羁，大陷胸之水痞硬坚满，真武汤之水四肢沉重。水气为患不同，所以治法各异。"

因小青龙证之水气动而不居，故出现或咳、或渴、或利、或噎、或喘、或干呕、或小便不利少腹痛等症，无一而非水气上下波澜之所致，便用辛温法汗而散之。五苓散证之水留而不行，既不能散，又不能尿，更不能生津，故水愈多而渴愈甚，及与之水，非上焦不受，即下焦不通，所以名为水逆，惟用发汗利尿以两解之。十枣汤证之水纵横不羁，外走皮毛而汗出，内走咽喉而呕逆，下走胃肠而下利，留结于中而三焦升降之气拒隔难通，故头痛短气，心腹胁下皆痞硬满痛，其泛滥之势已极，则用利水至锐之剂直折之。大陷胸证之水，因于热结而气滞不行，因于气滞而水浊瘀壅，使心下、胸胁、少腹等处皆痞硬坚满而痛，故用大寒之剂清其气分之热，热气既消，水流自畅。真武汤证之水，为下焦阳虚，无以制化，以致水邪四溢而腹痛下利，四肢沉重疼痛，而小便不利，故壮元阳以培土泻水。水则同而证则异，据证以立法制方，便大不相同。

（七）

"林亿云：泻心本名理中黄连人参汤。盖泻心疗痞，正是理中处。当知仲景用理中有寒热两法，一以扶阳，一以益阴也。"

林亿的按语是对"生姜泻心汤"说的，见158条："臣亿等谨按：上生姜泻心汤法，本云理中人参黄芩汤。今详泻心以疗痞，痞气因发阴而生，是半夏、生姜、甘草泻心三方，皆本于理中也，其方必各有人参，今甘草泻心汤中无者，脱落之也。"心指心下，心下多为指中焦脾胃，林亿认为泻心三方是理中汤的加味，是可取的，惟柯琴既承认泻心是理中的另一法，而在解"生姜泻心汤"时，又以"心为阳中之太阳"，未免自相矛盾矣。

（八）

"邪在营卫之间，惟汗是其出路，故立麻黄、桂枝二方。邪在胸腹之间，惟吐是其出路，故立瓜蒂、栀豉二方。瓜蒂散主胸中痞硬，治在上焦；栀豉汤主腹满而喘，治兼中焦。犹麻黄之主皮肤，桂枝之主肌肉也。瓜蒂散，峻剂也，犹麻黄之不可轻用；栀豉汤，轻剂也，犹桂枝汤之可更用而无妨。故太阳表剂，多从桂枝加减，阳明表剂，多从栀豉加减。阳明用栀豉，既可用之以驱邪，即可用之以救逆。今人但知汗为解表，不知吐亦为解表；知吐中便为发汗之说，不知所以当吐之义。故于仲景大法中，取其汗下，遗其吐法耳。"

栀豉汤不能涌吐，已如前说。惟瓜蒂散确是较好的催吐方，所治在胃脘之上，以涌有形之实邪，功效之伟，固与汗下侔。诸栀豉汤，均以清烦热为主耳。虽不能吐，柯琴以为阳明之表剂，义亦可取，因香豉味苦甘平，有发汗解表之功。《肘后方》葱豉汤即其例。又《名医类案》载："江应宿治都事靳相主，患伤寒十余日，身热无汗，怫郁不得卧，非躁非烦，非寒非痛，时发一声，如叹息之状，医者不知何证，迎予诊视曰：懊𢙣怫郁证也。投以栀子豉汤一剂，十减二三，再以大柴胡汤下燥屎，怫郁除而安卧，调理数日而起。"并不见其涌吐。益证其非吐剂也。

（九）

"少阳为枢，不全在里，不全在表。仲景本意重里，而柴胡所主又在半表，故必见半里，病情乃得。从柴胡加减，如悉入里，则柴胡非其任矣。故柴胡称解表之方。

柴胡虽治在半表，实以理三焦之气，所以称枢机之剂。如胸满、胸中烦、心烦、心下悸、喜呕、渴、咳、是上焦无开发之机也。腹满、胁下痞硬，不欲饮食是中焦废转运之机也。小便不利，是下焦失决渎之任也。皆因邪气与正气相搏而然。用人参扶三焦之正气，壮其枢耳。"

小柴胡汤是枢机之方，善于和解半表里。而柴胡本身亦是枢机之品，善于和解半表里。《本草经》谓："柴胡味苦平，主心腹，去肠胃中结气，饮食积聚，寒热邪气，推陈致新。"所以说"柴胡所主又在半表"，这未必尽然。至谓"小柴胡理三焦之气"，颇符合其效用。如《伤寒论》230 条说："阳明病，胁下硬满，不大便而呕，舌上白胎者，可与小柴胡汤。上焦得通，津液得下，胃气因和，身濈然汗出而解。"张锡驹解释这条说："不大便者，下焦不通，津液不得下也。呕者，中焦不治，胃气不和也。舌上白胎者，上焦不通，火郁于上也。可与小柴胡汤，调和三焦之气，上焦得通而白胎去，津液得下而大便利，胃气因和而呕止。三焦通畅，气机旋转，身濈然汗出而解也。"[60] 然汗出而解，是三焦通畅的结果，并不是孤立的解表。因此说，柴胡为通利三焦之品，小柴胡为通利三焦之方。若谓其所主仅在半表，而为解表之方，反失之隘也。

（十）

"四逆为太阴主方，而诸经可以互用。在太阴本经，固本以逐邪也。用于少阴，温土以制水也。用于厥阴，和土以生木也。用于太阳，益火以扶元阳也。惟阳明胃实，少阳相火非所宜耳。"

四逆汤见于太阴者，惟 277 条。见于少阴者，有 317、323、324 三条。见于厥阴者，353、354、372、377 四条。见于太阳者，惟 29 条。可参。

（十一）

"少阴病，四五日腹痛，小便不利，下利不止，若四肢沉重疼痛者，为下焦水郁，用真武汤，是引火归元之法。若便脓血者，为下焦火郁，用桃花汤，是升阳散火法。此因坎中阳虚，不得以小便不利作热治。"

同一少阴病，同一下利，而治各不同，前者为阳虚不能制水，故症见腹痛、小便不利、四肢沉重疼痛，即用真武汤壮元阳以制水，引火者，引初壮之阳藏于肾中也。后者柯琴以为火郁，故用干姜、之辛热以散之。但方用赤石脂一斤为主，《名医别录》云："赤石脂酸辛大温，治肠澼下利赤白。"方仅赤石脂、干姜、粳米三味，谓干姜辛热发散火郁犹可，但其分量仅为一两，亦无济于一斤赤石脂的收涩。看来仍为阳虚不固之证，故用桃花汤以温阳固涩，与真武汤相较，彼则阳虚而水寒甚，故扶阳以制水；此则脾阳虚而不能摄血，故用干姜粳米以温养脾阳，复其摄血之功，并以大量赤石脂以温涩下焦肾阳之虚，而止下利。柯琴所谓升阳散火，赤石脂亦断无升散作用。

（十二）

"少阴病二三日，心中烦不得卧者，病本在心，法当滋离中之真水，随其势之润下，故君黄连之苦寒以泄之。四五日小便不利，下脓血者，病本在肾，法当升坎中之少火，顺其性之炎上，故佐干姜之苦温以发之，此伏明之火，与升明之火不同。"

前者指黄连阿胶汤证，用以降升明之火也。后者指桃花证，毕竟赤石脂、干姜、粳米无一味可以升坎中之少火。

（十三）

"少阴心烦欲寐，五六日欲吐不吐，自利而渴，小便色白者，是下焦虚寒，不能制水，宜真武汤以温下焦之肾水。下利六七日，咳而呕渴，心烦不眠，是上焦虚热，水津不布，宜猪苓汤以通上焦之精液。"

少阴之心烦欲寐，阳气不伸也；心烦不眠虚热上扰也。真武汤壮阳化水而气得伸，则欲寐自愈；猪苓汤滋阴升津而虚火熄，则不眠自除。

（十四）

"厥阴下利，用白头翁汤升阳散火，是火郁发之也。制乌梅丸以收火，是曲直作酸之义。佐苦寒以和阴，主温补以存阳。是肝家调气法也。乌梅丸治伤寒之厥利与久利，故半兼温补；白头翁汤主中风之热利与下重，故专于凉散。"

白头翁汤证是火郁湿蒸，故渴饮而下重，白头翁汤皆为苦寒之品，燥湿清热是其所长，谓为升阳散火，不足以信。乌梅丸证热厥并见，故亦寒热并用耳。

（十五）

"小柴胡为少阳主方，乌梅丸为厥阴主方。二方虽不同，而寒温互用，攻补兼施之法相合者，以脏腑相连，经络相贯，风木合气，同司相火故也。其中皆用人参补中益气，以固本逐邪。而他味俱不相袭者，因阴阳异位，阳宜升发，故主以柴胡；阴宜收降，故主以乌梅。阳主热，故重用寒凉；阴主寒，故重用辛热。阳以动为用，故汤以荡之，其症变幻不常，故柴胡有加减法；阴以静为体，故丸以缓之，其症有定局，故乌梅无加减法也。"

小柴胡汤与乌梅丸方两相比较，其寒热并用，攻补兼施之立法固相同，而两证一属阴一属阳的实质则绝不相同，故不能相提并论。此柯琴"阴阳异位"，以下诸说，失之空泛而无实际意义也。小柴胡汤证，邪虽不盛，而正已渐衰，故须扶正以清解表里之邪。乌梅丸证则上热下寒，故寒热之品杂用。阳衰于下，则四逆而下利不止，用姜、桂、附诸品以扶阳胜厥；热干于上，则消渴，心中疼热，饥不欲食，用黄连、黄柏、乌梅等以清热降逆。如以阴阳异位言之，小柴胡汤证，究属于阳证，无论解表和里，均偏于清。乌梅丸证，究属于阴证，尽管清上温下，总偏于温。柯氏动静、汤丸、变幻定局诸说，徒托之空淡而已。

（十六）

"手足厥逆之症，有寒有热，有表有里，四逆散解少阴之里热，当归四逆汤解厥阴之表寒，通脉四逆汤挽少阴真阳之将亡，茯苓四逆汤留太阴真阴之欲脱。四方更有轻重浅深之别也。"

四逆散证为阳气内郁，故用枳实、柴胡、芍药宣通络脉，启达阳气足矣。当归四逆汤证为阳气不振，表寒入于经脉之证，故用桂枝汤以去表寒，而以当归、细辛、通草通其经脉。通脉四逆汤证，阴盛于内，格阳于外，虽手足厥逆，身反不恶寒而面色赤，故用姜、附、葱以散阴通阳。茯苓四逆汤证，为阴阳两虚，故用四逆汤以救阳，茯苓、人参以益阴。四方的轻浅深重，大略如此。

（十七）

"按发表攻里，乃御邪之长技。盖表证皆因风寒，如表药用寒凉，则表热未退，而中寒又起。所以表药必用桂枝，发表不远热也。然此为太阳表热言耳。如阳明少阳之发热，则当用柴芩栀豉之类主之。里证皆因郁热，下药不用苦寒，则瘀热不除，而邪无出路。所以攻剂必用大黄，攻里不远寒也。然此为阳明胃热言耳。如恶寒痞硬，阳虚阴结者，又当以姜附巴豆之类兼之矣。"

风寒在表，固当用辛温以发表，桂枝、麻黄汤类是也。风热在表，则当用辛凉以解表，银翘、桑菊之类是也。热实于里，固当用苦寒以攻里，诸承气汤是也。寒实于里，则当用苦热以攻里，白散、备急之类是也。

（十八）

"麻黄、桂枝，太阳阳明表之表药；瓜蒂、栀豉，阳明里之表药；小柴胡，少阳半表之表药。太阴表药，桂枝汤；少阴表药，麻黄附子细辛汤；厥阴表药，当归四逆汤。六经之用表药，为六经风寒之出路也。"

太阳伤寒，用麻黄汤以发汗；太阳中风，用桂枝汤以解肌。桂枝汤治阳明病，脉迟，汗出多，微恶寒者；麻黄汤治阳明病，脉浮，无汗而喘者。瓜蒂散证为阳明胃气不得上升，内热不得外达，以致胸中痞硬，其气上冲咽喉不得息，涌而越之，胸中寒热之邪得消散矣。栀子豉汤治阳明病下之，其外有热，手足温，不结胸，心中懊侬，饥不能食，但头汗出的经病误下变证。小柴胡汤和解少阳半表里而偏于解表。所谓三阳经解表之方如此。桂枝汤治太阴病脉浮者；麻黄细辛附子汤治少阴病，始得之，反发热，脉沉者；当归四逆汤治厥阴病，手足厥寒，脉细欲绝的阳气不振，表寒伤经证。三阴经解表之方大略如此。

（十九）

"膀胱主水，为太阳之里，十枣、五苓为太阳水道之下药。胃腑主谷，为阳明之里，三承气为阳明谷道之下药。胆府主气，为少阳之里，大柴胡为少阳气分之下药，此三阳之下药。三阳实邪之出路也。"

十枣汤下心下泛滥之水，五苓散下膀胱热结之水，前者为峻泻剂，后者为渗泄剂。大承气汤为热结于里，而成满痞燥实的下剂。小承气汤为津液干燥而大便难的下剂，调胃承气汤为燥热不和而津伤的下剂。大柴胡汤为经邪渐入于腑之下剂。

（二十）

"大肠小肠皆属于胃，胃家实则二肠俱实矣。若三分之，则调胃承气胃家之下药，小承气小肠之下药，大承气大肠之下药。戊为燥土，庚为燥金，故加芒硝以润之也。桂枝加大黄，太阳转属阳明之下药；桂枝加芍药，太阳转属太阴之下药。凡下剂兼表药者，以未离于表故也。柴胡加芒硝，少阳转属阳明之下药。大柴胡下少阳无形之邪；柴胡加芒硝，下少阳有形之邪。桂枝加芍药，下太阴无形之邪；三物白散，下太阴有形之邪。四逆散，下少阴厥阴无形之邪。承气下诸经有形之邪也。其间有轻重之分，下剂之轻者，只用气分药，下剂之重者，兼用血分药。酸苦涌泄，下剂之轻者，故芍药枳实为轻剂；咸苦涌泄，下剂之重者，故大黄芒硝为重剂。"

《伤寒论》279 条云："本太阳病，医反下之，因尔腹满时痛者，属太阴，桂枝加芍药汤主之；大实痛者，桂枝加大黄汤主之。"柯琴谓太阳转属阳明，即据"大实痛者"而言也。柴胡加芒硝汤证，有"胸胁满而呕，日晡所发潮热"诸症，又经误下而成，乃热邪留中而为实之证也，故谓"转属阳明"。其实柴胡加芒硝证，亦属于无形之热结，因既本有微利症，又曾经误下也。以桂枝加芍药为下无形之邪，柯琴是从酸泄来认识的。"下剂之轻者，只用气分药"，主要是指厚朴枳实而言，如小承气汤是。

（二十一）

"仲景用攻下二字，不专指大便，反与桂枝汤欲攻其表，此指发汗言。表解者乃可攻之，指利水言。有热属藏者攻之，指清火言也。寒湿在里不可下，指利水言。以有热故也，当以汤下之，指清火言也。"

"仲景下剂只重在汤，故曰医以丸药下之，非其治也。观陷胸、抵当二丸，仍用水煮，是丸复化为汤，重两许，连滓服，则势力更猛于汤散剂也，当知仲景方以铢两分计者，非外感方。丸药如梧桐子大，每服十九者，不是治外感法。"

李杲云："汤者荡也，去大病用之。散者，散也，去急病用之。丸者，缓也，舒缓而治之也。"[61] 汤药、散药，见效速而暂；丸药见效缓而持。李时珍云："蚕初吐丝曰忽。十忽曰丝。十丝曰厘。四厘曰累，十厘曰分，四累曰字，二分半也。十累曰铢，四分也。四字曰钱，十分也。六铢曰一分（去声），二钱半也。四分曰两，二十四铢也。八两曰锱。二锱曰斤。二十四两曰镒，一斤半也，准官秤十二两。三十斤曰钧。四钧曰石，一百二十斤也。方中有少许者，些子也。今古异制，古之一两，今用一钱可也。"[62]

（二十二）

"仲景制方疗病，随立方禁于后，使人受其功，不蹈其弊也。如用发表药，一服汗者，停后服。若脉浮紧，发热汗不出者，不可与桂枝，若脉微弱，汗出恶风者，不可服大青龙。脉浮发热无汗，表不解者，不可与白虎。诸亡血虚者，不可用瓜蒂。病人旧微溏者，不可与栀子汤。阳明病汗出多者，不可与猪苓汤。外未解，其热不潮者，未可与承气。呕家不可用建中。观种种方禁，当知仲景立方慎重之心也。"

以上九种情况：第一种，发汗不可太过，中病即止。第二种，脉浮紧汗不出，是伤寒表实证，用桂枝为不对证。第三种，脉微弱，汗出恶风，为表虚证，服大青龙，将虚其所虚。第四种，发热无汗是表实证，不能用白虎清其里。第五种，亡血者再用瓜蒂涌吐，将益伤其血。第六种，微溏宿疾是里虚，不能再以苦寒伤之。第七种，阳明病汗出多者，津液已伤，不能再利其水。第八种，外未解，无潮热，是里未实，不能遽用承气下之。惟第九种谓呕家不用建中，旧说与酒客不可与桂枝同义。这不尽然。《外台秘要》载集验黄芪汤，即黄芪建中汤，方后云："呕者，倍生姜。"足见其并不全禁。临床所见呕者喜甘的亦大有人在。

（二十三）

"仲景加减中有深意。如腹中痛者，少阳加芍药，少阴加附子，太阴加人参。若心下悸者，少阴加桂枝，少阳加茯苓。若渴者，少阳加瓜蒌根、人参，太阴加白术。于加减中分阴阳表里如此。故细审仲景方，知随证立方之妙，理会仲景加减法，知其用药取舍之精。"

"小青龙设或然五证，加减法内即备五方。小柴胡设或然七证，即具加减七方。要知仲景有主治之方，如桂枝、麻黄等方是也。有方外之方，如桂枝汤加附子、加大黄辈是也。有方内之方，如青龙、真武之有加减是也。仲景法中有法，方外有方，何得以三百九十七法，一百一十三方拘之耶！"

仲景方的加减，确是极尽其辨证之能事。柯琴所说的，仅及于药味加减而已。如桂枝加桂汤，桂枝汤原方不动，仅将桂枝由二两改成五两，便由一个发表解肌之方，变而为善泄奔豚气之方。还是这个桂枝汤，原方药不动，改芍药为六两，又变桂枝汤而为治太阴腹满时痛之方，名为桂枝加芍药汤。因此，学仲景方，注意体会加减出入的道理，是很有意义的。至说仲景有多少法，多少方的问题，王履《医经溯洄集》中有《伤寒三百九十七法辨》一篇，可参。

（二十四）

"昔岐伯创七方以治病，仲景更穷其病之变幻，而尽其精微。如发表攻里，乃逐邪大法，而发表攻里，各有大小，如青龙、柴胡、陷胸、承气是也。夫发表既有麻黄桂枝方矣，然有里邪夹表而见者，治表不及里，非法也。而里邪又有夹寒夹热之不同，故制小青龙以治表热里寒，制大青龙以治表寒里热，是表中便兼解里，不必如坏病之先里后表，先表后里之再计也。然大小青龙，即麻桂二方之变，只足以解营卫之表，不足以驱腠理之邪。且邪留腠理之间，半表之往来寒热虽同，而半里又有夹虚夹实之悬殊，因制小柴胡以防半里之虚，大柴胡以除半里之实。是表中便兼和里，不必如后人先攻后补、先补后攻之斟酌也。攻里既有调胃承气矣，然里邪在上焦者，有夹水夹痰之异；在中焦者，有初硬后溏、燥屎定硬之分，非调胃所能平也。因制小陷胸以清胸膈之痰，大陷胸以下胸膈之水。小承气以试胃家之矢气，大承气以攻肠胃之燥屎。方有分寸，邪去而元气无伤，不致有顾此遗彼，太过不及之患也。"

大小青龙汤证，都是外感风寒，都有恶寒发热之症，故谓小青龙为表热，大青龙为表寒，是不恰当的。从病邪言，都是寒邪在表；从症状言，都有发热，故大小青龙的表证不能以寒热截然分，而谓小青龙表有邪里有饮，大青龙表有邪里有热，方符合辨证。柯琴于此以青龙、柴胡、陷胸、承气的大小两方相比而言，虽自成其说，毕竟各证的病变不同，性质各异，也就是不能相提并论的，以之作为举例来看可也。至于说，先里后表，先表后里，先攻后补，先补后攻等等治法，在辨证立法时，还必须随机运用，不能说有几个大小相对的方，便把最复杂的表里寒热虚实诸病症，都同时解决了。

（二十五）

"按发表攻里之方，各有缓急之法，如麻黄、大承气，汗下之急剂也，而桂枝则发表之缓剂。其用桂枝诸法，是缓汗中更有轻重矣。小承气下药之缓剂也，曰少与之令小安，曰微和胃气，曰不转矢气者勿更与之。其调胃承气，则下剂之尤缓者也，曰'少少温服之'，且不用气分药，而更加甘草，是缓下中亦有差别矣。若夫奇偶之法，诸方既已备见，而更有麻黄与桂枝二方各半之偶，桂枝二麻黄一之奇，是奇偶中各有浅深也。服桂枝汤已，须臾啜稀粥为复方矣，而更有取小柴胡服一升加芒硝之复，是复方中又分汗下二法矣。若白散之用复方更异，不利，进热粥一杯，利不止，进冷粥一杯，是一粥又寓热泻冷补之二法也。"

缓急之法犹可说，奇、偶、复，便无实际意义，称啜粥为方，更属牵强。柯琴无非是欲以七方之说强合于仲景方而已。《嵩崖尊生书》还添重方、轻方、反佐方、顾忌方等，都是画蛇添足。

（二十六）

"仲景方备十剂之法。轻可去实，麻黄、葛根诸汤是已。宣可决壅，栀豉、瓜蒂二方是已。通可行滞，五苓、十枣之属是已。泄可去闭，陷胸、承气，抵当是已。滑可去着，胆导、蜜煎是已。涩可固脱，赤石脂、桃花汤是已。补可扶弱，附子、理中九是已。重可镇怯，禹余粮、代赭石是已。湿可润燥，黄连阿胶汤是已。燥可去湿，麻黄连翘赤小豆是已。寒能胜热，白虎、黄连等汤是已。热可制寒，白通、四逆诸汤是已。"

十剂所以类药，非所以类方，仲景远在十剂之先，更用不着以之强合，强合之亦未必恰当。如赤石脂禹余粮汤本是一方，今以赤石脂为涩可固脱，又以禹余粮为重可镇怯，究竟类药乎？抑类方乎？

（二十七）

"病有虚实相关，表里夹杂时，药力所不能到者，仲景或针或灸以治之。自后世针药分为两途，刺者勿药，药者勿刺。岂知古人刺药相须之理。按岐伯治风厥，表里刺之，饮之服汤。故仲景治太阳中风，服桂枝汤反烦不解者，刺风池风府，复与桂枝汤而愈。阳明中风，刺之小差，如外不解，脉弦浮者，与小柴胡；脉但浮，无余症者，与麻黄汤。吾故曰：仲景治法悉本《内经》，先圣后圣，其揆一也。"

岐伯风厥之治，见《素问·评热病论》，"汗出而身热者风也，汗出而烦满不解者厥也，病名曰风厥，表里刺之，饮以服汤"。仲景太阳中风之治，见太阳篇24条，阳明中风之治，见阳明篇231条。针药结合治疗，疗效肯定是要好些，已经不断为临床所证明。

五、方剂六论

徐大椿《医学源流论》，其中有关论方剂者，酌古准今，成一家言，有的颇能切中时弊，足资借鉴。兹选录六篇，幸观览焉。

（一）方药离合论

"方之与药，似合而实离也。得天地之气，成一物之性，各有功能，可以变易血气，以除疾病，此药之力也。然草木之性，与人殊体，入人肠胃，何以能如人之所欲以致其效？圣人为之治方以调剂之，或用以专攻，或用以兼治，或相辅者，或相反者，或相用者，或相制者。故方之既成，能使药各全其性，亦能使药各失其性，操纵之法，有大权焉，此方之妙也。若夫按病用药，药虽切中，而立方无法，谓之有药无方；或守一方以治病，方虽良善，而其药有一二味与病不相关者，谓之有方无药。譬之作书之法，用笔已工，而配合颠倒，与夫字形俱备，而点画不成者，皆不得谓之能书。故善医者，分观之而无药弗切于病情，合观之而无方不本于古法。然后用而弗效，则病之故也，非医之罪也。而不然者，即偶或取效，隐害必多，则亦同于杀人而已矣。至于方之大小奇偶之法，则《内经》详言之，兹不复赘云。"

制方的主要目的，就是要使其"能如人之所欲以致其效"。要使方达到这一目的，必须有调剂之法以为之权衡。方成以后，经组合的各药，既使之各全其性，又使之各失其性，所以单味药与复方的作用，是截然不同的。组合得较好的方，"分观之而无药弗切于病情，合观之而无方不本于古法"。大椿此语是有一定道理的。只是把"古法"二字改为"矩法"，就更好了。因制方之法，古今都有好的，而且制方之法，亦是在不断提高，不断进步的，不能局限于古法。制方之法虽好，疗效是否就高呢？这还得看辨证的准确程度如何而定。辨证、立法、制方的最高准则，就是要有疗效。而辨证、立法、制方，均操之于医者，故疗效的高低除服务的责任心而外，总关系于医者的水平。因此说，徐大椿认为制方甚好，"用而弗效，病之故也，非医之罪"。这话是有片面性的。

（二）古方加减论

"古人制方之义，微妙精详，不可思议。盖其审察病情，辨别经络，参考药性，斟酌轻重，其于所治之病，不爽毫发。故不必有奇品异术，而沉痼艰险之疾，投之辄有神效，此汉以前之方也。但生民之疾病不可胜穷，若必每病制一方，是曷有尽期乎！故古人即有加减之法。其病大端相同，而所现之症或不同，则不必更立一方，即于是方之内，因其现症之异，而为之加减。如《伤寒论》中治太阳病用桂枝汤，若见项背强者，则用桂枝加葛根汤；喘者，则用桂枝加厚朴、杏子汤；下后脉促胸满者，桂枝去芍药汤；更恶寒者，去芍药加附子汤，此犹以药为加减者也。若桂枝麻黄各半汤，则以两方为加减矣。若发奔豚者，用桂枝加桂枝汤，则又以药之轻重为加减矣。然一二味加减，虽不易本方之名，而必明著其加减之药，若桂枝汤倍芍药而加饴糖，则又不名桂枝加饴糖汤，而为建中汤，其药虽同，而义已别，则立名亦异，古法之严如此。后之医者不识此义，而又欲托名用古，取古方中一二味，则即以某方目之，如用柴胡，则即曰小柴胡汤，不知小柴胡之力全在人参也。用猪苓泽泻即曰五苓散，不知五苓之妙专在桂枝也。去其要药，杂以他药，而仍以某方目之，用而不效，不知自咎，或则归咎于病，或则归咎于药，以为古方不可治今病。嗟乎！即使果识其病，而又用古方支离零乱，岂有效乎！遂相戒以为古方难用。不知全失古方之精义，故与病毫无益，而反有害也。然则，当何如？曰：能识病情与古方合者，则全用之，有别症，则据古法加减之。如不尽合，则依古方之法，将古方所用之药，而去取损益之，必使无一药之不对症，自然不悖于古人之法，而所投必有神效矣。"

首先要承认古代有好方，《伤寒论》《金匮要略》诸方，最足以代表，即大椿所谓"汉以前之方也"。但也要承认不能说古代的方都是好的，例如

《伤寒论》中的烧裈散，并没有什么疗效，《内经》十二方，除半夏汤而外，其他的疗效都不明显。方制虽好，尤在善于运用，徐大椿提出运用古方，要"能识病情"，这一点很关紧要。识病情，就是要善于辨证。辨证不准，方虽好，也不能发挥疗效。辨证既准了，又善于选方，又善于加减运用，达到"无一药之不对证"的程度，方效必然高。用之不当，反以为"古方难用"，甚至说"古方不能治今病"，都是不正确的，难道"古饭不能疗今饥"乎，一笑。

（三）方剂古今论

"后世之方，已不知几亿万矣，此皆不足以名方者也。昔者圣人之制方也，推药理之本源，识药性之专能，察气味之从逆，审脏腑之好恶，合君臣之配偶，而又探索病源，推求经络，其思远，其义精，味不过三四，而其用变化不穷，圣人之智，真与天地同体，非人之心思所能及也。上古至今，千圣相传，无敢失坠。至张仲景先生，复申明用法，设为问难，注明主治之证，其《伤寒论》《金匮要略》，集千圣之大成，以承先而启后，万世不能出其范围。此之谓古方，与《内经》并垂不朽者。其前后名家，如仓公、扁鹊、华佗、孙思邈诸人，各有师承，而渊源又与仲景微别，然犹自成一家，但不能与《灵素》《本草》一线相传，为宗枝正脉耳！既而积习相仍，每著一书，必由撰方千百，唐时诸公，用药虽博，已乏化机。至于宋人并不知药，其方亦板实肤浅。元时号称极盛，各立门庭，徒骋私见。迨乎有明，蹈袭元人绪余而已。今之医者，动云古方，不知古方之称，其指不一。若谓上古之方，则自仲景先生流传以外无几也。如谓宋元所制之方，则可法可传者绝少，不合法而荒谬者甚多，岂可奉为典章。若谓自明人以前，皆称古方，则其方不下数百万。夫常用之药，不过数百品，而为方数百万，随拈几味，皆已成方，何必定云某方也。嗟嗟！古之方何其严，今之方何其易，其间亦有奇巧之法，用药之妙，未必不能补古人之所未及，可备参考者。然其大经大法，则万不能及。其中更有违经背法之方，反足贻害。安得有学之士，为之择而存之，集其大成，删其无当，实千古之盛举，余盖有志而未遑矣。"

大椿重古方，轻今方，这一厚古薄今的思想，是很明显的。称制古方的都是"圣人",其智与"天地同体，非人之所能及"，这些都是形而上学，应予批判。按大椿所说，医方自上古，经汉唐，以迄宋元明清，一代不如一代，亦不符合历史发展的规律。时间愈远，流传下来的方愈少，其存者，便显得好方多，发展到近代，累积的医方多了，正如大椿所说"不下数百万"，在多数中选好方，便觉其少，但总的说来，仍是比汉以前的好方要多若干倍。因《伤寒论》仅一百十三方，《金匮要略》仅二百二十六方，唐宋至今能选出的好方，当然远远超过这数字，故大椿之说，是不符合历史事实的。至于选方治病，只须有善与不善的区分，不必有古方与今方之别。因此，又何必斤斤于古方的欣赏呢？不过，其中有两点还是对的，大椿说："上古至今千圣相传，其《伤寒论》《金匮要略》集千圣之大成，以承先而启后。"仲景三百余方，确是由他汇集而成，并不都由他发明创造，所以他在序文中亦说"博采众方"。既云千圣，必然是广大的群众，并非少数的"天纵之圣"。这是符合历史唯物主义的。《伤寒》《金匮》方，固然绝大多数是好的，但亦不能说"万世不能出其范围"，而固步自封起来。大椿还说今方之中，亦有法奇药妙，能补古人之所未及的。这也是事实，而且还不在少数。如何"删其无当，集其大成"，这确是一项重要工作，可惜到现在还没有人着手进行，真是一个缺憾。

（四）古今方剂大小论

"今之以古人气体充实，故方剂分两甚重，此无稽之说也。自三代至汉晋，升斗权衡虽有异同，以今较之，不过十分之二（余亲见汉时有六升铜量，容今之一升二合）。如桂枝汤，伤寒大剂也，桂枝芍药各三两，甘草二两，共八两为一剂，在今只一两八钱，又分三服，则一服不过五钱三分零。他方有药品多者，亦不过倍之而已。况古时之药，医者自备，俱用鲜者，分两以鲜者为准，干则折算，如半夏、麦冬之类，皆生大而干小，至附子则野生者甚小，后人种之乃肥大，皆有确证。今人每方必十余味，每味三四钱，则一剂重二三两矣，更有熟地用至四两一剂者，尤属可怪。古丸药如乌梅丸，每服如桐子大十九，今秤不过二三分，今则用三四钱至七八钱矣。古来药用方寸匕，不过今之六七分，今服三四钱矣。古人用药分两未尝从重。二千年来，时医误阅古方，增重分两，此风日炽，即使对病，元气不胜药力，亦必有害，况更与病相反，害不尤速乎！既不考古，又无师授，无怪乎其动成笑柄也。"

李时珍折算古之一两，为今之一钱，此说今日尚可用，因从古今衡制考订说，出入不甚远，从一般实际运用说，亦比较合适。用量之轻重，总以病人的体质强弱，病情微甚来斟酌，过与不及，都非所宜。至古代医生备药，是否都系生用，还难说。如《伤寒论》中附子、半夏等，要生用的，都注明生用，更多的并未注明生用，其为干者可知。

（五）执方治病论

"古人用药立方，先陈列病症，然后云某方主之。若其症少有出入，则有加减之法，附于方后。可知方中之药，必与所现之症，纤细皆合，无一味虚设，乃用此方，毫无通融也。又有一病而云某方亦主之者，其方或稍有异同，或竟不同，可知一病并不止一方所能治。今乃病名稍似，而其中之现症全然不同，乃亦以此方施治，则其药皆不对症矣，并有病名虽一，病形相反，亦用此方，则其中尽属相反之药矣。总之，欲用古方，必先审病者所患之证，悉与古方前所陈列之症皆合，更检方中所用之药，无一不与所现之症相合，然后施用。否则，必须加减。无可加减，则另择一方。断不可道听途说，闻某方可以治某病，不论其因之异同，症之出入，而冒昧施治。虽所用悉本于古方，而害益大矣。"

"检方中所用之药，无一不与所现之症相合，然后施用"，这可以说是选方的基本准则。无论选用古方或今方，都应如此。可惜大椿止对选用古方说法，是其立说的本身便涉"执方"之嫌。方无论今古，凡治效确者，均可选用，斯不为执方矣。至其对症选方之说，可从。

（六）貌似古方欺人论

"古圣人之立方，不过四五味而止，其审药性，至精至当；其察病情，至真至确。方中所用之药，必准对其病，而无毫发之差，无一味泛用之药。

且能以一药兼治数症，故其药味虽少，而无症不该。后世之人，果能审其人之病，与古方所治之病无少异，则全用古方治之，无不立效。其如天下之风气各殊，人之气禀各异，则不得不依古人所制主病之方，略为增减，则药味增矣。又或病同而症甚杂，未免欲兼顾，则随症增一二味，而药又增矣。故后世之方，药味增多，非其好为杂乱也，乃学不如古人，不能以一药该数症，故变简而为繁耳！此犹不失周详之意。且古方之设，原有加减之法，病症杂出，亦有多品之剂，药味至十余种，自唐以后之方，用药渐多，皆此义也。乃近世之医，动云效法汉方，药止四五味，其四五味之药，有用浮泛轻淡之品者，虽不中病，犹无大害。若趋时之辈，竟以人参、附子、干姜、苍术、鹿茸、熟地等峻补辛热之品，不论伤寒暑湿，惟此数种轮流转换，以成一方，种种与病相反，每试必杀人，毫不自悔，既不辨病，又不审药性，更不记方书，以为此乃汉人之法。呜呼！今之所学汉人之方，何其害人如此之毒也。其端起于近日之时医，好为高论以欺人，又人情乐于温补，而富贵之家尤甚。不如是则道不行，所以人争效尤，以致贻害不息。安有读书考古，深思体验之君子，出而挽回之，亦世道生民之大幸也。"

远古识药甚简，经验无多，因而制方药味亦较简单，这是可以理解的。以后识药已多，经验的累积亦愈丰富，制方的药味比较多，这亦是势之所必至。故不能以药味的多少，来评价古今方的高下。药味少而疗效确固然好，药味较多而疗效甚准，亦未尝不好。当然后制之方，药味少而疗效高的亦有之，惟药品多寡，究竟不足以分方剂的优劣，至于不学无术，胡乱凑药，方中药味虽至简，亦属可鄙。如还高论以欺人，直厚颜者耳。

注释

[1]《神农本草经·序录》。

[2] 古医书名，今佚。

[3]《伤寒论翼·制方大法》。

[4][5]《景岳全书·新方八阵引》。

[6]《伤寒论·太阳篇上》16条。

[7]《伤寒论·霍乱篇》387条。

[8]《素问·至真要大论》云："风淫所胜，平以辛凉，佐以苦甘，以甘缓之，以酸泻之。"

[9]《素问·至真要大论》云："风淫于内，治以辛凉，佐以苦，以甘缓之，以辛

散之。"

[10] 出徐之才《药对·十剂》，今见《证类本草》中。

[11] 即《宋徽宗圣济经》，凡十卷。

[12] 见《素问·至真要大论》"诸气在泉"。

[13]《素问·藏气法时论》。

[14]《伤寒论·太阳篇中》95条。

[15]《素问·调经论》。

[16]《伤寒论·太阳篇中》38条。

[17] 即大青龙汤煮服法语（38条）。

[18] 即《素问·阴阳应象大论》"辛甘发散为阳"之义。

[19][20]《素问·藏气法时论》。

[21][22]《素问·至真要大论》："诸气在泉。"

[23]《素问·至真要大论》："司天之气。"

[24]《伤寒明理药方论序》。

[25]～[27]《素问病机气宜保命集·本草论》。

[28]《儒门事亲·七方十剂绳墨订一》。

[29]～[33]《素问病机气宜保命集·本草论》。

[34]《儒门事亲·七方十剂绳墨订一》。

[35]《类经·论治类·治有缓急方有奇偶》注。

[36]《儒门事亲·七方十剂绳墨订一》。

[37]～[39]《类经·论治类·治有缓急方有奇偶》注。

[40][41]《本草纲目·序例》。

[42] 见《伤寒论集注》。

[43] 见《伤寒直格》卷下。

[44] 53条："病常自汗出者，此为荣气和，荣气和者外不谐，以卫气不共荣气谐和故耳。以荣行脉中，卫行脉外，复发其汗，荣卫和则愈，宜桂枝汤。"

[45] 36条："太阳与阳明合病，喘而胸满者，不可下，宜麻黄汤。"234条："阳明病，脉迟，汗出多，微恶寒者，表未解也，可发汗，宜桂枝汤。"

[46] 316条："少阴病，二三日不已，至四五日腹痛，小便不利，四肢沉重疼痛，自下利者，此为有水气，其人或咳，或小便利，或下利，或呕者，真武汤主之。"

[47] 82条："太阳病发汗，汗出不解，其人仍发热，心下悸，头眩身瞤动，振振欲擗地者，真武汤主之。"

[48] 277条："自利不渴者，属太阴，以其脏有寒故也，当温之，宜服四逆辈。"225

条:"脉浮而迟,表热里寒,下利清谷者,四逆汤主之。"

[49] 92 条:"病发热头痛,脉反沉,若不差,身体疼痛,当救其里,四逆汤方。"

[50] 74 条:"中风发热,六七日不解而烦,有表里证,渴欲饮水,水入则吐者,名曰水逆,五苓散主之。"

[51] 71 条:"太阳病,发汗后,大汗出,胃中干,烦躁不得眠,欲得饮水者,少少与饮之,令胃气和则愈。若脉浮,小便不利,微热消渴者,五苓散主之。"

[52] 319 条:"少阴病,下利六七日,咳而呕渴,心烦不得眠者,猪苓汤主之。"

[53] 223 条:"若脉浮发热,渴欲饮水,小便不利者,猪苓汤主之。"

[54] 124 条:"太阳病,六七日,表证仍在,脉微而沉,反不结胸,其人发狂者,以热在下焦,少腹当硬满,小便自利者,下血乃愈,所以然者,以太阳随经,瘀热在里故也,抵当汤主之。"

[55] 237 条:"阳明证,其人喜忘,必有蓄血,所以然者,本有久瘀血,故令喜忘,屎虽硬,大便反易,其色必黑者,宜抵当汤下之。"

[56] 166 条:"病如桂枝证,头不痛,项不强,寸脉微浮,胸中痞硬,气上冲喉咽不得息者,此为胸有寒也,当吐之,宜瓜蒂散。"

[57] 355 条:"病人手足厥冷,脉乍紧者,邪结在胸中,心下满而烦,饥不能食者,病在胸中,当须吐之,宜瓜蒂散。"

[58] 34 条:"太阳病,桂枝证,医反下之。"又 166 条:"病如桂枝证。"

[59] 101 条:"伤寒中风,有柴胡证。"103 条:"后四五日,柴胡证仍在。"

[60] 见《伤寒直解》。

[61]《汤液本草·东垣先生用药心法·用丸散药例》。

[62]《本草纲目·陶隐居名医别录合药分剂法则》。

下篇　临床各科各家学说

第一章　杂病学说

一、概　说

自张仲景著《伤寒杂病论》始,杂病之学渐著于世。后人整理仲景著作，将杂病部分与《伤寒论》分开，另立《金匮要略方论》名目，不复提名杂病，但人人皆以《金匮》为治杂病之书，而无异词。诚如周扬俊所说：

"仲景既著《伤寒论》垂万世法，而复出其心思著《金匮玉函经》，为杂证矩范，使天下后世有志此者，于此启悟，以拯济斯人，固圣人无己之心，不易之学也。后之学者，若东垣之脾胃、河间之温热、丹溪之湿热、王安道之统论、易思兰之发明、薛立斋之虚弱，莫不各擅其长，要皆得力于此。今之学者，能称述诸家，而不知溯流穷源，上稽圣训，积数十年之敏悟，为百尺竿头之进步，终为浅寡而已矣。然则，《要略》为杂病方圆之至也。"[1]

仲景的《金匮要略》仅有二十五篇，六百〇八条，分述四十四个病证，二百二十六方，一直为后世医家治杂病学的典范。以后巢元方的《诸病源候论》、孙思邈的《千金方》、王焘的《外台秘要》、陈无择的《三因极一病源论粹》、赵佶敕制的《圣济总录》等，所列杂病均达数百种或千种以上，可谓已集其大成。惟金元以降，则不重在汇其杂病门类之多，而重在对杂病病机、辨证论治之探讨，如刘完素的《素问玄机原病式》、李杲的《内外伤辨惑论》、张子和的《儒门事亲》、朱震亨的《丹溪心法》、戴原礼的《金匮钩玄》、张介宾的《景岳全书》、孙一奎的《赤水玄珠》、虞天民的《医学正传》、张石顽的《张氏医通》、喻嘉言的《医门法律》、徐大椿的《杂病证治》、沈金鳌的《杂病源流犀烛》等，皆为首选。要之，历代医家几无有不治杂病的，故祖国医学文献中，亦以杂病学的著述为最富。而于诸种杂病之中，以中风、虚劳、臌胀、噎膈四病，向为历代医家所重视，并认为是疑难大病，特别是清康熙朝有江阴华墅人，名姜礼，字天叙者[2]，著《四大证全书》[3]，专门对风、劳、臌、膈四病进行发挥，更引起大家对四病的重视。因而汇集诸家于四病之有发明者，列而述之，具有一定的现实意义。

二、中 风

（一）中风名义

关于中风的名义，金元以降，其说纷纭，或名直中，或名类中，张介宾更出"非风"之说，迄无定论。惟姜礼则云：

"按中风一证，医书冠之篇首，其证大矣。历观古今名家所论不一，遂令中风一证茫无着落，以至后代诸君分为真伪两途，其意中风必因外中于风，方名真中；其卒仆偏枯，非因外风，虽至种种诸证，皆为类中。及予考之《内经》《金匮》诸篇，其论偏枯、卒仆诸证，未尝专主于风立说。及予每验中风之人，于未中之先，必有先征，或十指麻痹，或肌肉蠕动，或语言謇涩，或肢体不遂，或平时脉滑大、不和、弦紧无根，诸多隐微见于一二年前，人多不觉。直至一时触发，忽焉倒仆。其若果为外中风邪，何以预为若是也？且每见中风之人，必中年以后，或肥盛之躯，岂外风之来，必中年肥盛者方感之邪？若此，则中风之证非特外风所中也，明矣。《经》曰：仆击偏枯，肥贵人则膏粱之疾也。[4]又曰：三阴三阳发为偏枯痿易。[5]又曰：虚邪偏于身中，其入深，内居营卫，营卫稍衰，则真气去，邪气独留，发为偏枯[6]云云。其曰膏粱之疾，其曰三阴三阳，其曰虚邪，其曰真气去，邪气独留，明指是证非独外中于风。是以仲景先师《风论》云：寸口脉浮而紧，紧则为寒，浮则为虚，虚寒相搏，邪在皮肤。浮者血虚，络脉空虚，贼邪不泻，或左或右，邪气反缓，正气即急，正气引邪，喎僻不遂。[7]其若果为外中于风，何以反云浮者血虚，络脉空虚，正气引邪，喎僻不遂等语，则其明指此风为虚风之候，其不专主于外风立论也。东垣、河间、丹溪三君所论似殊，及细详之，而东垣先生则引《经》曰：阳之气，以天地之疾风名之。[8]原夫人身中之气，以天地间之风喻之，盖天地间之风，其平治之时，未见其形，变现之时，迷塞宇宙。而人身中之气亦然，其变其害，皆由阳气不治，气即为邪。《经》曰：天明则日月不明，邪害空窍，阳气闭塞，地气冒明。[9]虚风内发之证，一如天地间之疾风暴雨，迅不及掩。故风之一字命名，意可见也。所以病中风者，每于未中之先，必有先征，河间主火，东垣主气，丹溪论痰，皆各有卓见，其所论皆中风门中所必有之事。其中气、中暑、中寒、中恶、食厥、痰厥，其暴病暴死，有相类乎中风，然皆自是别证，与三子所论之证有何相干耶？不得强引中风合论，亦不得以类中名之。嘉言氏曰：河间主火为训，是火召风入，火为本，风为标矣。丹溪主痰为训，是痰召风入，痰为本，风为标矣。东垣主气为训，是气召风入，气为本，风为标矣。然人之一身，每多兼三者而有之，曷不曰阳虚邪害空窍为本，而风从外入者，必挟身中素有之邪，或火或气或痰而为之标耶。[10] 当于风火痰气之间，审其何有何无；虚实轻重之际，孰缓孰急，辨其分寸可也，而为之施治，斯为上策矣。若但于风之一字起见立说，其不败者几希！"

多少年来对中风病名的争论，确如姜礼所说，往往是在"风之一字"上面纠缠不清，认为顾名思义，既名中风，必须是风自外来，故以有外风症的，为真中风；无外风症的，名类中风；更至直谓之非风。姜礼却主张应从中风病的内在病变来考虑这一问题，不能胶固在"风之一字"的命名上。如果一定要讨论以风命名之义，只是有如疾风迅发之义而已。姜礼这一见解，是比较高明的。

（二）中风的发病

明崇祯朝有孙文胤者，字对薇，休宁人，著《丹台玉案》六卷，阐述中风的发病有云：

"夫人似乎无恙，而卒然中风者，岂一朝一夕之故哉，其受病久矣。盖肉必先腐也，而后虫生之；土必先溃矣，而后水决之；木必先枯也，而后风摧之。夫物且然，而况人乎！《经》曰：邪之所凑，其气必虚。风岂能以自中人乎，亦人之自受乎风耳。使其内气充足，精神完固，则营卫和调，腠理缄密，虽有风，将安入乎？惟其不戒暴怒，不节淫欲，或饥不暇于食，寒不暇于衣，或嗜酒而好色，或勤劳而忘身，或当风而沐浴，或大汗而行房，或畏热而露卧，或冒雨而奔驰，以致元真耗亡，气血消尽。大经细络，积虚弥年，平时无甚痛苦，而不知营卫皆空，徒有躯壳，正犹无心之木，将折未折；无基之墙，欲颓未颓，其势已不可支，而方且自谓无恙，遂昧而不知戒.一旦为贼风所袭，如剧寇操刃，直入无人之境，势如破竹，不移时而皆溃，则杯酒谈笑之间，举步转移之顷，卒然颠倒，顿为废人，不亦重可骇哉！由是观之，虽由外风之中，实因内气之虚也。然人之一身表里上下，未必皆虚，惟积虚之处，气多不贯，而势有偏重，故一为风所入，而肢体于是乎废矣。

若以脏腑言之，则又各有形症焉。中脏者多滞九窍，故有唇缓失音，鼻塞耳聋，目瞀便秘之症。中腑者多着四肢，故有半身不遂，手足不随，左瘫右痪之形。又有中血脉者，则外无六经之形症，内无便溺之阻涩，惟口眼㖞斜，或左或右而已，而手足动静、起居食息，故无恙也。其或股不能举，口不能言，更无别症，乃中经也。比中脏腑则为轻，比之中血脉犹为重耳。然因其病而药之，则中脏者宜下，中腑者宜汗，中经者宜补血以养筋，中血脉者宜养血以通气，此皆可治之证也。而又有难易于其间，中脏为难，而中腑次之，中经又次之。其或初中于血脉，药之而愈，苟不守禁忌必复中，而中必在于脏，中一次则虚一次，虚一次则重一次。故中腑虽可治也，由先中血脉与经而后及于府，则难治矣。中脏本难治也，由先中腑而后及于脏，则不治矣。若中腑而兼中脏，与伤寒两感者何异，其又可生耶。"[11]

说明中风的发病，不在外风之中伤，而在内气之先损，何处有损，风即中于何处，其处即当病，无论中脏、中腑、中血脉、中经络，无不皆然。中风发病由于内虚，并有经络、脏腑之不同，《金匮》实已开其端，如《中风》篇六十八条云："寸口脉迟而缓，迟则为寒，缓则为虚，营缓则为亡血，卫缓则为中风，邪气中经，则身痒而隐疹，心气不足，邪气入中，则胸满而短气。"所谓亡血、卫缓、心气不足，均是指体内正气之虚而言，以后李杲大倡中风由于气虚之说，固有所本也。又六十六条说："邪在于络，肌肤不仁；邪在于经，即重不胜；邪入于腑，即不识人；邪入于脏，口即难言，口吐涎。"李杲据此，亦力持中风发病有中血脉、中腑、中脏之别，后来《医宗金鉴》亦以《金匮》之说为准，而谓：

"盖口眼㖞斜，肌肤不仁，邪在络也；左右不遂，筋骨不用，邪在经也；昏不知人，便尿阻隔，邪在府也；神昏不语，唇缓涎出，邪在脏也。"[12]
就临床实际观察，《金鉴》之说，尚不如孙文胤所述之具体而微也。

（三）中风的病变

孙一奎曰：

"人之一身，经络贯串谓之脉；脉者，血之隧道也，血随气行，周流不停。筋者，周布四肢百节，联络而束缚之，此属肝木，得血以养之，则和柔而不拘急。脉皆起于手足指端，故十二经皆以手足而名，筋则无处无之。皮毛者，属肺主外，而易于感冒。人身之血，内行于脉络，而外充于皮毛，渗透肌肉，滋养筋骨，故百体平和，运动无碍。若气滞则血滞，气逆则血逆，得热则瘀浊，得寒则凝涩，衰耗则顺行不周，渗透不遍，而外邪易侵矣。津液者，血之余，行乎脉外，流通一身，如天之清露。若血浊气滞，则凝聚而为痰，痰乃津液之变，遍身上下，无处不到，津液生于脾胃，水谷所成，浊则为痰，故痰生于脾土也。是以古人论中风、偏枯、麻木等症，以血虚、瘀血、痰饮为言，是论其致病之源。至其得病，则必有所感触，或因风，或因寒，或因湿，或因酒，或因七情，或劳役、房劳汗出，因感风寒湿气，遂成此病。此血病痰病为本，而外邪为标。其邪中于皮毛肌肉，则不知痛痒、麻木不仁，如有物一重贴于其上，或如虫游行，或洒洒寒栗，遇热则或痒，遇阴雨则沉重酸疼。其邪入于血脉经络，则手足指掌肩背腰膝重硬不遂，难于屈伸举动，或走注疼痛。此上诸症，皆外自皮毛，以至筋骨之病。凡脉所经所络，筋所会所结，血气津液所行之处，皆邪气郁滞，正气不得流通而致。然治者当以养血除风，顺气化痰为主，不必强度某病属某经某脏而杂治之也。"[13]

孙一奎在这里主要提出经络筋脉，最是中风的广泛病灶，经络筋脉之所在，亦即气血津液行止之所，气血津液在经络筋脉之行止正常，则风寒痰热诸邪均无从而病，若气血津液有所亏损或郁滞，风寒痰热诸邪因之以作，而病中风矣。经络筋脉固为中风的广泛病灶，但不能说中风的病变便与脏腑无关，所以他又继续分析说：

"按中风之证，卒然倒仆，口眼㖞斜，半身不遂，或舌强不语，唇吻不收是也，然名各不同。有曰风癔者，以心闷闭不能言，喉中噫噫作声，盖肺气入心则能言，邪中心肺，痰涎潮塞，故使然也。有曰风痱者，以风涎散注于关节，气不能行，故使四肢不遂也。有曰舌强不语者，以风入心脾二经，心之别脉系于舌本，脾之脉夹咽连舌本，散舌下，今风涎入其经络，故舌不转而不能言也。有曰四肢拘挛者，以风冷邪气入于肝脏，使诸筋挛急，屈而不伸也。有曰风柔者，以风热邪气入于肝脏，使诸筋弛张，缓而不收也。有曰风颤者，以风入肝经，上气不守正位，故使头招面摇，手足颤掉也。有曰风瘖者，以风冷之气客于中，滞而不能发，故使口噤不能言也，与前涎塞心肺同候，此以口噤为异耳。《要略》曰：风之为病，当半身不遂，经络空虚，贼邪不写，或左或右，邪气反缓，正气则急，正气引邪，㖞僻不遂，邪在于络，肌肤不仁；邪在于经，即重不胜；邪入于腑，即不识人；邪入于脏，即难言，口吐涎。已上所论，皆言风从外入也。刘守真曰：风病多因热甚，俗云风者，言末而忘其本也，所以中风有瘫痪者，非谓肝风实甚而卒中之也，亦非外中于风，良由将息失宜，而心火暴甚，肾水虚衰，不能制之，则阴虚阳实，而热气怫郁，心神昏冒，筋骨不用，而卒倒无知也。张洁古曰：人之气，以天地之疾风名之，故中风者，非外来风邪，乃木气自病也。凡人年逾四旬，气衰者多有此疾，壮岁之时无有也，若肥盛之人，则间有之，亦是形盛气衰，故如此。治法，和脏腑，通经络，便是治风。李东垣之说与洁古同。朱彦修曰：西北气寒，为风所中者诚有之，东南气温地湿，有风病者，非风也。皆湿生痰，痰生热，热生风也。已上所论，皆言风从内出也。夫自古论中风者，悉主于外感，而刘张诸子，则主于内伤。今详此病，盖因先伤于内，而后感于外，相兼成病者也，但有标本轻重不同耳。假如百病，皆有因有症，因则是本，症则是标，古人论中风者，言其症也；诸子论中风者，言其因也。岂可以中风一证歧而为二哉。故古人所论外感风邪者，未必不由本体虚弱，营卫失调之所致。诸子所论火盛、气虚、湿痰者，未必绝无风邪外侵之所作。若无风邪外侵，则因火、因气、因湿，各为它证，岂有暴仆暴瘖、口眼㖞斜、手足不遂、舌废不用、昏不识人之候乎。治法，外感重者，先祛外邪而后补中气；内伤重者，宜先补正气，而后攻外邪。或以散风药为君，而补虚药为佐使；或以补虚药为君，而散风药为佐使，全在活法量其轻重而治之。"[14]

以上言五脏在中风过程中的病理变化，不同脏气的病变，便有不同形症的表现。孙一奎毕竟是内伤外感兼论者，"所论外感风邪者，未必不由本体虚弱；论火盛气虚痰湿者，未必绝无风邪外侵"这是他的主要论点。实际临床所见，纯属内伤者有之，内伤而兼外感者有之，内伤者有虚实多少之分；外感有风寒、风热之别，若谓每个中风病，必然内伤外感兼而有之，则又不尽然也。

（四）中风证治

关于中风病的辨证论治，一般多从中经、中腑、中脏几个方面立法。惟姜礼则从中风的几种临床表现，如卒仆、不语、半身不遂、口眼㖞斜、四肢不举、小便不利等分别辨治，颇有临床的实践意义，分述如下。

1. 卒仆

"卒仆，谓卒然僵仆而不省人事也。凡中气、中暑，食厥、痰厥，皆致卒然僵仆，然与中风之候自是相殊，而中风卒倒，喉多痰声，脉多沉伏，或脉随气奔，有指下洪盛者，无不本之阳虚，若阳气未至十分脱绝者，尚可救援。若真阳离绝，虽有良法无益也。若因而挟外邪或痰或火，冲犯清阳，闭塞窍道，亦致仆倒，但得真气渐复，亦可自苏。仓卒之际，先辨其阳中、阴中。中于阴者，面色或青或白或黑，痰喘昏乱，眩冒多汗，甚者手足厥冷；中于阳者，面赤唇红，牙关紧咬，上视强直，掉眩烦渴。大率阴中重而阳中轻，又必先辨其闭证脱证。若牙关紧咬，两手握固，即是闭证，法宜开关通窍，急用通关散[15]搐鼻，有嚏可治，无嚏难治。口噤不开宜抉，或以破根散[16]擦牙根，随用姜汁、竹沥、麻油化苏合香丸，或用三生饮[17]，挟虚者加人参两许。若热阻关窍，痰盛昏迷者，用牛黄清心丸煎涤痰汤[18]化下。若口开（心绝）、手撒（脾绝）、眼合（肝绝）、遗尿（肾绝）、声如鼾睡（肺绝），此名脱证。若五不全见者，速宜大剂参附煎浓汁频灌，及灸脐下，虽曰不治，亦有得生者。若不分闭脱，妄投苏合、牛黄，不救。"

2. 不语

"华元化云：心脾中风，则舌强不语。盖脾络胃夹咽，连舌本，散舌下。心之别脉系舌本。二脏受风，则舌本强硬而不语也。宜资寿解语汤[19]。心经热者，兼凉膈散清心。心经蕴热，舌塞不语，用转舌膏[20]。若痰迷心窍，舌强不语，当涤痰为先，然此证最急，此药最缓，当先调化牛黄清心丸。审其属虚者，此方调下二丹丸[21]，庶足以开痰通窍也。若风涎壅塞，舌本难转，语不正者，正舌散[22]。有肾气厥不至舌下，舌瘖不能言，以地黄饮子[23]主之，此乃真脏之气不营于舌耳。若肝肾虚而涎潮壅塞不语，当用三因白散子[24]。失音不语，诃子汤[25]。中风不语，龟尿[26]少许点舌上，神效。"

3. 半身不遂

"半身不遂，即偏枯之证，左为瘫，右为痪。《经》云：男子发左，女子发右。大率仆击偏枯证每相连而至。为治之初，亦先顺气，次辨风火痰虚，何有何无，要当以养正为本，而兼以治标之药。若筋骨疼痛，举动不便，多为痰火风气流注经络，又当先以通经活络之味，然后治本可也。《内经》论偏枯皆主心与胃二经，盖心是天真神机开发之本，胃乃谷气充天真气之标，标本相得，则胸膈间之膻中所留宗气盈溢，分布四脏三焦，上中下外，无不周遍。若标本相失，则不能致其气于气海，而宗气散矣。故分布不周于经脉则偏枯，不周于五脏则瘖，即此言之，可为诸言偏枯者纲领也。治疗之方。黄芪为君，人参、当归、白芍为臣，防风、桂枝、钩藤、竹沥、姜汁、韭汁、葛汁、梨汁、乳汁之属为之佐使。苟用乌附羌活之属以涸营而耗卫，如此死者，医杀之也。丹溪云：大率多痰，在左属血虚与死血，在右属气虚与痰。然亦不可执也。盖人之偏枯，如树木之一边津液不灌注，则枯槁而叶脱，故治偏枯者，但当补养血气，急灌其未枯者，使已枯者可通气而复营。昔人之用匀气散[27]，亦是取其和匀血气，无偏无忤之意。然后进以滋养之药，如和营汤[28]，有补血活血之功，不致于滞，有健脾燥湿消痰之能，不致于燥。又清热运动疏风，开经络、通腠理，王道之剂，多服可以见功。"

4. 口喎目斜

"口喎目斜，有中经中络之别。《纲目》云：目斜属足三阳经，足太阳起于目之上，足阳明起于目之下，足少阳起于目锐眦。口喎属手足阳明，手足阳明经环于口之上下。风邪入之，则引颊移口而为喎僻也。治法亦当先用顺气之剂，如匀气散，次用清阳汤[29]或秦艽升麻汤[30]。若内因痰火虚风，当消痰、清火、祛风，用仲纯法[31]最妙。"

5. 四肢不举

"四肢不举，皆属脾土，然有虚实之分。若膏粱太过，积热内蕴者，为脾土实热，宜泻以开其痰，三化汤[32]之类。食少体羸，急惰嗜卧者，脾土虚衰，宜补以建其运，六君子汤加竹沥半小杯，麦冬三钱。身体疼痛，铁弹丸[33]。若手足流注疼痛，麻木不仁，难以屈伸者，苡仁汤[34]。"

6. 小便不利

"洁古云：中风不利，不可以药利之。既已自汗，则津液外亡，小便自少，若利之，使营卫枯竭，无以制火，烦热愈甚，当自热退汗止，小便自行也。不因枯竭者，用三因白散子加木通、灯芯、茅根煎。遗尿，浓煎参芪汤，少加益智子频啜之。"

以上姜礼辨卒仆，着重于阳气的亏虚。阳虚不甚挟痰火诸邪，而为阳中之闭证者，则宜开关通窍；若真阳离绝而为阴中之脱证者，惟宜急救回阳，以复其真元之气，开通诸品，万不能轻试。辨不语，责在心脾肾，以诸经皆通于舌本也。痰火诸邪滞于心脾者，清火涤痰为先；肾中真气不能营于舌下者，则宜扶真精以祛浊邪。辨半身不遂，主要是由于气血之不能遍注于四体所致，故当以补养气血为本，而斟酌于风痰火诸邪的轻重以祛之、涤之、清之。惟补养气血，须防其滞；荡涤诸邪，慎勿动燥。如是，则气通营复，无偏无忤了。辨口喎眼斜，虽有中经中络之别，却都在手足三阳经，故应以顺调三阳诸经之气为主，而适当辅以消痰、清火、祛风之法即可。辨四肢不举，首当别其虚实，虚者多为脾运不健，而应以扶中为主；实者常为土湿蕴热，而应以宣达为先。辨小便不利，着重于防止津液的亡失，故治之法，不在利水，而在护津，亦津枯必涩，水到渠成之意也。总之，姜礼对中风病的辨治，扶正驱邪两个方面，着重于扶正，以扶正为主，以祛邪为标，这和他认为中风的病变主要在内虚的思想是一致的。

三、虚　劳

明之末季，有绮石先生者，姓名居里，均不可考，所著《理虚元鉴》五卷[35]，为我国治虚劳仅有的专书，它对虚劳病机的阐发，论治的大法，预防的措施，都自成体系，柯怀祖称其治虚劳的成就，不在仲景下[36]，这话是很有道理的。

（一）虚劳病机的阐发

1. 虚劳六因说

绮石认为引起虚劳的病因有六种，首先是先天之因，由于父母身体孱弱，精血不旺，以致生后根柢不坚，骨软行迟，动作手颤，头摇目瞬，幼多惊风等，常为招致虚劳的先兆。其次是后天之因，如酒色劳倦，七情饮食所伤，以致精气日益亏损，积久便成虚劳。又其次为痘疹及病后失理之因。痘疹均为阴阳毒气所发，乃治之不当，痘之阳毒发而未净，疹之阴毒出而不彻，以致正虚邪恋。或者病后调养失宜，元气耗伤，致使气弱阳衰，或阴亏血枯，未能及时得以根治，终酿成虚劳病因之一。第四是外感之因，感冒缠绵不愈，正气持久未复，特别是久咳伤肺，郁火不清，水津不布，渐渐酿成劳嗽，此谓"伤风不醒便成劳"者是也。第五境遇之因，处境艰难，情志抑郁，久不得解，以致五志耗伤，气血亏损，积渐成劳，所谓"七情不损，五劳不成"是也。第六医药之因，本非劳证，反因药误而成，如病非感冒而重用发散，或稍有停滞而过用攻伐，或并无里热而施以苦寒，或体弱受邪未经宣解，而漫用固表滋里，遂致邪热胶固，永不得解。上述六种病因[37]，虽不能说概括无遗，但确是几种重要的因素或条件，验之临床，是符合客观实际的。

2. 虚劳由火说

绮石在虚劳病变的问题上，接连发明了"心肾不交""火刑金""虚火伏火"三论，都是从火的角度来发挥的。首先他认为阳虚病变，总是由于少火的衰微，他说：

"虚劳初起，多由于心肾不交，或一念之烦，其火翕然而动，天旌摇摇，精离深邃，浅者梦而遗，深者不梦而遗，深之甚者，漏而不止驯至恍惚健忘，神疲体倦，寝成骨痿，难于步履者，毕竟是少火衰微，则成阳虚一路。"[38]

实际是肾气虚弱，不能摄精的表现，气之所以虚，正是由于火之不足，所以他主张用归脾丸或养心汤丸来温养少火，以改变肾气虚衰的局面，属于虚火之可补者。他还进一步解释这种虚火说：

"虚火者，谓动于气而未著于形，其始也易升易降，倏有倏无，其继也，尽有燎原之势，或面红颊赤，或眩晕厥冒，种种不同，而皆可以温润补肾之剂，收其浮越，引而归于性根命蒂之中。"[39]

这种动于气而未著于形的虚火，实际是浮越于外的虚阳，在绮石则为用黄芪、人参、白术、当归、枸杞等的对象，在赵养葵、薛立斋、张介宾，则必须用桂附，始可引而归于性命根蒂之中。其次是伏逆之火，出于阴虚阳亢。绮石解释说：

"以其火在肺叶之下，故名伏。以其火只星星，便能肆焰，而与金令扞格，故名逆。以其先动于气，久而渐著于形，与燃烧之物相似，其见证也有定时，有定处，无升降，无变迁。其于日晡所发者为潮热。其于夜间准热，日间不热者为暮热。其胸膈间热，而皮肤未热者为内热。其热如在骨髓间蒸出，而渐彻于皮肤者为骨蒸劳热。其心中疼热，兼及手足心俱热者为五心烦热。如此种种，则有清法，而无温理。"[40]

这种伏逆之火，对于肺金的危害特甚，故绮石专著《火刑金论》为之阐发云：

"若夫阴虚阳亢，心火肆炎上之令，相火腾燎原之焰，肺失降下之权，肾鲜长流之用。以致肺有伏逆之火，膈有胶固之痰，背畏非时之感，胸多壅塞之邪，气高而喘，咳嗽频仍，天突火燃，喉中作痒，咯咽不能，嗽久失气，气不纳于丹田，真水无以制火。于是湿挟热而痰滞中焦，火载血而气溢清窍，伏气射其肺系，则能坐而不能卧，膈痰壅于胃络，则能左而不能右，其时惟宜清金保肺，以宣清肃之令；滋阴补肾，以制阳光之焰。"[41]

"清金保肺"和"金行清化"，是绮石治虚劳最突出的思想，"虚劳由火说"，也就是他产生这一思想的根源。所以他在分析虚劳病的一些典型症状时，无不从火立说。如：肺为火薄，则治节无权，清肃失令，精微不布于上下，留连胸膈，化而为痰，便发生劳嗽，阴虚火动，火盛生风，风火交煽，厥逆上冲，伤于阳经，血菀乱涌，便发生吐血。火气炎上，燔灼真阴，清肃之肺金被灼而燥涩，气逆不已，便发生干咳。假使郁怒伤肝，不能发泄，则火郁于肝，金不生水，水火不相济，而阴火复炎，遂致痰血凝结而发生痰中带血。凡七情内伤，久则精亏而燥，内而五心烦热，外而营卫不和，便发生骨蒸。心血空虚，则邪火上壅，扰其含灵，由是神昏志荡，天旌摇摇，淫梦恍惚，便发生遗精梦泄。凡此劳嗽、吐血、干咳、痰中带血、骨蒸、遗精梦泄等，绮石认为皆阴虚火亢所致，火能灼金，其所立清金保肺的论点，便可以理解了。

（二）虚劳论治大法

虚劳的病理变化，既为伏火刑金，则治肺之伏火，应该是论治虚劳的重要问题。但人之一身，五脏互为影响，密切相关。虚劳之证，既以肺的症状为多，惟不能机械地以肺病而专主于肺，绮石则从五脏间的相互关系进行探讨，并提出了论治虚劳的"三本二统论"来，他说：

"理虚有三本，肺脾肾是也。肺为五脏之天，脾为百骸之母，肾为一身之根。知斯三者，治虚之道毕矣。余惟执两端以用中，合三部以平调。一曰清金保肺，毋犯中州之土；一曰培土调中，不损至高之气；一曰金行清化，水自流长，乃合金水于一致。惟三脏之既治，而水升火降，自复其常。但主脾主肾，先贤互有发明，而清金保肺一着，尚未有透悉其精微者，故余于论肺独详，此治虚之三本宜先切究也。"[42]

肾为水火之本，真水真火均藏于肾中，水有所亏，火必翕然而起，阴虚诸症以作；火有所损，水必泛无所归，阳虚诸症以兴。脾为水谷之本，卫气营血均赖之以成，故卫不足于外，气虚诸症必至，营不足于里，血虚诸症必现。肺为呼吸之本，宣肃的机括所在，宣发无权，则营卫的运行将息；肃降失司，则津液的治节不行。故绮石以此上、中、下三脏为理虚之本，而曰"合三部以平调"，其中各随病机之所在，而有先后缓急之分，初无于三者之中有所轻重。只是前人论脾肾的多，论肺的少，绮石的独详论肺，正所以补前人之不足，不是轻于脾肾而重于肺之谓。所以他最后仍强调"治虚之三本，宜先切究"并没有强调某一本独重的意思。

既然肺脾肾三者均为理虚之本，为什么绮石又提出"阳虚之证统于脾，阴虚之证统于肺"的"二统"之说呢？这是他针对治阳虚者偏补命火，治阴虚者偏补肾水而言的。所以他说：

"前人治阳虚者，统之以命火，八味丸、十全汤之类，不离桂附者是。前人治阴虚者，统之以肾水，三补丸、百补丸之类，不离知柏者是。"[43]
换言之，就是绮石不满意于治虚劳的阴虚阳虚证，专用大苦寒大辛热的药。阳虚之极，遽投辛热，适足以助其虚焰；阴虚之极，遽投苦寒，适足以愈燥其津。因此，绮石阐发其"二统"的理论云：

"盖阳虚之证，虽有三夺（夺精、夺火、夺气）之不同，而以中气不守为最险。故阳虚之治，虽有填精、补火、益气之各别，而以急救中气为最先。大凡有形之精血不能速生，无形之真气所宜亟固。此益气之所以切于填精也。助衰甚之火者，有相激之危；续清纯之气者，有冲和之美。此益气之妙于补火也。夫气之重于精与火也如是，而脾气又为诸火之原，安得不以脾为统哉。就阴虚成劳之统于肺者言之，约有数种[44]，曰劳嗽、曰吐血、曰骨蒸，极则成尸疰。其证有兼不兼，有从骨蒸而渐至劳嗽者，有从骨蒸而渐至吐血者，有竟以骨蒸枯竭而死，不待成劳嗽者，有竟从劳嗽起而兼吐血者，有竟从吐血起而兼劳嗽者，有久而成尸疰者，有始终只一证，而或痊或毙者，凡此种种，悉宰于肺，虽有五劳七情之异名，而要以肺为极则。故未见骨蒸劳嗽吐血者，预宜清金保肺；已见骨蒸劳嗽吐血者，急宜清金保肺；曾经骨蒸劳嗽吐血而愈者，始终不可忘生金补肺，此阴虚之治，所当悉统于肺也。"[45]

治脾固气，惟宜甘温，不宜大热，选药重在黄芪、人参、茯苓、白术之类，选方则为归养心脾[46]、归养心肾[47]、养心固本[48]、固本肾气[49]诸方，要皆以甘温益气之用而见长者。至于伏火射肺系而为劳嗽者，治宜清金保肺，以宣清肃之令；平肝缓火，以安君相之位；培土调中，以奠生金之母；滋阴补肾。以制阳光之焰，一以中和为治。补其虚，定其乱，载其焰，镇其浮，清其热，润其燥，疏其郁滞，收其耗散。选药则为丹皮、地骨皮、桑白皮、白前、苏子、桔梗、泽泻、麦冬、五味子之类；选方则有清金百合[50]、清金桔甘[51]、加减清金桔甘[52]、胶菀清金[53]、清金养营[54]、百部清金等方[55]，或清或润，或疏或降，要皆尽其清金保肺之能事而已。

（三）虚劳的预防

既病而治，不如未病先防。绮石之于虚劳，既殚精图治之矣，尤拳拳于预先提防之法，他说：

"患虚劳者，若待其已成而后治之，病虽愈，亦是不禁风浪，不耐辛苦之人矣。善治者，必于其未成之前，审其现何征兆？中何病根？尔时即以一二要言指示之，令其善为调摄，随用汤药十数剂，续用胶丸二三斤以断其根，其非先事之善策哉！愿毋俟渴而掘井，斗而铸兵也。"[56]

具体的预防措施，他提出以下六个方面的方法。

1. 六节

节为节省之义。认为具有虚劳因素的人，情性每多偏执，往往不能总节其精神，故须各就其情性偏执之所在，从各个方面加以总结：

（1）在泄而不收者，宜节嗜欲以养精。

（2）在滞而不化者，宜节烦恼以养神。

（3）在激而不平者，宜节忿怒以养肝。

（4）在躁而不静者，宜节辛勤以养力。

（5）在琐屑而不坦夷者，宜节思虑以养心。

（6）在慈悲而不解脱者，宜节悲哀以养肺。

这六个方面，都关系精神因素的问题，也就是五志七情之病，非药石所能疗，必须从思想上深入认识，做到自讼、自克、自悟、自解，真正从思想上得到解决，才是根本之图。

2. 七防

虚弱人体力疲惫，再不能经受其他疾病的侵袭，就是一般伤风感冒，亦为力所难支，故在一年四个季节气候变化之中，必须做到：春防风，夏防暑，也防因暑取凉而致外感，长夏防湿，秋防燥，冬防寒，更防非节之暖，而致冬温。要之，对时序的推迁，气候的偏重，必须着意调摄。

3. 四护

四时贼风每从风池、风府而入；秽恶不正之气每从口鼻而入。又或因食郁，寒自足生。人于初受病时，每不经意，而不知大病即基于此，故于这四个方面，必须随时警惕，及早消弭于无形，最是上策。

4. 三候

上述四季之防六气，本而防标之说也。若二十四候之间，有最与虚劳为仇者，其候有三：一为春初，木盛火升；一为仲夏，湿热合行；一为夏秋之交，伏火铄金。如劳嗽、吐血、痰血诸证，一交三候，辄与本证大逆，故须思患而预防之。

5. 二守

虚劳为慢性病，不可期其速效，欲速反不达，只有坚持一服药，二摄养，并宜守之久勿失。因病有浅深，治有定候，是在病者之尽其力而善其守，识所患之浅深近久，量根本之轻重厚薄而调治之，勿惜费恣情，勿始勤终怠，则得之矣。

6. 三禁

治虚劳用药有三禁：一禁燥烈，二禁苦寒，三禁伐气。盖虚劳之痰，由火逆而煎成，非同二陈、平胃等所开之痰，故切禁燥烈。虚劳之火，因阴虚而火动，非同芩、连、知、柏等所清之火，故切禁苦寒。虚劳之气，由肺薄而气窒，非同青、枳、香、蔻等所利之气，故切禁伐气。乃至饮食所禁亦同。

以上六项，都具有指导实践意义，足供临床参考。

四、臌　胀

臌胀，是以腹部胀大如鼓，甚至青筋暴露为特征的病症。它包括现代医学诊断的肝硬化腹水、腹腔内恶性肿瘤、结核性腹膜炎等形成的腹水。这个病的疗效是相当缓慢的，而且古今皆同。朱震亨早经指出："此病之起，或三五年，或十余年，根深矣，势笃矣。欲救速效，自取祸耳! 知王道者，能治此病也。"[57]确实是一个比较难治的病，当然就更有加以研究的必要了。诸医学大家如：李东垣、朱震亨、赵献可、孙一奎、王宇泰、张介宾、张石顽、喻嘉言等于本病都各有发挥，特将其分别汇述如下。

（一）臌胀的病机

王肯堂，字宇泰，号念西居士，明，金坛县（江苏丹阳）人，曾著《证治准绳》，阐发胀满的病机有云：

"《灵枢·胀论》谓五脏六腑皆有胀，其胀皆在脏腑之外，排脏腑而郭胸腹、胀皮肤。胸腹者，脏腑之郭也，各有畔界，各有形状，营气循脉，卫气逆为脉胀；卫气并脉，循分肉，为肤胀，脾胀者，善哕，四肢烦悗，体重不能胜衣，卧不安。胃胀者，腹满，胃脘痛，鼻闻焦臭，妨于食，大便难。肺胀者，虚满而喘咳。大肠胀者，肠鸣而痛，濯濯有声。肾胀者，腹满引背，央央然，腰髀痛。膀胱胀者，少腹满而气癃。肝胀者，胁下满而痛引少腹。胆胀者，胁下痛胀，口中苦，善太息。三焦胀者，气满于皮肤中，轻轻然不坚。心胀者，烦心短气，卧不安。小肠胀者，少腹膜胀，引腰而痛。夫诸胀者，皆因厥气在下，营卫留止，寒气逆上，真邪相攻，两气相搏，乃合为胀也。凡治是病，必会通圣经诸条之旨，然后能识脏腑之部分形证，邪气之所自来。纵是通腹胀满，卒难究竟者，亦必有胀甚之部与病先起处，即可知属何脏腑之气受邪而不行者，为先为后，及乎中焦气交之分，于是转运不前，壅聚通腹胀满也。若脾胃受邪，便先是胃脘心下痞气，渐积为通腹胀也。腹属脾也，属脾胃者，则饮食少；属他脏腑者，则饮食如常，此亦可验。又须分其表里浅深，以胀在皮肤孙络之间者，饮食亦如常；其在肠胃肓膜之间者，则饮食减少，其气壅塞于五脏，则气促急不食，而病危矣。是故病在表者易治，入腑者难治，入脏者不治。更要分虚寒实热，其脏腑之气本盛，被邪填塞不行者为实。其气本不足，因邪所壅者为虚。实者祛之，虚者补之，寒者热之，热者寒之，结者散之，留者行之。邪从外入内而盛于中者，先抑之而调其中；阳从上降下而盛于中者，先举之亦调其中。使阴阳各归其部。故《内经》治法谓平治权衡，去菀陈莝，开鬼门，洁净府，宣布五阳，巨气乃平，此之谓也。"[58]

"厥气在下，营卫留止"，是病根之所在。人身上下，阳布阴生 则肺行而肾纳，并无厥气之可言。厥气者，阴寒之邪气厥逆也。邪气厥逆于下，肺因之而不行，肾因之而不纳，营卫之循行于经络者亦因之而留止，胀病即因之而作。所以胀病主要是关于气的问题。正如《胀论》所说："寒气逆上，真邪相攻，两气相搏，乃合为胀。"五脏六腑之气有所壅塞，均可为胀，究应如何分辨呢？王宇泰提出"识脏腑之部分形证"，这一点很有临床意义。盖腹之分部，内关脏腑，故必须分辨。膈下脐上为腹，脾胃所居，水谷之病恒多。膈以上不名腹，或名心下，或名膈上，心肺所居，气分之病恒多。腹以下为少腹，肝肾主之，便溺与血，皆能为病。两旁胁肋，厥阴少阳脉所经，肝气与水气恒多。单腹臌成，自然上下两旁俱满，须问其何处胀起，现在何部为甚，则界线清而病根可得。若脾胃受邪，必先脘下痞满，渐至通腹作胀，或满或坚，不外二经为病（太阴阳明），第阴阳各异，见证亦殊，胃为阳土，阳道实，故病则脘下坚实而非满也。脾为阴土，阴道虚，故病则腹满而不实硬也。风与热诸阳邪，入中则犯阳明；寒与湿诸阴邪，入中则犯太阴。阳邪犯阳，则能食而不呕便坚；阴邪犯阴，则不能食而自利呕吐，证证相应可凭。惟湿与热阴阳二邪并至，则阴阳二经皆病，单腹臌胀之病根，半由乎此。因此说：王宇泰之所以强调分虚寒实热，是极有临床意义的。

（二）臌胀病因绪论

1. 湿热论

于胀满病持湿热论者，莫如李杲与朱震亨两大家。李杲云：

"太阴所至为中满，诸湿肿满，皆属脾土。脾乃阴中之太阴，同湿土之化，脾湿有余，腹满食不化，故云脏寒生满病也。或曰：诸胀腹大，皆属于热者何也？此乃风寒有余之邪，自表传里，寒变为热，而作胃实腹满。亦有膏粱之人，湿热郁于内而成胀满者。[59]五脏六腑俱有胀满，更以脉之寒热多少较之，胃中寒则胀满，浊气在上，则生膜胀。或食已便卧，使湿热之气不得施化，致令腹胀满。"[60]

朱震亨的《鼓胀论》则谓：

"心肺阳也，居上；肝肾阴也，居下；脾居中，亦阴也，属土。《经》曰：饮食入胃，游溢精气，上输于脾，脾气散精，上归于肺，通调水道，下输膀胱，水精四布，五精并行。是脾具坤静之德，而有乾健之运，故能使心肺之阳降，肝肾之阴升，而成天地交之泰，是为无病之人。今也七情内伤，六淫外侵，饮食不节，房劳致虚，脾土之阴受伤，转输之官失职，胃虽受谷，不能运化，故阳自升，阴自降，而成天地不交之否。于斯时也，清浊相混，隧道壅塞，气化浊血、瘀郁而为热，热留而久，气化成湿，湿热相生，遂成胀满，《经》曰鼓胀是也。以其外虽坚满，中空无物，有似于鼓，其病胶固，难以治疗。又名曰蛊，若虫侵蚀，有蛊之义。验之治法，理宜补脾，又须养肺金以制木，使脾无贼邪之虑；滋肾水以制火，使肺得清化之令，却盐味以防助邪，断妄想以保母气，无有不安。医不察病起于虚，急于作效，炫能希赏，病者苦于胀急，喜行利药，以求一时之快，不知宽得一日半日，其胀愈甚，病邪甚矣，真气伤矣，去死不远，古方惟禹余粮丸[61]，又名石中黄丸，又名紫金丸，制肝补脾，殊为切当，亦须随证随时加减用之。"[62]

李杲所言的湿热，仅局限于中焦脾胃之气不能施化，以致水湿不运，蕴而生热，湿热浊邪交并与中，以致膜胀。朱震亨又从而发挥之，脾胃之所以蕴藉，尤在于阴阳上下不交之否隔，所谓"阳自升，阴自降，清浊相混，隧道壅塞，气化浊血瘀郁而为热，热留而久，气化成湿，湿热相生，遂成胀满"也。所以他提出最根本的治法，不能单独着手于脾胃，还须使肺中之阳气能下降，以制下焦的肝木；使肾中之阴水上升，以济上焦的心火，于是木无邪以加于土，土散津以滋于肺，上下相交，清浊攸分，自无湿热产生之余地，脾自能秉其乾运之功，运化无阻，胀满遂从根本上得到解决，这对于因肝肾或心肺病而引起的胀满，尤具有治疗深义。

2. 火衰论

认为胀满多由于下焦的阳虚，甚至说就是肾中之火衰使然，赵养葵、孙一奎两大家，便是持此说的代表。赵养葵著《气虚中满论》说：

"中满者，其症悉与鼓胀水肿无异，何故属之气虚？曰：气虚者，肾中之火气虚也。中满者，中空似鼓，虚满而非实满也。大略皆脾肾两虚所致。

海藏云：夫水气者，乃胃土不能制肾水，水逆而上行，传入于肺，故令人肿。治者惟知泄水，而不知益胃，故多下之，强令水出，不依天度流转，故胃愈虚，食无滋味，则发而不能制也。莫若行其所无事，则为上计。何今之人不知此等高论，举手便以为水肿，用《内经》去菀陈莝、开鬼门、洁净府之法治之，如舟车丸、禹功散之类。若真知其为水湿之气客于中焦，侵于皮肤，皮肤中如水晶之光亮，手按之随起者，以前药一服而退。若久病大病后，或伤寒疟痢后，女人产后，小儿痘后，与夫元气素弱者，概以前法施之，脾气愈泄愈虚，不能复救矣。故治肿者，先以脾土为主，须补中益气汤，或六君子汤温补之，俾脾土旺，则能散精于肺，通调水道，下输膀胱，水精四布，五精并行矣。至于补肾以治肿，盖肾开窍于二阴，肾气化则二阴通，二阴闭则胃䐜胀。故曰：肾者胃之关，关门不利，故水聚而从其类也。又曰：肾主下焦，三焦者，决渎之官，水道出焉。膀胱者，州都之官，津液藏焉，必待三焦之火化，始能出也。是故肾虚者，下焦之火虚也。《宣明五气论》云：下焦溢为水，以水注之，斯气窒而不泻，则溢而为水也。《经》曰：三焦病者，气满，小腹尤坚，不得小便，溢则水留而为胀。惟张仲景制金匮肾气丸，补而不滞，通而不泄，诚治肿之神方。"[63]

孙一奎的《鼓胀说》则谓：

"胀满之疾，谷食不消，小便不利，腹皮胀急而光，内空空然如鼓是矣。俗知谓之鼓胀，不察其致之者有由也。《内经》曰：胀取三阳，三阳者，足太阳寒水膀胱经也。《经》曰：下焦溢而为水。《灵兰秘典》曰：膀胱者，州都之官，津液藏焉，气化则能出矣。历考三书，可见小便之不利，由下焦原气虚寒，以致湿气壅遏于肤里膜外之间，不得发越，势必肿满。是肿满之疾，起于下元虚寒也。若非温补下元，则小便何能独利。且夫人之胃如釜甑然，釜底火旺，则热气熏蒸，甑炊易熟，若徒有水而无火，则无气上升，物何由熟？即此可以例观矣。故治胀满者，先宜温补下元，使火气盛而湿气蒸发，胃中温暖，谷食易化，则满可宽矣。夫清气既升，则浊气自降，浊气降则为小便也，小便利，胀有不消乎！《经》谓：地气上为云，天气下为雨。惟此气流行，斯为云为雨也。今之医者，一遇此疾，不温补下元，而徒以通利之药施之也。果若此，岂惟不效，则下元益虚，真气益弱，死期且至，安望其有瘳乎？"[64]

赵养葵和孙一奎的火衰论，都是指肾中的元阳而言，也就是所谓命门之火。故赵养葵补火之法，用金匮肾气丸，孙一奎更自制壮元汤，方用人参、白术、茯苓、破故纸、桂心、大附子、干姜、砂仁、陈皮九味药，均是以桂附为方中主药，也就是贵在补火。不过赵养葵是从中下焦分别而治的，虚在中焦则用补中益气，虚在下焦则用肾气丸。孙一奎是中下焦合治的，故方中既用破故纸、桂心、附子补命火之药，亦用干姜、白术、砂仁等补脾阳之品。临床所见，脾阳不足，命火衰微，脾肾两虚之证均有，要在斟酌其宜而后用之。

3. 水裹气结血凝说

清初三大医家之一喻昌，于胀病独倡水裹气结血凝之说云：

"胀病与水病，非两病也。水气积而不行，必至于极胀，胀病亦不外水裹气结血凝，而以治水诸法施之，百中无一愈者。仲景谓水病气分，心下坚，大如盘，边如旋杯，水饮所作。[65]然则胀病岂无血分，腹中坚大如盘者乎？多血少气，岂无左胁坚大如盘者乎？多气少血，岂无右胁坚大如盘者乎？故不病之人，凡有癥瘕积聚痞块，即是胀病之根，日积月累，腹大如箕，腹大如瓮，是名单腹胀，不似水气散于皮肤面目四肢也。仲景所谓石水[66]者，正指此也。胸中空旷，食气尚可从旁辗转，腹中大小肠膀胱逼处，瘀浊占据，水不下趋而泛溢，无不至矣。《内经》明胀病之旨，而无其治；仲景微示其端，而未立法。然而比类推之，其法不胜详也。仲景于气分心下坚大如盘者，两出其方，一方治阴气结于心下，用桂枝去芍药加麻黄附子细辛汤[67]；一方治阳气结于心下，用枳术汤[68]。夫胸中阳位，尚分阴气阳气而异其治，况腹中至阴之处，而可不从阴独治之乎？阴气包裹阴血，阴气不散，阴血且不露，可驱其血乎？舍雄入九军，单刀取胜之附子，更有何药可散其阴气，破其坚垒乎！推之两胁皆然，但分气血阴结之微甚，而水亦必从其类矣。此等比类之法，最上一乘。"

喻昌水裹气结血凝说的中心思想，主要在发挥胀病是属于阳衰阴盛证。所以他强调说："腹为至阴之位，而可不从阴独治之乎？"所取治阴之药，又认为非附子莫属，正所以藉附子具有雄厚辛热之力，以消水之裹，以散气之结，以解血之凝也。他所列治胀诸方，血胀用人参芎归汤[69]，气胀用化滞调中汤[70]，血分之水用人参丸[71]，寒气客于下焦，血气闭塞用见睍丸[72]，脾虚不运用小温中丸^[73]，温暖水脏用禹余粮丸^[74]，诸气痞塞用导气丸^[75]，脾肺气凝用温胃汤^[76]，脾胃虚寒用强中汤^[77]，皆为一派辛温之剂，即可想见。

（三）臌胀的辨治

李杲自制的中满分消丸和中满分消汤，是治胀满的著名方剂，载于所著《兰室秘藏》中，其具体的用法云：

"中满者泻之于内，谓脾胃有病，当令上下分消其湿，下焦如渎，气血自然分化，不待泄渗秽。如或大实大满，大小便不利，从权以寒热药下之。或伤酒湿面及味厚之物，膏粱之人或食已便卧，使湿热之气不得施化，致令腹胀满，此胀亦是热胀，治热胀，分消丸主之。如或多食寒凉，及脾胃久虚之人，胃中寒则胀满，或脏寒生满病。治寒胀，中满分消汤主之。

中满分消丸：治中满热胀、鼓胀、气胀、水胀，此非寒胀类。

白术、人参、炙甘草、猪苓（去黑皮）、姜黄，以上各一钱；白茯苓（去皮）、干生姜、砂仁，以上各二钱；泽泻、橘皮，以上各三钱；知母（炒）四钱；黄芩（去腐炒）夏用一两二钱；黄连（净炒）、半夏（汤洗七次）、枳实（炒），以上各五钱；厚朴（姜制）一两。

除茯苓、泽泻、生姜外，共为极细末，入上三味和匀，汤浸征饼为丸，如梧桐子大；每服一百丸，焙热，白汤下，食远服，量病人大小加减。

中满分消汤：治中满寒胀，寒疝，大小便不通，阴燥，足不收，四肢厥逆，食入反出，下虚中满，腹中寒，心下痞，下焦燥寒沉厥，奔豚不收。

川乌、泽泻、黄连、人参、青皮、当归、生姜、麻黄、柴胡、干姜、荜澄茄，以上各二分；益智仁、半夏、茯苓、木香、升麻，以上各三分；黄芪、吴茱萸、厚朴、草豆蔻仁、黄柏，以上各五分；剉如麻豆大，都作一服，水两大盏，煎至一盏，食前热服，忌房室酒湿面生冷及油腻等物。"^[78]

姜礼云："按东垣此方，云治寒胀，而反用黄连、黄柏者，取其泻阴火而制其卫气也。其书症云大小便不通等云云，故用药如是。苟脾胃气虚，寒湿为邪，大便溏泻，小便自利者，其用药必不如是，用者细审之。"李杲所制分消二方，张石顽亦甚推崇，云：

"夫胀皆脾胃之气虚弱，不能运化精微，致水谷聚而不散，故成胀满。

饮食不节，不能调养，则清气下降，浊气填满，胸腹湿热相蒸，遂成此证。小便短涩，其病胶固，准以治疗，用半补半泻之法，健脾顺水宽中为主，不可过用猛烈，反伤脾胃，病再复胀，不可治也，宜分消汤、分消丸，随寒热虚实加减治之。畜血成胀，腹上青紫筋见，或手足有红缕赤痕，小水利，大便黑，《金匮》下瘀血汤[79]。不应，抵挡丸[80]去水蛭，加蝱虫作丸，空腹日进梧子大三丸，血下，止后服。轻则散血消胀汤[81]。肥白人腹胀，多是湿痰，二陈、六君、平胃、五苓参酌。瘦人腹满是热，用炒川连、厚朴、白芍、香附。妇人血肿，烦躁，漱水不欲咽，神昏善忘，小便多，大便黑，散血消胀汤。虚人血蛊，琥珀人参丸。或因产崩血虚，或瘀血不散，亦成肿胀，其人必脉涩面黑，不可作水湿治之。先胀于内，后胀于外，小便赤涩，大便秘结，气色红亮，声音高爽者，实也。木香、沉香、砂仁、枳实、厚朴、苍术、大腹皮以治脾也。桑皮、葶苈、壳蔻、苏子、桔梗、枳橘以治肺也。木通、防己、茯苓、车前、泽泻、猪苓以利小便也。麻黄、防风、羌活、葛根以发汗也。如气壮能食，年少新病者，大黄、芒硝，亦可应用。先胀于外，后胀于内，小便淡黄，大便不实，气色枯白，话言低怯者，虚也。参、茯、白术、陈皮、甘草以补脾也。人参、黄芪、桔梗、苡仁以补肺也。沉香、枳壳、木香以理气也。桂、苓、泽泻、猪苓、白术以利小便。升麻、柴胡以开鬼门。如虚甚多寒者，桂、附、姜、萸俱宜取用。金匮肾气丸益火消阴，脉沉者，诚为切要之药，然必小腹胀极，而后旁及于上者为宜。小建中汤于土中泻木，必脉浮而弦强者，乃为合剂，亦须胁下胀急、而后旁及于中者，方可投之。盖风木之邪起于东方，土败木贼，然后中央受困耳。胀而本虚症实，攻补两难者，单方用陈皮橼去穰，入尿白垩煅过，水肿用通草汤，气肿用砂仁汤，血肿浓煎土牛膝汤，虚极用人参汤，每日空腹服二钱，此方能散积滞，而不大伤元气也。胀而虚实莫辨，宜用火酒热饮，觉辣喉者，属实热，当进苦寒燥湿攻坚之剂，若饮热火酒如啜冷水者，属虚寒，参、术、姜、桂须大剂频投，方可救援。金蟾散，治一切实胀，用大虾蟆一只，以砂仁推满腹中，盐泥固济，煅令红透，烟尽，去泥，研末，陈酒下三钱，并治小儿疳积腹胀，米汤下一钱。"[82]

臌胀为病，往往是虚实互见，而且是虚中见实，而李杲的分消二方，虽有偏热偏寒之异，其立方之旨，仍是从仲景诸泻心汤得来，都是寒热并用，补泻兼施的，石顽以之为治臌胀之主方，是有见地的。至其对臌胀辨治的布局，亦甚全面，有属气分的，有属血分的，有属湿的，有属热的。有温肾消阴法，有土中泻木法，有正方，有单方，特别是于虚实两证的选药。如用之熟练，则诸方皆活矣。

五、噎膈

徐大椿著《兰台轨范》，谓"膈病乃胃口枯槁之症，百无一治"。高士宗的《医学真传》亦说："患此病者，百无一生。"看来噎膈病的疗效，从来就不是很高的。气留噎嗌，噎塞窒碍，食物不得顺利通过，这叫作噎。气结胸膈，填塞隔绝，食物不能继续下走，这叫作膈。噎和膈的结果，便是引起反胃，丹溪谓"噎膈反胃，名虽不同，病出一体"[83]是有一定道理的。究竟什么原因会病噎膈呢？巢氏《诸病源候论》认为是由于气结津绝。他说：

"夫阴阳不和，则三焦隔绝，三焦隔绝则津液不利，故令气塞不调理也，是以成噎。此由忧恚所致，忧恚则气结，气结则不宣流使噎，噎者，噎塞不通也。"[84]

刘河间则认为是由"上焦气热上冲"[85]，张子和则谓为"三阳热结"[86]，朱丹溪则以为"胃脘干槁"[87]，张介宾据诸家之说从而分析之，造成噎膈的病机，便有了比较一致的意见，兹将介宾之说略述如次。

（一）噎膈病机分析

张介宾云：

"噎膈一证，必以忧愁思虑，积劳积郁，或酒色过度，损伤而成。盖忧思过度则气结，气结则施化不行；酒色过度则伤阴，阴伤则精血枯涸。气不行则噎膈病于上，精血枯涸则燥结病于下。且凡人之脏气，胃司受纳，脾主运化，而肾为水火之宅，化生之本，今既食饮停膈不行，或大便燥结不通，岂非运化失职，血脉不通之为病乎！而运行血脉之权，其在上者，非脾而何；其在下者，非肾而何。矧少年少见此证，而惟中衰耗伤者多有之，此其为虚为实，概可知矣。"[88]

这是张介宾的第一个论点。其内容可说与《诸病源候论》殊无二致。《病源》谓"忧恚则气结，气结则不宣流使噎"，而介宾亦谓"忧愁过度则气结，气结则施化不行"；《病源》说"津液不利，故令气塞，是以成噎"，而介宾亦谓"阴伤则精血枯涸，噎膈病于上"。所谓气结津伤，其中可能有程度的轻重不同，在本质上可谓无甚区分。而所结之气，所伤之津，介宾更进一步责之脾肾，并归之于脾肾精气的亏损，运化的失职，比《病源》所说更进一步而具体了。其实，无论由于情志的变化，或由于劳倦的损伤，以致气结津伤而成噎膈，在《内经》里已经初步提出了这一理论。如《素问·血气形志论》云："形苦志苦，病生于咽嗌，治之以甘药。"又《举痛论》云："恐则精却，却则上焦闭，闭则气还，还则下焦胀，故气不行矣。"《灵枢·本神》篇曰："忧愁者，气闭塞而不行。"这些记载，都足为《病源》介宾立论的张本。《素问·阴阳别论》还说"三阳结谓之隔"，介宾又从而发挥云：

"三阳者，太阳也。手太阳小肠，足太阳膀胱也。小肠属火，膀胱属水，火不化则阳气不行，而传导失职；水不化则阴气不行，而清浊不分。此皆致结之由也。子和不察，而遂以三阳之结，尽言为热，以致后世悉传为火，岂理也哉！然人之病结者，本非一端，气能结，血亦能结，阳能结，阴亦能结。余非曰结必皆寒，而全无热也。但阴结阳结，证自不同，有不可不辨耳。夫阳结者，热结也。因火盛烁阴，所以干结，此惟表邪传里，及阳明实热者乃有之。然热结者必有烦渴发热等症，洪大滑实等脉，最易辨也。若下有结闭，而上无热症，此阴结耳！安得谓之热耶？盖阴结者，正以命门无火，气不化精，所以凝结于下而治节不行，此惟内伤血气，败及真阴者乃有之，即噎膈之属是也。夫噎膈之证，人皆知为内伤也，内伤至此，其脏气之健否为何如，而犹云为热，岂必使元阳尽去，而别有生生之道乎[89]！"

介宾这一议论，是针对张子和"三阳热结"之说而发的。子和以热释三阳之结，固嫌片面，又以大肠涉于三阳之中，亦乏论据，故介宾辩之如此。临床所见，虽虚实寒热证均有，毕竟是虚证多而实证少，寒证多而热证少。故子和之说，卒是一偏。《金匮》无噎膈证，但《呕吐哕下利篇》有两条说："病人脉数，数为热，当消谷引食，而反吐者何也？师曰以发其汗，令阳微，膈气虚，脉乃数，数为客热，不能消谷，胃中虚冷故也。脉弦者虚也，胃气无余，朝食暮吐，变为胃反，寒在于上，医反下之，令脉反弦，故名曰虚。"

"趺阳脉浮而涩，浮则为虚，涩则伤脾，脾伤则不磨，朝食暮吐，暮食朝吐，宿谷不化，名曰胃反，脉紧而涩，其病难治。"这种"阳微膈气虚"，又属难治的胃反，不能说与噎膈完全无关。又《伤寒论·平脉法》云："寸口脉浮而大，浮为虚，大为实，在尺为关，在寸为格，关则不得小便，格则吐逆。""趺阳脉伏而涩，伏则吐逆，水谷不化；涩则食不得入，名曰关格。"这样食不得入而吐逆的关格病，更不能排除不是噎膈，但看来都不是热证，证明介宾之说是有一定根据的。又朱震亨有"胃脘干槁由于气失清和"之说云：

"胃为水谷之海，多血多气，清和则能受；脾为消化之气，清和则能运。今反得香热之偏助，气血沸腾，其始也胃液凝聚，无所容受；其久也脾气耗散，传化渐迟。其有胃热易饥，急于得食，脾伤不磨，郁积成痛。医者犹曰虚而积寒，非寻常草木可疗，遂以乌附助佐丹剂，专意服饵。积而久也，血液俱耗，胃脘干槁，其槁在上，近咽之下，水饮可行，食物难入，间或可入亦不多，名之曰噎。其槁在下，与胃为近，食虽可入，难尽入胃，良久复出，名之曰膈，亦曰反胃。大便秘少，若羊屎然，名虽不同，病出一体。"[90]

张介宾认为丹溪之说失于一偏，又为之辩云：

"脾胃清和，能受能运之说，此实至理，谁不云然。第余之所谓清和者，则与丹溪不同。盖丹溪所言者，惟恐火之盛；余之所言者，惟恐阳之衰。异同若此，人将焉信？请以天人之理证之。夫天人之所同赖者，惟此阳气而已。故《经》曰：天气清净光明者也。又曰：阳气者，若天与日，失其所则折寿而不彰，故天运当以日光明。[91]由此言之，则六合清和，止此太阳为之用，故阳气盛则温暖光明，而万类咸亨，非清和乎？阴气盛则风霾晦暝而升沉阴塞，非不清和乎？且春夏万物之盛，非阳盛之化乎？秋冬万物之衰，非阳衰之兆乎？人之所赖以生者，亦惟此耳！故人于饮食，朝入口而午化尽，午入胃而暮化尽，此其中焦之热，亦何异大烹之鼎，必如是者，才是清和，是即平人之常，乃正所谓胃气也。使朝食而午不饥，午食而晚不饥，饮食化迟，便是阳亏之候，而矧乎全不能行全不能化者，医且犹云有火，岂必并此化源尽行扑灭而后可？"[92]

震亨之说，对于中焦燥热盛者，自当知慎；介宾之说，对于脾胃虚寒者，特别有益。燥热和虚寒，都不是脾胃清和之象。燥热而津液干涸，是为阳结证；虚寒而津气不化，是为阴结证。阳结证自当用甘寒清润法，阴结证自当用甘

任应秋 医学全集

温补益法。这是属于噎膈病的两种不同病变问题，而不能有所偏失。总之，情志伤而气机郁结，中阳虚而精气失化，燥热盛而津液干涸，皆为噎膈病病机之所在也。

（二）噎膈的辨证

朱震亨谓噎膈与反胃，名异实同，已如上述。后来亦有医家和而倡之者，如王宇泰之谓噎膈即胃反是也。惟张介宾则谓两证有别，不可不分辨。他说："盖反胃者，食犹能入，入而反出，故曰反胃。噎膈者，隔塞不通，食不能下，故曰噎膈。食入反出者，以阳虚不能化也，可补可温，其治犹易。食不得下者，以气结不能行也，或开或助，治有两难，此其轻重之有不同也。且凡病反胃者，多能食；病噎膈者，不能食。故噎膈之病，病于胸臆上焦；而反胃之病，则病于中下二焦，此其见证之有不同也。所以反胃之治，多宜益火之源，以助化功；噎膈之治，多宜调养心脾，以舒结气。此其证候既有不同，故诊治亦当分类也。"[93]

噎膈的病位高，反胃的病位低。噎膈不能食，反胃则能食。噎膈的病重，反胃的病轻。非久于临证的，不能语此。清人高士宗对噎膈的辨证，则是从三焦立论的。其说云：

"膈，犹阻也。阻隔不通，不能纳谷，此三焦失职之病也。上焦出胃上口主纳，中焦并胃中主腐化。下焦别回肠，主济泌。[94]平人食谷，从上脘而直入中脘，上脘中脘，即上焦、中焦，直入中脘，便腐化矣。《经》云：上焦如雾，中焦如沤，下焦如渎。[95]为胃外釜底之燃。若中上二焦，火气衰微，上焦不能如雾之灌溉，中焦不能如沤之腐化，便不能消谷，谷入反出矣。患此病者，百无一生。但有中上、中下之分，速死、迟死之异。中上者，上焦、中焦不和也。中下者，下焦、中焦不和也。中下不和其死迟，中上不和其死速。然治得其宜，速者可迟；治失其宜，迟者亦速矣。初患此病，医者每用辛香行气之药，谓能宽胸以开胃，讵知不能食者，真气虚也。真气既虚，岂可复行辛散，以耗其气乎！既耗其气，元本不甚虚者，犹可苟延；其元本虚者，数月之间，身命便不保矣。又初患此病，医者有用养血滋阴之药，谓开阑门而使之下，可以不吐。若系中下二焦，不相通贯，谷入中脘，下焦不相顺接，腐化有愆，仍从中脘而上逆，逆则吐，此滋润下行之药，投之亦效，愈而复发，复投此药，便不效矣。初因下焦不得顺接，可以滋润下行，久则阴盛阳虚，下焦生阳之气不能环复于上，下而不上，则不效矣。不效，必致身命不保矣。其中上二焦，火气衰微，初起便用参、芪、术、姜、桂、附等药服之，亦觉有效，药虽效而病不除，其后必疑温补之非，转服他药，终归不治。天下岂有不食谷之人哉！《经》云：得谷者昌，失谷者亡。善夫！"[96]

中上焦不和为噎膈，中下焦不和为反胃。中上不和，由于真气之虚；中下不和，由于气不顺接。噎膈证食不得入，反胃证良久还出。食入以后，良久还出，毕竟还有一部分被吸收；食不得入，则水谷之气完全断绝。因此，士宗认为噎膈之死速，而反胃之死迟。

（三）噎膈的论治

诸家于噎膈的论治，不免各有所偏，如刘完素之好用三一承气，张子和之常用酸苦涌泻，朱震亨之多用养阴泻火，张介宾之赞赏扶阳益气等都是。惟张石顽综合应用诸家之长，择善而从，多有可取处，其大略云：

"大抵气血亏损，复因忧思悲恚，则脾胃受伤，血液渐耗，郁气生痰，痰则塞而不通，气则上而不下，妨碍道路，饮食难进，噎塞所由成也。脾胃虚伤，运行失职，不能腐熟五谷，变化精微，食虽可入，良久复出，反胃所由成也。二者皆膈间受病，故通名为膈也。噎膈而脉大有力，呕吐酸臭，当作热治；脉小无力，呕吐清水，当作寒医。色之黄白而枯者为虚寒，红赤而泽者为实热。能合色脉，庶乎无误。此证之所以疑难者，方欲健脾理痰，恐燥剂有妨于津液；方欲养血生津，恐润剂而碍于中州。审其阴伤火旺者，当以养血为先；脾伤气虚者，当以温补为主。此皆虚实阴阳之辨，临证之权衡也。冬三月阴气在外，阳气内藏，外助阳气，不得发汗，内消阳火，勿令泻泄。此固闭密之大要也。夏三月阳气在外，阴气在内，噎病值此时，天助正气，而剉其邪气，不治自愈。或不愈者，阴气热甚，正气不升尔。四君子汤送开关利膈丸[97]。每饮食入胃，便吐涎沫如鸡子白，盖脾为涎，脾虚不能约束津液，故涎沫自出，非人参、白术、诃子、益智仁不能摄也。古人指噎膈为津液干枯，故水液不行，干物梗塞，为槁在上焦，余窃疑之，若果津枯，何以食才下咽，涎随上涌乎？故知膈咽之间，交通之气不能降者，皆冲脉上行，逆气所作也。惟气逆，故水液不能居润下之常，随气逆从耳！若以津枯而用润下之剂，岂不反益其邪乎？宜六君子加减，挟寒脉迟细者，加肉桂附子；挟热脉滑数者，加枳实黄连；若噎而声不出者，加五味子、竹茹；喉中有一块，食物不下者痰气也，加海石、诃子；膈间为痛，多是瘀血，归尾、桃仁、韭汁、童便，甚者加大黄微利之。《千金方》治胸中久寒，呕逆气上，饮食不下，结气不消，用五噎丸[98]。若饮食不得下，手足冷，上气咳逆，用五膈丸[99]，血槁者，地黄麦冬煎膏，入藕汁、人乳、童便、芦根汁、桃仁泥，和匀，细细呷之。因火逆而噎，梨汁、藕汁等分，熬膏蜜收，不时噙热咽之，有痰加竹沥。因七气致病，而中挟冷热食积，胃气不和而噎膈者，诸七气汤选用[100]。食物下咽，屈曲自膈而下，梗塞作微痛，此污血在胃口也，用四物汤加韭汁、姜汁、竹沥、童便、驴尿、牛羊乳、蜂蜜，煎膏润利之，后以代抵挡丸[101]下之。若火盛作嘈痛者，忌姜汁。胃虚欲呕吐者，忌韭汁，犯之必转剧。有冷积结滞者，用理中加川乌头、蜀椒、川连、巴豆霜、皂角末蜜丸，凉水送下十五丸，暂服五七服，后以四君子加黄芪、橘红、砂仁调理。如大便燥结，不时进开关利膈丸二三十丸，以微导之。单方：治噎膈吐逆不食，用啄木鸟去毛，熬膏，和骨捣烂，入麝香一钱，蜜收，磁罐盛好，昼夜不时嗅之，嗅过即盖，勿令散气。以其性善入木，专泄肝郁。然在初起时，用之辄应。若久病元气槁竭，虽服峻补，尚难为力，况外治乎。"

健脾理痰，而不燥伤津液；养血生津，而不妨碍中州。阴虚火旺者当养血，脾虚气伤者宜温补，这是石顽治噎膈病的基本大法。同时，他还注意到气逆痰滞的问题，用和中之法以降逆，而出入于诸七气汤之间；于行痰之外兼化瘀，分上中下改用代抵挡汤丸[101]法，可谓已曲尽其攻补兼施之能事。

注释

[1]《金匮玉函经二注·自序》。

[2]《风劳臌膈四大证治·姜文骏序》谓："生于顺治十一年，年七十一而殁。"

[3] 据《姜文骏序》，本名《四大证全书》，又据曹家达庚午年序云："门人王一人见而悦之，因逐期刊布杂志中，易其名曰《风劳臌膈论》。"1957 年江苏人民出版社的印行本名《风劳臌膈四大证治》。

[4] 见《素问·通评虚实论》。

[5] 见《素问·阴阳别论》。

[6] 见《灵枢·刺节真邪论》。

[7]《金匮要略·中风历节病脉证并治第五》。

[8] 见《素问·阴阳应象大论》。

[9] 见《素问·四气调神大论》。

[10] 见《医门法律》卷三《中风论》。

[11] 见孙氏著《丹台玉案》卷二《中风门》。

[12]《医宗金鉴·杂病心法要决·真中风》。

[13][14]《赤水玄珠》卷一《中风》。

[15] 牙皂、细辛、生半夏，为细末。

[16] 南星五分，冰片少许，研细粉。

[17] 三生饮：生南星一两，生附子五钱，生川乌五钱，木香二钱五分，加姜十片，煎汤灌下。

[18] 涤痰汤：南星（姜汁炒）、半夏各二钱，枳实一钱，茯苓钱半，橘红钱半，人参、竹茹各七分，甘草五分。

[19] 资寿解语汤：防风、羚羊角、枣仁、炙草、天麻、附子、官桂、羌活、竹沥、姜汁。

[20] 转舌膏：即凉膈散加菖蒲、远志等分为末，蜜丸，弹子大，朱砂为衣，薄荷汤下。

[21] 二丹丸：丹参、熟地、天冬各一两五钱，朱砂、人参、菖蒲、远志各五钱，茯神、麦冬、甘草各一两，共研细末，蜜丸，桐子大。每服五十丸至一百丸。治风邪健忘，养神定志，和血肉，安心神，外华腠理，得睡。

[22] 正舌散：蝎梢十四个（去毒），茯苓一两，共为细末，食前温酒下。

[23] 地黄饮子：熟地、戟肉、山茱萸、苁蓉、石斛、五味、炮附子、白茯苓、菖蒲、远志、官桂各等分，薄荷七片，姜五片，枣一枚。

[24] 三因白散子：生附子、滑石各五钱，半夏七钱半，为末，每服二钱。水煎，加姜七片，蜜半匙，空心服。

[25] 诃子汤：诃子四个，桔梗一两，甘草一寸，三味俱半生半炒，为末，每服五钱，童便一杯，煎服。

[26] 取龟尿法：置龟新荷叶上，用猪鬃鼻内刺之，即出。

[27] 匀气散：白术二钱，天麻五分，白芷、陈皮、青皮、人参各五分，乌药钱半，甘草五分，紫苏、木瓜各一钱，姜三片，煎服。

[28] 和营汤：白术、川芎各钱半，南星、半夏、芍药、茯苓、天麻各一钱，当归、生熟地、牛膝、枣仁、黄芩、橘红各八分，防风、官桂各六分，红花、甘草各四分，黄柏

二分，入竹沥，姜汁服。

[29] 清阳汤：黄芪、归身、升麻、葛根、炙草、红花、酒黄柏、桂枝、苏木、生草，酒煎，服后以火熨摩急处。

[30] 秦艽升麻汤：升麻、葛根、炙草、芍药、人参各五钱，秦艽、白芷、防风、桂枝各三钱，每服一两，加莲须、葱白，煎取汁服。

[31] 缪仲纯法：菊花、沙参、瓜蒌根、贝母、天麦冬、天麻、苏子、橘红、白芍、元参、秦艽、连翘。

[32] 三化汤：大黄、枳实、羌活各等分。

[33] 铁弹丸：乳香、没药各一两，川乌一两五钱，五灵脂（酒洗净）四两，麝香一钱，滴水丸弹子大，每服一丸，临卧薄荷酒磨服。

[34] 苡仁汤：苡仁三钱，当归、芍药各一钱二分，麻黄五分，官桂五分，苍术（米泔水浸剉炒）钱半，甘草八分，生姜七分。

[35] 现在的流行本，以陆懋修刻于《世补斋医书》的刊本较好，陆是据慈溪柯怀祖于乾隆三十六年的原刻本而订正的，名为《重订绮石理虚元鉴》，凡五卷。

[36] 见《原刻理虚元鉴·柯怀祖序》。

[37] 以上都见于《理虚元鉴·虚证有六因》。

[38]《理虚元鉴·心肾不交论》。

[39][40]《理虚元鉴·虚火伏火论》。

[41]《理虚元鉴·火刑金论》。

[42]《理虚元鉴·理虚三本》。

[43]《理虚元鉴·理虚二统》。

[44]《理虚元鉴·阳虚之证统于脾》。

[45]《理虚元鉴·阴虚之证统于肺》。

[46] 归养心脾汤：人参、生地、当归身、芡实、茯神、酸枣仁、炙黄芪、生冬术、怀山药、北五味。治梦遗滑精。

[47] 归养心肾丸：生地、熟地、当归身、茯神、酸枣仁、炙黄芪、生冬术、怀山药、炙甘草、炙北五味子、山萸肉、芡实。治遗精滑精。

[48] 养心固本丸：人参、黄芪、白术、甘草、生地、熟地、厚杜仲、怀牛膝、枸杞子、山萸肉、龟板胶（红糖炒成珠）、鹿角胶（同上炒），为收功固本之要剂。

[49] 固本肾气丸：人参、黄芪、白术、茯苓、生地、当归身、酸枣仁、炙草、煨姜，治阳虚遗泄。

[50] 清金百合汤：百合、桔梗、甘草、白杏仁、川贝母、桑白皮、天花粉、大麦冬、云茯苓、广橘红。春加佛耳草，夏加苎麻根，秋加金佛草，寒冬加款冬花，发热加柴前二

胡，咽痛加元参、射干，久劳者加生地、丹皮。治一切虚劳初起，咳嗽痰血主药。

[51] 清金桔甘汤：桔梗、甘草、川贝母、元参、麦冬、云茯苓、大生地、阿胶、白芍、粉丹皮。治咳嗽痰中带血珠、血丝、血片，即咯血证。

[52] 加减清金桔甘汤：前方去阿胶、茯苓，加花粉、灯心，河水煎之。治干咳嗽，为清金至室。

[53] 胶菀清金汤：前方加紫菀、地骨皮，再加犀角。治血中伏火，痰带血腥，宜清血室者。

[54] 清金养荣丸：大生地（薄荷汤煮烂）、大白芍、元参、丹皮、川贝母、地骨皮、大麦冬、花粉、炙草，用炼熟白蜜四两丸，血证中候调理之剂。

[55] 百部清金汤：百部、地骨皮、大麦冬、云茯苓、人参、桔梗、粉丹皮、炙甘草，治尸疰。

[56] 见《理虚元鉴》卷三，以下同。

[57] 见《格致余论·鼓胀论》。

[58] 见《证治准绳·杂病·胀满》。

[59] 见《兰室秘藏·中满腹胀论》。

[60] 见《兰室秘藏·诸腹胀大皆属于热论》。

[61] 禹余粮丸：蛇含石三两（煅），真针砂五两，禹余粮三两（同上砂炒）。以上三物为主，其次量人虚实入下项药：木香、牛膝、蓬术（炮）、白蒺藜、桂心、川芎、白豆蔻、茴香（炒）、三棱、羌活、茯苓、干姜、青皮、陈皮、附子（炮）、当归各半两，为末，拌匀，以汤浸蒸饼，去水，捣匀，丸如梧子大，每五十丸，空心温酒下。治中满气胀、喘满及水气胀，出《玉机微义·胀满门》。

[62] 见《格致余论》。

[63] 《医贯》卷五。

[64] 《赤水玄珠》卷五《鼓胀说》。

[65] 《金匮要略·水气病篇》257 条。

[66] 《金匮要略·水气病篇》227 条。

[67] 《金匮要略·水气病篇》："气分，心下坚，大如盘，边如旋杯，水饮所作，桂枝去芍药加麻辛附子汤主之。"

[68] 《金匮要略·水气病篇》："心下坚，大如盘，边如旋怀，水饮所作，枳术汤主之。"

[69] 人参归芎汤：人参、辣桂、五灵脂、乌药、蓬术、木香、砂仁、炙甘草、川芎、当归、半夏、生姜、红枣。

[70] 化滞调中汤：白术、人参、茯苓、陈皮、厚朴、山楂、半夏、神曲、麦芽、

砂仁。

[71] 人参丸：人参、当归、大黄、桂心、瞿麦穗、赤芍、茯苓、葶苈。

[72] 见现丸：附子、鬼箭羽、紫石英、泽泻、肉桂、玄胡索、木香、槟榔、血竭、水蛭、京三棱、桃仁、大黄。

[73] 小温中丸：陈皮、半夏、神曲、茯苓、白术、香附子、针砂、苦参、黄连、甘草。

[74] 禹余粮丸，见 [61] 注。

[75] 导气丸：青皮、莪术、胡椒、三棱、槟榔、赤芍、干姜、附子、吴茱萸、石菖蒲。

[76] 温胃汤：附子、厚朴、当归、白芍、人参、甘草、橘皮、干姜、川椒。

[77] 强中汤：人参、青皮、陈皮、丁香、白术、附子、草果仁、干姜、厚朴、甘草。

[78] 《兰室秘藏·诸腹胀大皆属于热论》。

[79] 下瘀血汤：大黄、桃仁、蟅虫。出《金匮要略·妇人产后病篇》。

[80] 抵挡丸：水蛭、蝱虫、桃仁、大黄。出《伤寒论·太阳篇》。

[81] 散血消胀汤：当归尾一钱五分，五灵脂、官桂、乌药、炙甘草、木香各六分，川芎一钱二分，半夏、煨蓬术各八分，紫苏三分，砂仁一钱，生姜五片。出《医通·鼓胀门》。

[82] 张氏著《医通·鼓胀》。

[83] 《玉机微义·论膈噎致病之因》。

[84] 《诸病源候论·痞噎病诸候》。

[85] 《素问病机气宜保命集·吐论》。

[86] 《儒门事亲·斥十膈五噎浪分支派疏》。

[87] 《局方发挥》或曰第十三。

[88] [89] 《景岳全书·杂证谟·噎膈》。

[90] 《局方发挥》或曰第十三。

[91] 均出《素问·生气通天论》。

[92] [93] 《景岳全书·杂证谟·噎膈》。

[94] [95] 见《灵枢·营卫生会》。

[96] 高氏著《医学真传·膈》。

[97] 开关利膈丸：治肠胃壅滞，噎膈不通，大便燥结。木香、槟榔各七钱，人参、当归、藿香、炙甘草、炒枳实各一两，大黄（酒蒸）、厚朴（姜制）各二两。滴水为丸，梧子大，每服三五十丸，食后米饮下。《卫生宝鉴》名人参利膈丸。

[98] 五噎丸：治胸中久寒，呕逆妨食，结气不消。干姜、蜀椒、吴茱萸、桂心、细

辛各一两，人参、白术各二两，橘皮、茯苓各一两半，附子一枚（炮），为细末，炼白蜜丸梧子大，酒服十五丸，日三服，渐加至三十丸。

[99] 五膈丸：治饮食不得下，手足冷，上气喘息。麦门冬（去心）三两，甘草二两，蜀椒（炒去汗）、远志肉、桂心、细辛、炮干姜各一两，附子（炮）一枚，人参二两。为细末，炼白蜜丸弹子大，先食含一丸，细细嚼之，喉中胸中当热，药丸消尽，再含一丸，日三夜二服，七日愈。

[100] 七气汤：人参钱半至三钱，炙甘草一钱，肉桂一钱至钱半，半夏一钱至钱半，生姜七片。深师七气汤：即七气汤加干姜、吴萸、枳实、橘皮、桔梗、芍药、干地黄、黄芩。三因七气汤：即七气汤加厚朴、白芍、茯苓、橘皮、苏叶、大枣。指迷七气汤：即七气汤去人参，易官桂，加木香、青皮、陈皮、桔梗、蓬术、藿香、益智仁、大枣。大七气汤：即指迷七气汤去半夏、姜、枣，加三棱。

[101] 代抵挡丸：抵挡汤去水蛭、䗪虫，本方大黄用四两（酒浸），桃仁用二十枚，加芒硝、蓬术、穿山甲、归尾、生地黄各一两，肉桂三钱，为末，蜜丸。血在上部者，丸如芥子，黄昏去枕仰卧，以津嚼之，令停喉以搜逐瘀积，在中部，食远；下部，空心。俱丸如梧子，百劳水煎汤下之。用归地者，引诸药入血分也。如血老成积，攻之不动，去归地，倍蓬术、肉桂。

第二章　妇科学说

一、概　说

妇科学说，其源虽甚古，惟迄今尚有典籍可凭者，莫若《金匮要略方论》卷七的妇人病三篇。篇中列述经带胎产诸病，而为以后诸家学说的张本。以后巢氏《诸病源候论》阐发妇人杂病凡二百四十三论，孙思邈《千金要方》列妇人方治六卷，凡二十一类，三百余方。较巢氏更切合实际，且多灵妙之剂，盖古代的专科禁方，多汇集于其中了。于宋有陈自明的《妇人大全良方》，于明有王肯堂的《女科准绳》，它两之间的关系，王氏在序文里说得很清楚：

"唐大中初，白敏中守成都，其家有因免乳死者，访问名医，得眢殷备急验方三百七十八首以献，是为《产宝》。宋时濮阳李师圣得《产论》二十一篇，有说无方，医学教授郭稽中以方附焉。而陈无择于《三因方》评其得失，确矣。婆医杜蕆又附益之，是为《产育宝庆集》。临川陈自明良甫以为诸书纲领散漫而无统，节目缺略而未备，医者局于简易，不能深求编览，有才进一方不效，辄束手者，有无方可据，揣摩臆度者。乃采摭诸家之善，附以家传验方，编辑成篇，凡八门，门数十论，总二百六十余论，论后列方，纲领节目，灿然可观，是为《大全良方》。《良方》出而闺阃之调将大备矣。然其论多采《巢氏病源》，十九归诸风冷，药偏犷热，未有条分缕析其宜否者。近代薛己新甫，始取《良方》增注，其立论酌寒热之中，大抵依于养脾胃，补气血，不以去病为事，可谓救时之良医也已。第陈氏所辑，多上古专科禁方，具有源流本末，不可昧也。而薛氏一切以己意芟除变乱，使古方自此湮没。余重惜之，故于是篇，务存陈氏之旧而删其偏驳者，然亦存十之六七而已。至于薛氏之说则尽收之，取其以养正为主，且简而易守，虽子女学习无难也。"

则知《大全良方》多采《巢源》之说，《女科准绳》又以《大全》为蓝本，兼采薛己之说而成。清武之望、汪淇又取《准绳》而评注之，名《济阴纲目》。是由《巢源》而《大全》、而《薛注》、而《准绳》、而《济阴纲目》，虽各有所增损，实有其一脉相承的关系。清初则有傅青主的《女科》与陈远公的《石室秘录》，但两书多雷同，不知为同出一源，或好事者袭陈书而托诸傅也。有清一代如肖慎斋的《女科经纶》，陈修园的《女科要旨》，沈尧峰的《女科缉要》，皆各有创见。其他诸书，虽方治或有验者，实无学说之可言。反之，不以女科鸣，却卓然不失为大家者，如张介宾的《妇人规》，沈金鳌的《妇科玉尺》之类是也。

妇科学说发展的原委略如上述，惟各家的立论，无不以经、带、胎、产、乳、阴诸病为其主要内容。正如《医宗金鉴》所说："男妇两科同一治，所异调经崩带瘕，嗣育胎前并产后，前阴乳疾不相同。"惟由于现代医学的不断进步，胎产中诸多问题，均得到较好的解决，而于经、带、乳、阴诸疾，仍有待于做进一步的研究，故略述数家之说如次。

二、张介宾"经脉论"

张介宾非妇科大家，其于《景岳全书》中的《妇人规》两卷，亦远不如

《傅青主女科》的脍炙人口，但从其立说的纯正，与其内容的科学性和系统性来看，均远非傅书所能及，又何况人已熟知傅书，而《妇人规》究少寓目。惟山阴周纪常字卓人者，曾采《妇人规》及《竹林女科》方而成《女科辑要》刊行，惜仍未广其传，并与沈尧封的书名混同，常令人泾渭不分。兹仍辑出介宾的《经脉类》，并名之"经脉论"藉以觇其大体。

（一）经脉之本

"《上古天真论》曰：女子二七天癸至，任脉通，太冲脉盛，月事以时下，故有子。[1]盖天癸者，言后天之阴气，阴气足而月事通，是即所为月经也。正以女体属阴，其气应月，月以三旬而一盈，经以三旬而一至，月月如期，经常不变，故谓之月经，又谓之月信。夫经者常也，一有不调，则失其常度，而诸病见矣。然经本阴血，何脏无之。惟脏腑之血皆归冲脉，而冲为五脏六腑之血海，故《经》言太冲脉盛，则月事以时下。此可见冲脉为月经之本也。然血气之化，由于水谷，水谷盛则血气亦盛，水谷衰则血气亦衰，而水谷之海，又在阳明。考之《痿论》曰：阳明者，五脏六腑之海，主润宗筋，宗筋主束骨而利机关也。冲脉者，经脉之海也，主渗灌溪谷，与阳明合于宗筋，阴阳总宗筋之会，会于气街，而阳明为之长。[2]是以男精女血皆由前阴而降，此可见冲脉之血，又总由阳明水谷之所化，而阳明胃气又为冲脉之本也。故月经之本，所重在冲脉，所重在胃气，所重在心脾[3]生化之源耳。其他如七情六淫、饮食起居之失宜者，无非皆心脾胃气之贼。何者当顾？何者当去？学者于此当知所从矣。"

究竟天癸是什么？它与月经有何关系？张介宾在《上古天真论》的注解里，做了较明确的介绍。他认为：

"天癸者，天一之阴气耳。气化为水，因名天癸，是谓元阴，亦曰元气。人之未生，则此气蕴于父母，是为先天之元气。人之既生，则此气化于吾身，是为后天之元气。第气之初生，真阴甚微，及其既盛，精血乃王。故女必二七，男必二八而后天癸至。天癸既至，在女子则月事以时下，在男子则精气溢泻，盖必阴气足而后精血化耳。然则，精生于气，而天癸者，其即天一之气乎。"[4]

是天癸为化生精血之气，而非精血本身，这和王冰解释为"天真之气"，也是一致的。同时介宾在这里提出月经三本：本于冲脉，本于胃气，本于心脾。盖冲脉为月经之本，胃气为冲脉之本，心脾为生化统摄血脉之本也。

（二）经脉病因

"女人以血为主，血王则经调，而子嗣身体之盛衰，无不肇端于此。故治妇人之病，当以经血为先，而血之所主，在古方书皆言心主血，肝藏血，脾统血。故凡伤心、伤脾、伤肝者，均能为经脉之病。又曰：肾为阴中之阴，肾主闭藏；肝为阴中之阳，肝主疏泄。二脏俱有相火，其系上属于心，故心火一动，相火翕然从之，多致血不静而妄行，此固一说。然相火动而妄行者有之，由火之盛也。若中气脱陷，及门户不固而妄行者亦有之。此由脾肾之虚，不得尽言为火也。再加气道逆而不行者有之，由肝之滞也。若积血败而不行者亦有之，此由真阴之枯竭，其证极多，不得误以为滞也。是固心、脾、肝、肾四脏之病，而独于肺脏多不言及，不知血之行与不行，无不由气。如《经脉别论》曰：饮入于胃，游溢精气，上输于脾，脾气散精，上归于肺，通调水道，下输膀胱，水精四布，五经并行，合于四时，五脏阴阳，揆度以为常也。此言由胃达脾，由脾达肺，而后传布诸经，故血脱者当益气，血滞者当调气，气主于肺，其义可知，是皆诸经之当辨者如此。然其微甚本末，则犹有当辨者，盖其病之肇端，则或由思虑，或由郁怒，或以积劳，或以六淫饮食，多起于心、肺、肝、脾四脏，及其甚也，则四脏相移，必归脾肾。盖阳分日亏，则饮食日减，而脾气胃气竭矣。阴分日亏，则精血日涸，而冲任肾气竭矣。故予曰：阳邪之至，害必归阴；五脏之伤，穷必及肾。此源流之必然，即治疗之要着。故凡治经脉之病，或其未甚则宜解；初病而先其所因。若其已剧则必计所归，则专当顾本，甚至脾肾大伤，泉源日涸，由色淡而短少，由短少而断绝，此其枯竭已甚也。昧者无知，犹云积血而通之破之，祸不旋踵矣。"

介宾提出五脏的病变均可影响月经，心不能主血脉，月经必乱；脾不能统血脉，经必脱失；肝不藏血脉，经必妄行；肾不能滋血脉，月经必涸；肺不能御血脉，经无统帅。不过其中有内伤外感、虚实寒热之不同而已。同时还指出："四脏相移，必归脾肾。""阳邪之至，害必及阴；五脏之伤，穷必及肾。"其间皆具有至理，很值得辨证时的推敲。

（三）经脉不调

"经血为水谷之精气，和调于五脏，洒陈于六腑，乃能入于脉也。凡其源源而来，生化于脾，总统于心，藏受于肝，宣布于肺，施泄于肾，以灌溉一身，在男子则化而为精，妇人则上为乳汁，下归血海而为经脉。但使经气无损，情志调和，饮食得宜，则阳生阴长，而百脉充实，又何不调之有。苟不知慎，则七情之伤为甚，而劳倦次之，又或为欲不谨，强弱相凌，以致冲任不守者，亦复不少。此外，则外感内伤，或医药误谬，但伤营气，无不有以致之。凡人有衰弱多病，不耐寒暑，不胜劳役，虽先天禀弱者常有之，然有以气血方长，而纵情亏损；或精血未满，而早为斫丧，致伤生化之源，则终身受害，此未病之先，所当深察而调之者矣。"

这是有关调经的卫生事项，和情志，节饮食，慎外感，戒嗜欲，远劳倦，谨医药。这些方面都能做到，自然经脉受制于五脏，断无不调之事了。

"若欲调其既病，则惟虚实阴阳四者为要。丹溪曰：先期而至者，血热也；后期而至者，血虚也。王子亨[5]曰：阳太过则先期而至，阴不及则后时而来。其有乍多乍少，断绝不行，崩漏不止，皆由阴阳盛衰所致，是固不调之大略也。然先期而至，虽曰有火，若虚而挟火，则所重在虚，当以养营安血为主，矧亦有无火而先期者，则或补中气，或固命门，皆不宜过用寒凉也。后期而至者，本属血虚，然亦有血热而燥瘀者，不得不为清补；有血逆而留滞者，不得不为疏利。总之，调经之法，但欲得其和平，在详察其脉证耳。若形气脉气俱有余，方可用清用利，然虚者极多，实者极少，故调经之要，贵在补脾胃以资血之源，养肾气以安血之室，知斯二者，则尽善矣。若营气本虚而不知培养，则未有不日枯而竭者，不可不察也。"

既病而调经，详察脉证，最是关键。否则如仅守先期为热，后期为虚之说，便不免失之胶柱。先期为热者，血得热而妄行也；后期为虚者，气不足而血行缓也。但是，气虚不能摄血，亦每有先期而至的；血瘀不能通利，亦常见后时而来的。故不凭脉证，实难以下准确的判断。

"初虞世[6]曰：经以月至有常也，其来过与不及，皆谓之病。若营血亏损，不能滋养百骸，则发落、面黄、羸瘦。燥热燥气盛则金受邪，金受邪则为咳为嗽，为肺痈，为肺痿，必矣。但助胃壮气，则营血生而经自行。若果怒气逆，经闭不行，当用行气破血之剂。"

月经不调，其为虚实寒热之证，必根据其临床表现而详审之，故发落、面黄、羸瘦为营血不足的表现，咳嗽、肺痈、肺痿，每为燥热羁肺的结果，以此而推其他方面，虽病机多变，毕竟还是可以辨识的。

（四）经脉证治

经脉既病，其常见于临床者，张介宾每从寒热虚实几个方面进行辨证论治，既符合实际的运用，于理论方面尤有所阐发，兹择其要者而述之。

1. 血热经早

"凡血热者，多有先期而至，然必察其阴气之虚实。若形色多赤，或紫而浓，或去多，其脉洪滑，其脏气饮食，喜冷畏热，皆火之类也。治血热有火者，宜清化饮[7]主之。若火之甚者，如抽薪饮[8]之类，亦可暂用。但不可以假火作真火，以虚火作实火也。大都热则善流，而愆期不止者，如续断、地榆、丹参、茜根、栀子之属皆可用。若微火阴虚，而经多早者，治宜滋阴清火，用保阴煎[9]之类主之。所谓经早者，当以每月大概论；所谓血热者，当以通身脏象论。勿以素多不调，而偶见先期者为早；勿以脉证无火，而单以经早为热。若脉证无火，而经早不及期者，乃其心脾气虚，不能固摄而然。宜大营煎[10]、大补元煎[11]、五福饮[12]加杜仲五味子之类主之。此辈极多，若作火治，必误之矣。若一月二三至，或半月或旬日而至者，此血气败乱之证，当因其寒热而调治之，不得以经早者并论。"

"所谓经早者，当以每月大概论"，即是说当以连续几个月的平均经期来断定，不能以偶然的一次，便断为早。所谓血热，尤当有脉证可凭，不能仅见先期，便指为热，这一点很关紧要。若无热而先期，更要做进一步的分析了。因血热固可见先期，但这并非绝对的，故平脉辨证，十分重要，不可稍有疏忽。

2. 血热经迟

"血热者经期常早，此营血流利，及未甚亏者多有之。其有阴火内烁，血本热而亦每过期者，此水亏血少，燥涩而然。治宜清火滋阴，以加味四物汤[13]、加减一阴煎[14]、滋阴八味丸[15]之类主之。"

若来迟而属血虚者，经量必少。若虽来迟而量却多者，便不一定是血虚，而应当从瘀郁方面来考虑了。

3. 血寒经迟

"凡血寒者，经必后期而至。然血何以寒？亦惟阳气不足，则寒从中生，而生化失期，是即所谓寒也。至若阴寒由外而入，生冷由内而伤，或至血逆，或为疼痛，是又寒滞之证，非血寒经迟之谓也。凡阳气不足，血寒经迟者，色多不鲜，或色见沉黑，或涩滞而少，其脉或微或细，或沉迟弦涩。其脏气形气，必恶寒喜暖。凡此者，皆无火之证，治宜温养血气，以大营煎[16]、理阴煎[17]之类加减主之。大约寒则多滞，宜加姜、桂、吴茱萸、荜拨之类，甚者须加附子。"

阳气不足而寒从中生，即一般所谓的虚寒，并无寒邪的存在，只是阳气虚的反应而已，故有恶寒喜暖，脉微细等表现。若外感阴寒，内伤生冷，这是有邪气存在的寒实证，脉多见沉弦有力。前者宜温补气血，后者宜温经散寒。虚实不同，不可混治。

4. 血虚经乱

"凡女人血虚者，或迟或早，经多不调。此当察脏气，审阴阳，详参形证脉色，辨而治之，庶无误也。盖血虚之候，或色淡，或涩少，或过期不至，或行后反痛，痛则喜暖喜按。或经后则困惫难支，腰膝如折。或脉息则微弱弦涩，或饮食素少，或形色薄弱。凡经有不调，而值此不足之证，皆不可妄行克制及寒凉等剂，再伤脾肾，以伐生气。凡肝脾血虚，微滞微痛者，宜四物汤主之。或加肉桂，或加黄芩，随寒热而用之。三阴亏弱，无热无寒，平脏者，宜小营煎[18]、五福饮、六物煎[19]之类主之，此常人最宜之剂，或八珍汤、十全大补汤之类，皆宜择用。三阴亏弱，兼阳虚者，宜大营煎、理阴煎之类主之。忧思过度，心脾受伤者，七福饮[20]、归脾汤之类主之。脾土不健，饮食减少，宜燥宜温者，温胃饮[21]、理中汤之类主之。脾土虚陷，不能统摄营气，而为漏为频者，宜五福饮、归脾汤、寿脾煎[22]、秘元煎[23]，或四君子加芎归主之。肝虚不能藏血，或多惊惕，或多小腹急痛，宜三阴煎[24]之类主之。若阴血虚，水不制火，而邪火盛者，或为夜热盗汗，或为烦渴生痰，是即劳损之渐，宜速调治，用一[25]、二[26]、三、四[27]、五阴[28]等煎，择宜治之，否则恐成血枯也。"

色淡涩少，过期不至，腹痛喜暖喜按，形色薄弱，困惫难支，饮食减少，息微脉弱，这是血虚经乱的主要形证，血虚而阳不足者，多责之于心脾；血虚而火妄动者，多责之于肝肾。张介宾所主诸方，温补有余，清补不足，包括一二三四五阴煎，都是如此。

5. 经期腹痛

"经行腹痛，证分虚实。实者，或因寒滞，或因血滞，或因气滞，或因热滞。虚者，有因血虚，有因气虚。然，实痛者多痛于未行之前，经通而痛自减；虚痛者于既行之后，血去而痛未止，或血去而痛益甚。大都可按可揉者为虚，拒按拒揉者为实。有滞无滞，于此可察，但实中有虚，虚中亦有实，此当于形气禀质兼而辨之。

凡妇人经期有气逆作痛，全滞而不虚者，须顺其气，宜调经饮[29]主之，甚者如排气饮[30]之类亦可用。若血瘀不行，全滞无虚者，但破其血，宜通瘀煎[31]主之。若气血俱滞者，宜失笑散主之。若寒滞于经，或因外寒所逆，或素日不慎寒凉，以致凝结不行，则留聚为痛而无虚者，须去其寒，宜调经饮加姜、桂、吴萸之类主之，或和胃饮[32]亦可酌用。若血热血燥，以致滞涩不行而作痛者，宜加味四物汤或用保阴煎去续断加减主之。以上五证，但察其有滞无虚，方是真实。若或兼虚，弗得任行克伐。

凡妇人经行作痛挟虚者多，全实者少。即如：以可按、拒按及经前、经后辨虚实，固其大法也。然有气血本虚，而血未得行者，亦每拒按，故于经前亦常有此证，此以气虚血滞，无力流通而然。但察其形证脉息，凡涉虚弱不足，而经滞作痛者，惟用决津煎[33]、五物煎[34]加减主之，其效如神，或用四神散[35]之类亦可。若痛在经后者，多由血虚，当用大小营煎，随宜加减治之，或四物、八珍俱可用，然必察其寒热虚实以为佐使，自无不效。其有余滞未行者，惟决津煎为妙。凡妇人但遇经期，则必作痛，或食则呕吐，肢体困倦，或兼寒热者，是必素禀气血不足，止宜八珍汤、大营煎之类。若虚而寒甚者，宜理阴煎，渐加培补，久必自愈。有因带浊多而虚痛者，亦宜大小营煎，随其寒热加佐使主之。"

关于疼痛的病机，《素问·举痛论》说："经脉流行不止，环周不休，寒气入经而稽迟，涩而不行，客于脉外则血少，客于脉中则气不通，故卒然而痛。"说明无论什么部位发生疼痛，它的病灶，总是在经脉里。无论什么原因发生疼痛，它的病变，总是在气和血两个方面。特别是经期腹痛，那就更容易理解了。分析疼痛的病变，《举痛论》主要提出了五个方面，第一由于经脉蜷急："脉寒则蜷缩，蜷缩则脉绌急，绌急则外引小络，故卒然而痛。"第二由于寒热不和："寒气客于经脉之中，与炅气相搏则脉满，满则痛而不可按。"第三由于气血不通："脉不通，则气因之，故痛。"第四由于血脉虚涩："脉涩则血虚，血虚则痛，其俞注于心，故相引而痛。"第五由于阳衰阴竭："厥逆上泄，阴气竭，阳气未入，故卒然痛死不知人，气复返则生。"今之言痛者，辄以不通做定论，未免太狭小了。而且《举痛论》分析痛的病机凡十二条，主要都说因于寒，仅有一条是因于热。因于寒者，尚有虚和实的区分。虚寒，即由于阳气的不足；属于实证的，无论外感内生，都有阴寒邪气的存在。看来张介宾从虚实寒热以分析经期腹痛，是有其理论根据的。

6. 崩淋经漏

"崩漏不止，经乱之甚者也。盖乱则或前或后，漏则不时妄行。由漏而淋，由淋而崩，总因血病，而但以其微甚耳。《阴阳别论》曰：阴虚阳搏谓之崩。《百病始生篇》曰：阳络伤则血外溢，阴络伤则血内溢。故凡阳搏，必属阴虚，络伤必致血溢，知斯二者，而崩淋之意，及治疗之法，思过半矣。惟是阴虚之说，则但伤营气，无匪阴虚，而五脏之阴，皆能受病。故神伤则血无所主，病在心也。气伤则血无所从，病在肺也。意伤则不能统血摄血，病在脾也。魂伤则不能畜血藏血，病在肝也。志伤则不能固闭真阴，病在肾也。所以五脏皆有阴虚，五脏皆有阳搏。故病阴虚者，单以脏气受伤，血因之而失守也。病阳搏者，兼以火居阴分，血得热而妄行也。凡治此之法，宜审脏气，宜察阴阳。无火者，求其脏而培之补之；有火者，察其经而清之养之，此不易之良法也。然，有火者不得不清，但元气既虚，极多假热，设或不明真假，而误用寒凉，必复伤脾胃生气，日见殆矣。先贤有云：凡下血证须用四君子辈以收功。又云：若大吐血后，无以脉诊，当急用独参汤救之。厥旨深矣。故凡见血脱等证，必当用甘药先补脾胃，以益发生之气，盖甘能生血，甘能养营，但使脾胃气强，则阳生阴长，而血自归经矣。故曰脾统血。"

张介宾据《素问》"阴虚阳搏"之义，以阐发崩漏的病变。阴虚为五脏的亏损，阳搏为火热的亢乘，有由先阴虚而后阳搏者，有由先阳搏而后阴虚者，阴虚阳搏，往往是崩漏互为因果的病变，所以李梴亦说："崩漏之由，虚与热而已。"张介宾谓："无火者，求其脏而培之补之；有火者，察其经而清之养之，此不易之良法。"但临床所见，阴虚与阳搏同时存在的，不在少数，只是有的虚甚而火微，有的虚甚而火亦甚，故临证辨治，亦不能忽视兼补兼清之法。或以补虚为主，兼清其火；或以清火为主，兼补其虚。阴虚与阳搏，正不易截然两分也。

"治崩淋经漏之法：若阴虚血热妄行者，宜保阴煎、加减一阴煎。若火盛迫血妄行而无虚证者，宜徙薪饮[36]、黄芩散[37]加续断丹参。若血热兼滑者，宜保阴煎、槐榆散[38]、生地黄汤[39]。若肝经怒火动血者，加味四物汤。若肝经怒火动血，逆气未散者，化肝煎[40]或保阴煎加减主之。若血有滞，逆而妄行者，四物汤、丹参散[41]。若营气不足，血不能调而妄行者，五福饮、四物汤、四君子汤、八珍汤择宜用之。若脾气虚陷，不能收摄而脱血者，寿脾煎、归脾汤、四君子加芎归，再甚者，举元煎[42]。若脾肾虚寒，兼呕兼溏泻而畏寒者，理阴煎、五君子煎[43]、理中汤。若阳气大虚脱陷者，四维散[44]。若脾肾阴气不固者，固阴煎[45]、五阴煎、秘元煎。若肝胆气虚不能藏血者，必多惊恐畏怯，宜五福饮、七福饮、八珍汤，兼阳虚者，仍加姜桂。若去血过多，血脱气竭者，当速用独参汤提握其气，以防脱绝，或用当归补血汤。若崩淋既久，血滑不禁，宜涩宜固者，龙骨散[46]、如圣散[47]、七灰散[48]之类同人参兼用之。凡血淋治法，大约如前，但其臭秽脉滑者多火，宜从清凉；若腥臭清寒，脉细者多寒，必须温补，其或久病，则精去无穷，尾闾易竭，非大加培补不可，惟固阴煎及十全大补汤之类为宜。"

从来治崩漏的次第，首先是止血以塞其流，其次是清凉血热以澄其源，又其次是补养气血以复其旧。若止塞流而不澄其源，则炎上之火不可遏；若止澄源而不复其旧。则孤独之阳无以立，故本末不遗，前后不紊，方可言治。张介宾用龙骨散、如圣散、七灰散之类，所以塞其流也；徙薪饮、黄芩汤、保阴煎之类，所以澄其源也；七福饮、八珍汤、十全大补之类，所以复其旧也。故塞流、澄源、还旧三法，在治疗崩漏过程中，是不可或少的。

7. 血枯经闭

"血枯之与血隔，本自不同。盖隔者，阻隔也。枯者，枯竭也。阻隔者，因邪气之隔滞，血有所逆也。枯竭者，因冲任之亏败，源断其流也。凡妇女病损至旬月半载之后，则未有不闭经者。正因阴竭，所以血枯，枯之为义，无血而然。故或以羸弱，或以困倦，或以咳嗽，或以夜热，或以饮食减少，或以亡血失血，及一切无胀无痛，无阻无隔，而经有久不至者，即无非血枯经闭之候。欲其不枯，无如养营；欲以通之，无如克之。但使雪消，则春水自来，血盈则经脉自至，源泉混混，又孰有能阻之者？奈何今之修治者，不论有滞无滞，多兼开导之药，其有甚者，则专以桃仁、红花之类通利为事。岂知血滞者可通；血枯者不可通也。血既枯矣，而复通之，则枯者愈枯，其与榨干汁者何异？为不知枯字之义耳！为害不小，无或蹈此弊也。"

血既枯竭而经闭不行，究应如何滋润其枯竭而使经行呢？薛立斋强调要用不同的方法以滋其化源，他说：

"若饮食起居失宜，而脾胃虚损，当滋化源，而佐以乌贼丸[49]等药。若因脾土虚寒。而不能生血，宜补命门火。若服燥药，郁火内作，而津液消烁，宜清热养血。若脾胃亏损而气血虚，宜补中益气。若胃热消中，而血液耗损，宜清脾胃之火。若大便秘涩，小便清利而经不行，宜清胞络之火。若劳伤心火，血涸而经不行，宜补心养血。"[50]

看来，滋血枯化源之法，仍着重察其有火无火，有火者，甘寒清以润之；无火者，甘温调而补之。此大法也。

三、沈金鳌《带下篇》

沈金鳌，字芊绿，清乾隆无锡人，著《沈氏尊生书》七种[51]，《妇科玉尺》六卷，即七种之一，《带下篇》出于《玉尺》的卷五。沈氏说：

"带下之因有四：一因气虚，脾精不能上升而下陷也。一因胃中湿热，及痰流注于带脉，溢于膀胱，故下浊液也。一因伤于五脏，故下五色之带也。一因风寒入于胞门，或中经脉，流传脏腑而下也。然有赤白之分者何也？赤者属血、属热，热入小肠而成。若实热郁结，则为赤白兼下。白者属气、属寒，寒入大肠而成。因血少复亡其阳，故白滑之物下流。亦有湿痰流注下焦；或肝肾阴淫之湿；或缘惊恐而木乘土位，浊液下流；或色欲太甚，肾经亏损之故；或产多之妇，伤血伤液，皆能成带下之疾。宜概用莲须、杜仲、续断之辈。大抵属痰与热者居多，以湿热下注而化痰也，宜投止涩升提之品。寒者十无一二，宜投鹿角胶温涩之品。然总要健脾燥湿，升提胃气，佐以补涩，如茯苓、白术、柴胡、川芎之类。"

以上是沈金鳌所言带下的病因病机。从病因言，有湿热、寒湿之分；从病机言，总以脾气虚损，不能上升，而反下陷所致。盖脾气不虚，升降有常，清浊攸分，便无所谓湿。相反，升降失序，清浊不分，湿邪便由之而生。湿郁而化热，或热入于湿中，即为湿热，湿不热化，即为寒湿。故脾虚、湿热、寒湿三者，是造成带下病变的基本情况。至说："伤于五脏，故下五色之带"应从两方面来体会。首先是脾气虚损，可因他脏而引起，水寒太过可以影响脾，肝木太盛，心火蔓延，肺金燥热，无一不可以影响脾而亏损。其次是成带以后，也可以影响其他脏腑，而见各脏腑的兼证，即所谓五脏之带也。又谓"赤者属血属热，白者属气属寒"，这亦是辨证的传统概念，临证所见，往往如此。盖热多动血，血多则赤；寒则凝涩，无血则白，故以属气，均为事理之常。虽不必固执其说，但亦不能斥之为妄[52]。关于带下的辨证论治，沈氏分析尤精，他说：

"妇人多郁，郁则伤肝，肝伤则脾受克，湿土下陷，脾精不守，不能输为营血，而白物下流，宜开郁补脾。若色如浓泔臭秽者，湿热甚也，宜二术苓柏、半夏车前，佐以升提。下如鸡子白状，脾肾虚也，腰腿疲疼，面目浮肿，必脾肾双补，宜归脾丸、八味丸。妇人又多忧思恚怒伤损，心脾肺脏之火时发，血走不归经，而患赤白带下。白是脾虚，盖肝气郁，则脾受伤，脾伤则湿胜，皆由风木郁于地中使然耳，宜开提肝气，补助脾元，宜调中益气汤[53]加茯苓、枣仁、山药、苍术、黄柏、麦冬。或六味丸加杜仲、牛膝、牡蛎、海螵蛸。若阴虚火盛，则以滋阴清火为要，宜六味丸加五味子、枸杞、黄柏、车前、菟丝子。昔人云：崩中日久，变为白带，漏下多时，骨髓枯竭，何谓也？崩久则气血虚脱，故白滑之物下流不止也，必大补之。赤带多因心火时炽不已，久而阴血渐虚，中气渐损而下赤矣，必养心和肝，缓中凉血清气之品。若赤带久不止，必血虚矣，宜胶艾四物汤[54]加麦冬、杏仁、牡蛎。带下之因，不外乎此。"

以上七证，曰肝郁制脾，曰脾肾两虚，曰气血虚脱，曰血虚，均属无火的虚寒证。前两证往往因脾虚而湿盛，故于补脾之中，尤当燥湿。后两证多属纯虚，故只用温补足矣。曰阴虚火盛，曰心火时炽，曰湿热并甚，均属有火的实证，或虚中有实证。湿热并甚，概为实邪，故惟用燥湿清热之法；火炽而阴虚或血虚，既要泻火热炽盛之实，尤当滋养已经亏损的阴血之虚。在沈氏看来，这是辨识带下病证的几个主要方面，所以他说："带下之因，不外乎此。"但是临床所见的带下病，并不如此简单，还当做进一步的分析。沈氏说：

"其详更有可述者，如白带腥臭，多悲不乐，阳气虚衰者，大寒也，宜桂附汤[55]。脉息沉微，赤白带下，腹中痛，阴中亦痛，经来愆期，子宫虚冷，不能成孕者，寒甚也，宜元戎六合汤[56]。白带久不止，脐腹冷痛，阴中亦痛，经水不止，或因崩后，脉弱无力而痠痛，由于虚也，宜东垣固真丸[57]。产后去血多，经水不调，白带如倾，淋沥臭秽，亦由虚也，宜卫生汤[58]。内热脉数，赤白带下不止，由于热也，宜杞子生地。内火盛，阴虚烦热，而赤白带下，或七情所伤，脉数而下，亦由于热也，宜二黄三白汤[59]、白芷散[60]、或益母草末，酒服。肥人白带，阴户痛，身黄皮缓体重，阴中如水湿也，宜升麻燥湿汤[61]。湿而挟热，大便或泻或闭，小便塞，脉涩而气盛，湿热也，宜十枣汤[62]。下身畏冷，带下如鸡子白，脾肾虚愈也，宜补骨脂丸[63]加肉桂。漏血久冷，赤白带下，月水不调，面黄肌弱，经水或多或少，如栀子汁，如屋漏水，血虚而寒也，宜血虚带下方[64]。白带淫水不绝，精神虚损也，宜八珍汤加升麻、南星、半夏、陈皮、香附。血气不调，湿热白带，四肢倦怠，五心烦热，痰郁嘈杂也，宜解带散[65]。脉数而白带不止，七情所伤也，宜侧柏樗皮丸[66]。女人癥瘕痃癖，腹胀胸满，赤白带下，久患血气虚弱，萎黄无力，乃由寒湿也，宜大圣万安散[67]。赤白带下不止，燥热烦渴，由湿热郁于下焦之分也，宜宣明导水丸[68]。劳役过度，饮食不节，损伤脾胃，以致阳气下陷，白带久不止也，宜补中益气汤。时时带下，由胃虚有痰，饮食减少，中气不和也，宜六君子汤。健忘怔忡，惊悸不寐，怠惰体困，不思饮食，时常白带不止，由思虑过伤心脾也，宜归脾汤。脐下冷，撮痛，阴冷大寒，而白带时下也，宜延胡苦楝汤[69]。劳伤血脉，胞络受寒，小便白浊，日夜无度，脐腹疼痛，腰膝无力也，宜内金鹿茸丸[70]。癫疝，白带下注，脚气，腰以下冷，尿数，与白带长流而不禁固，肌瘦身重，面白，目无见，行步欹侧，腿膝枯细，大便闭，心下痞闷，懊憹，饮食不下，背寒，此上中下三阳真气俱竭也，故哕呕不止，为胃寒已极，脉沉紧而涩，按之空虚，为阴寒已极，宜酒煮当归丸[71]。老年白带白淫不止，日久淋沥，皆气多血少，虚寒力衰也，宜老年白带方[72]、十全大补汤加益智仁。室女带下纯白，冲任虚寒也，宜白蔹丸[73]。寡妇师尼室女，郁火盛炽，阴户或痒或痛，而成赤淋，乃血热也，宜泻膀胱之火，用赤淋丸[74]。其或白淋，则气虚也，宜乌金丸[75]、乌艾丸[76]。如是以治带病，宁有或遗哉！"

以上是广泛地就带下在临床上的复杂表现，进行辨证论治。有虚寒证，有实热证。属于虚寒者，有气虚、血虚、气血两虚、脾虚、肾虚、心脾两虚种种的不同；属于实热者，有湿盛、热盛、湿热两盛、寒湿俱盛、痰湿阻滞等的各殊。更有虚中夹实、寒热互呈等。要脉症参合，进行辨治，如补中益气汤，气虚证也；血虚带下方，血虚证也；卫生汤、八珍汤、十全大补汤等，气血两虚证也；六君子汤，脾虚证也；内金鹿茸丸、白蔹丸，肾虚证也；归脾汤，心脾两虚证也；升麻燥湿汤，湿盛证也；二黄三白汤、赤淋丸，热甚证也；宣明导水丸，湿热证也；大圣万安散，寒湿俱盛证也；解带散，痰湿证也。若桂附汤、延胡苦楝汤等，虚中有实，寒热互见之证也。

四、沈金鳌"乳病形证论"

乳房这个器官，虽男女皆有，但由于生理上的特殊关系，妇女的乳较男子尤具有重要地位，因此它的病变，向为妇科医学家所重视。沈金鳌的《妇科玉尺》既为人所称道，对于乳病形证的分析，亦较他家发挥要详明得多。他说：

"乳痈，肝气横逆，脾气消沮病也。乳房属胃，乳头属肝，人不知调养，忿怒所逆，郁闷所遇，厚味所奉，以致厥阴阴血不行，遂令窍闭而不通，阳明之血壅沸，更令热甚而化脓，是以结核而成乳证。此固女子常患之，而男子则稍有异者。盖女子常损肝胃，男子常损肝肾。故有怒火、房劳过度，以致肝燥肾虚，亦如女子结核肿痛者，此男女所以异而同，同而异也，当分别治之。"[77]

胃足阳明之脉，从缺盆下乳内廉，故乳房属胃；肝足厥阴经的募穴期门，在值乳二肋端，故乳头属肝。胃之水谷精微与肝所藏之血，均运输至此，而为乳汁化生的源泉。故肝病及胃，乳的病变，往往随之而起，金鳌所述，是比较扼要地提出了关于乳房的生理、病理概念。至于临床上常见的几种乳病，沈氏亦做了较细致的叙述，分述如下。

(一) 乳 痈

"若夫乳痈者，因忿怒郁闷，或厚味太过，致厥阴之气不行，窍不得通，阳明之血沸腾于内，热甚化脓。亦或所乳之子，口气多热，含乳而睡，热气所吹，遂生结毒。若初起时忍痛揉令稍软，吮令汁透，自可消散，失此不治，必成痈矣。古人治乳痈之法，必用青皮以疏肝滞，石膏以清胃热，甘草节以行瘀浊之血，瓜蒌实以消肿导毒，再加没药、角刺、橘叶、当归、金银花，以少酒佐之，此治实之法也，宜以一醉散[78]、芷贝膏[79]为主治。若气虚壅滞，不宜专任克伐，宜四君子汤加芎归升柴。若忧思伤脾，必扶脾理气，宜归脾汤加贝母、白芷、花粉、连翘、甘草节，水酒煎。若肝火郁结，成核肿痛，必理肝气、解郁结，方为正治，宜清肝解郁汤[80]、万金一醉膏[81]、神效瓜蒌散[82]、内托升麻汤[83]。虚者兼补，宜托里消毒。若初起焮痛寒热，宜发散表邪，宜内托升麻汤去肉桂，加薄荷、荆芥、羌活、白芷。肿焮痛甚，当清肝解毒，宜连翘橘叶汤[84]加柴胡。若胃气虚，或郁滞，饮食少进，急当扶胃，宜茯苓开胃散[85]。若形将溃时，两乳间生黑头疮，顶下作黑眼，急托里宣毒，使无内陷，宜内托升麻汤。若已溃而犹寒热不止，当疏导壅滞，宜内托十宣散[86]。若已溃而晡热，内热，当清火解毒，宜黄连解毒汤[87]。若遇劳肿痛，宜八物汤[88]加参芪术。过怒肿痛，宜八物汤加山栀。胃虚作呕，宜六君子汤加干姜、藿香。病不一，治亦不一，其详究焉。若溃腐日久，而至传囊，则惟补其元气而已，宜归脾汤。然或传囊至一半，必死，虽卢扁无济也。缪仲纯云：男子亦有患乳痈者，乃因房欲过度，肝旺血燥，肾虚精怯，不得上行所致，宜瓜蒌散[89]、十六味流气饮[90]。余证仿佛。女人所患，慎勿轻用清热败毒之剂。其言当切记也。"[91]

由于痈发在乳，故仍不离厥阴、阳明二经，气血两途。而于临床辨证，仍不外虚之与实。如用四君子汤、归脾汤、茯苓开胃散、内托升麻汤、六君子汤、八物汤等，皆为虚证一类，惟有虚在气、在血、在心、在脾、在胃之不同耳。如用连翘解毒汤、黄连解毒汤、一醉散、芷贝膏、神效瓜蒌散、连翘橘叶汤等，皆为实证一类，或为热毒、或为气滞、或为痰阻、或为血瘀，亦邪有各别。惟痈病既因气郁血壅所致，无论为虚为实，均不离疏利之一法，虚者，补而疏利之；实者，泻而疏利之。故一醉散、芷贝膏、清肝解郁汤、八物汤、瓜蒌散、十六味流气饮等，以及诸方的加减法，无不以疏利为主也。

（二）乳　岩

"乳岩者，乳根成隐核，大如棋子，不痒不痛，肉色不变，其人内热夜热，五心烦热，皆由忧郁闷怒，朝夕累积，肝气横逆，脾气消沮而成，至五六年、七八年之久，方成疮陷，以其疮形凹嵌，似岩穴之状，故名。是时虽饮食如常，必洞见五脏而死，盖至此而不可治矣，诚恶证也。须于初起之时，多服疏气行血之剂，以攻散之，方为良法，宜十六味流气饮，或加味逍遥散，或以追风逐湿膏贴而散之，亦称神剂。鹿角胶一味，消岩圣药，隔蒜灸妙。总当以初起时选用。而丹溪治乳岩法，用青皮四钱，水盏半，煎一盏，徐徐咽之，日一服，论者谓此方还应加贝母、橘叶、连翘、自然铜等药，良是。但如体弱人，终当酌量施治也。"[92]

乳痈与乳岩相较，乳痈尚有虚证、实证之分，乳岩则多属阴证，故金鳌以一味鹿胶称为圣药，毕竟乳岩究属难治之证，历代医家的经验都是如此。不过陈实功对乳岩的治疗，犹有其一套经验，录之以供参考。陈氏说：

"忧郁伤肝，思虑伤脾，积想在心，所愿不得志者，致经络痞涩，聚积成核。初如豆大，渐如棋子，半年一年，二载三载，不疼不痒，渐渐而大，始生疼痛，痛则无解，日后肿如堆栗，或如复碗，色紫气秽，渐渐溃烂，深者如岩穴，高者若泛莲，疼痛连心，出血作臭，其时五脏皆衰，四大不救，名曰乳岩。凡犯此者，百人百必死。如此证知觉若早，只可用清肝解郁汤或益气养营汤[93]。患者再加清心静养，无挂无碍，服药调理，只可苟延岁月。惟初生核时，急用艾灸核顶，待次日起泡，挑破，用铍针针入四分，用水蛭散[94]条插入核内，糊纸封盖，至十三日，其核自落，用红玉膏[95]生肌敛口，再当保养不发，结核不知疼痛，久而渐大，破后流污水，宜养血清肝。"[96]

从陈实功这段叙述看来，对于乳岩的诊治有三点：首先是要及时而治，愈早愈好。其次是重在舒肝解郁，益气养营。第三，治之稍晚，便难于治愈。沈金鳌对陈实功的意见是有所采取的。惟陈实功在初期用水蛭散药条的积极治法，有一定的指导意义。但仍需用于气血较壮实的人，如果体质孱弱，创口每每难于愈合，不能不加以注意。

（三）其他几种乳症

沈金鳌除阐发了乳痈、乳岩两病外，他还综述其他的几种乳病，略谓：

"妇女之疾关系最巨者，则莫如乳[97]。乳病最重者，莫如乳悬。因产后瘀血上攻，忽两乳伸长，细小如肠，一般垂下，直过小腹，痛不可忍，此危证也，亦奇证也。遍考古方，急用川芎、当归各一斤，浓煎汤，不时温服。再用二斤，逐渐烧烟，放桌子下，令病人曲身低头，将口鼻及病乳常吸烟气。未甚缩，再用一剂，犹不复旧，则如圣膏贴项上，无不愈。"[98]

"其有乳疬者，女子十三四岁，经脉将行，或一月两次，或过日不行，致生此疾，多生于寡薄虚弱之人，每乳上止有一核可治，若成串三四个即难疗，宜服败毒散加生地，再服黄矾丸，通用逍遥调经汤。"

"其有乳硬者，多因厚味湿热之痰，停畜膈间，与乳滞相搏而成。"

"又有滞乳，因儿口气吹嘘而成，又有拗怒气激滞而生者，煅石膏、瓜蒌子、甘草节、青皮，皆神效药也。然此病，若早治之立消，有月经时，悉是轻病者，到五六十岁，无月经时，不可作轻易看也。"

"其有未产而乳自出者，谓之乳泣。生子多不育。产后乳汁自出者，乃胃气虚，宜服补药止之，或治以漏芦散[99]亦可，以上皆不易作，而难治之病也。"[100]

"吹乳者，乳房结核，日渐肿大，不早治，便成痈疖，出脓血，皆由肝胃二经郁热滞血所致。或所乳之子，膈有滞痰，口气热，含乳睡卧，热气吹入乳窍，亦成结核。患此者，亦当于初起时，忍痛揉稍软，吮令汁透，亦自消散。然吹乳之生于产后者，名外吹乳，亦有生于产前者，名内吹乳，而治法则同，宜芷贝散、橘皮散[101]、立效散[102]、神效瓜蒌散、蒲公英酒。"[103]

以上共叙乳悬、乳疬、乳硬、滞乳、乳泣、吹乳六症，其说多本于陈自明《妇人良方》、朱震亨《格致余论》、楼英《医学纲目》等，虽无甚发明，却有其一定的临床心得，故特为综述如上。

五、武之望"前阴诸疾论"

妇女前阴诸疾，虽已见于《金匮要略》，但其论甚简，仅有"蛇床子散，温阴中坐药""少阴脉滑而数者，阴中即生疮，阴中蚀疮烂者，狼牙汤洗之""胃气下泄，阴吹而正喧，此谷气之实也，膏发煎导之"三条。到了巢元方的《诸病源候论》才记载了阴痒、阴肿、阴痛、阴疮、阴挺下脱、阴冷、阴中生息肉等病。陈自明著《妇人良方》又从而发挥之，妇人前阴诸疾的论述，粗具规模。清代之初，有关中武之望字叔卿者，又集诸家之说，而成《济阴纲目》十四卷，论前阴诸疾，既全面而又系统，可谓后来居上矣，兹述其有关五论如次。

（一）论阴户肿痛

"《良方》[104]论曰：妇人玉门嫩肿作痛，或寒热往来，憎寒壮热，其内证或小便涩滞，或腹内急痛，或小腹痞闷，或上攻两肋，或肺热重坠。若两拗小腹肿痛，肝经湿热壅滞也，用龙胆泻肝汤。玉门肿胀，肝火血虚也，用加味逍遥散及龙胆泻肝汤加木香。若概投散血攻毒之剂，则误甚矣。又曰：妇人阴肿，因胞络素虚，风邪客之，乘于阴部，血气相搏故也。薛氏[105]曰：妇人阴肿，若气血虚弱，用补中益气汤，举而补之；肝经湿热，用龙胆泻肝汤，渗而清之。李氏[106]曰：阴户两傍肿痛，手足不能舒伸者，用四物汤入乳香末同捣成饼，安阴中，立效。阴肿痛极，便秘欲死者，枳橘熨。但肿痛者，四物汤加柴胡、山栀、牡丹皮、龙胆草。如时常阴肿者，四物汤加藁本、防风。阴户肿痛不闭者，逍遥散、十全大补汤。肿消不闭者，补中益气汤。肿痛者，加山栀、牡丹皮。湿痒出水又痛者，忧思过也，归脾汤加柴胡、山栀、牡丹皮、芍药、生甘草。溃烂者，逍遥散。阴户肿痛不闭，寒热尿涩，体倦少食者，补中益气汤加升麻柴胡至一钱，量入茯苓、山栀。阴户不闭，小便淋沥，腹中一物攻动胀痛者，逍遥散加柴胡、山栀、车前子。"

阴户为宗筋之所会，宗筋统属之于肝，故前阴诸疾，常从肝经进行分析，凡肿痛甚者，多为肝经的湿热郁滞所致，龙胆泻肝汤诸证属之。肝藏血而具相火，如血不足而火动者，则筋膜燥急而痛，四物汤或逍遥散加味诸证多属之。前阴痛而玉户不闭，则多属虚证，特别是气虚，补中益气汤诸证属之。

（二）论阴痒生虫

"《大全》云：妇人阴痒者，是虫在肝，或三虫在于肠胃之间，因脏虚，三虫动作，蚀于阴内，其虫作热，微则为痒，重者乃痛也。薛氏曰：前证属肝经所化，当用龙胆泻肝汤、逍遥散以主其内，外以桃仁研粉和雄黄末，或鸡肝内阴中，以制其虫。一妇人胸膈不利，内热作渴，饮食不甘，肢体倦怠，阴中闷痒，小便赤涩，此郁怒伤肝脾所致，用归脾汤加山栀而愈。复因怒，患处并小腹胀痛，用小柴胡加山栀、芎、归、芍药，痛止，用逍遥散加山栀子而愈。又因劳役，患处肿胀，小便仍涩，用补中益气加山栀、茯苓、丹皮而痊。一妇人阴内痛痒，不时出水，食少体倦，此肝脾气虚，湿热下注，用归脾汤加丹皮、山栀、芍药、甘草主之而安。一妇人阴内痒痛，内热倦怠，饮食少思，此肝脾郁怒，元气亏损，湿热所致，用参、芪、归、术、陈皮、柴胡、炒栀、车前、升麻、芍药、丹皮、茯苓而痊。若阴中有虫痒痛，亦属肝木，以桃仁、雄黄研纳阴中以杀之，仍用清肝解郁之药，有以鸡肝纳之者，乃取虫之法也。一方，捣新桃叶绵裹纳阴中，日三两易。李氏曰：阴中生虫䘌如小蛆者，乃湿热甚而心气又郁，气血凝滞而生，宜藿香养胃汤[107]、补心汤[108]、硫鲤丸[109]，外用生艾汁调雄黄末，烧烟熏之，更用雄黄锐散纳阴中。阴中生细虫，痒不可忍，蚀入脏腑即死，令人发寒热，与劳证相似，先以蛇床子煎汤，洗净拭干，后用梓树皮焙干为末，入枯矾四分之一，麝香少许，敷之立效。"

《素问·痿论》说："阴阳总宗筋之会，会于气街，而阳明为之长，故阳明虚则宗筋纵。"宗筋聚于前阴，而前阴亦为足三阴、阳明、少阳诸经之所会。因而肠胃湿热生虫，可蚀于阴中，而成阴痒诸疾。综其大要，造成阴痒的病变，不外三种：湿热生虫一也，诸制虫方属之；肝气郁滞二也，逍遥散诸证属之；劳倦气虚三也，补中益气汤诸证属之。三者之中，往往都兼有湿热，因而燥湿清热，是治阴痒的常法。

（三）论阴户生疮

"《大全》云：妇人少阴脉数而滑者，阴中有疮，名曰𧏾，或痛或痒，如虫行状，脓水淋沥，亦有阴蚀几尽者，皆由心神烦郁，脾胃虚弱，气血涩滞耳！故《经》云：诸痛痒疮，皆属于心。又云：阳明主肌肉，治之当补心养胃，外以熏洗坐导药治之乃可。薛氏曰：妇人阴中生疮，乃七情郁火，伤损肝脾，湿热下注。其外症，有阴中舒出如蛇，俗呼阴挺，有翻突如饼，俗呼阴菌，亦有如鸡冠花，亦有生诸虫，亦有肿痛湿痒，溃烂出水，胀闷脱坠者。其内证，口干内热，体倦，经候不调，或饮食无味，晡热发热，胸膈不利，胁肋不调，小腹痞胀，赤白带下，小水淋涩。其治法，肿痛者，宜用四物汤加柴胡、山栀、牡丹皮、龙胆草。温痒者，宜用归脾汤加山栀、牡丹皮、柴胡。淋涩者，宜用龙胆泻肝汤加白术、牡丹皮。溃腐者，宜用加味逍遥散。肿闷脱坠者，宜用补中益气汤加山栀、牡丹皮，佐以外治之法。"

阴户生疮，总属阴经之火动于下焦所致。正如汪淇所评云："若论诸痛痒疮，当从手少阴；若以疮在下部，当从足少阴。"亦即此义。不仅仅是足少阴之火，下焦肝胆之火动者，亦复不少。其辨治之法，以肿痛属血虚肝热，故用四物汤加诸泻火之品；温痒者为脾虚肝热，故用归脾汤加清肝之剂；淋涩属肝肾有热，故用龙胆泻肝汤加味；腐溃属肝脾，故用加味逍遥散；肿脱为中气不举，阴火上乘，故用补中益气汤加山栀、丹皮。

（四）论阴挺下脱

"《大全》云：妇人阴挺下脱，或因胞络伤损，或因子脏虚冷，或因分娩用力所致。薛氏曰：阴挺下脱，当升补元气为主。若肝脾郁结，气虚下陷，用补中益气汤。若肝火湿热，小便涩滞，用龙胆泻肝汤。一妇人阴中突出如菌，四围肿痛，小便频数，内热晡热，似痒似痛，小便重坠，此肝脾郁结，盖肝火湿热而肿痛，脾虚下陷而重坠也。先以补中益气汤加山栀、茯苓、车前子、青皮，以清肝火升脾气，更以加味归脾汤调理脾郁，外以生猪脂和藜芦末涂之而收。一妇人阴中挺出五寸许，闷痛重坠，水出淋沥，小便涩滞。

夕与龙胆泻肝汤分利湿热，朝与补中益气汤开补脾气，诸证渐愈，再与归脾汤加山栀、川芎、茯苓、黄柏间服，调理而愈。后因劳役或怒气，下部湿痒，小水不利，仍用前药即愈。"

阴挺下脱，即子脏脱出之证。有因中气下陷，而不能升举者；有因湿热下注，而郁滞重坠者。前者宜补中益气汤，后者宜龙胆泻肝汤。中气不举而兼有湿热者，益气升举为主，兼泻其湿热；湿热下注而失其生发者，渗利湿热之后，再继以生发，益气以扶脾为先，泻热以抑肝为要。惟肝郁者，必须舒散；湿滞者，尤当淡渗，此治阴挺之大法。

（五）论阴冷

"《良方》云：妇人阴冷，因劳伤子脏，风冷客之也。薛氏曰：阴冷属肝经有湿热，外乘风冷所致。若小便涩滞，或小腹痞满，用龙胆泻肝汤。若内热寒热，或经候不调，用加味逍遥散。若寒热体倦，饮食少思，用加味四君子汤。若郁怒发热，少寐懒食，用加味归脾汤。一妇人阴中寒冷，小便黄涩，内热寒热，口苦胁胀，此因肝经湿热，用龙胆汤祛利湿热，用加味逍遥散调补气血而安。一妇人所患同前，更寒热呕吐，两股肿痛，先用小柴胡加山栀一剂，寒热呕吐顿止，次用龙胆泻肝汤一剂顿消。一妇人阴中寒冷，小便澄清，腹中亦冷，饮食少思，大便不实，下元虚冷，治以八味丸，月余饮食渐加，大便渐实，又月余，诸证悉愈。"

"劳伤子脏，风冷客之"，是阴冷的基本病变。所谓劳伤，即劳倦亏损，气血不足，特别是阳气的不足。所客之风冷，当以寒湿之邪为多。有阳虚而寒湿盛者，有虚寒者，皆宜以温药调治之，正如八味丸之类。若因湿热而阴冷，亦应该是湿胜于热，龙胆泻肝汤究宜慎用少用。

注释

[1] 出《素问》卷一。

[2] 出《素问》卷十二。

[3]《素问·阴阳别论》："二阳之病发心脾，有不得隐曲，女子不月。"

[4]《类经·藏象类·有子无子女尽七七男尽八八》注。

[5] 王子亨，名贶，宋，宣和中考城人，著《全生指迷方》四卷。

[6] 初虞世，字和甫，宋，灵泉山人，著《古今录验养生必用方》三卷。

［7］清化饮：芍药、麦冬、丹皮、茯苓、黄芩、生地、石斛。（《景岳新方·因阵》）

［8］抽薪饮：黄芩、石斛、木通、栀子、黄柏、枳壳、泽泻、甘草。（《景岳新方·寒阵》）

［9］保阴煎：生地、熟地、芍药、山药、续断、黄芩、黄柏、生甘草。（同上）

［10］大营煎：当归、熟地、枸杞、炙甘草、杜仲、牛膝、肉桂。（《景岳新方·补阵》）

［11］大补元煎：人参、山药、熟地、杜仲、当归、山茱萸、枸杞、炙甘草。（同上）

［12］五福饮：人参、熟地、当归、白术、炙甘草。（同上）

［13］加味四物汤：当归、五味子、熟地、麦冬、黄柏、苍术、白芍药、川芎、人参、黄连、杜仲、牛膝、知母。（《景岳古方·补阵》）

［14］加减一阴煎：生地、芍药、麦冬、熟地、炙甘草、知母、地骨皮。（《景岳新方·补阵》）

［15］滋阴八味丸：山药、丹皮、茯苓、山茱萸、泽泻、黄柏、熟地、知母。（《景岳新方·寒阵》）

［16］见［10］注。

［17］理阴煎：熟地、当归、炙甘草、干姜，或加肉桂。（《景岳新方·热阵》）

［18］小营煎：当归、熟地、芍药、山药、枸杞、炙甘草。（《景岳新方·补阵》）

［19］六物煎：炙甘草、当归、熟地、川芎、芍药、人参。（《景岳新方·因阵》）

［20］七福饮：即五福饮加枣仁、远志。（《景岳新方·补阵》）

［21］温胃饮：人参、白术、扁豆、陈皮、干姜、炙甘草、当归。（《景岳新方·热阵》）

［22］寿脾煎：白术、当归、山药、炙甘草、枣仁、远志、干姜、莲肉、人参。（《景岳新方·热阵》）

［23］秘元煎：远志、山药、芡实、枣仁、白术、茯苓、炙甘草、人参、五味、金樱子。（《景岳新方·因阵》）

［24］三阴煎：当归、熟地、炙甘草、芍药、枣仁、人参。（《景岳新方·补阵》）

［25］一阴煎：生地、熟地、芍药、麦冬、甘草、牛膝、丹参。（同上）

［26］二阴煎：生地、麦冬、枣仁、生甘草、玄参、黄连、茯苓、木通。（同上）

［27］四阴煎：生地、麦冬、白芍、百合、沙参、生甘草、茯苓。（同上）

［28］五阴煎：熟地、山药、扁豆、炙甘草、茯苓、芍药、五味子、人参、白术。（同上）

［29］调经饮：当归、牛膝、山楂、香附、青皮、茯苓。（《景岳新方·因阵》）

［30］排气饮：陈皮、木香、藿香、香附、枳壳、泽泻、乌药、厚朴。（《景岳新方·

〔31〕通瘀煎：归尾、山楂、香附、红花、乌药、青皮、木香、泽泻。（《景岳新方·因阵》）

〔32〕和胃饮：陈皮、厚朴、干姜、炙甘草。（《景岳新方·和阵》）

〔33〕决津煎：当归、泽泻、牛膝、肉桂、熟地、乌药。（《景岳新方·因阵》）

〔34〕五物煎：当归、熟地、芍药、川芎、肉桂。（同上）

〔35〕四神散：当归、川芎、芍药、炮姜。（《景岳全书·妇人规古方》）

〔36〕徒薪饮：陈皮、黄芩、麦冬、芍药、黄柏、茯苓、牡丹皮。（《景岳新方·寒阵》）

〔37〕黄芩散：又名子芩散，条黄芩不拘多少（《景岳全书·妇人规古方》）

〔38〕槐榆散：槐花、地榆。（同上）

〔39〕生地黄汤：生地、当归、黄芪、甘草、麻黄根、浮小麦、黄连、黄芩、黄柏。（《景岳古方·寒阵》）

〔40〕化肝煎：青皮、陈皮、芍药、丹皮、栀子、泽泻、土贝母。（《景岳新方·寒阵》）

〔41〕丹参散：丹参。（《景岳全书·妇人规古方》）

〔42〕举元煎：人参、黄芪、炙甘草、升麻、白术。（《景岳新方·补阵》）

〔43〕五君子煎：人参、白术、茯苓、炙甘草、干姜。（《景岳新方·热阵》）

〔44〕四维散：人参、制附子、干姜、炙甘草、乌梅肉。（同上）

〔45〕固阴煎：人参、熟地、山药、山茱萸、远志、炙甘草、五味子、菟丝子。（《景岳新方·固阵》）

〔46〕龙骨散：龙骨、当归、香附、棕毛灰。（《景岳全书·妇人规古方》）

〔47〕如圣散：棕榈子、乌梅、干姜。（同上）

〔48〕七灰散：莲蓬壳，罂粟壳、腌蟹壳、益母草、旱莲草、棕毛叶、藕节，烧灰存性。（同上）

〔49〕乌贼鱼骨丸：乌贼鱼骨（去甲）四两，蘑如一两，为末，以雀卵丸小豆大，每服五丸，加至十丸，鲍鱼煎汤下，以饭压之。（见《薛注妇人良方·血枯方论第十》，本出《素问·腹中论》）

〔50〕见《薛注妇人良方·血枯方论》。

〔51〕《沈氏尊生书》七十二卷，计《脉系统类》一卷，《诸脉主病诗》一卷，《杂病源流犀烛》三十卷，《伤寒论纲目》十八卷，《妇科玉尺》六卷，《幼科释谜》六卷，《要药分剂》十卷，共七种。

〔52〕恽铁樵《妇科大略·带下总论》云："至于带下白色者，谓属于气分；红色者，

谓属于血分，则犹是头脑颠顶之谈，不足与言进化。"

[53] 调中益气汤：黄芪、人参、甘草、苍术、柴胡、橘皮、升麻、木香。（《脾胃论》）

[54] 胶艾四物汤：四物汤加阿胶、艾叶。（《和剂局方》）

[55] 桂附汤：肉桂、附子、黄柏、知母。

[56] 元戎六合汤：四物汤加肉桂、附子。又一方，四物汤加茴香、肉桂。

[57] 东垣固真丸：白石脂、柴胡、龙骨、当归、炮姜、黄柏、白芍，糊丸。

[58] 卫生汤：白芍、当归、黄芪、甘草。

[59] 二黄三白汤：扁柏、黄连、黄柏、香附、白石脂、白术、白芍、椿白皮。

[60] 白芷散：白芷、海螵蛸、胎发灰。

[61] 升麻燥湿汤：待查。

[62] 十枣汤：大戟、芫花、甘遂、红大枣。

[63] 补骨脂丸：补骨脂、杜仲、牡蛎、五味子、车前子、艾叶。

[64] 血虚带下方：四君子汤、四物汤、陈皮、杜仲、黄芪、香附、砂仁、黄柏、知母。

[65] 解带散：当归、香附、白芍、白术、茯苓、苍术、陈皮、丹皮、川芎、延胡索、炙甘草、生姜。

[66] 侧柏樗皮丸：椿根皮、香附、白芍、白术、侧柏叶、川连、黄柏、白芷灰，糊丸。

[67] 大圣万安散：白术、木香、胡椒、陈皮、黄芪、桑皮、木通、白牵牛子。

[68] 宣明导水丸：大黄、黄芩、黑牵牛头末、滑石，水泛为丸。

[69] 延胡苦楝汤：延胡索、苦楝子、黄柏、附子、肉桂、炙甘草、熟地。

[70] 内金鹿茸丸：鹿茸、黄芪、五味子、鸡内金、肉苁蓉、远志、牡蛎、桑螵蛸、龙骨、附子。

[71] 酒煮当归丸：当归、茴香、附子、良姜四味酒煮后焙干研末，入黄柏、丁香、全蝎、柴胡、升麻、木香、苦楝子、炙甘草、延胡索共末，酒煮面糊为丸。

[72] 老年白带方：黄柏、五味子、杜仲、萸肉、补骨脂、牡蛎、香附、砂仁、川椒、川芎、茯苓、车前子、陈艾、阿胶、白芍、鹿角胶。

[73] 白蔹丸：鹿茸、白蔹、狗脊、陈艾。

[74] 赤淋丸：茯苓、生地、知母、黄柏、续断、杜仲、丹参、甘草、白芍。

[75] 乌金丸：乌头、附子、莪术、艾叶、熟地、当归、白芍、川芎。

[76] 乌艾丸：乌药、艾叶、香附，醋糊丸。

[77] 见《沈氏尊生书·杂病源流犀烛·胸膈脊背乳病源流》。

[78] 一醉散：甘草、没药、瓜蒌，酒三碗，煎碗半，作两次温服，重者再进一服，以瘥为度，或加当归、白芷、乳香尤妙，如要宣毒，加角刺一钱。

[79] 芷贝膏：白芷、贝母等分，每末一钱，酒调频服。结核以此为主，加川芎、当归、柴胡、升麻，此方治一切乳痈，频服不致溃脓。若无乳者，加漏芦，酒调服。

[80] 清肝解郁汤：人参、茯苓、贝母、熟地、柴胡、陈皮、川芎、丹皮、白芍、白术、山栀、当归、炙草。

[81] 万金一醉膏：即一醉散。

[82] 神效瓜蒌散：当归、生甘草、乳香、没药、瓜蒌，水酒煎，一方有穿山甲，一方诸药为末，入瓜蒌内，重纸封，微火煅存性，为末，每用二钱，酒下。

[83] 内托升麻汤：升麻、葛根、连翘、黄芪、炙草、当归、牛蒡子、肉桂、黄柏。

[84] 连翘橘叶汤：川芎、连翘、角刺、金银花、橘叶、青皮、桃仁、甘草节。

[85] 茯苓开胃散：茯苓、炙甘草、麸炒枳壳，为末，每服一钱，盐汤下。

[86] 内托十宣散：当归、人参、防风、桔梗、川芎、肉桂、黄芪、甘草、白芷、厚朴。水煎服，或为末，木香汤或酒下亦可。

[87] 黄连解毒汤：黄连、黄芩、黄柏、山栀子。

[88] 八物汤：四物汤加延胡索、苦楝子、木香、槟榔。

[89] 瓜蒌散：瓜蒌仁、青皮、石膏、金银花、甘草、没药、归尾、角刺，共为末，以橘叶打汁二匙冲，水酒煎。

[90] 十六味流气饮：人参、黄芪、当归、川芎、肉桂、厚朴、白芷、甘草、防风、乌药、槟榔、白芍、枳壳、木香、桔梗、紫苏。食后服，由忿怒，加青皮。

[91] [92] 出《沈氏尊生书·杂病源流犀烛·胸膈脊背乳病源流》。

[93] 益气养营汤：人参、茯苓、陈皮、贝母、香附、当归、川芎、赤芍、熟地、白芍、甘草、桔梗、白术、生姜、大枣。

[94] 水蛳散：大田螺五枚，去壳，线穿，日中晒干，白砒一钱二分，面裹煨熟，硇砂三分，用晒干螺肉，切片同煨熟，白砒研为细末，加硇片再碾，小罐密收，凡用时先用艾灸核上七壮，次候灸疮起泡，以小针挑破，将前药一二厘，津唾调成饼，贴灸顶上，用棉纸以厚糊封贴核上，勿动泄气，七日后四边有裂缝，再七日其核自落，换搽红玉膏，内服补药，并助完口。

[95] 生肌红玉膏：甘草一两二钱，瓜儿血竭、轻粉各四两，当归身、白蜡各二两，白芷五钱，紫草二钱，麻油一斤。先用甘草、当归、紫草、白芷四味，入油内浸三日，大杓内慢火熬药微枯色，细绢滤清，将油复入杓内，煎滚，下整血竭，化尽，次下白蜡，微火，亦化完，用茶盅四枚，预顿水中，将膏分作四处，倾入钟内，候片时方下，研极细轻粉，每钟内投和一钱，搅匀，候至一伏时取起，不得加减，致取不效。

[96] 见《外科正宗》。

[97]《妇科玉尺·杂病》。

[98]《沈氏尊生书·杂病源流犀烛·胸膈脊背乳病源流》。

[99] 漏芦散：漏芦二钱半，蛇蜕一条（烧），瓜蒌一个（煅），每末二钱，酒调下，稍倾食热羹汤助之。

[100]《妇科玉尺·杂病》。

[101] 橘皮散：去白陈皮麸炒为末、麝香，每末二钱，酒调服，一帖即止。

[102] 立效散：莴苣子、糯米各一合，细研，水一碗，入甘草末三分，捣匀煎，频频细口服。

[103]《沈氏尊生书·杂病源流犀烛·胸膈脊背乳病源流》。

[104] 即陈自明《妇人大全良方》。下同。

[105] 即薛己《校注妇人良方》。下同。

[106] 李梴《医学入门》。下同。

[107] 藿香养胃汤：藿香、白术、白茯苓、神曲、乌药、砂仁、苡仁、半夏曲、人参、荜澄茄、炙甘草、生姜、大枣。

[108] 补心汤：白茯苓、人参、前胡、半夏、川芎、枳壳、紫苏、桔梗、炙草、橘皮、干姜、当归、白芍、熟地黄。

[109] 硫鲤丸：大鲤鱼一个去头皮，硫黄一两，入鲤鱼腹内，黄泥固封，火煅烟尽为末，米糊丸梧子大，每二十丸，温酒下。

第三章　儿科学说

一、概　　说

《御览》七百二十二引《张仲景方序》，有《小儿颅囟方》三卷，而《宋志·钱乙传》言"乙始以《颅囟经》显"，则《颅囟经》当为我国最早之儿科专著矣。惜其书不传，直至宋代，儿科的专著始渐有传者，如钱仲阳《小儿药证直诀》、陈文中《小儿痘疹方》、无名氏《小儿卫生总微论方》，宋以前儿科论说，至此已汇为大观，特别是钱仲阳的《直诀》诸说，对儿科学的影响最大。正如《四库全书目录提要》所云：

"小儿经方，千古罕见，自乙始别为专门，而其书亦为幼科之鼻祖，后

3723

人得其绪论，往往有回生之功。如六味丸方，本后汉张机《金匮要略》所载崔氏八味丸，乙以为小儿纯阳，无须益火，除去肉桂附子二味，以为幼科补剂，明薛己承用其方，遂为直补真阴之圣药，其斟酌通变，动契精微，亦可以概见矣。"

钱乙治儿科学，首先从小儿脆弱的脏腑方面分析其常见病、多发病。又从某些多发病如惊搐、疮疹、发热、吐泻等，提出多种有效疗法，如治心热的导赤散，治肝热的泻青丸，治脾虚的益黄散等都是。

儿科中的痘疹学，向为历代医家所重视，初则钱仲阳近于凉解，陈文中偏于温补；朱震亨出，乃折衷其间，解毒、发表、和中三者兼用，一时医家翕然宗之。以后明之万密斋著《世医心法》，清之叶大椿著《痘学真传》，均为开示后学、最切实用的佳作。疹本为儿科中之一病，后来在儿科中竟蔚为大国；痘是疹科中的另一病，后来亦在疹科中蔚为大国。因这两病危害小儿生命最关紧要。故疹之为害，降而愈烈，治疹之法，亦降而益详，如谢朴斋之《麻科活人全书》与郑卜年之《郑氏瘄略》，夏云颖之《麻疹秘录》，孙安四之《阙待新论》，皆为名家专著，足资临证参考。近数十年来，交通日益发达，麻疹病毒常与喉证并发，故言治疹之法，又多与喉证相出入，扬州夏春农的《疫喉浅论》，孟河丁甘仁的《喉痧概论》，都是在发明这一问题的。种人痘之法，始见于朱纯嘏《痘疹定论》；种牛痘之法，始见于邱浩川《牛痘新书》。邱氏之书六传而至蒋致远，著有《牛痘要法》，在《白岳庵杂缀》中。种痘之在今日，业已普遍，天花已基本绝迹，故治痘之学，已不复为医家所重视了。

至于小儿的惊风，即古书所谓痉，后世立惊风之名，以施治疗，中肯者少，方中行著《痉书》一卷，历引《素问》《伤寒论》《金匮要略》以发明之，喻嘉言《医门法律》，程凤雏《慈幼筏》亦大阐其义，而于治法，至程霞飞《幼幼集成》始详，恽铁樵的惊风论，尤为切合实用。要之程凤雏与陈霞飞，不失为有清一代具有代表性的两大儿科学家。

二、石寿棠《儿科论》

石寿棠在所著的《医原》中，有"儿科论"一篇，从小儿具有生理上的特点出发，对于小儿的病机、诊察、议治各方面，都提出了独特的见解，治儿科学者读之，颇具有启示的作用，兹分述如下。

（一）小儿的体质

"小儿，春令也，木德也，花之苞，果之萼，稚阳未充，稚阴未长者也。稚阳未充，则肌肤疏薄，易于感触；稚阴未长，则脏腑柔嫩；易于传变，易于伤阴。故小儿病较大人尤重，尤当以存阴为第一义。夫存阴，非补阴之谓，凡辛燥升散，温燥苦涩消导，皆是耗伤阴液之药，往往阴液被伤，肝风内动，鼓痰上升，血不营筋，筋急拘挛，致成痉痪。稚阳不充，忌用苦寒，以苦寒善伐生生之气，且苦能化燥，化燥则又伤阴，不独伐生生之气已也。金石之品，善定神智，令人发呆，冰麝香燥走窜，最耗心液。《经》曰：石药发癫，芳草发狂[1]，不可不知。昔钱仲阳为小儿制六味丸，取酸甘化阴之义。酸，木味也；甘，土味也。木非水不生，非土不载，木实初结多酸，犹禀木之本味，成熟则纯甘，甲己合而化土，全得土之正味，五味惟甘为无毒，甘润得水土气足，故能滋液，仲阳允为小儿之司命者哉！乃世俗未推六气致病之理，未推六气最易化燥之理，见儿发热，不问何邪，概曰风寒，辄与辛燥升散，杂以苦温苦涩消导。吾乡尤误于薄荷、荆芥辛凉之说，下笔辄用，不知荆芥质燥气香，上升巅顶；薄荷质燥，辛辣异常，稍用三五分参于辛润剂中，以和格拒犹可，若独用多用频用，即薄荷一味，实足耗液，致成痉痪。乃见儿痉痪，便称惊风，乱投冰麝金石苦寒慓悍毒药，以为开窍镇惊，清热祛风。家传秘法，家藏丸丹，多系如此，误治甚多，殊堪悯恻。又或将惊字误作筋字之讹，挑筋刺血，强推强拿，其在富贵之家，酿祸尤速。尝见荐医荐方，接踵而至，此医用热，彼医用寒，一日之间，七方十剂遍尝，刀针金石全施，又或送鬼叫魂，此摇彼唤，使儿无片刻之安；重棉厚絮，炉火壶汤，使儿在热盒之内。花之苞也，果之萼也，其堪如此伤残也乎！嗟乎！是谁之误也？父母误之也。假设延一明理之医，对证施治，何能至于此极乎？吾乡鞠通先生悯儿之疾苦，作《解儿难》一册，其中分寒痉、风温痉、温热痉、暑痉、湿痉、燥痉六条，为六气致痉。分内伤饮食痉、本脏自病痉二条，为内伤痉。客忤痉条，为惊痉。又谓先感后痉者，即所谓惊风是也。病久致痉者，即俗所谓慢惊是也。又引《素问》太阳所至为痉[2]。痉者，强直之谓，后人所谓角弓反张是也。少阳所至为瘛[3]，瘛者，蠕动引缩之谓，后人所谓抽掣搐搦是也。愚细玩诸条，不外燥湿二字，又终归于燥之一字。然则，六气最易化燥，小儿尤易化燥之说，此岂余之私见哉！"

稚阳未充，稚阴未长，这是小儿的生理特点。稚阳未充，则卫外之力弱，而易于感邪；稚阴未长，则五脏之藏精少，而易于传变。故以喻为花之苞、果之蕚。这一思想，还是来源于吴瑭。吴氏说：

"古称小儿纯阳，此丹灶家言，谓其未曾破身耳，非盛阳之谓。小儿稚阳未充，稚阴未长者也。"[4]

惟其阴阳两稚，生化之机未壮，故易津少而燥，燥则风痉诸病以起。而辛散、温燥、苦涩诸剂之对于小儿，便当慎用也。

（二）小儿的病变

"寒与燥同源，风寒乃天地干结之气，干则化燥最速，故《经》谓伤寒为热病之类。[5]风与热皆属阳邪。风温、温热，为温燥之气。暑有热有湿，为燥中夹湿之气。湿与燥相反，湿不能作痉，故湿痉一条，本论亦曰湿性阴柔，不能致强，初起之湿痉，必兼风而成[6]。兼风寒者，主寒燥搏湿治；兼风热者，主风燥搏湿治。燥乃正秋之时，金风骤起，草木黄落，为凉燥搏束之气。比伤寒较轻。又有暑湿内伏、凉燥外束，又为燥邪搏湿之气。所谓六气之邪不外燥湿，而燥为尤重者，此也。内伤饮食痉，由儿之父母，爱惜过甚，不能为儿节制饮食。饮食不节，则脾郁不舒，脾困则不能为胃行其津液，而湿渐停矣。湿停则泄泻，泄泻久则伤脾，脾伤则血无生化之源，化源既薄，血液日虚，肝失所养，肝阳鼓动，内风辄发，木来乘土，蠕动引缩，此由湿化燥之病，即俗所谓慢惊、慢脾风是也。慢脾风者，因脾慢而致生肝风者也。本脏自病痉，由于儿之先天薄弱，父母又爱惜过甚，恐儿之寒，著以厚衣，覆以厚被，冬月设以围炉，致儿每日出汗，汗多则亡血，血燥则生风。或又因儿常啼去泪，泪为肝液，液去阴伤，肝阳鼓动，内风辄发，见蠕动引缩之象。然本脏自病，又为六气致痉之根，一感外邪，内风随动，即成痉瘛。此内伤二痉，不外燥湿，而又终于化燥者也。古语云：欲得小儿安，常带三分饥与寒。此为惜儿秘诀。盖饥非饿也，饮食清淡有节耳！寒非冻也，不宜厚絮重棉，盒成热病耳。客忤一痉，瑟庵先生云：世俗妄传惊风之证，惟此乃略副其名。此由儿之心胆血虚神怯，偶有所惊，即以致痉。所谓风者，非外风也，乃内动之肝风为病耳！见证或有汗，或无汗，面色时青时赤，畏见异言异服，梦中呓语，手足搐搦，与六气致痉，神气昏愦者不同，此更为血燥生风之证。余谓小儿诸病，不外燥湿，而又终归于燥者，固实有明征也。"

以上是从外感内伤诸痉的病变，来说明小儿诸病不外燥湿，而又终归于燥的理论。寒之所以化燥，是由于干结的结果。风热暑之所以化燥，是由于阳邪伤阴的结果。湿之所以化燥，谓由必兼风邪而致。其实，湿邪阻滞于经脉，失去津液的濡养而燥化也。似此六气皆能化燥之说，与河间六气化火之说，颇有相似处。

（三）小儿的诊法

"至于看法，以色诊为第一。凡神充色泽者，天真必厚，易养而少病。神怯神瞪，面色惨淡枯瘁，唇红不泽者，禀赋必薄，难养而多病。再看其先后天气质，如先天亏者，必囟门难合，或齿迟、语迟、行迟，或项软发穗，青络常露之类是也。后天亏者，必食少化迟，腹膨泄泻，面色唇舌淡白之类是也。又有看虎口纹法，起于滑氏伯仁，歌曰：小儿三岁下，虎口看三关。紫热红伤寒，青惊白是疳。淡红淡黄者，斯为无病看。又谓：纹见下节，风关为轻；纹见中节，气关为重；纹见上节，命关为危。直透三关为大危。世俗推拿一科，从之为法，但滑氏及幼科诸书，均未推原其故，愚按《灵枢经》云：经脉者，常不可见也，其虚实也，以气口知之。脉之见者，皆络脉也。凡诊络脉，色青则寒且痛，赤则有热。胃中寒，鱼际络多青；胃中热，鱼际络红，其暴黑者，留久痹也。其有赤、有黑、有青者，寒热气也。其青短者，少气也。[7]诊虎口之说，盖本乎此。但《内经》指百病而言，不专指小儿一科，彼滑氏男左女右之说，未免拘执。且红伤寒之说，显与《经》背，至以络脉所见之长短，审病之浅深，固属法程，而风、气、命三字，又未免杜撰。夏禹铸谓小儿亦以四诊为法，望色、望苗窍为第一，此说于理甚是。盖病之传变不常，即《内经》以色诊络之说，亦不可拘。惟手络不宜暴露，是为要诀，以过露为血燥生风候也。推拿一法，即《内经》按摩法。小儿惟内伤饮食一证，轻摩其腹，取其转运，可冀小效，若他病用之，则非徒无益，而又害之矣。针灸法为《灵枢经》所重，但从无挑手络之理。惟霍乱一证，因气闭以致血闭，其络色青黑者，即《内经》其暴黑者，留久痹也之说，当针尺泽（膀弯）曲池（腿弯）二穴，以通气血，立时有效。此外，非深于针法者，皆不可妄针，致伤脉络。"

诊小儿虎口法，的是诊络法的内容之一。第诊络脉之法，不仅见于《灵枢·经脉》篇，他如《论疾诊尺》《血络论》，《素问》之《经络论》《皮部论》《平人气象论》诸篇，也有论述。大抵络脉之纹见于虎口，皮厚则纹隐，皮薄则纹显，血盛则色浓，血少则色淡，气旺则血温而色活，气怯则血寒而色滞。这些都关系于体质强弱的表现。至于发生了病变，血为邪热所沸则色赤，甚至发紫，血瘀而为邪热所腐则色黑，血少而气寒则色白，血滞而气寒则色青。惟淡红淡黄，若隐若见而鲜润者，主无病，这些都为多年来的临床验证所证实。至于风、气、命三关之说，是否即可以"杜撰"而否定之？还有待于不断地临床检验和进一步的实验研究。为什么要分为三关呢？《诊家正眼》云：

"食指第一节寅位为风关，脉见为病浅易治；第二节卯位为气关，脉见为病深难治；第三节辰位为命关，脉见为病危难治多死。"
寅卯为木之气，故以风气名之，辰则为土之位，病邪由风木而及于脾土，故为病邪重笃的表现。再以脉纹的长短论，病纹仅见于一关，则短而浅；病气溢于三关，则长而深，此皆最易于理解者。

（四）小儿病的辨治

"至于认证，总以燥湿二气为提纲，以因风、因寒、因暑为机括，以化火、未化火为传变，以伤阴之轻重为用药之浅深。春山先生谓痘疹为燥火之甚者也。其次当以痉病为重。痉病多由燥热化风，虽名曰风，实是肝阳为病耳。筋失滋养，故致强急，全现燥象，治法与大人无异，不必另立法门，试举其大略言之。风寒、燥邪初起，发热无汗，无论痉与不痉，治以辛润，如杏仁、牛蒡、桔梗之类。寒重者加以温润，如葱白、豆豉、鲜生姜之类。风

3728

温、温热治以辛凉，于前辛润法中，酌加微苦之品，如桑叶、蒌皮、栀皮、连翘、蔗皮、梨皮、南沙参之类。热重酌加凉润轻品，如银花、菊花、知母、羚羊角、片竹叶、芦根、梨汁、蔗汁之类。客邪鼓动内风，痰涎上蒙清窍，厥时冒不知人，或发痉、发瘛，前法必佐辛润以开内闭，如芥子、鲜石菖蒲、姜汁之类。痰涎闭窍，热痰加贝母、天竹黄、花粉、蒌仁、胆星、竹沥、姜汁之类。湿痰加半夏、蜜炙橘红之类。燥火甚者，清燥救肺汤在所必用。夹暑夹湿者，加以辛淡，如蔻皮、蔻仁、通草、赤苓、淡竹叶、滑石、鲜荷叶、扁豆花之类。夹湿热者，加姜汁炒木通、姜汁炒黄连之类，苦辛开化。阴液亏极者，色瘁窍干，无涕无泪，口痉不能言语，宜速救液，如生地、麦冬、元参、鲜首乌、阿胶、鸡子黄、鲜石斛、玉竹、女贞子、龟板、牡蛎、决明、燕菜之类。液虚燥甚者，必多进方回，切勿中途易法，致之不救。其有液虚燥极，又有痰热闭窍，暑湿内伏者，不妨于养液剂中，参以辛润开窍豁痰，辛润又能行水去湿。医不执方，合宜而用，病纯药纯，病杂药杂，细玩汉人方法，活活泼泼，如珠走盘，其神妙有不可测者。凡此皆治六气致病之大略也。若本脏自痉病，亦不外救液润燥一法。内伤饮食痉，在湿未化燥时，即须预防后来变痉，及早节制饮食，健运脾阳，如参苓白术散、八仙糕[8]、一味鸡金散之类。若已化燥，又须参以甘平微润，如制首乌、山药、扁豆、沙苑子、枸杞、菟丝、枣仁、阿胶、龟板、淡菜、燕菜之类。但此病阴阳两伤，燥湿并病，多不能救。客忤痉，由血虚神怯而起，审其实有所因，别无它病，用复脉去参桂枣姜，加枣仁、牡蛎。汗多神不宁，时有恐惧者，加煅龙骨、整琥珀、整块朱砂，取其气，不取其质，自无流弊。

　　疳积一症，鞠通先生谓疳者干也，干生于湿，与内伤饮食痉同一病因。夫干生于湿，病之所由起也。而湿已成干，病之所至极也。在湿未成干时，用资生[9]、枳术等丸，疏通中焦，颇为合拍，仿古人以乐侑食之义。食后击鼓，鼓动脾阳，使之运化。又以意治病之法，其有因肥甘厚味太过，酿生湿热疳虫者，宜加苦寒辛酸，如连梅、川椒、使君之类。若湿已成疳，则不独苦寒杀虫，重伤脾胃，不宜误用，即资生等丸，亦嫌刚燥耗液。惟都中相传一方，温润补脾，辛润通络，一通一补，相需成功，最为妙法。都中方以全蝎三钱，去毒，烘干为末，每用精牛肉四两，做肉团数枚，加蝎末少许，蒸熟，令儿逐日食之，以蝎末完为度。夫蝎色青属木，善窜而疏土，其性阴，兼通阴络，疏脾郁之久病在络者最良。然其慓悍，不宜独用，牛肉甘温，最善补土，牛肉得全蝎而愈健，全蝎得牛肉而不悍，补脾之体，运脾之用，所以治痞积有殊功，一味鸡金散亦最妙。又华阴李孝廉方，用大枣百十枚，去核，象核之大小，实以生军，面裹煨熟，捣为丸。如枣核大，每服七丸，日再服，神效。此亦一通一补，润而不燥者也。按此二方，不独治痞积有功，凡类于痞积者，旁通触类，实开无限法门。"

以上是对小儿病的论治，主要是通过对痉病和痞积的论治，说明小儿之病，多由湿化燥，当湿犹未化燥时，或散或渗，总宜健脾之运化以制湿；若既已化燥，便当立足于润，辛润、甘润、凉润、温润，各随其所宜而施用，凡大辛大热、大苦大寒之品，均非小儿所宜。正如吴瑭所云：

"世人以小儿为纯阳也，故重用苦寒，夫苦寒药，儿科之大禁也。丹溪谓产妇用白芍，伐生生之气，不知儿科用苦寒，最伐生生之气也。故调小儿之味，宜甘多酸少，如钱仲阳之六味丸是也。苦寒之所以不可轻用者何？炎上作苦，万物见火而化，苦能胜湿。人，倮虫也，体属湿土。湿淫固为人害，人无湿则死。故湿重者肥，湿少者瘦，小儿之湿，可尽渗哉！在用药者以为泻火，不知愈泻愈瘦，愈化愈燥，苦先入心，其化以燥也。而且重伐胃汁，直致痉厥而死者有之。小儿之火，惟壮火可灭，若少火则所以赖以生者，何必恣用苦寒以清之哉！故存阴退热为第一妙法。存阴退热，莫过六味之酸甘化阴也。惟湿温门中，与辛淡合用，燥火则不可也。余前序温热，虽在大人，凡用苦寒，必多用甘寒监之。"[10]

苦虽去湿，却最易化燥；寒能泻热，但最伐胃汁。故吴瑭对小儿用药，竟以苦寒示为大禁。石寿棠之所以强调辨识小儿疾病，总以湿燥二气为提纲，治疗小儿疾病，总以甘润之品开无限法门，可以说是受到吴瑭"甘多酸少，存阴退热"这一思想的影响而来的。

三、恽树珏论痧疹

恽树珏著《保赤新书》四卷，其中最主要地叙述了两个病，一是痧疹，二是惊风。都谈得较透彻，而有指导意义。因他本是多个子女的父亲，在他未治医学之前，曾夭三男六女，发愤治医学以后，仍有二男三女。因知他在研究儿科学的过程中，是有很多切身体会的。正如他所说：

"我在十五年前，就是子女很矜贵的一个，也是遇到小孩生病，便心惊胆裂，手足无措的一个。我曾死过三个儿子，六个女儿，最小几个月，最大的十一二岁。我的九个小孩，死法个个不同，有的是出痧子，有的烂喉痧，有的慢惊、疳积，也有伤寒、温病、急惊，总之凡是小孩会生的病，我的小孩都病过，而且不病则已，病了是由轻变重，由重而死。我在上海二十年，有名的中医请教过二十余人，中国人留学回来的西医请教过七八位，真正道地西洋来路货，黄头发绿眼睛的著名西医，也请教过三位，更有推惊的、挑痧的、教会里童真姑娘，还有算命的瞎子、解星宿的道士、关亡的巫婆，都是每年要请教几次的。单就我所请教的人物看来，就可以知道我们当日的苦况，真是甜酸苦辣，无味不尝。我从三十五岁那年起，从无可如何之中，生出一个觉悟来，以为求人不如求己，发愤读医书，发下重誓，要做一个能自救兼能救人的医生，直到如今整整十五年，《伤寒》也通了，《内经》也有些发明。然而医病，单讲儿科，还不能十全，岂但不能全，而且屡次弄得垂头丧气，束手无策。我常常想，假使我做一个医生，遇着人家小孩生病，假如他的病是我的儿女生过的，我都能救他，那就我的儿女不算白死了。我如今有五个小孩，两个儿子三个女儿，最小的儿子也有十岁了。"[11]

三折肱而为良医，恽树珏其近似之。兹将其论述痧疹一篇略述如下。

（一）痧子病状

"出痧子有三大要件，一者是咳嗽，二者是发热，三者是心里难受。咳嗽有轻重，发热也有轻重，有极轻的咳嗽，极微的发热。而出痧子的，断无丝毫不咳嗽，丝毫不发热会出痧子的。若是热重咳不畅，更是痧子最普通的症候，大约此病之来，先咳嗽，有眼泪鼻涕，并且有喷嚏呵欠。小孩子有这个症状时节，保护人总当他是重伤风，但是十次有八九次是出痧子，实在不是伤风，乃是痧子的前驱，可以说是前驱期。继咳嗽而起的是发热，但是发热之后，咳嗽并不减少，或者还更厉害，有咳甚至于呕吐的。但是这个时期，与前驱期不同。前驱期光咳嗽，这时期是发热与咳嗽同见，而且两样都逐渐加重，重要症状是：咳甚而呕吐，或者完全咳不出，不爽快，面色绯红，眼睛亦红，神气昏沉，常默默不肯多话，这时期虽发热咳嗽并见，而发热为主，可以名为发热期。发热或三天或两天，就见疹点了，亦有初发热便见疹点的。不过大多数总是三天，这见点时候可不能说它的发疹期。因为痧子见点，式样最多，有顺有逆，顺的平安，逆的危险，而逆证变化，尤其捉摸不定，所以将这初见点时划分为一个时期，名为传变期。"

痧疹即麻疹，亦有叫瘄疹的。当其咳嗽发热，有似外感伤寒，但眼泡微肿，泪注盈睫，红及腮颊等，均为外感伤寒所无，此乃热毒在肺，亦属天行传染而得。恽树珏把它分做前驱、发热、传变三期，按其过程来说，还是恰当的。

（二）最初三逆证

"咳嗽无论如何重，咳至呕吐，不算逆。完全咳不出，亦不算逆。若见气急鼻扇，就是逆证了，逆证有危险，因为气急鼻扇，是支气管发炎的证据，就是所谓孙络。咳嗽原因为气管中有气，咳的作用，就是要风外出，风不得出，咳就格外厉害，喉咙气管都会红肿起来，这就叫作发炎。初起气管发炎，后来就会支气管发炎，再后来就会孙络发炎，一步重一步，这就叫作传里。大约到支气管发炎，就是气急鼻扇的见证，这是前驱期第一个险证。其次发热高，指头寒，是痧子普通有的，原不算险证。若是高热无汗，面部鼻旁口唇发青，那就危险了。因病毒内攻，胃不能受，温温欲吐，则面部发青。鼻准两旁，医书上谓之人王，人王是属胃的。要知道病人胸中难受与否，只要看这人王部发青与否，若是鼻准旁边连及近口唇地方一大片都是青的，那病就更深一步。危险也更加一层，此时手足的冷必定更厉害。这个见证，有寒有热，有实有虚，用药略为错一点，变端非同小可，这是发热期内一个很大的逆证。痧子见点的时候，讲究很多，最要紧的是大便不可泄泻，泻则下陷，痧子不得出，以后就步步棘手。这个病有一件奇处，病毒一定要从皮肤里出来，所谓出来，就是见红点，红点越见得多，病势越见轻减。若是红点见之无可再见，就是病毒净尽，病就好了，若是泄泻，红点就不见，或见得很少。若是泻得厉害，红点已经见的，就会忽然没有，病必增剧，那病毒断断不从大便里出去的，所以泄泻是痧子最危险的逆证。"

第一个逆证，是并发肺炎的问题，在出疹期常可见到并发支气管肺炎。麻疹肺炎常较一般肺炎为重，病程也长，重型肺炎，常引致心力衰竭。故为逆证。总之，这是热毒在上焦，而心肺不支的表现。第二个逆证，是疹毒由上焦而中焦，侵及阳明胃经，面部鼻旁口唇发青，皆为阳明之经络所在，热毒盛而引起血气瘀滞，也就是末梢循环不良和障碍的结果。第三个逆证，也为临床习见之事，因肺与大肠相表里，故肺之热毒，往往移于大肠而致腹泻。或者热毒在阳明胃，由于手足经之相移，由胃及肠而为腹泻。这时如体质壮，虽腹泻而红点不殁的，尚无大害，疹随泻殁的，当然是最有危机的了。

（三）三逆证的治法

"要知道第一个逆证的治法，先要明白为什么气急鼻扇。须知痧子的咳嗽，为的是风寒袭肺，气管发痒，自然作用要驱逐这风寒。所以咳嗽，风寒却驱逐不出，便愈咳愈甚，气道呼吸为之不利，后来又因为气道不利，咳嗽更甚，如此迭为因果，增进不已。保护肺脏的自然作用，反而为肺脏之害，所以医书上都说咳嗽是肺脏之病。既然知道此理，对于第一逆证的治疗就容易着手了。只要帮助肺脏驱逐风寒，就是正当不误的方法。若是用药制止咳嗽，就是大错特错的方法。所以当此之时，若是无汗，便用麻黄发表；若是有汗，便用荆芥、防风、葛根等药疏散，却用杏仁、象贝、桑叶、橘红等宣肺化痰之品为副药，便是正当不误之药。若不知以疏散风寒为主，专门治咳，只将副药用为主药，便已落后一着，不能说是正确不误方法，更莫说用远志或肺露等等了。"

《活人书》云："瘄出于六腑，乃阳毒之气也。"故初起总宜松肌达表，用轻宣之剂以发之，加减升麻葛根汤[12]，得汗则皮肤通畅，腠理开豁，疹即易出。若已见疹，则忌用升葛。寒邪外束者，还魂汤[13]，忌用寒凉，俾得热退神清，滋腻之品，最是大忌。

"要知道第二个逆证治法，先要明白手冷面青，是热向内攻。热病初起，只病三阳，不病三阴。痧子为热病，表为太阳，里为阳明，太阳主皮毛，阳明主肠胃，发热手冷，人王部位发青，是阳明经证，自然是热不是寒了。热向里攻，与内陷不同，内陷是泄泻。因泄泻而津液奔迫向下，痧子因而不能达表。热向里攻，却只在中焦胃家，是因为表闭的缘故。表层既闭，热不得出，不出则入，所以向里攻逼。因为向里攻逼，所以手冷。也因为向里攻逼，胃中非常难受，所以人王之部发青，若青色连及口唇，就是虚象，就是正气不能胜病毒，浸浸乎有变成泄泻而下陷之倾向，因为环唇是太阴部位，就是实则阳明，虚则太阴了。既明白这个道理，第二个逆证的治法，也就不烦言可解。既知表闭是手冷面青的原因，正当治法，自然解表，还是无汗用麻黄发汗，有汗用葛根解肌。若是舌润苔腻，用厚朴为副药；若是舌绛口苦，用黄芩为副药；若是舌干汗多烦躁，用石膏为副药；咳甚，用象贝、杏仁、橘红为副药；痰多热重，用瓜蒌、桑叶、黄芩、黄连为副药。如此用药，就是正当不误的方法。若见口渴，以为劫津，用石斛养阴；若见神昏，以为热入心包，用各种牛黄丸以及各种香药（凡有麝香的丸药，统谓之香药）；见有食积，就用保赤丹。病理不明，漫然尝试，那就是大错而特错的方法。"

表闭而热盛于里，仍当尽先从表解，使疹毒有所发越，则毒自解而热自退，如麻黄夺命汤[14]，用之及时便能扭转这种内攻的局面。

"要知第三个逆证治法，须先辨寒热，若是热泻，舌色必红绛而干糙，粪必甚臭，带老黄色。其余辨证方法虽多，高手必将脉象、面色、证情、舌苔四方面合拢来考虑。单就舌色、粪色、辨泄泻的寒热，也可十不离八，若是属热，是两阳合病；若是属寒的，是太阴中寒。热的以葛根为主，寒的是炮姜为主。疹子最怕出不出，或一出就没，所以总以葛根为主，取其辛凉透达。就是以炮姜为主的寒证，还得用葛根为副药，最好加柴胡，柴葛并用，既能解肌退热，又能升举下陷。凡是陷的证候都当升，所以《内经》上说：高者抑之，下者举之。[15]"

恽树珏以痧疹泄泻为忌，叶天士则谓痧宜通泄，泄泻为顺。根据临床的验证，泄泻而未影响出疹，不必以危险论。体壮实而热泻，泻亦无妨，体虚弱而寒泻，应当特别留意。叶天士谓痧泻忌升提，忌补涩，体壮实而热泻者，固应当如是，若虚寒证，补中益气之法，亦未尝不可以用。

（四）痧子用药

"麻黄、葛根、柴胡、炮姜。

以上四味，是最要紧的主药。不过麻黄用时较少，炮姜用得更少。麻黄必须无汗然后可用，炮姜只有泄泻属寒的用得着。

黄芩、黄连、石膏、竹叶。

以上四味是清热药。凉性，必须阳证热病，可以用为重要副药。若见太阴证者，此四味不可用。

杏仁、象贝、川贝、桑叶、橘红、瓜蒌、半夏、枇杷叶。

以上八味宣肺化痰，性平，为痧子重要副药，以痧子十九都见咳嗽之故。

枳实、槟榔、腹皮、山楂炭、枳壳、焦谷芽。

以上六味消导药，性平，痧子兼有食积时，此为重要副药。

赤苓、猪苓、通草、六一散、泽泻、车前子。

以上六味，利小便药，性平，咳嗽厉害，小便短赤，以及泄泻不止之证，此为重要副药。

以上共二十九味，是最要药，亦最为平正王道之品，用之得当，可以随手而愈，免却许多危险。以下是次要药。

荆芥、防风、葱白、豆豉。（以上发汗）

扁衣、芡实。（以上止泻）

栀子、连翘、蝉蜕、元参、天花粉。（以上清热）

牛蒡、马勃。（咽喉红肿者用此）

西河柳、茅根。（二味可为代茶）

地枯骷髅、莱菔子、冬瓜子。（以上化痰）

以上共十八味，为次要副药。重要正药及副药，用之得当，可以弭患无形；用之不当，却有生命之险。”

这些用药，是恽氏不断从临床经验中总结出来的，一般说来，是符合实际应用的。不过一人的经验，也难免毫无所偏。如麻黄、炮姜，既用之甚少，则不必列为最要紧的主药，西河柳发散之力亦不小，不必用以代茶。相反，连翘辛凉，能升能清，最利幼科，治小儿六经诸热，当为首选。

（五）痧子不可用之药

“此外又有不可用之药，第一是石斛，第二是远志，第三是玉枢丹（即太乙丹，又名紫金锭）、保赤散、回春丹、至宝丹、牛黄丸、万氏牛黄丸、金鼠矢。石斛之所以不可用，因此物能助腺体分泌之故。第观胃中干则口中无津，津液从唾腺来，唾腺与胃腺必有密切关系。故胃中得水，能止口渴。鲜生地虽与石斛相似，其功用在能清血中亢热，增血中液体，与石斛完全不同，故当痧子已化燥未尽达之时，可以用鲜生地，不可用石斛，一用石斛，未尽达之痧子必不能达。远志能补肾火，往往其效如响，因既补肾阳，气管壁膜上黏痰就不生了。小孩子痧疹咳嗽，是风寒袭肺，气管发痒，前文所列主药麻黄、葛根，副药杏仁、象贝，乃是对证之药，若用补肾火的远志，岂不去题万里。保赤丹，是巴豆、胆星为主，其效用是攻食积与痰，且亦甚有效验。不过攻泻之药，要没有太阳表证方才可用，就是要发热有汗，手脚不冷，舌苔黄厚，方才可用。大凡各种热病，手足冷许是积，痧疹手脚冷，多半是表闭热向里攻，若再用保赤丹，就无有不内陷了。所以在传变以后，或者可用，在初起三个时期内，断不可用，我所见的痧子逆证，多半是误用保赤丹。

热病传变有两条路，一条是少阴，一条是神经系。热病传神经系也有两条路，一条是误汗，一条是误用香药。误汗是本来发热汗多，因为想它退热，再用药发汗，就传入神经而为痉病。麝香会入脑，犀黄也入脑，各种牛黄丸以及回春丹、太乙丹、神犀丹、至宝丹、金鼠矢、紫雪丹，重要成分，总离不了这几样入脑的药。热病在太阳及阳明经的时候，本来要向阳明腑顺传，或向少阴经逆传，若用这些香药，病就换了一条路，直向神经系传了，病既入神经系，就显出种种败象。须知高热用香药，是平白地引狼入室。"

石斛、远志一类的药物，对于痧疹早期的不适用，正如恽树珏所言，这是可以理解的；保赤丹等攻泻药，没有里实证而用之，也是不合适的；至于紫雪、至宝、牛黄清心等所谓的香药，谓能引热毒入于神经系，便不能一概而论。紫雪丹之于小儿暑；安宫牛黄丸之于阳明温病，神昏谵语；至宝丹之于解热除秽等功效，不能完全否定，甚至说成引狼入室，都不免失之偏激。关于这类的药，要慎用，要针对性地用，不要滥用，这是应该的。如果竟谓为不可用；则过犹不及也。

四、恽树珏惊风原理发明

恽树珏关于惊风的论述，在他的《保赤新书》中，共占两卷之多。兹就其发明原理两篇，折要节录如下。

（一）发明钱仲阳惊风说

"惊风与伤寒截然不同，若以伤寒法施之，轻药丝毫无用，重药适足以促其生而已矣。今吾以钱仲阳以下著名幼科较近情理之学说，辑为一编，而以生平经验，附说明于各节之后，务期稳妥有效，亦务期开诚布公，扫除客气，其有疑不能明者，未能详备者，后来明达，匡辅不逮，是所望也。

楼全善曰：惊搐一也，而有晨夕之分，表里之异。身热力大者为急惊，身冷力小者为慢惊。仆地作声，醒时吐沫者为痫，头目仰视者为天吊，角弓反张者为痉，名不同也。[16]

钱仲阳云：因潮热发搐，在寅卯辰时者，为肝病，身壮热，目上视，手足动摇，口内生热涎，颈项强急，为肝病。因潮热发搐，在巳午未时者，为心病；心惕，目上视，白晴赤色，牙关紧急，口内生涎，手足动摇，为心病。因潮热发搐，在申酉戌时者，为肺病；不甚搐而喘，口噤斜视，身热如火，睡露睛，手足冷，大便淡黄水，为肺病。因潮热发搐，在亥子丑时者，为肾病；不甚搐而卧不稳，身体温，目睛紧，斜视，喉中有痰，大便银褐色，乳食不消，多睡不省，为肾病。

按以上肝心肺肾凡四脏，不言脾者，以脾属慢惊也。循绎其文，用意颇深远。所谓肝病者，非肝病；心病者，非心病，乃脏气病也。脏气所主者，为生、长、化、收、藏[17]，肝病者逆生气，心病者逆长气，肺病者逆收气，肾病者逆藏气也[18]。言寅卯、巳午、申酉、亥子者，一日之生长化收藏也。《内经》之法分三级，生、长、壮、老、已[19]，统一身言之；生、长、化、收、藏，统一年言之；鸡鸣、平旦、日中、合夜[20]，统一日言之。今以小儿之病，分隶一日之二分二至，与《内经》之法相合，此必有所受。钱氏医术虽精，若谓能戛戛独造，与《内经》相暗合，智力或尚未及此。抑钱氏若本

《内经》之法，创为学说，必声明其所由来。今书只言其然，而不言其所以然，可知非是。审是，则自《颅囟经》失传而后，能略存古意者，当以《小儿药证直诀》一书为巨擘矣。古经方失传之后，一二存者，胥在《千金方》中。《颅囟经》失传之后，古意一二存者，胥在《药证直诀》之中。然其方则是，其说病理，亦多费解之处。鄙人亦未能……为之诠释，聊选数节，以当尝鼎一脔。

钱氏又云：肝病者，当补肾治肝，补肾地黄丸，治肝泻青丸。心病者，当补肝治心，补肝地黄丸，治心导赤散、凉惊丸。肺病者，当补脾治肝治心，补脾益黄散，治肝泻青丸，治心导赤散。肾病者，当补脾治心，补脾益黄散，治心导赤散、凉惊丸。各方列后：

地黄丸：生地八两，萸肉四两，山药四两，丹皮三两，泽泻三两，茯苓三两。本方加防风、羌活各二两，名加味地黄丸。

按此即崔行功六味丸，分量乃丸药一料之量，就中萸肉一味太重，此药酸敛异常，等于五味子，宜轻用，鄙意小儿惊风服此，以煎剂为宜，分量准原方二十分之一为一剂，其萸肉一味，但用四分足矣。

泻青丸：当归、川芎、山栀、羌活、制军、防风、龙胆草。以上各药等分，蜜丸，竹叶汤下。

按此是钱氏自制之方药，以苦降为主，甚为合法。当归一味，意在补血，宜用归身。川芎一味，为当归之佐。归当重，芎当轻。胆草为泻肝主药，熟军为佐药，二味皆为劫药，有大力量，宜少不宜多。羌活为风药，须视外感为进退。此方本宜制丸，惟制丸则药量不能活变，仍以煎剂为适当。

导赤散：生地、木通、甘草，等分研末，清水加竹叶七片煎汤过服，每服三钱，一方不用甘草，用黄芩。

按此方分量，亦须变通，生地质重，木通质轻，不可等分。甘草亦宜轻，非不可重，为其甜也。此方以木通为主药，分利小便，所谓心邪从小肠泻也。心配赤色，故名导赤。

凉惊丸：龙胆草三两，防风三两，青黛三两，钩尖二两，川连五两，犀黄一字，麝香一字，冰片一字。

面糊丸，粟米大，每服三五丸，金银花汤下。

按此亦钱氏自制方，就中川连当作三钱，青黛无甚关系，可减为一钱，犀麝冰片属伤寒系各热病忌用，不可轻忽。所谓一字者，古人以五铢钱抄药，药量仅盖钱之一字。谓之一字，约半分许，惊风用此，转嫌太轻，当以一分为是。

益黄散：陈皮一两，青皮五钱，诃子肉五钱，炙草五钱，丁香二钱，研末，每服二钱。此方治脾胃虚寒，又名补脾散。

按此亦钱氏自制方，分量不可不改。脾配黄色，补脾故名益黄。凡胃喜湿，脾喜燥，阳明从燥化，太阴从湿化也。方中二陈丁香，为温燥之品，故补脾。热壮、面赤、唇红燥者忌用。

以上五方，最为平稳适当之剂，苟能辨证真确，施之无不立效，而所难者，即在辨证真确。以故读者须研治吾所言理论，然后按证施治，庶无乖误，否则徒有方药无益也。

钱氏又云：急惊本因热生于心，身热面赤引饮，口中热气出，二便黄赤，剧则发搐。盖热甚则风生，属肝，此阳盛阴虚也。利惊丸主之，以除痰热，不可用巴豆及温药大下之，恐搐虚，热不消也。小儿热痰客于心胃，因闻大声非常，则动而惊搐矣。若热极，虽不闻声及惊，亦自发搐。

利惊丸：轻粉一钱，青黛一钱，牵牛末五钱，天竺黄一钱。蜜丸如小豆，薄荷汤下。

按此方治急惊痰热潮搐，轻粉能下痰，于小儿惊风颇效，虽是大毒，药对证则无妨。惟不宜多服，一粒两粒已足。

按自来医籍，皆言抽搐是肝，盖本《内经》肝之变动为握[21]。然就病之形态言之，慢性者当属肝，急性者实属胃。操心虑患，忧郁过甚，可以筋惕肉瞤，甚且拘挛，是肝之变动为握也，其来也渐，须以年计。若急性之拘挛，如成人之中风，往往在饱食之顷，小孩惊风多数亦因饱食，而热甚则惊，或饱食而受恐怖则惊。须知热所以盛，正因胃家实，不必闻声及惊，亦自抽搐，乃神经被炙而紧张也。此种由伤寒转属而惊者，其面多赤，面赤为实热，亦阳明也。若面色苍白，其来以渐者，为慢惊，虽亦胃中有物，其病则属脾，脾为脏，胃为腑，腑为实，脏为虚，虚则为脏病。故慢惊对于急惊而言，故谓面赤为心热，面青为肝热，实非确论。惟有一种壮热抽搐，指头寒、面青、啼哭无泪，起病一日即如此。未病之前，故甚壮实，若此者，并非虚证。若以《伤寒论》辨阴阳之法衡之，多不合，谓为阳证实证，则面青唇白，甚则大便溏泻，而粪作青色；谓为虚证阴证，则壮热声高，脉弦而洪实。若问其来源，大半由惊怖而起，此却是肝胆为病。古人谓肝藏血，确是事实，因解剖时所见全肝是血，因此推知肝是全身血管之调节器，脚用力则脚需多量之血，手用力则手需多量之血，脑用力则脑需多量之血，需之甚骤，供给亦骤，若仅移彼就此，则不健全甚矣。其中必有一藏血之所，以资运转，籍曰有之，殆舍肝脏莫属。肝血之出入，司调节者，当然是神经，神经起变化，则出入必不流利，不能照常供给，则神经失养，而抽搐作矣。此中消息甚微，各脏器无不交相互助，成则俱成，败则俱败。小儿惊风之面青，与成人肝郁之面无血色，皆因肝脏不能供给，而感贫血之故。《内经》治肝之法，曰木郁达之，即是此理。"

钱仲阳一日分为四时之说，寅卯辰，木气之旺时，肝属木，故主肝病。巳午未，火气之旺时，心属火，故主心病。申酉戌，金气之旺时，肺属金，故主肺病。亥子丑，水气之旺时，肾属水，故主肾病。肝心肺肾，恽树珏理解为"肝病者，非肝病；心病者，非心病，乃脏气病也"这是对的，所谓"非肝病，非心病"，乃指现代解剖学肝和心而言，所谓"脏气"，即中医传统的藏象概念，也就是肝木、心火、肺金、肾水之气。亦即肝主春生、心主夏长、肺主秋收、肾主冬藏之气。肝气旺的惊风，是生发之气太过，也就是肝木亢盛。肝木之所以亢盛，往往是由肾水亏损，不足以养肝木所致，故钱仲阳用地黄丸补肾水以养肝，同时用泻青丸以制肝木亢盛之邪。心气旺的惊风，是长养之气太过，也就是心火上炎，心火之所以上炎，往往是由于肝血之虚损，不足以上济心火所致，故用地黄丸补肝血以济心，同时用导赤散引心火上炎之邪以下走，更用凉惊丸以折其风火相煽之势。肺气旺的惊风，是燥金之气太过，燥气之所以太过，往往是由于脾气不能散精上归于肺，故用益黄散补脾以滋肺之化源，同时用泻青丸以制肝，使勿克脾，更用导赤散使心火下行，不得助肺之燥，以复肺气的清肃。肾气盛的惊风，如果是脾虚不能制水，以致水邪泛滥者，当用益黄散补脾以制水，同时用导赤散以下降心火，并水邪而外泻，如水溢于下，而风火炽于上者，还得用凉惊丸以泻火宁风。于此可知钱仲阳以四时分析惊搐的思想，是从脏腑间的生制关系来发挥的，也就是从脏器之间的整体观来阐述的。恽树珏虽然欣赏钱氏之说，并称其"用意颇深远"，但却不从整体观道其只字，终使人不得其"深远"之所在。惊风，总是肝的病，问题是要分析其究是肝自身的病，还是其他脏腑影响肝的病。所以钱仲阳虽分惊搐为四，究无有不治肝的，肝病者补肾治肝，心病者补肝治心，肺病者补脾治肝，肾病未言治肝，毕竟仍用凉惊丸，凉惊丸毕竟还是以泻肝的龙胆草为主药的，便可以想见了。恽树珏说"慢性者属肝，急性者属胃"，从分析惊风的主要原因来讲，这是有一定道理的。若谓急惊属胃，便与肝无关，这既不是钱仲阳的论点，亦与中医传统的惊风概念不符合。如果强调神经系之说，则中医五脏功能无一不具有神经的概念，用神经说来阐述不同脏气的病变，这是可以的，如用神经说来排斥脏气的病变，则大不可。

（二）发明沈金鳌惊风说

"乾隆间，无锡沈芊绿金鳌著《尊生方》，旧医书中善本也。幼科门中《幼科释谜》一编，中有惊风篇，沈氏自撰小引，文属韵语，便于诵习，兹录之如下：

小儿之病，最重惟惊。惊必发搐，惊必窜睛；惊必牙紧，惊必面青；惊必鱼口，惊必弓形。心经热极，肝部风生，肝风心火，二脏交争。血乱气壅，痰涎与并。百脉凝滞，关窍不灵。或急或慢，随其所撄。急由阳盛，慢属阴凝。急缘实病，慢自虚成。急惊之症，暴疾难名。种种恶候，一一并呈。迨其发定，了了神清，揆厥所由，调护失情。昼抱当风，夜卧厚衾。多食辛辣，偶触鼓钲。跌仆嚷叫，人物雷霆。凡诸惊恐，动魂乱经，一旦病作，讵比寻恒。慢惊之证，睡卧靡宁，乍发乍静，神思昏瞑，大抵久病，逐渐势增。吐泻疟痢，消耗匪轻。脾虚胃弱，阳常不升。虚邪火旺，肝木来乘。淹延困顿，遂致病倾。有慢脾风，症更堪憎。慢惊之说，虚极难胜。病全归脾，故慢脾称。脾家痰饮，凝聚胸膺。脾家虚热，来往相仍。脾困气乏，肢冷目瞪。频呕腥臭，微搐焦声。无风可逐，无惊可平。十不救一，魂魄归冥。又有天吊，状若祟凭，头目仰视，身热不停。爪青肢疭，是真病情。邪热毒气，壅遏心精。颇难调治，医学速营。诸惊疾发，诊视察听。表里虚实，尤贵详明。惊风之属，痫痉易醒。更多兼证，一一细评。毋轻心掉，毋躐等行。方治无误，医始称能。

按沈氏此文，乃举急慢惊风该括言之，文字虽不多，惊之病状，已尽于此。至其原理，大略为之说明如下：

发搐，手足抽掣也。窜睛，目斜视也。鱼口，谓病儿之唇吻作势前努，咂弄不已，恰如鱼之努唇唼喋也。面青，谓颜额鼻旁色泽晦滞，隐隐显青色也。弓形，头项背脊劲强，反张向后作弧形也。以上皆急惊症象。自心经积热句起，至了了神清句止，综言急慢惊病状及病理。揆厥所由句起，至讵比寻恒句止，推究惊风之来由，示人以调护避免之方。其说半数可以取法，却不全合真际，兹再释之如下。

第一段文字，言惊风必见症，但非必全见，见其一即是。云：心经积热，实是阳明经病，并非手少阴经病。自愚意言之，所谓心经积热，盖指面赤者言之，惊风家既以面青者属之肝，自以面赤者属之心矣。然《内经》之法，心不受邪，故后世皆言心包络[22]，而仲景《伤寒论》独不言心包络，今按心包络即心囊，并不能发热，亦不能使神昏谵语，则热入心包云云，自当纠正。再小儿手抽搐，热壮面赤，皆属胃中有积，为易愈之证。心经积热一语，委属可商。

肝部生风云者，即因其动。抽搐是动，筋惕肉瞤亦是动，皆不由意志而自动者。小孩手脚牵动谓之风，成人口眼㖞斜亦谓之风，皆指不由意志命令而动之谓。推究此风字之所由来，《易经》风以动之一语，实其语根。乃医籍谓虎骨可以治风，独活可以定风，且用以治风病，亦极有效验，此何说欤！第就鄙人所得者言之，似虫类能治内风者甚多，其所以能治，似病人得虫类之药品，则纤微神经之紧张者，便得缓和也。吾于三十五岁病内风，手颤，饮茶不能持满，握笔不能成字，一意以虫药为治，便觉神经弛缓，今则丝毫不颤，能作小楷矣。因此悟得回天再造丸、大活络丹之治中风，用蕲蛇与乌梢蛇、白花蛇、全蝎等，及惊风之门用虫类，均是此意。夫所谓内风，既专指不随意动作而言，即无非在神经紧张之故，神经紧则不能调节血行，木强而体弱。缓则能调节血行，柔和而体健，虎骨、独活等之能治风，其理由可得而言者如此。故鄙意肝生风云者，只是神经起变化，种种泻肝柔肝之药，亦只是柔缓神经。不过由食积发生之病，其源在胃，由惊怖发生之病，其源在交感神经节。然则古书所谓肝病，殆即交感神经节为病也。

慢惊是虚证，故娄全善以身冷力小为慢惊，沈氏则更于慢惊之外出慢脾之名，以病状分之，确有此种症象。惟界线总不易明了，此亦犹伤寒六经，兼证多，专证少，临床之顷易迷惑也。焦声，啼声异常如猫叫也。目斜焦声，皆不救之证。目斜是滑车神经宽紧不匀之故，焦声当是腺体与神经并病，故喉头音带起非常变化，其病视目斜为更深，尤属必死。天吊，后世医籍以两目上视者为天吊。沈氏兼言头仰，是即真延髓炎症，与角弓反张不同。角弓反张，颈项与背全作弧形向后，病作则反张颇甚，少顷仍能恢复原状。若真延髓炎症，但颈项反折，既见之后，便一往不复，不能恢复。幸而愈者，百不得一。盖角弓反张，乃运动神经纤维痉挛，天吊乃延髓膜挛急，成人亦有患此者，即古所谓痓。"

恽树珏从神经系来分析急慢惊的病变，这在当时来说还是较进步的，其治学的方法还是较科学的。古人由于受到历史条件的限制，故对某些疾病的认识，不能不让后来者居上，科学的发展，必然如此。但是，在还没有充分认识之前，前人累积的许多经验，不能遽然否定，只能留待科学不断地发明它，检验它。即以沈金鳌的"心经热极，肝部风生"而论，这里主要是提出火与风构成惊风病的关系问题，究竟是心之火、胃之火，要根据具体的脉证来分析，不能说"心包络并不能发热，亦不能使人神昏谵语"。如《灵枢·经脉》篇说："心主手厥阴心包络之脉，是动则病手心热，臂肘挛急，腋肿甚则胸胁支满，心中憺憺大动，面赤目黄，喜笑不休，是主脉所生病者，烦心、心痛、掌中热。"这就明明指出心包络不仅有发热的症状，亦有神经系方面的反映。按照中医的传统概念，心包可以主火热，而胃不主火热；正如说肝可以主风，而他脏则不主风，是一个道理。所以脾虽可以病风，而不能说脾主风；胃虽可以病火热，而不能说胃主火热。这是中医脏腑学说的基本概念，而不容混淆的。

（三）惊风成方选

恽树珏于发明钱沈二家惊风之说后，复列《惊风成方说》分甲乙两篇，甲篇列惊风成方二十一首，乙篇列惊风成方十五首，后者为善后之方，唯善后调理之法，因人而异，虽列方十五，并不足以尽其用，兹录其甲篇所列治惊二十一方如下：

"辰砂膏：辰砂三钱，硼砂一钱半，牙硝一钱半，元明粉二钱，全蝎一钱，元寸一字，真珠粉一钱。元寸即麝香之最佳者，一字约五厘。七味，分别研末，用煮烂红枣五枚，去皮核，调和蜜贮，每用豆大一粒，薄荷汤调服。

治诸惊潮热。月内婴儿，乳汁调涂乳头令吮。

宣风散：全蝎二十一个，去头尾，酒涂炙，研细，加麝香少许，每用半字，银花汤调服。

治断脐后外伤风湿，唇青撮口，多啼不乳，吐白沫。

丹溪乌金散：蜈蚣半条酒浸炙，川乌尖三个，元寸少许。同研末，密贮勿泄气，每用半字，银花汤调服。

治脐风。

调气益黄散：蜈蚣一条酒炙，蝎尾四个，僵蚕七个，瞿麦五分。四味，研细末，每用一字，吹鼻中取嚏，嚏者可治，仍用薄荷汤调一字服。

治惊风噤口，撮口脐风。

夺命散：铜青二钱，朱砂二钱，轻粉五分，元寸五厘，蝎尾十四个，去针。每用五分，薄荷汤下。亦研末用。

治天吊、脐风、卒死、撮口、鹅口、木舌、喉痹、痄腮、风壅吐涎。

演山截风丹：全蝎去（毒炒）、白附子（泡）、僵蚕（炒）、南星（泡）、天麻各二钱半，朱砂一钱，元寸一字，蜈蚣一条（酒炙）。蜜丸，绿豆大。

治急惊，每用三丸，银花薄荷汤调下。

全蝎散：全蝎二十四个，薄荷叶包炙。僵蚕（去丝及嘴）五钱，薄荷叶包炙。南星一两，生姜一两，鲜薄荷二两，同捣做饼，晒干（如急惊不用南星，加煨大黄一两），白附子（泡）三钱，防风、天麻、炙草、朱砂、川芎各五钱。共为末，一岁儿服一字，二岁儿服半钱，量岁数大小，病情轻重加减。身热发搐，火府散调下，慢惊生姜汤下。

附火府散方：生地、木通各一两，黄芩、炙甘草各五钱，每用二钱，水煎温服。

郑氏驱风膏：辰砂、蝎尾、当归、山栀、川芎、胆草、羌活、防风、大黄、甘草。十味各一钱，加元寸一字，炼赤砂糖丸如芡实大，三岁以上，病重者三丸，一岁以下者一丸，薄荷汤化下。

治肝风，筋脉拘急，面红、面青、眼上视。

南星散：南星八九钱重者一个，掘地坑深尺许，用炭五斤，烧通红，醋一碗，洒坑中，即投南星，以水炭密盖，又用盆覆，时许，取出，研为末，入琥珀、全蝎各一钱，每用二字，生姜防风汤下。

治慢惊，祛风豁痰。

本事保命丹：虎睛一对，瓦上炙干，朱砂五分，全蝎五分，麝香五分，蜈蚣二钱去头尾，天麻三钱。研末蜜丸，又入冰麝窨定，急慢惊风均可服，每次豆大三丸，薄荷汤下。

牛黄丸：胆星二钱半，全蝎一钱半，蝉蜕一钱半，防风一钱半，牛黄一钱半，僵蚕一钱半，天麻一钱半，元寸一分，白附子一钱半。研细末，枣肉丸绿豆大，每服三五丸，荆芥姜汤下。

治小儿惊痫迷闷，抽掣涎痰。

钩藤饮：钩尖五钱，人参五钱，犀角五钱，全蝎一钱，天麻二钱，甘草五分。研末，每用一钱，煎服。

治天吊潮热。

天麻丸：南星二钱，天麻二钱，白附子二钱，牙硝一钱，川灵脂一钱，全蝎一钱，轻粉五分，巴豆霜二钱。研细末，粥汤和丸，如麻子大，每服十丸，薄荷汤下。

治小儿食痫有痰。

罗氏牛黄丸：白花蛇肉、全蝎、白附子、生川乌（须一枚重半两者）、天麻、薄荷各五钱。以上六味先为末，后五味各另研加入，和匀。冰片五钱，牛黄二钱，元寸一钱，雄黄五钱，朱砂三钱。另用麻黄去根一两，酒一升，煎至一盏，去渣，入前药，熬令相得，勿至焦，众手疾丸，如芡实大，蜜藏勿泄气，每丸做五服，金银薄荷汤下，大能发散惊邪。

治急慢惊风、五痫、天吊、潮涎灌壅。

一字散：南星（泡）五钱，蝉蜕、全蝎、僵蚕各五分。研细末，入荞麦面一钱，用石榴壳一枚内诸药，盐泥封固，于灶中慢火上烧之，泥燥为度，每服一字，酒下。

此方大能醒风爽精神。

牛黄散：牛黄五钱，天竺黄一钱，朱砂一钱，麝香一钱，钩尖一钱，蝎尾一钱。研末，每服一字，水下。

此方清心截风，有奇效。

三解牛黄散：僵蚕、全蝎、防风、白附子、桔梗、大黄、炙草、茯苓、枯黄芩、人参、郁金各等分。研细末，每服五分至一钱，量儿年龄病轻重加减，薄荷汤调下。

治实热潮热。

牛黄膏：蝎尾四十九枚，巴霜一钱半，冰片一分，朱砂二钱，郁金三钱，牛黄一分，元寸一分。研末，每服一分，蜜水调下，量年龄虚实下药。

治壮热，咽喉涎响，不省人事，左右手偏搐，或唇口眼鼻颤动，此热涎内畜，风邪外感也，宜急服之。

至宝丹：生犀角一两，金箔五十片，琥珀一两，朱砂一两，雄黄一两，生玳瑁一两，银箔五十片，牛黄五钱，元寸一钱，安息香一两半。各药分别研末，安息香研后用酒淘去沙，酒煎成膏，更入各药末，拌匀，如嫌干，酌加熟蜜，丸如桐子大，每用一二丸，参汤下。

治惊痫心热，卒中客忤，风涎搐搦。

蝉蝎散：全蝎七个，蝉蜕二十一个，南星一枚，甘草分半。研粗末，每二钱加姜一片、枣两枚煎服。

治慢惊阳证。

蝎附散：炮附子二钱，炮南星一钱，炮白附子一钱，木香一钱，全蝎七个。研粗末，每末一钱加姜两片煎。

治慢脾风，回阳豁痰。

牛黄夺命散：黑白牵牛头末各五钱，半生半炒，槟榔二钱半，大黄一两，木香钱半，轻粉半分。研细末，每末一钱，蜜水调下，微利为度。

治小儿肺胀胸满，喘粗气急，肩息鼻张，痰壅闷甚，死在旦夕者。

以上共二十一方，治惊之方药，十九已具于此。惟当用于已成惊风之后，不许试尝于将成惊风之时。凡全蝎、蜈蚣、僵蚕、蕲蛇、虎睛，乃弛缓神经之正药，抽搐拘挛，撮口直视，得药可制止。惟其能制止，故有截风、撮风诸方名。而此数种虫药之中，亦有等级，蜈蚣为最猛，全蝎为最平，有用全蝎蝎尾不能制止之风，用蜈蚣则无有不止者。然亦有宜有不宜。惊风以撮口为最酷烈，非蜈蚣不能取效。寻常抽搐，则全蝎足以济事，不宜蜈蚣也。蜈蚣所以不相宜，正为其性太猛悍，此物服后，眼鼻均觉干燥异常，神经赖血为养，血行则赖神经调节，此从形能上考察，殆甚真确而无疑异者，既二者有互助作用，则弛缓神经，不宜燥血，故蜈蚣之息风，乃不得已偶一用之。"

恽树珏选列诸方，多数是合用的，所选诸方的特点有二：一是用虫药，虫药多具搜风驱风作用，这就是恽氏所谓的弛缓神经作用。二是用香药，恽氏在论述痧疹中是反对用香药的，谓香药能引热毒入于神经系，而这里所选诸方，却大多都有香药，则恽氏之说，不攻自破矣。揆诸临床实际，虫药配合香药成方，用于神经系统一类疾病的疗效的确很好的，这一类的方药，实弥补了汉唐诸古方之不足。

注释

［1］出《素问·腹中论》。

［2］［3］出《素问·六元正纪大论》。

［4］《温病条辨·解儿难·俗传儿科为纯阳辩》。

［5］《素问·热论篇》云："人之伤于寒也，则为病热。"

［6］《解儿难·小儿痉病瘼病共有九大纲论》云："湿痉：按中湿即痉者少，盖湿性柔而下行，不似风刚而上升也，其间有兼风之痉。"

［7］《灵枢·经脉第十》。

［8］八仙糕：人参、茯苓、山药、芡实、莲子肉各六两，研为末，加糯米粉三升，粳米粉七斤，和匀，以白蜜一升，白糖二斤八两，用水熬化，拌药粉中，置笼上蒸熟，切成条糕，火上烘干，瓷器收贮。

［9］资生丸：白术、人参、薏苡仁各三两，白茯苓一两五钱，山楂肉、橘红、神曲各二两，川黄连、白豆蔻仁、泽泻各三钱五分，桔梗、檀香、甘草各五钱，白扁豆、莲肉各一两，干山药、麦芽、芡实各一两五钱，共研细末，炼蜜为丸，每丸重两钱，每服一丸。为缪仲纯方。

［10］见《解儿难·儿科用药论》。

［11］《保赤新书·小孩难育之故》。

［12］加减升麻葛根汤：升麻、葛根、防风、前胡、桔梗、枳壳、杏仁、苏叶。

［13］还魂汤：麻黄、杏仁、甘草、独活、陈皮、枳壳、厚朴、前胡、苏叶。

［14］麻黄夺命汤：麻黄、杏仁、前胡、荆芥、穿山甲。

［15］见《素问·至真要大论》。

［16］见楼氏著《医学纲目》。

［17］《素问·天元纪大论》："木火土金水，地之阴阳也，生、长、化、收、藏下应之。"

［18］参《素问·四气调神大论》。

［19］参《素问·六微旨大论》。

［20］参《素问·金匮真言论》。

［21］见《素问·阴阳应象大论》。

［22］《灵枢·邪客》篇："心者，其脏坚固，邪弗能容也，故诸邪之在心者，皆在于心之包络。"

第四章　外科学说

一、概　　说

《周礼·天官冢宰》云："疾医掌养万民之疾病，四时皆有疠疾，春时有痟首疾，夏时有痒疥疾，秋时有疟寒疾，冬时有嗽上气疾。疡医掌肿疡、溃疡、金疡、折疡之祝药，劀杀之齐。"看来疾医属内科，疡医是外科，内外分科而治，远在周代就已经开始了。但是这时外科医学的水平究竟怎么样，尚无充分的文献来说明。惟从现存最早的一本外科书刘涓子《鬼遗方》来看，其治疗的方药虽已略富于《伤寒论》《金匮要略》，但理论还未成体系。直到宋代临江陈自明辑《外科精要》三卷，著论五十余篇，提出外科疮疡，并不是局部的病变，而是关系于人体脏腑气血寒热虚实的变化，故治疗疮疡不能单纯注意局部的攻毒，而要从脏腑气血全局的变化来考虑。例如《外科精要》开宗明义第一篇《疗发背痈疽灸法用药》便说：

"《经》云：诸痛痒疮，皆属心火。[1]凡人年四十以上患发背等疮，宜安心早治。此症如虎入室，御而不善，必至伤人。宜先用内托散[2]，次用五香连翘汤[3]，更以骑竹马法[4]或隔蒜灸[5]，并明灸足三里，以发泄其毒。盖邪之所凑，其气必虚，留而不去，其病乃实。故痈疽未溃，脏腑畜毒，一毫热药，断不可用；痈疽已溃，脏腑既亏，一毫冷药，亦不可用。尤宜忌用敷贴之药，闭其毫孔。若热毒便秘，脉沉实洪数，宜用大黄等药以泄其毒，后国老膏[6]、万金散[7]、远志酒[8]之类，选而用之。"

这里提出几个主要论点：第一，外在的痈疽，是发源于内在的脏腑。第二，脏腑病变有寒、热、虚、实的不同，而痈疽本身便有宜温、宜凉，或补或泻的各异。第三，痈疽的已溃、未溃，脉搏的浮、沉、迟、数，须进行细致的诊察辨证，不能孟浪从事。第四，局部和整体的治疗，应配合进行，一以辨证的寒热虚实为准，不能有所悖戾。从今天的临床要求来看，这些理论和技术都是较高明的，很有现实意义。

陈书以后，在元代有齐德之的《外科精义》，特别强调外科的诊断方法，对于辨证颇有深刻意义。明代的薛立斋是闻名三朝的外科专家，除著《外科枢要》四卷、《外科发挥》八卷、《外科心法》七卷、《外科经验方》一卷、《正体类要》二卷、《疠疡机要》三卷外，还注解了《外科精要》，并很有发明。例如陈自明提出：痈疽未溃药宜凉，痈疽已溃药宜热。立斋则谓：

"若疮不焮肿，不作脓者，虽未溃仍宜温补；若疮已溃而肿不退，痛不止者，仍宜清凉之剂治之。"

这里面就有一个辨证的问题，陈自明谓宜用凉药的痈疽未溃，是热毒内蓄证；薛立斋的"虽未溃仍宜温补"，这明明是阴寒证。陈自明谓宜用热药的痈疽已溃，是气血亏损证；薛立斋的虽已溃仍宜清凉，这明明是阳热证。是未溃则一，有寒热之分；已溃则一，有阴阳之别。要之，陈自明和薛立斋都不失为外科大家。清乾隆之际，有洞庭王维德者，出其祖传秘术，著《外科证治全生集》四卷，发明痈疽之治，当别阴阳，著滥用刀针之戒，以消为贵，以托为畏，外科的治法，固日臻于安全。第王氏徒以色之红白别阴阳，法仍未尽善，而戒用刀针太过，亦不免略有流弊。至谓不谙脉理，亦可救人，似仍未脱前此疡医的陋习。武进孟河马氏，以疡科名者数世，特别是同治光绪年间的马培之，尤为驰名，著有《医略存真》一卷，辨析刀针之当用与否，又尝批评《全生集》，分别其治法及方药之短长，均极精当。比之晚近外科诸家，马培之实能融贯众科以自辅，迥非株守一家之传者所可比拟。又清代疡科诸家的著述，以纲罗浩博见者，莫如顾练江的《疡医大全》四十卷，实为空前巨制。以辨证精审，又能融合内科治法而闻名者，莫如高锦庭的《疡科心得集》三卷。兹就诸大家中而各有发明者，择其要而略述之。

二、疮疡病机论

（一）刘纯论疮疡本末

刘纯，字宗厚，明，咸宁县人，著《玉机微义》五十卷，其疮疡门有

《明疮疡之本末》一篇，根据李杲诸说，阐发疮疡病机，并为薛立斋完全录入所著《外科心法》中，略谓：

"东垣曰：《生气通天论》云：营气不从，逆于肉理，乃生痈肿。又云：膏粱之变，足生大丁，受如持虚。《阴阳应象论》云：地之湿气感，则害人皮肉筋脉。是言湿气外伤，则营气不行，营卫者，皆营气之所经营也。营气者，胃气也，运气也，营气为本，本逆不行，为湿气所坏而为疮疡也。膏粱之变，亦是言厚滋味过度，而使营气逆行，凝于经络为疮疡也。此邪不在表，亦不在里，惟在其经中道病也。已上《内经》所说，俱言因营气逆而作也。遍看诸疮疡论中，多言二热相搏，热化为脓[9]者。有只言热化为脓者，又言湿气生疮，寒化为热而为脓者，此皆疮疽之源也。宜于所见部分用引经药，并兼见证中，分阴证阳证，先泻营气是其本，本逆助火，湿热相合，败坏肌肉而为脓血者，此治之次也。宜远取诸物以比之，一岁之中，大热无过夏，当是时诸物皆不坏烂，坏烂者，交秋湿令大行之际也。近取诸身，热病在身，止显热而不败坏肌肉，此理明矣。标本不得，邪气不服[10]，言一而知百[11]者，可以为上工矣。"

这里主要提出疮疡的基本病变，在于营气逆乱于经脉之中所致，即所谓"营气不从，逆于肉理，乃生痈肿"也。循行于经脉之中的营气，为什么会逆乱呢？主要是由于湿之与热相合，侵入于经脉之中，既有碍于营气的运行，而使之逆乱，更能使营血的本质腐坏，而发生溃疡。至于湿热的产生，有由饮食不节，而为膏粱之变者；有由湿邪自外而入，伤及皮肉筋脉者。有一于此，均足以发生疮疡的病变。又云：

"营气不从，逆于肉理，乃生疮痈。且营气者，胃气也。饮食入于胃，先输于脾，而朝于肺，肺朝百脉，次及皮毛，先行阳道，下归五脏六腑，而气口成寸[12]矣。今富贵之人，不知其节，以饮食肥醲之类，杂以厚味，日入太过，其气味俱厚之物，乃阳中之阳，不能走空窍先行阳道，反行阴道，逆于肉理，则湿气大胜，则子能令母实，火乃大旺，热湿既盛，必来克肾。若杂以不顺，又损其真水，肾既受邪，积久水泛，水泛则从湿热之化而上行，其疮多出背出脑，此为大丁之最重者也。若毒气行于肺，或脾胃之部分，毒之次也，若出于他经，又其次也。湿热之毒，所止处无不溃烂，故《经》言膏粱之变，足生大丁，受如持虚。如持虚器以受物，物无不受。治大丁之法，必当泻其营气。以标本言之，先受病为本，非苦寒之剂为主为君，不能除其苦楚疼痛也。诸疮疡有痛，往往多以乳香、没药，杂以芳香之药止之，必无少减之理，若使经络流通，脏腑中去其壅滞，必无痛矣，苦寒之剂，除其疼痛，药下于咽，则痛立已，此神品药也。"

这仍然是在反复强调湿热侵入营气，是造成疮疡的根本问题。故云"湿热之毒所止处，无不溃烂"，而膏粱厚味，又是内伤湿热的重要原因。所以必须要用苦寒之剂者，以苦能燥湿，寒能胜热也。刘宗厚本是传丹溪之学的，故强调湿热为病特甚。这里所据的论点，又是出自东垣，故强调内伤饮食的湿热，尤为突出。《灵枢·痈疽》篇云："寒邪客于经络之中，则血泣，血泣则不通，不通则卫气归之，不得复反，故痈肿，寒气化为热，热胜则腐肉，肉腐则为脓。"寒与湿同气，这可能是主张湿热论的张本。

（二）张介宾疮疡论证

《景岳全书·外科钤上》有"论证"一篇，分析疮疡的病机，较诸家最富有理致，他说：

"凡疮疡之患，所因虽多，其要惟内外二字；证候虽多，其要惟阴阳二字。知此四者，则尽之矣。然内有由脏者，有由腑者，外有在皮肤者，有在筋骨者，此又其浅深之辨也。至其为病，则无非血气壅滞，营卫稽留之所致。盖凡以郁怒忧思，或淫欲丹毒之逆者，其逆在肝、脾、肺、肾，此出于脏而为内病之最甚者也。凡以饮食厚味，醇酒炙煿之壅者，其壅在胃，此出于腑，而为内病之稍次者也。又如以六气之外袭，寒暑之不调，侵入经络，伤人营卫。则凡寒滞之毒，其来徐，来徐者，其入深，多犯于筋骨之间，此表病之深者也。风热之毒其来暴，来暴者，其入浅，多犯于皮肤之间，此表病之浅者也。何也？盖在脏、在骨者多阴毒，阴毒火甚也；在腑、在肤者多阳毒，阳毒其浅也。所以凡察疮疡者，当识痈疽之辨。痈者热壅于外，阳毒之气也，其肿高，其色赤，其痛甚，其皮薄而泽，其脓易化，其口易敛，其来速，其愈亦速，此与脏腑无涉，故易治而易愈也。疽者结陷于内，阴毒之气也，其肿不高，其痛不甚，其色沉黑，或如牛领之皮，其来不骤，其愈最难，或全不知痛痒，甚有疮毒未形，而精神先困，七恶迭见者，此其毒将发而内先败，大危之候也。知此阴阳内外，则疮痈之概，可类见矣。然此以外见者言之，但疮痈之发原无定所，或在经络，或在脏腑，无不有阴阳之辨。若元气强，则正胜邪，正胜邪则毒在腑，在腑者便是阳毒，故易发、易收而易治；元气弱则邪胜正，邪胜正则毒在脏，在脏者便是阴毒，故难起、难收而难治。此治之难易，全在虚实，实者易而虚者难也；速者易而迟者难也。所以凡察痈疽者，当先察元气以辨吉凶，故无论肿疡、溃疡，但觉元气不足，必当先虑其何以收局，而不得不预为之地。万勿见病治病，且顾目前，则鲜不致害也。其有元气本亏，而邪盛不能容补者，是必败逆之证；其有邪毒炽盛，而脉证俱实者，但当直攻其毒，则不得误补助邪，所当详辨也。"

痈疽无论见于内，见于外，都有阴阳虚实的区分。至见于内者，有在腑在脏的区分，张介宾认为在腑多为阳毒，在脏多为阴毒，这从脏腑阴阳的区别而言可以，若阴毒阳毒的病变，无论在脏在腑都可以出现。例如《金匮要略·肺痿肺痈咳嗽篇》说："咳唾脓血，脉数虚者为肺痿，数实者为肺痈。"前者为阴证，后者为阳证。是同在一脏，而有阴阳之不同。又《疮痈肠痈浸淫病篇》说："肠痈之为病，其身甲错，腹皮急，如肿状，腹无积聚，身无热，脉数，此为肠内有痈脓，薏苡附子败酱散主之。"又："肠痈者，少腹肿痞，按之即痛如淋，小便自调，时时发热，自汗出，复恶寒，其脉迟紧者，脓未成，可下之，当有血，脉洪数者，脓已成，不可下也，大黄牡丹汤主之。"前证无热，后证有热，故前证用附子，后证用大黄芒硝，是同在一腑，而又有阴阳之不同。故无论痈疡的在内在外、在脏在腑，都各有虚实，各有阴阳，若谓在腑必然是阳证，在脏必然是阴证，这就未免失之胶柱，但痈疡在腑，毕竟邪有出路；痈疡在脏，毕竟邪无出路。亦正如《金匮要略·脏腑经络先后病篇》所说："血气入脏即死，入腑即愈。"不过这也是相对而言的，脏固无去路，但亦通过相为表里之腑而去，关键还在于正气之强弱，病邪之深浅，不可一概而论也。

三、齐德之论疮疡诊法和辨证

齐德之，元人，曾为医学博士，充御药院外科太医，著《外科精义》二卷，于疮疡的诊法和辨证论述特精，颇为后世医家所重视，如明代的著名外科学家薛己的著作中，录用齐氏之说不少。他首先重视疮疡色脉参应之法，兹先述其论诊法的要点如下。

（一）论疮疡的诊法

齐德之著的《外科精义》，一开首就列述脉法论八篇，除备述脉法的基本要义而外，对于疮疡的诊法，主要有下述三个部分。

1. 疮疡脉候

"夫医者，人之司命也。脉者，医之大业也。盖医家苟不明脉，则如冥行索途，动致颠覆矣。夫大方脉、妇人、小儿、风科，必先诊脉，后对证处药。独疮科之流，多有不诊其脉候，专攻治外，或有证候疑难，别召方脉诊察，于疮科之辈，甘当浅陋之名，噫！其小哉如是。原夫疮肿之生，皆由阴阳不和，气血凝滞，若不诊候，何以知阴阳勇怯，血气聚散耶？由是观之，则须信疗疮肿，于诊候之道，不可缺也。历观古今治疗疮肿方书甚多，其间诊候之法，略而未详，比夫诸科，甚有灭裂，愚虽不才，辄取《黄帝素问》《难经》《灵枢》《甲乙》及叔和、仲景、扁鹊、华佗、《千金》、《外台》、《圣惠》、《总录》古今名医诸家方论之中，诊候疮肿之说，简编类次，贯成篇帙，首载诊候入式之法，次论血气色脉参应之源，后明脉之名状所主证候，及疮肿逆从之方，庶使为疮肿科者览此，则判然可晓，了无凝滞于胸次。一朝临疾诊候，至此则察逆从，决成败，若黑白之易分耳。"

这也就是《外科精义》开宗明义的第一篇，他把诊脉的问题强调到这样的高度，是很有道理的。因为从来就有不重视诊脉的医生，外科更是如此。所以张仲景在《伤寒论》自序中就批评过："按寸不及尺，握手不及足，人迎趺阳，三部不参，动数发息，不满五十，短期未知决诊，九候曾无仿佛，明堂阙庭，尽不见察，所谓窥管而已，夫欲视死别生，实为难矣。"很典型的一时誉满江南的外科专家王维德居然亦提出：

"外科之虚实，发现在外，治之法集中详细，不必谙脉，尽可救人。故痘疹之险闷顺逆，眼科之心肝脾肺肾皆现于外，故亦不诊脉也。好学者察患色，则知症，照症治，无不瘥。"

等而下之，就不必说了。《素问·五藏生成》说："夫脉之小大滑涩浮沉，可以指别，五脏之象，可以类推，五脏相音，可以意识，五色微诊，可以目察，能合脉色，可以万全。"总之，望闻问切，四诊合参，不管任何一科，不管辨识任何一种病，都应该如此，外科何能例外呢？而且疮疡是直接发生于经脉的病变，故经脉的诸种变化，必然于脉象中有所反映。所以齐德之强调说：

"脉者血气之先也，血非脉则焉能营于中？气非脉则焉能卫于外？二者相资而行，内则通于五脏六腑十二经脉，外则濡于九窍四肢百节万毛，昼夜循行，如环无端，以成其度，会于寸口，变见于脉。故曰：气血者，人之神也，脉者，气血之神也。所以治病之始，五决为纪。[13]盖五决者，五脏之色脉也。脉应于内，色应于外，其色之与脉，当相参应。故曰：能合色脉，可以万全也。凡为医先须调明色脉。况为疮科，若于此不精，虽聪慧辨博，亦不足委也。"[14]

齐德之重视色脉的论点，略如上述，尤其值得注意的是，他除研究了一般的脉法而外，结合疮疡的特点，对二十六脉都有特别的论述，在外科学中可谓仅见。兹将其二十六脉名状及诊肺疽肺痿法分述如下。

2. 疮肿二十六脉名状

"浮脉之诊，浮而数者，热也，浮数之脉应发热，其不发热而反恶寒者，疮疽之谓也。洪脉之诊，其主血实积热，疮肿论曰：脉洪大者，疮疽之病进也。如疮疽结脓未成者，宜下之；脓溃之后，脉见洪大则难治，若自利者，不可救治也。滑脉之诊，此阳脉也，疮疽之病，脓未溃者，宜内消也；脓溃之后，宜托里也，所谓始为热而终为虚也。数脉之诊，仲景曰：脉数不时见，则生恶疮也。又曰：肺脉洪数，则生疮也。诊诸疮洪数者，里欲有脓结也。散脉之诊，其主气实而血虚，有表无里，疮肿脓溃之后，而烦痛尚未瘥退者，诊其脉洪滑粗散，难治也，以其正气虚而邪气实也。芤脉之诊，其主血虚，疮肿之病，诊得芤脉，脓溃后易治，以其脉病相应也。长脉之诊，其主阳气有余也，长而缓者，胃脉也，百病皆愈。牢脉之诊，若瘰疬结肿诊得牢脉者，不可内消也。实脉之诊，疮疽之人得此，宜急下之，以邪气与脏腑俱实故也。弦脉之诊，《疮疽论》曰：弦洪相搏，外紧内热，欲发疮疽也。紧脉之诊，其主切痛积癖也。疮肿得之，气血沉涩也，亦主痛也。涩脉之诊，亦主血虚，疮肿溃后得之，无妨也。短脉之诊，疮肿脉短，真气短也。细脉之诊，疮肿之病，脉来细而沉时见者，里虚而欲变证也。微脉之诊，真气复者生，邪气胜者危，疮肿之病，溃后脉微而匀举，自差也。迟脉之诊，痼疾得之则善，新疾得之则正气虚急。疮肿得之,溃后自痊。缓脉之诊,凡诸疮肿溃后,其脉涩迟缓者,皆易愈,以其脉候相应,是有胃气也。沉脉之诊,疮肿得之,邪气深也。伏脉之诊,与沉相类,而邪气益深矣。虚脉之诊,疮肿脉虚,宜托里和气养血也。软脉之诊,疮肿得之,补虚排脓托里。弱脉之诊,大抵疮家沉迟濡弱,皆宜托里。促脉之诊,主热畜于里也,下之则和,疮肿脉促,亦急下之。结脉之诊,仲景曰:阴盛则结。代脉之诊,大凡疮肿之病,脉促结者难治,而况见代脉乎。动脉之诊,动于阳,则阳气虚而发厥;动于阴,则阴气虚而发热。是阳生于尺而动于寸,阴生于寸而动于尺,不可不辨也。"

二十六脉的寒热虚实机理,《脉经》以下类皆能言之,以之运用于疮肿之诊,惟齐德之独具手眼,很值得外科医家的临证参考。后来王宇泰著《疡科准绳》又从肿疡溃疡两面分析了二十三种脉象的变化,与齐说两相印证,亦有助于临床的诊察,略谓:

"浮:肿疡为虚为风;溃疡为虚宜补。洪:肿疡为虚为热,盛宜宣热拔毒,年壮形实宜下;溃疡为邪气盛,服药久不退者,难治。滑:肿疡为热;溃疡为热为虚,为邪气未退。数:肿疡为病进病热,数而洪者欲脓;溃疡为难愈,数甚者难治。散:肿疡为气不收敛;溃疡为痛未退,洪滑大散难治。芤:肿疡为血虚;溃疡为虚,为脉病相应。长:肿疡宜消退之法;溃疡为易愈,谓长则气治也。牢:肿疡为邪胜,为欲脓;溃疡为邪气不退。实:肿疡为邪气太盛;溃疡为邪不退,实缓豁大者为虚。弦:肿疡为痛,为欲脓,弦洪相搏,外紧内热,为疽发也;溃疡为血虚为痛。紧:肿疡浮而紧,发热恶寒,或有痛处,是为痛疽;溃疡主气血沉涩为痛,为外有寒。短:肿疡为元气不足;溃疡为大虚宜补。微:肿疡为虚,服药渐充者佳;溃疡若微而匀者为虚,为病脉相应。迟:肿疡为寒为虚,尺迟为血少;溃疡为虚,为气血不能滋营于疮,为有外寒。缓:肿疡为可治,大而缓为虚;溃疡缓而涩者愈,以其病脉相应,及胃气充也。沉:肿疡为邪气深;溃疡为遗毒在内,寸沉为胸有痰。伏:肿疡为阴中伏阳邪;溃疡为阳伏阴中,为内蚀,为流注,浸淫难治。虚:肿疡便宜补而内托;溃疡脓既泄,宜大补气血。弱:肿疡为元气不足,宜内补托里;溃疡为病脉相应,宜补。结:肿疡为邪气结;溃疡渐匀则愈,不调则危。促:肿疡为热,为病进;溃疡为热不减,渐进则死,渐退则生。代:肿疡为气血败坏,元气损伤;溃疡为元气竭绝。"

3. 肺痿肺疽诊候

"夫肺者，五脏之华盖也。处于胸中，主于气，候于皮毛，劳伤血气，腠理虚而风邪乘之，内感于肺也，则汗出恶风，咳嗽短气，鼻塞项强，胸胁胀满，久久不瘥，已成肺痿也。风中于卫，呼气不入；热中于营，则吸而不出。所以风伤皮毛，热伤血脉。[15]风热相搏，气血稽留，蕴结于肺，变成疮疽。诊其脉候，寸口脉数而虚者，肺痿也。数而实者，肺疽也。[16]肺痿之候，久嗽不已，汗出过度，重亡津液，便如烂瓜，下如豚脂，小便数而不渴，渴者自愈，欲饮者欲瘥。此由肺多唾涎沫而无脓者，肺痿也。其疽之候，口干喘满，咽燥而渴，甚则四肢微肿，咳唾脓血，或腥臭浊沫，胸中隐隐微痛者，肺疽也。又《圣惠》曰：中府隐隐而微痛者，肺疽也。上肉微起者，肺疮也。中府者，穴也，在云门下一寸六分，乳肋间动脉应手陷中也。是以候始萌则可救，脓成则多死。[17]若欲知有脓者，但诊其脉，若微紧而数者，未有脓也。紧甚而数者，已有脓也。又《内经》曰：血热则肉败，营卫不行，必将为脓。[18]大凡肺疮，当咳嗽短气，胸满，时唾脓血，久久如粳米粥者，[19]难治。若呕脓而不止者，亦不可治也。其呕脓而自止者，自愈。其脉短而涩者，自瘥。浮大者，难治。其面色当白，而反面赤者，此火之克金，皆不可治。"

我国的外科学家认为："顾名思义，是治疗外部疾病的科学，在古代确是如此，外科医师只是医治一些身体表浅部位的疾病和外伤。"[20]其实并不如此，如齐德之把肺痿肺疽列入外科中，就是最好的说明。以后许多外科书中都列"内痈一门"，凡心痈、肝痈、脾疽、肾痈、胃痈、大肠痈、小肠痈、癥积癥瘕等都属之，因为古人是从痈疡的角度来类列的。因外科本属于疡医，它包括肿疡、溃疡、金疡、折疡几个内容，内痈，应包括在肿疡、溃疡范围之内，因此，古人把许多内脏肿疡列入外科，这就无足为奇了。齐德之在这里所说的肺疽，都是《金匮要略》的肺痈，不称痈而称疽，可能是以五脏属阴，而疽亦属阴的原故。因此这个疽并不代表疮疡本身的寒热虚实性质。

（二）论疮疡的辨证

1. 辨疮疽肿虚实

"夫疮疽脓溃，肿毒浸展，证候危恶者，须辨虚实。况夫虚者难补，实者易泻，补泻之法，不可轻用，若或少差，利害甚大。然而虚实证多端，不可不辨。有疮之虚实，有脏腑、气血、上下、真邪各有虚实，故不同也。分而言之，则肿起坚硬脓稠者，疮疽之实也；肿下软慢脓稀者，疮疽之虚也。泻利肠鸣、饮食不入、呕吐无时、手足并冷、脉弱皮寒、小便自利或小便时难、大便滑利、声音不出、精神不爽者，悉脏腑之虚也。大便硬、小便涩、饮食如故、肠满膨胀、胸膈痞闷、肢体疼痛、口苦咽干、烦躁多渴、身热脉大、精神昏塞者，悉脏腑之实也。凡诸疮疽脓水清稀、疮口不合、聚肿不赤、肌寒肉冷、自汗色脱者，气血之虚也。肿起色赤、寒热疼痛、皮肤壮热、脓水稠黏、头目昏重者，气血之实也。头疼鼻塞、目赤心惊、咽喉不利、口舌生疮、烦渴饮冷、睡语咬牙者，上实也；精滑不滞、大便自利、腰脚沉重、睡卧而不宁者，下虚也。肩项不便、四肢沉重、目视不正、睛不了了、食不知味、音嘶色败、四肢浮肿者，真气之虚也；肿焮尤甚、痛不可近、积日不溃、寒热往来、大便秘涩、小便如淋、心神烦闷、恍惚不宁者，邪气之实也。又曰：真气夺则虚，邪气胜则实。[21] 又曰：诸痛为实，痒为虚也。又曰：诊其脉洪大而数者，实也；微细而软者，虚也。虚则补之，和其气托里也；实则泻之，疏利而自导其气。《内经》谓血实则决之，气虚则掣引之。[22]"

以上从疮肿本身，以及患者广泛的临床表现，来分析其为虚证、实证，这是中医学传统的辨证方法之一。任何一种疾病的临床表现都是较复杂的，但齐德之把它分做脏腑、气血、上下、真邪几个方面来对比观察，便觉得既全面而系统，抑且泾渭攸分了。

2. 辨疮肿浅深

"夫疮候多端，欲辨浅深，直须得法。若不素知方论，而妄生穿凿者，如大匠舍其绳墨，以意度量，安能中于规矩哉？尝闻古人有言曰：多则惑，少则得。简而论之，则疮疽概举有三种：高而软者，发于血脉；肿下而坚者，发于筋骨；肉皮色不相辨者，发于骨髓。又曰：凡疗疮疽，以手按摇疮肿，根牢而大者，深也；根小而浮者，浅也。又验其人初生疮之时，便觉壮热恶寒、拘急头痛、精神不宁、烦躁饮冷者，其患疮疽必深也。若人虽患疮疽，起居平和，饮食如故，其疾浮浅也。恶疮初生，其头如米粟，微似有痛痒，误触破之，即焮展觉有深意，速服犀角汤[23]及漏芦汤[24]、通气丸[25]等，取通利疏畅，兼用浴毒汤渍渍之类。若浮浅者，唯贴膏求差。以此推之，浅深之辨，始终之次者也。"

辨疮候的浅深，从局部言，根小而浮者浅，根大而牢者深；从整体言，无全身症状者浅，有全身症状者深。浅者，病邪小而性良；深者，病邪甚而性毒。浅者，病邪仅在肌肉经脉，不过于六腑；深者，无论疮疡在内在外，其邪已深及于五脏。陈自明《外科精要·辨痈疽阴阳浅深缓急治法》云："凡痈疽，其脉浮数洪紧、焮肿作痛、身热烦渴、饮食如常，此六腑不和，毒发于外而为痈，其势虽急，投以凉剂，多保全生；其脉沉细伏紧、初发甚微或无疮头、身不热而内燥、体重烦疼、情绪不乐、胸膈痞闷、饮食无味，此五脏不和，毒蓄于内而为疽。"前者病虽急而却浅，后者病虽缓而却深；前者仅及于六腑，而后者已深入五脏矣。因此，辨疮肿的深浅，不仅局限于疮肿部位的浅深，尤在于辨识病邪的善恶轻重，这在辨证的过程中，甚关紧要。

3. 辨脓法

"夫疮肿之疾，毒气已结者，不可论内消之法，即当辨脓生熟浅深，不可妄开，视其可否，不至于危殆矣。凡疮疽肿大，按之乃痛者，脓深也；小按之便痛者，脓浅也；按之不甚痛者，未成脓也；若按之即复者，有脓也；不复起者，无脓也。非脓，必是水也。若发肿却软而不痛者，血瘤也。发肿日渐增长而不大热，时时牵痛者，气瘤也。气结微肿，久而不消，后亦成脓，此是寒热所为也。留积经久，极阴生阳，寒化为热，以此溃必多成瘘，宜早服内塞散[26]以排之。诸瘿瘤疣赘，等至年衰，皆自内溃，若于年壮，可无后忧。又凡疗痈疽，以手掩其上，大热者，脓成自软也；若其上薄皮剥起者，脓浅也；其肿不甚热者，脓未成[27]也。若患瘰疬结核，寒热发渴，经久不消者，其人面色痿黄，被热上蒸，已成脓也。至于脏腑肠胃，内痈内疽，其疾隐而不见，目既不见，手不能近，所为至难，可以诊其脉而辨之，亦可知矣。有患胃脘痈者，当候胃脉，人迎者，胃脉也，其脉沉细者，气逆则甚，甚则热聚胃口而不行，胃脘而为痈也。若其脉洪数者，脓已成也。设脉迟紧，虽脓未就，已有瘀血也[28]，宜急治之，不尔，则邪毒内攻，腐烂肠胃，不可救也。又《肺痈论》曰：始萌则救，脓成即死。[29]不可不慎也。久久吐脓如粳米粥者，不治呕而脓止者，自愈也[30]。又《肠痈论》曰：或绕脐生疮脓从疮出者，有出脐中者，惟大便下脓血者，自愈也。"

《素问·气穴论》说："邪溢气壅，脉热肉败，营卫不行，必将为脓。"因此说"邪溢气壅，脉热肉败"，这是疮疡溃脓的必具条件。反之，营血无热而气不盛者，必难于成脓。明乎此，则疮疡之有脓无脓，不难测知矣。故《金匮要略·疮痈肠痈篇》云："诸痈肿欲知有脓无脓，以手掩肿上，热者为有脓，不热者为无脓。"竟成疮疡辨脓的基本要点。此亦《灵枢》"大热不止，热胜则肉腐，腐则为脓"之义。辨内痈脓之有无，其脉法亦来自张仲景。《金匮要略·疮痈肠痈篇》云："肠痈者，少腹肿痞，按之即痛如淋，小便自调，时时发热，自汗出，复恶寒，其脉迟紧者，脓未成，可下之，当有血，脉洪数者，脓已成，不可下也，大黄牡丹汤主之。"脉迟紧者，热犹未聚，肉未腐，故脓未成；脉洪数者，则热胜肉败，脓已成矣。

4. 辨疮疽疖肿证候

"夫疮疽疖肿，其名甚多，载之纷纭，方书百绪，及至临疾，治之无据，不知所以。《内经》曰：知其要，一言而终，不知其要，流散无穷。愚虽不才，姑揣其要而言之。热发于皮肤之间，是以浮肿根小，至大不过二三寸者，疖也。六腑积热，腾出于外肌肉之间，其发暴甚，肿皮光软，侵展广大者，痈也。五脏风积热攻，燉于肌骨，风毒猛暴，初生一头，如痦瘤白焦枯，触之应心者，疽也。夫痈发于六腑，若燎原之火，外溃肤肉。疽生五脏，沉涩难疗，若陶室之燧，内消骨髓。痈则易疗，惟难将息而迟瘥，疽则难疗，易得痊复。夫疖与疮初生，并宜灸之，谓其气本浮达，以导其热，令速畅也。疽则烙不宜灸，谓其气本深沉，须达其原也。凡疮疽生于外，皆由热毒蕴于内，明乎二者，肿毒丹疹，可以类推矣。盖皮肤微高起而肌厚，或痛或痒，移走无常者，谓之肿，有因风而得之者，有因风热相搏而得之者，肿硬色白；因热而得之者，肿燉色赤；因风热相搏而得之者，久久而不消。热胜于风，若不即治，血不流通，与气乘之，以成脓也。又曰：风多则痒，热多则痛，此为验也。又有丹毒者，谓人身忽然变赤如涂丹之状，故谓之丹毒。世俗有云：赤瘤，或因有疮；误而相触，四畔燉赤，谓之疮瘤。凡丹毒之疾，皆游走不定，状若云气者是也，小儿得之最忌，百日之内，谓之胎瘤，以其气血嫩弱，脏腑弱脆，难任镰针，所以忌也。又颈腋之间而生结核，初如豆粒，或如梅李核，累累相连，历历三五枚，久久不消，以渐长大，或发寒热者，谓之瘰疬。有风毒者得之于风，热毒者得之于热，气毒者得之于气，悉由风热邪气蕴经所成，证候不同，治之者亦各异矣。"

以上分析了疖、痈、疽、肿毒、丹毒、疮瘤、瘰疬几种疮疡疾病。发散于皮肤之间，浮浅而根小者，叫作疖，即《素问·生气通天论》"汗出见湿，乃生痤疿"的疖也。谓痈发于六腑，疽发于五脏，这只是就病根深浅的相对而言，所以齐德之在另一篇《论痈疽》则谓：

"痈疽之生，有内有外，内在胸腹脏腑之中，外生肤肉筋骨之表。凡此二毒，发无定处，而有常名。夫郁滞之本，始于喜怒忧乐不时，饮食居处不节，或金石草药之发动，寒暑燥湿之不调，使阴阳之不平而蕴结，外使营卫凝涩而腐溃，轻者起于六腑，浮达而为痈，气行经络而浮也；重者发于五脏，沉涩而为疽，气行经络而沉也。"

这就说明痈疽之别，只是脏腑邪毒轻重之不同，而不能截然以脏腑为界线而划分，所以同样是五脏之病，而有肺痈脾疽之别；也同样是六腑之病，而有胃脘痈、三焦疽之异。肿毒与丹毒，同样发于皮肌之间而游走无定者。惟疮瘤之说不甚明确，考《说文》云："瘤，肿也，瘜肉也。"又注引通俗文："肉凸曰瘤。"可见即今所谓肿瘤物也。瘰疬即颈腋间如梅李状的结核。凡此诸肿，无一不有热的存在，只是有热多热少、虚热实热、热滞热结、夹风夹湿、化毒与否之别而已。

5. 辨疮疽善恶

"夫疮疽证候，善恶逆从，不可不辨。从来医疮，概举五善七恶，殊不知此特谓肠胃之内，脏腑疮疽所论之证也。发背、脑疽，别有善恶之证，载之于后。盖七恶者，烦躁时嗽、腹痛渴甚、或泄利无度、或小便如淋者，一恶也。脓血既泄、肿㷀尤甚、脓血败臭、痛不可近，二恶也。目视不正、黑睛紧小、白睛青赤、瞳子上看，三恶也。喘粗短气、恍惚嗜卧，四恶也。肩背不便、四肢沉重，五恶也。不能下食、服药而呕、食不知味，六恶也。声嘶色败、唇鼻青赤、面目四肢浮肿者，七恶也。

动息自宁，饮食知味，一善也。便利调匀，二善也。脓溃肿消、水鲜不臭，三善也。神彩精明，语声清亮，四善也。体气平和，五善也。

病有证合七恶，皮急紧而如善者；病有证合五善，而皮缓虚如恶者，夫如是者，岂浅识之所知哉？只知五善并至，则善无以加矣；七恶并至，见恶之极矣。愚意裁之，凡患疮疽之时，五善之中，乍见一二善证，疮亦回也；

七恶之内，忽见一二恶证，宜深惧之。大抵证候，疮疽之发，虚中见恶证者，不可救也；实证无恶候者，自愈。大凡溃脓之后，而烦疼尚未瘥者，诊其脉洪滑粗散者难疗，微涩迟缓者易瘥。此善恶之证，于诊候之中，亦可知也。发背脑疽及诸恶疮，别有五逆之证者，白睛青黑而眼小，服药而呕，伤痛渴甚，膊项中不便，音嘶色败者，是为五逆。其余热渴痛呕，盖毒气入里，脏腑之伤也，当随证以治之。"

　　七恶五善，据薛立斋在《外科枢要》的解释是：一恶为邪火内淫，宜竹叶黄芪汤[31]。二恶为胃气虚而火盛，宜人参黄芪汤[32]。三恶为肝肾阴虚而目系急，宜六味丸料加炒山栀、麦门冬、五味子。四恶为脾肺虚火，宜六君加大枣、生姜。五恶为脾胃亏损，宜补中益气加山萸肉、山药、五味。六恶为胃气虚弱，宜六君子汤加木香、砂仁。七恶为脾肺俱虚，宜补中益气汤加大枣、生姜。并谓"五善见三则瘥，七恶见四则危"。总之，虚而邪毒犹盛者，多属难治；实而邪毒轻浅者，治即易愈。凡五脏之气不伤者，诸恶证难见。体气强，治之早，而邪毒不深结者，无不有善证也。又陈自明《外科精要》的五善七恶，略与此稍异，录之供参考。

　　"饮食如常，一善也。实热而大小便涩，二善也。内外病相应，三善也。肌肉好恶分明，四善也。用药如所料，五善也。渴发而喘，眼角向鼻，大小便反滑，一恶也。气绵绵而脉涩，与病相反，二恶也。目不了了，精明内陷，三恶也。未溃，肉黑而陷，四恶也。已溃青黑，府筋骨黑，五恶也。发痉，六恶也。呕吐，七恶也。"（《论善恶形证第二十六》）

四、高秉钧疡科论治心得

　　高秉钧，字锦庭，清，嘉庆无锡人，业疡科三十余年，循内科之理以治疮疡，强调辨证论治，不以秘方录药自炫，著《疡科临证心得集》三卷，立论甚精，颇多发明，兹录其几篇要论如下。

（一）求本论治

　　"夫病之来也，变动不一，总不越乎内证、外证两端。而其致病之由，又不越乎内因、外因二者。何谓内因？喜、怒、忧、思、悲、恐、惊七情也，阴也。何谓外因？风、寒、暑、湿、燥、火六气也，阳也。发于阳者，轻而易愈；发于阴者，重而难痊。内科外科，俱是一例。今以内科论之，如风、劳、臌、膈诸证，此发于脏者也，阴也，治之不易愈；如伤寒疟痢诸证，此发于腑者也，阳也，治之易愈。伤寒之传经，在阳经者易愈，在阴经者不易愈，夫人能知之。而外科之证，何独不然。有由脏者，有由腑者，有在皮肤肌骨者，无非血气壅滞，营卫稽留之所致。发于脏者，其色白，其形平塌，脓水清稀，或致臭败，神色痿惫，阴也；发于腑者，其色红，而形高肿，脓水稠黏，神气清朗，阳也。此其大概也。

细论之，发于脏者为内因，不问虚实寒热，皆由气郁而成。如失营、舌疳、乳岩之类，治之得法，止可带疾终天而已。若发于腑，即为外因，其源不一，有火热助心为疡，有寒邪伤心为疡，有燥邪劫心为疡，有湿邪壅滞为疡。此俱系天行时气，皆当以所胜治之。又有寒邪所客，血涩不通者，反寒热大作，烦躁痠疼而似热。热邪所胜，肉腐脓腥，甚至断筋出骨，以致声嘶色败而似寒。又有劳汗当风，营逆肉理，而寒热难辨者。又有不内外因者，膏粱之疾，狐蛊之感，房劳之变，丹石之威，无不可作大丁、成大痈。即如误食毒物，跌压杖棒，汤火虫兽等伤，亦皆作痛作脓，总由营气不从之所致也。然则，治之奈何？亦在审其脉以辨其证而已。大约疮疡未溃之先，脉宜有余；已溃之后，脉宜不足。有余者，毒盛也；不足者，元气虚也。倘未溃而现不足之脉，火毒陷而元气虚也；已溃而现有余之脉，火毒盛而元气滞也。按定六部之脉，细察虚实其间，宜寒宜热，宜散宜收，宜攻宜补，宜逆宜从，总以适事为故，未可鲁莽图治也。再疮疡之部位，其经络气血之循行，即伤寒之经络也。伤寒无定形，故失治则变生。外证虽有一定之形，而毒气之流行亦无定位，故毒入于心则昏迷，入于肝则痉厥，入于脾则腹疼胀，入于肺则喘嗽，入于肾则目暗手足冷。入于六腑亦皆各有变象，兼证多端，七恶迭见。《经》曰：治病必求其本[33]者何？曰：脏也，腑也，阴阳也，虚实也，表里也，寒热也。得其本，则宜凉宜温，宜攻宜补，用药庶无差误。倘不得其本，则失之毫厘，谬以千里，可不慎诸。"[34]

全篇主要在发挥"治病求本"的道理。求疡证之本有二，第一是病因，内伤七情，外感六淫，以及饮食劳倦，跌压虫兽伤等不内外因。第二是辨证，除辨阴阳、表里、寒热、虚实外，还要辨脏腑经络。得其病因，则知疡证之所以发生；明其辨证，则知疡证之所以传变。二者皆为病本之所在，便据以立法施治，则无论内外疮疡，皆无遁情，而温凉补泻，自无差忒矣。在这求本的过程中，"审其脉以辨其证"，最关紧要。盖证之寒热虚实有所难辨时，从脉之真假微盛，往往足以为之佐证。

（二）调治略义

"《内经》曰：诸痛痒疮，皆属于心。[35]又曰：营气不从，逆于肉里，乃生痈肿。[36]又曰：膏粱之变，足生大丁。[37]又曰：汗出偏沮，使人偏枯，汗出见湿，乃生痤痱。[38]又曰：开合不得，寒气从之，乃生大偻。[39]又曰：地之湿气感，则害人皮肉筋脉。[40]由此数者而穷之，则知脏腑受病之根源，皮肉结疮之枝叶也。向使内无郁热蕴畜于中，外无湿热侵袭于内，则肌肉流畅，气血和平，痈何从生？疽何从作乎？！

凡治痈肿，先辨虚实阴阳。《经》云：诸痛为实，诸痒为虚，诸痈为阳，诸疽为阴。又当辨其疖、是痈、是发、是疔等证，然后施治，庶不致于差谬。如热发于皮肤之间，肿高根阔者为痈。五脏郁热，毒流骨髓，附骨而生，《经》曰：方觉大如伏瓜为疽。酒色迷真，厚味适口，或心志不遂，郁不得伸，毒生于薄肉处。又或染禽兽之毒，或惹牛马之秽，初生黍米，不加谨护，而误触犯之，轻者必重，重者必危，须用药以解其毒，不然，立见其败矣。夫痈疽发背之证，有五善七恶，不可不辨（略）。

凡治痈疽，初觉则宣热拔毒；既觉则排脓定痛。初肿毒成而未破，一毫热药不敢投，先须透散。若已破溃，脏腑既亏，饮食少进，一毫冷药吃不得，须用和营扶脾。此固昔人治痈疽发背之法，无过于此。然更当酌以时令，审以脉理，辨其虚实，决以轻重，量势而用，庶不致夭人之天年也。

至于伤寒流注，由可汗而失汗，由可和而失和，血滞皮肤，毒阻骨髓，故生斯毒，从上流下者，毒生必少；从下流上者，毒生必多。亦须解表清肌，拔毒清热，可内消而愈矣。若疔毒虽有三十六种之别，其害则一，宜以败毒为主。至于痰核、瘿瘤、瘰疬、马刀之疾，俱由湿盛生痰，痰胜生火，火胜生风，风极而患作矣。皆成于内蕴七情、外感六欲，宜清痰降火之剂，宣热败毒之药，既盛必用外消。始觉行以艾灸，切勿妄行勾割。先医曰：诸经惟少阳厥阴二经生痈疽，惟少阳阳明二经生瘰疬，盖由多气少血之故耳。

凡诊外科之脉，脉浮紧应当发热，其不发热，而反洒淅恶寒，若有痛处，必发痈疽[41]。脉浮而数，身体无热，形默默，胸中微躁，不知痛之所在者，必发痈疽。未溃之先，按之有刀锋之健浮；既溃之后，按之略如锋之轻浮，此易收功也。若未溃之先，脉来迟缓，不疾不徐；既溃之后，脉来健实，或大与洪，难取效也。若一得痈疽，脉来前后虚弱，此危证也。

凡刺痈肿，须认有脓无脓，用手按之，手起而即复者有脓；手起而不即复者无脓。重按乃痛，脓之深也；轻按即痛，脓之浅也；按之不甚痛者，脓未成也。

至于用刀手法，刀口勿嫌阔大，取脓易尽而已。凡用刀之时，深则深开，浅则浅开，慎勿忽略。如开鱼口便毒，背疽脐痈，腹痛瘰疬，宜浅开之。若臂痈胯疽肉厚等处，宜深开之，使流出脓，以泄内毒，不可不知也。

凡疡初生之时，便觉壮热恶寒、拘急头痛、精神不宁、烦躁饮冷者，其患疮疽必深也。若起居平和、饮食如故，其疮疽浮浅也。如脓出而反痛者，此为虚，宜补之。亦有秽气所触而作痛者，宜和解之。风冷所逼者，宜温养之。如疽发深而不和者，胃气大虚必死，肉多而不知痛也。

凡疮疡时呕者，当作毒气上攻治之，溃后当作阴虚补之。若年老溃后，发呕不食，宜参芪白术膏以峻补之。河间谓疮疡呕者，湿气侵于胃，宜倍白术。痈疽发渴，血气两虚，用参芪以补气，当归地黄以养血，凡痈疽有实热者易疗，虚寒邪热者难治，肿起坚硬脓稠者为实，肿平软慢脓稀者为虚。凡治痈疽发背、疔疮乳痈、一切无名肿毒，先须托里，勿使毒入附延骨髓。托里之后，宣热解毒定痛排脓，是急切工夫。"

这篇略义的主要论点有七：首先提出结于皮肉的疮疡非属外证，而其病变的根源还在于内在的脏腑，故云"脏腑受病之根源，皮肉结疡之枝叶"。而脏腑之所以发生疮疡病变，也有两个方面，第一是郁热蕴结于中，第二是湿热侵袭于外，也就是说内因与外因结合起来，外因通过内因，疮疡的病变因之以生。其次提出辨治疮疡，既要通过或痛或痒的临床表现，以分析其为痈为疽，是疖是疔某某病，既知其为某病也，还要多方探索其所以致之因，为内伤，为外感，及时求其病因而治，不能有所延误。又其次谓辨治疮疡，未溃之前和已溃之后，有很大程度的不同。未溃之前多热，已溃之后多虚，未溃之前多宜透发热毒，已溃之后多宜温养气血。所以他说："初肿毒成而未破，一毫热药不敢投，若已溃破脏腑亏，一毫冷药吃不得。"当然这只是一般的情况，亦有阴寒甚，气血虚而不能作脓，阳热盛，虽溃脓而毒亦难宣发的，又当作个别不同的处理了。第四，许多疮疡往往由于他种疾病治不得法，传变而来，失于发表的，还得继续解表；失于清热，还得继续清热。痰热内结的，必须消痰泄热令尽，才能考虑他种治法。特别是要注意疮疡发生的部位，由于部位不同，经脉不同，发疮疡的性质亦往往因之而不同了。第五，辨治疮疡，必须脉证合参，两相印证，才能分辨其寒热虚实之所在。第六，如果须用刀针时，必须审察清楚疮疡中脓的有无多少，以及溃脓部位的大小深浅，然后恰如其分地用刀用针，总以达到泄脓出毒为止，过与不及，均非所宜。最后提出由于疮疡的病变发生于内，故临床辨治，必须重视疮疡的全身症状的反映，病变重者，全身症状亦多而重；病变轻者，全身症状亦少而轻。要不出于内科病证之理，故执内科以御外科，最为捷要。这亦是高秉钧治疡医的主要学术观点。

（三）外疡从内出论

"夫外疡之发也，不外乎阴阳寒热、表里虚实、气血标本，与内证异流而同源者也。其始或外由六淫之气所感，或内被七情受伤。《经》云：邪之所凑，其气必虚，阴虚者，邪必凑之。[42] 又云：营气不从，逆于肉里，乃生痈肿。[43] 明乎此义，则治证了然矣。如夏令暑蒸炎热，肌体易疏，遇凉饮冷，逼热最易内入，客于脏者，则为痧为胀；客于腑者，则为吐为泻；客于肌表者，则为痦、为瘰、为暑热疮、为串毒、为丹毒游火；客于肉理者，则为痈，为疡；客于络脉者，为流注，为腿痈。斯时正气壮强，逼邪出外，依法治之，在内证尤为易愈，或三日、或五日、或一候即霍然矣。若外疡则稍多日期，亦有暑邪内伏，遇秋而发者，在经则为疟，在腑则为痢，其在肌络，则为流注、腿痈等证，是名阳挟阴。用药则以解散、和营通络，即不散而成脓，亦不至有大患。又有正亏邪伏深入，交寒露霜降而发者，在内则为伏邪瘅疟，朝凉暮热，或昼夜热而不退，缠绵不已，致阴虚化燥，痉厥神迷，内闭外脱，不可为治。在外发痛疡，则为正虚邪实，阴中挟阳，成脓溃后，虽与性命无妨，然收功延日，不能速愈。此阴阳寒热，表里虚实，气血标本之大凡也。为疡科中之第一义，故首揭之。"

"外疡与内证，异流而同源"，这是高秉钧治疡医的基本论点，所谓异流，一属内证，一属外证。所谓同源，同为六淫七情诸因所伤而发生于内者。这固然是一个方面，但疡科毕竟有不同于内科之处，这同与不同之间，徐大椿有比高秉钧更进一步的看法，而且还统一得很好，这就是徐氏所著的《疡科论》[44]，今备录于此，以供参考。

"疡科之法，全在外治，其手法，必有传授。凡辨形察色，以知吉凶，及先后施治，皆有成法。必读书临证，二者皆到，然后无误。其升、降、围、点，去腐生肌，呼脓止血，膏涂洗熨等方，皆必纯正和平，屡试屡验者，乃能应手而愈。至于内服之方，护心托毒，化脓长肉，亦有真传，非寻常经方所能奏效也。惟煎方，则必视其人之强弱阴阳，而为加减，此必通于内科之理，全在学问根柢。然又与内科不同。盖煎方之道相同，而其药则有某毒主某药，某证主某方，非此不效，亦另有传授焉。故外科总以传授为主，徒恃学问之宏博无益也。有传授则较之内科为尤易。惟外科而兼内科之症，或其人本有宿疾，或患外症之时，复感它气，或因外症重极，内伤脏腑，则不得不兼内科之法治之。此必平日讲于内科之道，而通其理，然后能两全而无失。若不能治其内症，则并外症亦不可救，此则全在学问深博矣。若为外科者不能兼，则当另请明理内科，为之定方，而为外科者参议于其间，使其药与外症无害，而后斟酌施治，则庶几两有所益。若其所现内症，本因外症而生，如痛极而昏晕，脓欲成而生寒热，毒内陷而胀满，此则内症皆由外症而生，只治其外症，而内症已愈，此又不必商之内科也。但其道甚微，其方甚众，亦非浅学者所能知也。故外科之道，浅言之，则惟记煎方数百合，膏围药几料，已可以自名一家。若深言之，则经络脏腑，气血骨脉之理，及奇病怪疾，千态万状，无不尽识，其方亦无病不全，其珍奇贵重难得之药，亦无所不备，虽遇极奇极险之症，亦了然无疑，此则较之内科为更难。故外科之等级，高下悬殊，而人之能识其高下者，亦不易也。"

徐大椿同样有外科本于内科的论点，郭一临在给《疡科心得集》写序言里曾记载一个故事说：

"余幼时偕郑春江姊丈同受业于淮南姜村阮师之门，时松陵灵胎徐丈往来吴中，旅居与姜村师衡宇相望也，亦频相过从，每窃闻其绪论，徐丈方辑《难经经释》诸书，尝质正于师，师曰：丈之外科洵精且博矣，而用力乃专意于内科何哉？丈曰：凡言外科者，未有不本于内科者也。若不深明内科之旨，而徒抄袭旧方，以为酬应，鲜不蹈橐驼肿背之诮矣！余心韪之。"

徐大椿在《疡科论》里重申了这一见解，但他同时亦提出："疡科之法，全在外治，其手法必有传授。""至于内服之方，护心托毒，化脓长肉，亦有真传，非寻常经方所能奏效也。""某毒主某药，某证主某方，非此不效，亦另有传授焉。故外科总以传授为主，徒恃学问之宏博无益也。"特别是在外科的刀针手法，膏丹炼制方面，没有师承授受，没有经过股肱三折的体验，摸索临证，是难于奏效的，这是与内科的最大不同处。因此，大椿之论，是很可宝贵的，是经验之谈。

（四）四绝证论治

高秉钧谓："大方中有四绝证，风、劳、臌、膈是也；疡科中亦有四绝证，失营、舌疳、乳岩、肾岩翻花是也。"兹分别将对四证的论治，略述如次。

1. 失营马刀论治

"夫失营、马刀，一为不可治，一为可治，以患处部位相同，而形又相似，故并而论之。失营者，由肝阳久郁，恼怒不发，营亏络枯，经道阻滞，如树木之失于荣华，枝枯皮焦故名也。生于耳前后及项间，初起形如栗子，顶突根收，如虚痰瘰瘤之状，按之石硬无情，推之不肯移动，如钉着肌肉者是也。不寒热，不觉痛，渐渐加大，后遂隐隐疼痛，痛着肌骨，渐渐溃破，但流血水，无脓，渐渐口大，内腐，形似湖石，凹进凸出，斯时痛甚彻心，胸闷烦躁，是精神不收，气不摄纳也。随有疮头放血，如喷壶状，逾时而止，体怯者即时而毙，如气强血能来复者，亦可复安，若再放血，则不能久矣。此证为四绝之一，难以治疗。若犯之者，宜戒七情，适心志，更以养血气，解郁结之药，常常服之，庶可绵延岁月，否则促之命期已。其应用之方如：加味逍遥散[45]、归脾汤、益气养营汤[46]、补中益气汤、和营散坚丸[47]等，酌而用之可也。

马刀由肝胆二经郁逆气火所结，亦生在颈项间，其形长而坚硬，按之有情，甚有连发累累，沿至胁下胸前者，亦恶证也。倘患者能使情怀舒畅，调养得宜，治之以舒肝散邪，和营软坚，则可于半载一年之内，而获痊愈。设不能自爱，又或境遇不齐，症则有增无减，绵延日久，疮头破烂，脓血大溃，肿势愈坚，遂成损怯而毙者多矣。然究非若失营之不可治也。故合二论而论之，以明其生死不同如此，用药与瘰疬同。"

如失营证所述，今日临床所见之鼻咽转移岩，颇相近似，早期用舒肝解郁、和营软坚之方加黄药子、草河车，有一定疗效，惟于晚期亦难以为力。马刀，即临床所见的淋巴结核，于舒肝和营诸方中，重加夏枯草、全瓜蒌，颇著显效。

2. 舌疳牙岩论治

"舌疳者，由心脾毒火所致。盖舌本属心，舌边属脾，因心绪烦扰则生火，思虑伤脾则气郁，郁甚而成斯疾。其证最恶，初如豆，后如菌，头大蒂小，又名舌菌，疼痛，红烂无皮，朝轻暮重，急用北庭丹[48]点之，自然缩小而愈。若失于调治，以致嫩肿，突如泛莲，或状如鸡冠，舌本缩短，不能伸舒，言语时漏臭涎。再因怒气上冲，忽然崩裂，血出不止，久久烂延牙龈，即名牙岩。甚则颌肿，结核坚硬时痛，皮色如常，顶奥一点，色暗不红，破后时流臭水，腐如奥绵，其症虽破，坚硬仍前不退，此为绵溃。甚至透舌穿腮，汤水漏出，是以又名翻花岩也。因舌难转掉，饮食妨碍，故每食不能充足，致令胃中空虚，而怯症悉添，日渐衰愈。初起肿赤，宜用导赤汤加黄连，虚者归脾汤，便溏者归芍异功汤[49]。然此证治法虽多，百无一生，纵施药饵，不过苟延岁月而已。"

如此难治，似亦为癌变一类的病证，所以由舌疳而延及牙龈者，即称牙癌也。

3. 乳岩论治

"乳疡之不可治者，则有乳岩。夫乳岩之起也，由于忧郁思虑，积想在心，所愿不遂，肝脾气逆，以致经络痞塞，结聚成核。初如豆大，渐若棋子，不红不肿，不疼不痒，或半年一年，或两载三载，渐长渐大，始生疼痛，痛则无解。日后肿如堆栗，或如复碗，紫色气秽，渐渐溃烂，深者如岩穴，凸者如泛莲，疼痛连心，出血则臭，并无脓水。其时五脏俱衰，遂成四大不救。凡犯此者，百人百死，如能清心静养，无罣无碍，不必勉治，尚可苟延，当以加味逍遥散、归脾汤或益气养营汤主之。此证溃烂体虚，亦有疮口放血如注，即时毙命者，与失营证同。"

陈远公治乳岩用化岩汤，方即人参、黄芪、忍冬藤、当归各一两，白术二两，茜根、白芥子各二钱，茯苓三钱，水煎服。他的论点是：乳房属阳明胃，胃为多气多血之经，今气血大亏，不能营于乳房，以致生岩，故宜大补气血，使阳明经旺，以灌乳房，则不必泻毒而自愈。凡体弱而病乳岩者，此方可参考，特别是茜草根，近人有用以治愈岩症的报道。因乳房既属足厥阴肝，又属足阳明胃，一般从肝经治的多，大补胃经气血的少。辨证论治，不可忽视之。

4. 肾岩翻花论治

"夫肾岩翻花者，俗名翻花下疳，此非由交合不洁，触染淫秽而生。由其人肝肾素亏，或又郁虑忧思，相火内灼，水不涵木，肝经血燥，而络脉空虚。久之，损者愈损，阴精消涸，火邪郁结，遂遘疾于肝肾部分。初起，马口之内生肉一粒，如竖肉之状，坚硬而痒，即有脂水，延至一二年或五六载，时觉疼痛应心，玉茎渐渐肿胀，其马口之竖肉处，翻花若榴子样，此肾岩已成也。渐至龟头破烂，凸出凹进，痛楚难胜，甚或鲜血流注。斯时必脾胃衰弱，饮食不思，即食亦无味，形神困惫，或血流至二三次，则玉茎尽为烂去，如精液不能灌输，即溘然而毙矣。此证初觉时，须用大补阴丸，或知柏八味，兼用八珍、十全大补之属。其病者再能怡养保摄，可以冀其久延岁月。若至已成后，百无一生，必非药力之所能为矣。此与舌疳、失营、乳岩为四大绝症，犹内科中有风劳臌膈，不可不知。"

高秉钧于此概用补法，而陈实功治此有三法，疏利肝肾邪火者，则用清肝导滞汤[50]；解毒消风者，则用龙胆泻肝汤合平胃散；泻火解毒者，则用黄连解毒汤、芦荟丸[51]。如系此等实证，亦可参考应用，但均治之宜早，迟则亦杯水车薪，难以为济。

注释

[1] 出《素问·至真要大论》。

[2] 内托散：一名生肉芎劳散。当归、芎劳、黄芪、厚朴、桔梗、防风、甘草、官桂、人参、白芷、芍药，以上各一两。（《圣济总录》无芍药，《洪氏方》有）治痈疽溃后

内虚者，或气弱人初觉生疮疡亦可服内消，宜详细用之。共为细末，每服三钱，温酒调下，或木香汤亦可。

［3］五香连翘汤：沉香、藿香叶、木香、丁香，以上各一两，麝香一字，五味为粗末，另研连翘、射干、独活、升麻、炙甘草、寄生草已上各一两，大黄一两五钱。七味咬咀，与前五味和匀，每服五钱，水一盏半，煎至一盏，去渣，温服，取利为效，未利则再服，食前。

［4］［5］见《外科精要》卷上。

［6］国老膏：粉甘草，以河水浸两宿，揉取汁，砂器煎膏，服一二匙，无灰酒或白汤下，最解丹毒。治一切痈疽，予服消肿逐毒。

［7］万金散：瓜蒌一个（杵细），大甘草节二钱，没药一钱（研末）。用酒两碗，煎一碗，去渣，入没药服。治一切痈疽，已溃未溃者。

［8］远志酒：远志米泔浸，洗去土，去心，为末，每服三钱，酒一盏，调和，澄清饮之，渣敷患处。治一切疮疽因忧怒气滞所致者。

［9］《灵枢·玉版》篇："两热相搏，乃化为脓。"

［10］出《素问·汤液醪醴论》。

［11］两见于《素问·标本病传论》《灵枢·病本》篇。

［12］参《素问·经脉别论》。

［13］《素问·五藏生成》篇。

［14］《外科精义·论营卫色脉参应之法》。

［15］《金匮要略·肺痿肺痈篇》100 条。

［16］《金匮要略·肺痿肺痈篇》99 条。

［17］《金匮要略·肺痿肺痈篇》100 条。

［18］参见《素问·气穴论》。

［19］参《金匮·肺痿肺痈篇》100 条。

［20］黄家驷编《外科学·绪论》1972 年版。

［21］参《素问·通评虚实论》。

［22］参《素问·阴阳应象大论》。

［23］犀角汤：原名犀角散。升麻、桔梗、甘草，以上各一两，牛蒡子炒四两，研末，每服三钱，竹叶五七片煎水服。（惟方中无犀角）

［24］漏芦汤：漏芦、白蔹、黄芩、麻黄、枳实、升麻、芍药、甘草、朴硝，已上各一两，大黄二两，研粗末，每服三钱，水煎服。

［25］通气丸：又名和血通气丸。人参、麦门冬、大黄、黄芩、黄柏、牵牛子，研末，蜜丸如豌豆大，每服二三十丸。

［26］内塞散：附子两个（炮）、官桂（去皮）、赤小豆、甘草（炙），黄芪、当归、茯苓、防风、白芷、桔梗、川芎、人参、远志（去心）、厚朴，以已上各一两，为末，每服二钱，温酒调下，空心，日进一服。治痔瘘不差诸疮。

［27］［28］参《金匮要略·疮痈肠痈篇》。

［29］《金匮要略·肺痿肺痈篇》。

［30］《金匮要略·呕吐哕下利篇》云："夫呕家有痈脓，不可治呕，脓尽自愈。"

［31］竹叶黄芪汤：淡竹叶二钱，黄芪、麦冬、当归、川芎、甘草、黄芩、芍药、人参、半夏、石膏各一两，生地黄二钱。

［32］人参黄芪汤：人参、麦冬、陈皮、白术、苍术各五分，黄芪一钱，黄柏四分，升麻、归身各五分。

［33］见《素问·阴阳应象大论》。

［34］本篇原名《疡证总论》，居《心得集》的首篇。

［35］见《素问·至真要大论》。

［36］～［39］见《素问·生气通天论》。

［40］见《素问·阴阳应象大论》。

［41］参《金匮要略·疮痈肠痈篇》。

［42］见《素问·评热病论》。

［43］见［36］注。

［44］见徐氏著《医学源流论》卷下。

［45］加味逍遥散：柴胡、白芍、当归、茯苓、白术、甘草、黄芩、半夏、白芷、陈皮、桔梗。

［46］益气养营汤：人参、茯苓、陈皮、贝母、香附、当归、川芎、黄芪、熟地、白芍、甘草、桔梗、白术、柴胡、生姜、大枣。（景岳方）

［47］和营散坚丸：人参、白术、当归、茯神、香附、橘红、熟地、南星、贝母、远志、丹皮、柏子仁、枣仁、角沉、芦荟、龙齿、朱砂，研末，蜜丸，每服三钱，食后用合欢树皮煎汤送下。

［48］北庭丹：人中白、番硇各五分、溏鸡粪、瓦上青苔、瓦松各一钱。用倾银罐子二个，将药装在罐内，将口封固，外用盐泥固济，以炭火煅红，俟三炷香为度，候冷，开罐，将药取出，入冰片、麝香各一分，共研细末，用磁针破舌菌，用丹少许点上，再以蒲黄盖之。

［49］归芍异功汤：人参、茯苓、白术、炙甘草、陈皮、当归、白芍。

［50］清肝导滞汤：萹蓄、瞿麦、滑石、甘草、大黄、灯心草。

［51］芦荟丸：当归、胡黄连、川芎、芜荑、白芍各一两，芦荟、木香、甘草各三钱，

龙胆草七分，为末，米粥为丸麻子大，每服一钱。

第五章　眼科学说

一、概　说

发明眼睛这个器官的生理病理，最深刻而又最早的，莫过于《灵枢·大惑论》[1]，它说：

"黄帝问于岐伯曰：余尝上于清冷之台，中阶而顾，匍匐而前，则惑。余私异之，窃内怪之，独瞑独视，安心定气，久而不解，独博独眩，披发长跪，俯而视之，后久之不已也。卒然自上，何气使然？岐伯对曰：五脏六腑之精气，皆上注于目而为之精，精之窠为眼，骨之精为瞳子，筋之精为黑眼，血之精为络，其窠气之精为白眼，肌肉之精为约束，裹撷筋骨血气之精而与脉并为系，上属于脑后，出于项中。故邪中于项，因逢其身之虚，其入深，则随眼系以入于脑，入于脑则脑转，脑转则引目系急，目系急则目眩以转矣。邪其精，其精所重，不相比也，则精散，精散则视歧，视歧见两物。目者，五脏六腑之精也，营卫魂魄之所常营也，神气之所生也。故神劳则魂魄散，志意乱。是故瞳子黑眼法于阴，白眼赤脉法于阳也。故阴阳合传而睛明也。目者，心之使也；心者，神之舍也。故神精乱而不转，卒然见非常处，精神魂魄，散不相得，故曰惑也。"

前半段是叙述眼的生理，主要讲了两个内容，既说到眼系直属于脑，并受到脑的支配；更说到眼虽是个局部的器官，但它却和五脏六腑有联系，亦直接要受到脏腑的影响。后半段是言眼视歧和发生眩晕的病变。特别是前半段，后世医家都认为是"五轮八廓"说的主要根据。从"五轮八廓"主要讲五脏六腑与眼的联系这一点来看，说它根据于《大惑论》，是可以理解的。在《素问》《灵枢》的其他篇论，也还有不少关于两目生理病理记载，只是没有如《大惑论》的完整而已。《内经》以后，言眼的生理较少，言眼的病证较多，如《难经》《金匮》《中藏经》《脉经》《千金方》等都是这样。至于讨论眼科学的专著，首推《银海精微》为最早，托名孙思邈辑，是不可信的，书凡上下两卷，叙述了赤脉传睛等八十种眼病，颇为清晰，手法方药，亦多可用。在元代，有倪维德的《原机启微》两卷，论疾病之源，以及方剂之宜，都较《银海精微》为胜。明清二代所传者，有李药师的《金锁秘钥》[2]，龙树的《眼科龙本论》[3]，无名氏的《眼科捷径》[4]，傅仁宇的《审视瑶函》，顾养吾的《银海指南》。前三种所搜方药颇富，后两种则于理论均有所发挥，而为诸家所首肯者。还有许多并非眼科专著，而于眼科的理论方药各有发挥者，亦大有人在，如徐春甫的《古今医统》、王肯堂的《证治准绳》、楼英的《医学纲目》、危亦林的《得效方》、张介宾的《景岳全书》等，均很值得参考，并在不同程度上，有足以补充某些专科不足的地方，故亦不能忽视之。

二、王肯堂"五轮八廓说"

五轮八廓说，是研究眼科学最基本的知识。自《银海精微》以后，凡眼科学家无不遵而述之，惟王肯堂的叙述最精。肯堂字宇泰，号念西居士，明，金坛县人，万历间进士，于岐黄家言若有夙契，官至福建参政，虽已声著馆阁，尤肆力于医学弗缀，所著《证治准绳》四十四卷，计分杂病、伤寒、疡医、幼科、妇科、类方六种，可谓集明以前医学之大成。兹将其"五轮八廓说"分录如下。

（一）五轮说

《证治准绳·杂病》云：

"五轮：金之精，腾结而为气轮；木之精，腾结而为风轮；火之精，腾结而为血轮；土之精，腾结而为肉轮；水之精，腾结而为水轮。气轮者，目之白睛是也，内应于肺，西方庚辛、申酉之金，肺主气，故曰气轮。金为五行之至坚，故白睛独坚于四轮。肺为华盖，部位至高，主气之升降，稍有怫郁，诸病生焉。血随气行，气若怫郁，则火胜而血滞，火胜而血滞则病变不测，火克金，金在木外，故气轮先赤，金克木，而后病及风轮也。金色尚白，故白泽者顺也。

风轮者，白内青睛是也，内应于肝，东方甲乙、寅卯，厥阴风木，故曰风轮。目窍肝，肝在时为春，春生万物，色满宇宙，惟目能鉴，故属窍于肝也。此轮清脆，内包膏汁，有涵养瞳神之功，其色青，故青莹者顺也。世人多黄浊者，乃湿热之害。惟小儿之色最正。至长食味，则泄其气而色亦易矣。

血轮者，目两角大小眦是也。内应于心，南方丙丁、巳午火，心主血，故曰血轮。夫火在目为神光，火衰则有昏暝之患，火炎则有焚燎之殃，虽有两心，而无正轮，心君主也，通于大眦，故大眦赤者，实火也；心包络为小心，小心相火也，代君行命，通于小眦，故小眦赤者，虚火也。若君主拱默，则相火自然清宁矣。火色赤，唯红活为顺也。

肉轮者，目脾是也，中央戊己、辰戌丑未之土，脾主肉，故曰肉轮。脾有两叶，运动磨化水谷外，亦有两脾动静相应，开则万用，如阳动之发生；闭则万寂，如阴静之收敛。土藏万物而主静，故脾合则万有寂然而思睡，此藏纳归静之应也。土为五行之主，故四轮亦为脾所包涵，其色黄，得血而润，故黄泽为顺也。

华元化云：目形类丸，瞳神居中而前，如日月之丽东南而晚西北也。内有大络六，谓心、肺、脾、肝、肾、命门各主其一。中络八，谓胆、胃、大、小肠、三焦、膀胱各主其一。外有旁支细络，莫知其数，皆悬贯于脑，下达脏腑，通畅血气往来，以滋于目。故凡病发，则有形色丝络显见，而可验内之何脏腑受病也。外有二窍以通其气，内有诸液出而为泪，有神膏、神水、神光、真气、真元、真精，此皆滋目之源液也。神膏者，目内包涵膏液，如破则黑稠水出是也。此膏由胆中渗润精华所结成者，能涵养瞳神，衰则有损。神水者，由三焦而发源，先天真一之气所化，在目之内，虽不可见，然使触物损破，则见黑膏之外，有似稠痰者是也。在目之外，则目上润泽之水是也。水衰则有火盛暴之患，水竭则有目轮大小之疾，耗涩则有昏眇之危，亏者多，盈者少，是以世无全精之目。神光者，谓目自见之精华也。夫神光发于心，源于胆，火之用事，神之在人也大矣，在足能行，在手能握，在舌能言，在鼻能嗅，在耳能听，在目能视，神舍心，故发于心焉。真血者，即肝中升运滋目经络之血也。此血非比肌肉间易行之血，因其脉络深高难得，故谓之真也。真气者，盖目之经络中往来生用之气，乃先天真一发生之元阳也，大宜和畅，少有郁滞，诸病生焉。真精者乃先后天元气所化精汁，起于肾，施于胆，而后及瞳神也。凡此数者，一有所损，目则病矣。

人概目圆而长，外有坚壳数重，中有清脆，内包黑稠神膏一函，膏外则白稠神水，水以滋膏，水外则皆血，血以滋水，膏中一点黑莹，是胆所聚之精华，惟此一点，烛照鉴视，空阔无碍者，是曰水轮。内应于肾，北方壬癸、亥子水也。其妙在三，胆汁、肾气、心神也。五轮之中，四轮不鉴，唯瞳神乃照物者。风轮则有包卫涵养之功，风轮有损，瞳神不久留矣。或曰：瞳神，水也、气也、血也、膏也。曰：非也。非血非气，非水非膏，乃先天之气所生，后天之气所成，阴阳之妙道，水火之精华，血养水，水养膏，膏护瞳神，气为运用，神则维持，喻以日月，理实同之，而午前则小，午后则大，亦随天地阴阳之运用也。大抵目窍于肝，主于肾，用于心，运于肺，藏于脾，有大有小，有圆有长，亦由禀受之异，男子右目不如左目精华，女子左目不如右目光彩，此各得其阴阳气分之主也。然聪愚佞直，柔刚寿夭，亦能验目而知之，神哉！岂非人身之至宝乎？"

　　把整个眼分为五个部分，并分属于五脏，旨在说明五脏的不同作用于眼部，即所谓"目窍于肝，主于肾，用于心，运于肺，藏于脾"也。这种五脏分部之说，用现代的生理知识尚难以说明它，但于发生病变之后，用其说以进行治疗，往往取得良好疗效。医学本所以疗疾，能疗疾之说，即能经受实践检验者，故亦不能厚非之。五个不同部位，为什么称为轮呢？傅仁宇在《审视瑶函》里解释说："名之曰轮，其象如车轮圆转，运动之意也。"[5]从眼的整个结构来讲，基本是圆形，故命名曰轮，这是可以理解的。至于五脏的具体作用于目，应该是目为肝窍，而肝所藏之血，必须输之于目，以为目之用，所谓"目得血而能视"也。心主神明，神明即包括大脑的各种功能活动，目之所以能鉴物，即为神明活动表现之一，所以它说："神之在人大矣！在足能行，在手能握，在舌能言，在鼻能嗅，在耳能听，在目能视，神舍心，故发于心焉。"肺之所以作用于目，肺主气，凡津液血脉之达于目，无不赖气以行之也。脾之所以作用于目，脾主水谷精微，是气血精液得以补充的唯一来源也。肾之所以作用于目，以肾主水，瞳神之体，全为肾水所构成，所以晶莹鉴物而不衰也。明乎此，则五轮的作用，不费词而可解，惟亦不必过于穿凿而胶固之。惟引华元化大络六、中络八之说，《审视瑶函》改作："内有大络者五，乃心肝脾肺肾各主一络。中络者六，膀胱大小肠三焦包络各主一络。"[6]可从。不然，命门有大络之说，《灵》《素》所未见，而八中络，又缺其二矣。至男女左右目力的差异，事实并不如此，惟因身体强弱，疾病变化，职业习惯等的影响，而发生左右目力不一样，这倒是常见的。其中引华元化一段，及其对神膏、神水、神光、真气、真血、真精的解释，总的在说明瞳神的物质基础及其功能，故顾养吾特将其移出，另立一篇，并名之曰"瞳神论"，是有一定的道理的。

（二）八廓说

《证治准绳·杂病》又云：

"八廓应乎八卦[7]，脉络经纬于脑，贯通脏腑，达血气往来，以滋于目，廓为城郭，然各有行路往来，而匡郭卫御之意也。乾居西北，络通大肠之府，脏属肺，肺与大肠相为阴阳，上运清纯，下输糟粕，为传送之官，故曰传道廓。坎正北方，络通膀胱之府，脏属于肾，肾与膀胱相为阴阳，主水之化源以输津液，故曰津液廓。艮位东北，络通上焦之府，腑配命门，命门与上焦相为阴阳，会合诸阴，分输百脉，故曰会阴廓。震正东方，络通胆府，脏属于肝，肝胆相为阴阳，皆主清净，不受浊秽，故曰清静廓。巽位东南，络通中焦之府，脏属肝，肝与中焦相为阴阳，肝络通血以滋养，中焦分气以化生，故曰养化廓。离正南方，络通小肠之府，脏属于心，心与小肠相为脏腑，为阳受盛之胞，故曰胞阳廓。坤位西南，络通胃之府，脏属于脾，脾胃相为脏腑，主纳水谷以养生，故曰水谷廓。兑正西方，络通下焦之府，脏配肾络，肾与下焦相为脏腑，关主阴精化生之源，故曰关泉廓。脏腑相配，《内经》已有定法，而三焦分配肝肾者，此目之精法也。盖目专窍于肝而主于肾，故有三络之分别焉。左目属阳，阳道顺行，故廓之经位法象，亦以顺行；右目属阴，阴道逆行，故廓之经位法象，亦以逆行。察乎二目两眦之分，则昭然可见阴阳顺逆之道矣。"

文王八卦的方位[8]，位于西北方的乾卦属金，肺与大肠，肺为阴金，大肠为阳金，故以之属于乾。位于正北方的坎卦属水，肾与膀胱，肾为阴水，膀胱为阳水，故以之属于坎。位于东北方的艮卦属土，上焦与命门，如以上焦指心包络，则与命门皆为阴火，取火生土之义。位于正东方的震卦属木，肝与胆腑，肝为阴木，胆为阳木，故以之属于震。位于东南方的巽卦属木，中焦与肝，中焦之腑应为胃，则水生肝木，而木制胃土也。位于正南方的离卦属火，心与小肠，心为阴火，小肠为阳火，故以之属于离。位于西南方的坤卦属土，脾与胃，脾为阴土，胃为阳土，故以之属于坤。位于正西方的兑卦属金，下焦与肾，下焦属金的腑当为大肠，则以阳金生阴水也。八卦八廓的取义，基本是从五行的生制关系而言的，这是八廓的含义之一。其次是在分析经纬于眼各个络脉的属性，主要说明诸络脉与脏腑相联系，特别与六腑相联系，言分布于眼的络脉，既上贯于脑，又下联于腑，故六腑有病变，亦可以影响到眼，而做出不同的反映。但《银海指南》是以乾天、兑泽、离火、震雷、巽风、坎水、艮山、坤地来解释的，故称为天廓、泽廓、火廓、雷廓、风廓、水廓、山廓、地廓。这是伏羲八卦[9]，伏羲卦与文王卦的方位便大不一样了，乾天居南，坤地居北，坎水位西，离火位东，艮山西北，震雷东北，巽风西南，兑泽东南。正因两说不一，故古之眼科学家，有用五轮之说，而不用八廓之说者，有谓八廓为无形，而不足以凭据者，但傅仁宇仍认为八廓之说不可废，他说：

"五轮为病，间有知者，至于八廓之病，位且不知，况欲求其知经络之妙用乎。夫八廓之经络，乃验病之要领，业斯道者，岂可忽哉？盖验廓之病，与轮不同，轮以通部形色为证，而廓惟以轮上血脉丝络为凭，或粗细连断，或乱直赤紫，起于何位，侵犯何部，以辨何脏何府之受病，浅深轻重，气血虚实，衰旺邪正之不同，察其自病传病，经络之生克顺逆而调治之耳。人有谓此八廓如三焦之有名无实，以为无用者，此谬之甚者也。八廓丝络，比之三焦更为有据，八廓明见于外，病发则有丝络之可验者，安得谓为无用哉！"[10]

于此则知八廓实为分部位验络脉之一法，随其络脉之粗细多少浅深及其部位之所在，而辨其所属之脏腑，斯亦可也，不必胶泥过甚而穿凿求之。

三、顾锡"《银海》病机论"

顾锡，字养吾，别号紫槎，清乾嘉间桐乡人，精眼科学，著《银海指南》四卷，而于议论眼目的病机，颇能分析入微。兹选其脏腑气血诸论，表而出之，以窥其崖略。

（一）论五脏病机

1. 心经主病

"心为君主，总统脏腑，故忧思劳怒皆动心神，心应南方火色，目之大眦属心，心受火刑，则眦肉壅突而痛，若不痛而痒，属虚，或因操劳过度，或因水亏不能制火所致。小眦属心包，又属少阳经，多气少血，故小眦胬肉，属血虚火烁之故也。若心经火邪盛而刑肺，为大眦胬肉攀睛，属实火，不痛而痒属虚火。小眦胬肉攀睛，乃虚火刑金，为亏证。胬肉双斗，属水亏血少，火邪刑肺，甚则蚀及神水，乃心火克肾水也，大眦流血肿痛为实火，心统诸经之血，火盛则血热妄行，故流血。不肿痛而痒为虚火，乃心肾不交，君火炎甚也。左目为阴，右目为阳，阴属血，阳属气，男多患左，女多患右，虽有是分，不可执一，惟在圆机通变也。"

胬肉攀睛，属于结膜的病变，多由小眦开始，渐及于白睛，渐及于风轮，胬肉分尖头、齐头二种。齐头者，浮于风轮，易治易平复。尖头者，深深蚀入瞳神，治疗较难。这里只提出虚火、实火二证，固甚得其要领，但亦有属于外伤风火证的，不能完全排除。

2. 肺经主病

"肺为华盖，百脉之宗，白睛红丝满布，乃肺热也。白珠胬肉紫胀，甚则眼眶青黯，乃血为邪乘，凝而不行也。玉粒侵睛，肺气凝滞所致。白睛起膜状如鱼泡，寒郁太阴也。白翳侵睛，属金来克木，目珠壅肿红痛，辨是何邪，分别施治。目珠突出，鼻塞咳嗽，乃风寒乘肺，肺气逆也。珠大脱眶，肺肾气冲，乃金水两亏证也。能仰视不能俯视，气有余而血不足也。能俯视不能仰视，阴有余而阳不足也。鸡盲者，阴气未升则昏，至人定后，仍能见物。雀盲者，通夜不见，乃肝血少、肺阴亏也。鹘眼凝睛者，阴阳不和，火克金也。总之，其位至高，统一身之气，其见证多在于气轮，随证审察用药，自能奏效。"

鹘眼凝睛，即睛向外突，坚硬高努，胀于睑间，即现今所谓眼球突出症，以其有似鹘鸟之眼，凝视而不运故名，多为积热上冲，壅注于目而成。

3. 肝经主病

"肝属风木，木能生火，惟血涵养，否则火盛血伤，目病生焉。其脏主疏泄，凡人愤闷不平，或受六淫之邪，则气不宣流，遂生星翳障雾，如点如凿，或圆或方，形色不一，莫可枚举。凡自上而下，属太阳经，名垂帘，红色而痛属肝热，肿痛属风邪；不痛为血虚内热；白色而肿痛属气虚挟风；痛而不肿为寒邪；不肿不痛，乃气虚下陷也。自下而上，属足阳明胃经，名推云，又名黄膜上冲。在黑珠内者，名内推云，属肝肾不足，木挟相火上升。在黑珠外者，名外推云，肿痛涕泪，为风克肝胃。障色带黄为湿热。肿痛畏寒，泪如脓水，属寒邪。胬肉壅结，障色微红，属胃火。此皆气血失充，虚中挟邪证也。红白相间名玛瑙障，属热入肝经，气血相混也。纯白而厚，名水晶障，属寒邪乘肝阴也。白星圆聚，名聚星障，属肝肾郁结，精血受伤也。一线垂下，名线障；横住瞳神，名横关，初起红肿，属风寒邪郁肝阴，不能发越。不红痛，属肝肾阴虚，相火上炎也。一线盘旋于风轮之上，名旋螺障，一为阴寒上乘，一为邪郁于肝阴也。黑珠内，瞳神外，初起如雾，渐渐厚大，名内障，左关脉细涩，属肝郁不舒；左尺脉洪数，属肾气不纳也。色白而长，形如半月，名半月障，属肝经郁怒所致。色白而厚，名白障，稍薄名白翳，最薄名白雾。白点名星，红肿痒痛属风，红肿不痒痛属郁邪。舌白涕泪属寒。眼眵干硬、羞明恶热属火。干涩昏朦属燥。此皆实证。若不肿而红痛，属血虚肝热生风。不红肿而痛，属忧思郁怒，肝气不舒。不红不痛，属阴虚火炽，皆虚证也。目珠疼痛，肝阳上浮也。白障满布，赤脉贯睛，属肝经郁热。若无白障，但见赤脉贯睛者，心火刑肺肝也。黑珠上一颗突出，名蟹珠，发于瞳神巅顶，属肝肾两经；发于瞳神下面，属阳明；发于大眦旁者，属太阳；发于小眦傍者，属少阳。凡胬肉壅肿，涕泪，脉弦细为风；舌白脉迟为寒，舌红脉数为火；脉细弱，或数而无力，属阴虚。此证由邪袭肝阴，气血不能流行，或精不足，过服寒凉升散而发。黑珠低痕名障陷，障凝如冰名冰障，属邪乘肝阴，气血受伤。红肿脉浮弦为风，不红肿，脉迟细为寒，乃实中挟虚证也。肿痛胬肉，黑珠泛白，名内泛，乃精血大亏，风寒邪郁也。此皆举其大略，须脉象舌色兼参，庶几无误。"

　　肝病于眼疾最多见的，就是内外障。以上所列，正如作者所言，仅是举其大略，但细举之亦举不胜举，所谓内外障一百零八症也。何况一百零八症未必就悉备无遗，因此，还得从其主要的病变进行分析，斯得之矣。傅仁宇对这问题，颇有发挥，略谓：

"内外障者，一百零八症之总名也，障者，遮也，如物遮隔，故云障也。内障之症，不红不紫，非痛非痒，惟觉昏朦。其外障者，乃睛外为云翳所遮，故云外障。然外障可治者，有下手处也；内障难治者，外不见症，无下手处也。且内障之人，二目光明，同于无病者，最难分别，惟目珠不动，微可辨耳。先贤俱言脑脂下垂，遮隔瞳神，故尔失明，惟有金针可以拨之，坠其翳膜于下，能使顷刻复明。予因深思，眼乃五脏六腑之精华上注于目而为明，皆从肝胆发源，内有脉道孔窍，上通于目而为光明，如地中泉脉流通，一有瘀塞，则水不通矣。夫目属肝，肝主怒，怒则火动痰生，痰火阻隔肝胆脉道，则通光之窍遂蔽，是以二目昏朦，如烟如雾，目一昏花，愈生郁闷，故云久病生郁，久郁生病。今之治者，不达此理，俱执一偏之论，惟言肝肾之虚，止以补肝补肾之剂投之，其肝胆脉道之邪气，一得其补，愈盛愈蔽，致目日昏，药之无效，良由通光脉道之瘀塞耳！余故譬之井泉，脉道塞而水不流，同一理也。如执定以为肝肾之虚，余思再无甚于劳瘵者，人虽将危，亦能辨察秋毫。由此推之，因知肝肾无邪，则目决不病，专是科者，必究其肝肾果无邪而虚耶，则以补剂投之。倘正气虚而邪气有余，必先驱其邪气，而后补其正气，斯无助邪害正之弊，则内障虽云难治，亦可以少尽病情矣。至于外障，必据五轮而验症，方知五脏之虚实，而五脏之中，惟肾水神光，深居于中，最灵最贵，辨析万物，明察秋毫，但一肾水而配五脏之火，是火太有余，水甚不足，肾水再虚，诸火益炽，因而为云为雾、为攀睛、为瘀肉。然此症虽重，尚可下手施治，非如内障之无可下手也。然今之业是科者，煎剂多用寒凉以伐火，暂图取效。点药皆用砒硇以取翳，只顾目前。予观二者，皆非适中之治，亦非仁术之所宜也。故治火虽云苦寒能折，如专用寒凉，不得其当，则胃气受伤，失其温养之道，是以目久病而不愈也。至于药之峻利，夫岂知眼乃至清至虚之府，以酷烈之药攻之，翳虽即去，日后有无穷之遗害焉，良可慨也。今吾辈治目，务宜先审其邪正之虚实，当首驱其有余之邪气，而后补其不足之正气，治斯当而病斯愈矣。"[11]

傅仁宇的论点有二：第一，内外障的基本病变，总由于肝胆脉道的瘀郁不通，以致光明之窍受到障蔽所致，而瘀郁脉道的病因，多为火动痰生所造成。第二，治疗内外障，不宜片面强调肝肾之虚，而乱投补剂，以致脉道愈加蔽塞，必须审其邪正之虚实所在，先去其邪而后补其虚。而虚多责之于肾水之不足，实多责之于痰火之蔓延。这两个论点，于临床上是有参考意义的。

4. 脾经主病

"脾为诸阴之首，统摄一身之血，在气为中气，在脏为心子，目之上睑属脾，下睑属胃，上睑内生红粒，名鱼子石榴，生红块名鸡冠蚬肉，皆属风热邪滞太阴，气血凝结所致。睑生痰核，在皮里膜外，如樱如梅，由于气滞燥结，防有成疣之患。睛明穴有疮名眼痈，日久成管，名漏睛，属太阳郁热不宣。睑翻粘睑，属阳明胃火。上睑生肉粒名偷针，下睑生肉粒名眼瘇，肿痛属风郁化火。不肿痛而时发时止，属劳伤心脾，肝木克土，是虚证也。上睑宽纵，拳毛倒睫，红痛属脾肺气虚挟风，不红痛属中气下陷。下睑紧急，拳毛倒入，属肝风克胃。下睑内生菌，属阳明湿火。两睑生癣，湿烂为风，焦枯为火，干涩属燥，脓窠属湿。然有风中兼燥，火中兼风，湿中兼热诸证，宜细辨之。"

鸡冠蚬肉、鱼子石榴，现代医学都叫作颗粒性结膜炎。睑生痰核，现代诊断为霰粒肿。睑翻、粘睑，即眼睑外翻症。偷针、眼瘇即麦粒肿。以眼睑属脾，故述及睑脾的症特多。

5. 肾经主病

"肾为作强之官，伎巧出焉。[12] 应北方癸水，涵木制火，营养血脉。瞳神内起星，邪郁肾经也。五星缭乱，视物眈眈，水为火反克，虚实皆有也。瞳神细小，火搏水阴也。瞳神散大，气不裹精也。瞳神发白，水源干涸所致。黑珠满红，名胭脂内障，属相火上浮，水不能制。若瞳神亦红，名血灌瞳神，不治。瞳神泛白动跃，已成内障，亦不治。瞳神黄色如金，火亢水竭，亦不治。有见火星飞扬者，心肾不交也。有见萤星满目者，肝肾不和也。有见白星绕乱者，肺肾气虚也。有见黑花茫茫者，肾阳不藏也。视白为黄，视红为紫，视正为横，视定反动，睁目头晕，此阴极阳飞症也。瞳神不大不小，其色不白不红，三光俱灭，真青盲也。法在不治。以上诸条，皆精血失光之症。诚以水为天一所生，务宜滋养，水足精光，目疾自痊愈矣。"

瞳神即水轮，为肾中真精真水之所灌注，故瞳神的病变，即肾水病变的反映，而且往往都以水亏火亢的病变为多。瞳神最是眼目的要害结构，故于病变中，多有不治症，而可治之病，亦以补水充精为急务。

（二）论六腑病机

1. 三焦主病

"三焦分上中下，目疾是上焦病，无有论及中下者。然，细按之，则三焦各有见症，不可混治。头痛鼻塞，耳聤面疮，目红肿痛，唇疮口糜，此皆上焦病也，治宜清火发散，疏肝养目。肚腹膨胀，胸膈不舒，两目干涩或沿烂，此乃中焦病也，治宜消积行气。脚气壅肿，步履艰难，水道不通，湿热上浮，以致目患，此乃下焦病也，治宜利湿清热舒筋。府病以通为补，故但叙实症，其有虚证，另见各门，学者细心参之可也。"

这是以他病而影响目疾，故以治他病为主。病邪在上中下三焦，则使三焦之邪去，局部的目疾，便不治自愈矣。

2. 小肠主病

"小肠为火腑，与心经配合表里，凡心经之火上延于目者，兼责诸小肠。故古人治心火必用导赤，以心为君火，无直折之理，但当通理小肠，则心火自降，此治脏先治府之法也。"

脏无出路，腑有出路，故在脏之邪，必使之经腑而去，凡治实邪者，往往如此。

3. 胆经主病

"胆属少阳，《经》曰：十二经皆取决于胆[13]，为半表半里，两边头痛，法用小柴胡及逍遥散，乃和解之剂。目中神光，惟赖胆中清纯之气所养，倘胆精不足，胆汁不充，两目必昏，古方俱以诸胆为治，所以清其邪热，乃同气相求之理也。然味太苦寒，防其碍胃，总宜以条达为主，余详肝经。"

胆与肝相为表里，少阳胆经主表，厥阴肝经主里，故外感病多从少阳治，内伤病多从厥阴治。治少阳者，主用和解表里之法；治厥阴者，多为寒热并用之方。

4. 胃经主病

"胃为水谷之海，转输旋运，生化不穷，故治病先讲胃气。胃气一弱，饮食不纳，何以能胜药力乎？然胃病有虚有实，有热有寒，实宜硝黄之属，虚宜术草之属，寒宜香砂之类，热宜芩斛之类。配合脾经，为后天生养之基。

故东垣专主脾胃立论，非虚说也。其见症详载脾经，但须知阳土不耐温燥，方不误治。"

阳土不耐温燥，指胃热实而言，若胃寒证则非温燥不可。但胃为阳土多热实证，脾为阴土多虚寒证，脏腑阴阳的性质固如此，不可不知。

5. 大肠主病

"大肠传导槽粕，通调为顺。溏泄则有阴伤之患，秘结则有阳亢之虞。昔人治便频无度，多以补脾为主，亦扶土生金之义也。有火则闭塞不通，顺用攻下之品，釜底抽薪，诚妙法也。稍涉虚者，如景岳济川煎亦可采用。凡目病在肺经者，治其大肠，以其表里相应，所谓上病治下也。"

景岳济川煎，由当归、牛膝、肉苁蓉、泽泻、升麻、枳壳六味组成，凡病涉虚损，而大便闭结不通者常用之，此为寓通于补之剂。若非虚证，肺经燥热盛于上，而目赤红肿者，每用轻剂三黄泻心汤，红肿即因之以除。

6. 膀胱主病

"膀胱为巨阳，其经脉最长，统束一身，凡外感证，皆太阳受之，羌防发汗治其经，五苓利水治其腑，更有湿热下注，二便不调，专治膀胱，其病自愈。与肾为表里，肾无泻法，泻膀胱即所以泻肾，沟渎既清，水泉不竭，肾精自然充足。目珠上属太阳，见症甚多，如头风损目，垂帘成障皆是。故凡治目，不可不细究膀胱也。"

凡因外感之邪所致的目疾，风寒证辛温以散之，风热证辛凉以解之。如人参败毒散、川芎茶调散之治诸风上攻头目之类皆属之。

（三）气血痰食郁病机

1. 气病论

"《经》云：气脱者目不明。[14]气者，清阳之气也。清阳不升，则浊阴不降，而目安能烛照无遗乎？人在天地间，莫非气化之流行，脏腑经络，气得其正，何用不臧；气失其正，何往弗害。故曰：百病生于气也。[15]又近见应震王氏曰：行医不识气，治病从何据？堪笑道中人，未到知音处。旨哉斯言，是实治身治病第一大纲。盖气之为用，无所不至，一有不调，无所不病，为虚为实，为寒为热，变态莫可名状。气有不调之处，即病根所在之处也。明者摄而调之，犹如解结，一举手而即脱然矣。故本乎天者，天之气也；本乎地者，地之气也。人身之气亦应之，阳气有余，为目赤壅肿；阴气有余，为隐涩羞明。中气不足，为眼皮宽纵，凝而不行，为睑生瘿核。实者破之，虚者补之，滞者行之，郁者达之，寒者温之，热者凉之，不和者调之疏之。凡五行五志，五脏六腑，皆赖气以为之用，常则安，变则病。是以圣人谓诸病皆因于气，而况目病乎。故医者当参观互证，酌宜而治之，庶于斯道无愧矣。"

《素问·举痛论》云："余知百病生于气也，怒则气上，喜则气缓，悲则气消，恐则气下，寒则气收，炅则气泄，惊则气乱，劳则气耗，思则气结。"气之在人体，和则为正气，不和则为邪气。凡表里虚实，逆顺缓急，无不因气而至，所以说百病皆生于气。如所云怒喜悲恐惊思之气，皆为内伤七情之邪气。寒和炅，即寒与热，代表六淫外感之邪气。劳即劳倦，包括饮食劳倦诸邪气也。说明诸种气病，即指各种不同邪气之为病。如所谓阳气有余，即为阳热邪气，阴气有余，即为阴寒邪气。凡属病邪之气，均应作如此理解，惟言不足之气，便属人身正气了，因人身正气，只有不足，并无有余，正如《素问·通评虚实论》所说"邪气盛则实，精气夺则虚"也。

2. 血病论

"《经》曰：目得血而能视。[16]血者，气之所化也，故血盛则形强，人生所赖，惟斯而已。润经络，泽脏腑，养筋骨，充满一身，而目受其荫，固宜流通，而不宜瘀滞者也。然人之初生，必从精始，精之与血，似乎非类，而丹家曰：涕唾汗津精液血，七般灵物尽为阴。则凡属水类，皆天一地六所化，而血即精之类也。但精藏于肾，所蕴不多，苟房劳太过，精亏则血亦亏，而七窍不灵矣。夫血本阴类，其动者皆由于火，或外邪不解而火郁于经，或纵饮不节而火动于胃，遂使血热妄行，致成目赤眦病，治法以凉血清火为主。或壅瘀于经络，则睛珠胀闷；或郁结于睑眦，则胬肉堆突；或乘风热，则发椒疮粟疮之类，总以行血散血为治。若痛伤痕陷，白障满泛等症，皆属血虚邪乘所致，治宜行血补血为先。盖太阳经起于目内眦，血多气少；少阳经起于目锐眦，血少气多；阳明经起于目之两旁交頞，气血俱多；惟厥阴连于目系而已。故血太过者，太阳阳明之实也；血不及者，厥阴少阳之虚也。能辨过与不及，庶攻补皆得宜矣。以是知血化于气，而又为精类，阳虚不能生血，所以血宜温而不宜寒；阳亢最能伤阴，所以血宜静而不宜动。察于此而得其养营之道，则目光如炬，又何血病之足虞哉！"

周学海云："夫血者，水谷之精微，得命门真火蒸化，以生长肌肉皮毛者也。凡人身筋骨肌肉，皮肤毛发有形者，皆血类也。精者，血之精微所成，生气之所依也。"[17]以此解释精血同类，尤觉恰切。至《素问·五藏生成》篇说："肝受血而能视"，其意是肝开窍于目，肝能受血，则神便聚于目，而发生视的功能也。《灵枢·营卫生会》云："血者，神气也。"又《本神》篇曰："肝藏血，血舍魂。"故肝所受之血充足，瞳神便有所养而为视也。故血分之寒热虚实变化，往往影响于目而为诸病，所谓椒疮、粟疮，即今之颗粒性结膜炎及砂眼也。

3. 痰病论

"《经》曰：湿气变物，水饮内蓄，中满不食。是言饮也，非言痰也。痰之与饮，虽曰同类，而实有不同也。盖饮为水液之属，凡呕吐清水，及胸腹膨胀，吞酸嗳腐等症，此皆水谷之余，停积不行，是即所谓饮也。若痰之不同乎饮者，饮清澈而痰稠浊，饮惟水谷停积而化，痰则五脏之伤，皆能致之。然究其原，痰即人之津液，无非水谷所化，但化得其正，则形体强，营卫充；若化失其正，则脏腑病，津液败，而血气即化为痰矣。后人治痰，开口便言痰火，有云怪症为痰者，有云痰为百病之母者，痰之为害，不綦重乎！然则，虚实之间，尤不可不辨。惟验其年力犹盛，血气未伤，或以肥甘过度，或以湿热盛行，或风寒外闭皮毛，或逆气内连肝膈，皆能生痰动火，害及于目。惟察其病气、形气俱属有余者，即实痰也，实痰则宜消伐。若年及中衰，形气羸弱，或以多病，或以劳倦，或以忧思酒色，致成劳损、非风、卒厥者；脉见细数，脏无阳邪，时为呕恶、泄泻、气短、声喑者，皆有目暗不明之患，但察其形气、病气本无有余者，即虚痰也。虚痰则宜扶助元气，使精血充旺，则痰自消矣。然痰之所生，无不由乎脾肾，脾恶湿，湿胜则为痰；肾属水，水泛亦为痰。脾家之痰，有虚有实；肾家之痰，则无非虚耳。痰病延及于目，治最棘手，惟调其寒热虚实，气血阴阳，则无有不愈。昔王隐君谓内外百病皆生于痰，悉以滚痰丸攻之，其亦但顾目前，而不知后患者也。"

痰之为患，最易阻滞气机，以致清难升、浊难降，目既不得清气之温煦，反得浊邪之侵害，故目不能不病，病则暗不能视也。其次阻滞于经络，以致营血运行不畅，供于目之血液，大受到障碍，目既失血之营，不得不病，病则血轮枯萎，而有昏暝之患矣。又其次或痰火胶结而炎于上，或风痰相助而攻冲，目因之不得不病，病则珠胀眦赤，而瞳神不能烛照矣。痰之所以病目，略在于是，故必须察其寒热虚实之所在而治之。

4. 食病论

"《经》曰：饮食劳倦即伤脾。饮食自倍，肠胃乃伤。[18] 脾胃为仓廪之官，大肠为传导之官。[19] 食伤则气滞，气滞则上不能散布精华，下不能转输糟粕，然有伤于寒物者，有伤于热物者，其在内伤，不过为泻为利而已。若在眼目，则伤于寒者，两胞肿胀，治宜温消；伤于热者，目赤痒痛，治宜清利。若过食煎炒炙煿，必至火气上攻，则为鸡冠蚬肉，或鱼子石榴，变症不一，治宜清利肠胃，去其积热，而诸病悉除。此症之易治者。凡在少年童稚，最多此症。惟年老久病之人，脾虚不能运化，或不能食，或知饥少食，或食入即胀，明是中虚之象，当以补法行之，谅明哲者不至于胶柱而鼓瑟也。"

伤食而病目者，以阳明胃热为多见，盖目之下纲属阳明也。伤于煎炒炙煿之过食者，最容易使目赤肿，两眦干涩而多眵。脾胃虚弱者，可见睑肌无力，清阳之气不足故也。

5. 郁病论

"《经》曰：木郁达之，火郁发之，土郁夺之，金郁泄之，水郁折之。[20] 言乎五气之郁也。人之脏腑应之，木应肝胆，木主风邪，畏其郁结，故宜达之。火应心与小肠，火主热邪，畏其陷伏，故宜发之。土应脾胃，土主湿邪，畏其壅滞，故宜夺之。金应肺与大肠，金主燥邪，畏其躁急，故宜泄之。水应肾与膀胱，水主寒邪，畏其凝溢，故宜折之。然五者之中，皆可通融圆活，不必拘泥。夫人气血不顺，脉不和平，即是郁症，乃因病而郁也。至若情志之郁，则有三焉。一曰怒郁，方其盛气凌人，面赤声厉，多见腹胀，及其怒后，逆气已平，中气受伤，多见胀满疼痛，倦怠少食之症。一曰思郁，凡心有所忆而生意，意有所属而生思，思有未遂而成郁，结于心者必伤于脾，及其既甚，上连肺胃，为咳喘失血，隔噎呕吐；下连肝肾，为带浊崩淋，不月劳损。一曰忧郁，或因衣食之累，或因利害之牵，终日攒眉而致郁者，志意乖违，神情消索，心脾渐至耗伤，气血日消，饮食日少，肌肉日削，遂至发为目症。然五气之郁，因病而郁者也；情志之郁，因郁而病者也。凡患是症者，宜自为节制，皆非草木所能奏效，所谓妙药难医心上病也，可不慎之。"

凡人身气机，当升不升，当降不降，是之谓郁，即怫郁而不宣畅也。而气机的表现，莫著于气血，郁于气，可因升降失常而眼病，郁于血，可因环周失常而眼病。淫邪之郁于经者，病眼多为实证，情志之郁于心者，则虚实皆有。淫邪之郁，按《素问》五郁之法治之，易于取效，情志之郁，虽应以移情易性为主，而舒肝醒脾诸法，仍不可废也。

四、傅仁宇"《瑶函》论治"

傅仁宇，字允科，明末人，著《审视瑶函》六卷，虽为集诸家之说而成，究因其有家传授受，而于治法方药，讲求独精，兹录数论于下，以供临证之采择云。

（一）用药寒热论

"用药如用兵，补泻寒热之间，安危生死之所系也，可不慎与！虽云目病非热不发，非寒不止，此言乎火之大概耳！内有阴虚、冷泪、昏眇、脱阳等症，岂可独言是火而用寒凉也。今之庸医，但见目病，不识证之虚实寒热，辨别气血，惟用寒凉治之。殊不知寒药伤胃损血，是标未退而本先伤，至胃坏而恶心，血败而拘挛尚不知省，再投再服，遂令元气大伤，而变症日增。必虚寒之症已的，始可投以温和之药，否则有抱薪救火之患。设是火证，投以热药，其害尤速，不可不慎。大抵燥赤者清凉之，炎秘者寒凉之，阴虚者温补之，脱阳者温热之。然热药乃回阳之法，寒药乃救火之方。皆非可以常用者。外障者养血去障，内障者滋胆开郁，故治火虽用芩连知柏之类，制之必以酒炒，庶免寒润泄泻之患。而寒热补泻之间，又宜谅人禀受之厚薄，年力之盛衰，受病之轻重，年月之远近，毋使太过不及，当于意中消息，如珠之走盘，如权之走秤，不可拘执，是为良医。"

往往眼病于火，乃由于足下之寒者，若以凉药泻之，则寒愈不得散，而眼之火亦不能退，惟有以辛温之法去其寒，眼中之火即消矣。亦有眼病于寒，乃由于脏腑之虚者，若以辛温散之，则益虚其所虚，而眼中之寒亦不得解，惟有以甘温之法补其虚，眼中之寒斯解矣。此治病之所不得不求其本也。故"目病非热不发，非寒不止"之说，不可以概论，就热证而言之可耳。

（二）用药生熟各宜论

"药之生熟，补泻在焉；剂之补泻，利害存焉。盖生者性悍而味重，其攻也急，其性也刚，主乎泻。熟者性纯而味轻，其攻也缓，其性也柔，主乎补。补泻一差，毫厘千里，则药之利人害人，判然明矣。如补药之用制熟者，欲得其醇厚，所以成其资助之功。泻药制熟者，欲去其悍烈，所以成其攻伐之力。用生用熟，各有其宜，实取其补泻得中，毋损于正气耳！岂为悦观美听而已哉！何今之庸医，专以生药饵人，夫药宜熟而用生，生则性烈，脏腑清纯中和之气，服之宁无损伤。故药生则性泻，性泻则耗损正气，宜熟岂可用生？又有以生药为嫌，专尚炮制称奇，夫药宜生而用熟，熟则其性缓，脏腑郁滞不正之邪，服之难以驱逐。故药熟则性缓，性缓则难攻邪气，宜生岂可用熟？殊不知补汤宜用熟，泻药不嫌生。夫药之用生，犹夫乱世之贼寇，非强兵猛将，何以成摧坚破敌之功？药之用熟，犹夫治世之黎庶，非礼乐教化，何以成雍熙揖让之风？故天下乱则演武，天下治则修文。医者效此用药，则治病皆得其宜，庶不致误人之疾也。噫！审诸。"

韩飞霞《韩氏医通》云："标病攻击宜生料，气全力强；本病服饵宜制炼，调剂大成。"傅氏之说或有取于此。《伤寒论》之用附子，里证多生用，表证多熟用，或即药性悍急与淳缓的区分。大黄酒制其性缓，生用其力强，亦只是缓急之别，并无补泻之意。但祛湿却宜用生白术，补虚则宜用炒白术，似又寓有补泻之意。要之，生熟之用，其辨不一，虽不可一概以补泻论之，但生用熟用，药效迥有不同，似不可不讲求也。

（三）开导之后宜补论

"夫目之有血，为养目之源，充和则有发生长养之功，而目不病，少有亏滞，目病生矣。犹水为生物之泽，雨露中和，则滋生之得宜而草木秀；亢旱淫潦，则草木坏矣。皆一气之失中使然也。人之六气不和，水火乖违，淫亢乘之，血之衰旺不一，气之升降不齐，营卫失调，而为人害也。盖由其阴虚火盛，炎炽错乱，不遵经络而来，郁滞不能通畅，不得已而开滞导郁，以泄其瘀，使无胀溃损目之害，其理与战法同。而开导之要穴有六，谓迎香、内脾、上星、耳际、左右太阳穴也。内脾，乃破贼正队之前锋也，其功虽迟，渐可收而平顺。两太阳，击其左右翼也，其功次之。上星，绝其粮道也。迎香，攻贼之巢穴也，成功虽速，乘险而征也。耳际，乃去其游骑耳！道远功卑，智者所不取。此六穴者，皆拯危之良术，挫敌之要机，与其闭门捉贼，不若开门待去之一法也。夫盗人岂所欲遇乎，倘不幸而遇之，若盗寡而势弱，我强而势盛，贼成擒矣。设或群盗猖獗，又不若开门逐之为愈也。资财虽损，竭力经营，犹可补其损也，若一闭门，必有激变焚杀之势。目人岂所欲患乎？倘不幸而患之，病浅而邪不胜者，攻其内而邪自退，目自明矣。若六阳炽盛，不若开导以通之，则膏液虽损，随以药补之，犹无损也。不然，火邪瘀滞之极，目必有溃烂枯凸之害。虽然，但开导之一法，其中有利害二者存焉。有大功于目而人不知，有隐祸于目而人亦不知。若论其摧锋锉锐，拯祸戡乱，则其功之大者也。至于耗液伤膏，弱光华而损滋生，又其祸之隐者也。医人若能识病之轻重，察病之虚实，宜开导而开导之，既导之后，随即补之，使病目者，气血无伤害之弊，庶可称通权达变之良医矣。"

张石顽云："开导之法，盖由阴虚火盛，经络郁滞，不得通畅而设。"[21] 是开导犹泻法也，其目的在于泄热通经，行瘀开郁，而使脉络畅通，稍无淤滞之患，宜用于实证，不宜用于虚证，或虚中有实者，亦可从权用之，邪去即止，不可太过，故其所云如此。

（四）论点服药

"问曰：点服之治，俱各不同。有点而不服药者，有服药而不点者，有点服并行者，何谓乎？曰：病有内外，治各不同，内疾已成，外证若无，不必点之，点之无益。惟以服药内治为主。若外有红丝赤脉，如系初发，不过微邪，邪退之后，又为余邪，点固可消，服药夹攻尤愈。倘内病始发，而不服药内治，只泥外点者，不惟徒点无益，恐反激发其邪，必生变证之害。若内病既成，外症又见，必须内外并治，故宜点服俱行。但人之性，愚拗不同，有执己之偏性，喜于服药而恶点者，有喜于点而恶服者，是皆见之偏也。殊不知内病既发，非服药不除。古云：止其流者，莫若塞其源；伐其枝者，莫若治其根。扬汤止沸，不如灶底抽薪，此皆治本之谓也。若内有病，不服药而愈者，吾未之信也。至于外若有翳，不点不去。古云：物秽当洗，镜暗须磨。脂膏之釜，不经涤洗，焉能洁净？此皆治标之谓也。若外障既成，不点而退者，吾亦未之信也。凡内障不服药而点者，反激其火，耗散气血，徒损无益，反生变症，又有内病成而外症无形，虽亦服药，而又加之以点，此恐点之反生它变。至于外证有翳，单服药而不点，如病初起，浮嫩不定之翳，服药亦或可退；若翳已结成者，服药虽不发不长，但恐不点，翳必难除，必须内外兼治，两尽其妙，庶病可愈矣。故曰：伐标兼治本，伐本兼治标，治内失外是为愚，治外失内是为痴，内外兼治，是为良医。"

诸种目疾，仅为局部的外症者，点药即可愈。如系由于内发之外症，则非内服外点不可。如目盲内障之类，外无形症可见，则虽点药，药力所不能及，点之无益，惟有内服之法。又如外障、椒疮之类，如认为仅是局部的外证，只是点药，而不内服，病亦难除。究应外点，究应内服，究应内外并治，惟有辨证确切之后，酌而行之，斯可以已。

（五）慎用片脑论

"有病目者问曰：片脑之功，治目何多？予闻而哂之曰：君知其功，亦知其害乎？病者愕然曰：举世之人，由稚及老，虽愚夫愚妇，皆知片脑为治眼之药，眼科无不以此为先，今君独言害者何也？莫非骇俗乎？曰：予非穿凿而好饶舌，亦非绝弃而不用，但用之得其当耳！子既病目，亦曾点否？曰：点。曰：子既点，且以此试为子问。有点片脑初觉凉快，少顷烦热而闷燥者；有点片脑，而目愈昏；有点而障愈厚病愈笃，有之乎？病者曰：皆有之。且人之目病，无有不点片脑者，子之目既点片脑，今何为而不愈？而乃矜美其功之多也？客愀然而起曰：诚愚之所未闻，敢请教！曰：片脑利害兼有，功过相半，然利害虽在片脑之性味，而功过则由医者用之当不当耳，我以此语子，子静听而以理揆之。且目非热不发，非寒不止，此指大意而言也。若夫血见热则行，见寒则凝，寒甚则伤血，热甚则伤精，此理之自然。今遍考诸家所论片脑，有称为寒，有称为热，有称为常，有称为劫，皆不知眼科心法之故。夫片脑寒热兼有，阴中之阳，味凉而性热，实眼科之劫药也。味有形也，性无形也，血有形也，气无形也。今片脑味凉性热，味不能退无形之火，性不能行有形之血，是以血虽得热而欲行，而寒又为之绊；火虽得寒而欲退，而热又为之助。故寒反伤其血，热反伤其精。古人有曰：寒非纯寒，热非纯热，寒热夹攻，反伤精血。而目之为窍至高，火性炎上，最易攻犯，今内火炽，已怫郁极矣。况其脉道幽深，经络高远，而内治之药，未能便达于目，故用外劫之药，反攻之法，假其性以引夫邪火从窍而出，假其味以润之，舒其涩痛。且香能通窍，不过暂用其劫，而不可常也。如凝脂赤肿，天行暴风，蟹睛赤虬，风烂涩痛等症，是其所治之病也，其他俱不可用耳。如若火息，不赤痛涩烂之症，皆宜减去片脑。片脑之功，只能散赤劫火，润涩定痛。其害则耗散阳光，而昏眇不明，凝结膏汁，而为白障难除。为其热极生寒，火兼水化也。屡见患凝脂、赤膜、花翳、蟹睛，皆片脑凝结，成大白片而不得去，方见片脑生寒，火兼水化之害。大抵目病用片脑，如以贼攻贼，其功亦速，贼败则我胜，若不夺其权而再纵之，则矫肆生，祸难作矣。故凡用片脑劫病，既退之后，再复多用，则膏汁凝，而目之光华弱矣。必减片脑，用之方妙。而内仍须服补养调治之药，庶不损于瞳神耳。"

　　片脑即冰片，系热带植物龙脑香树脂的加工品。《本草经疏》[22]说："龙脑香，其香为百药之冠，凡香气之甚者，其性必温热，李言温，元素言热是也。气芳烈，味大辛，阳中之阳，升也散也。性善走窜开窍，无往不达，芳香之气，能避一切邪恶，辛热之性，能散一切风湿，故主心腹邪气及风湿积聚也。耳聋者，窍闭也，开窍则耳自聪。目赤肤翳者，火热甚也，辛温主散，能引火热之气自外而出，则目自明，赤痛肤翳自去，此从治之法也。"这是主片脑性热之说的。惟《医林纂要》[23]云："冰片，辛香之气，固无不达，或疑辛味补肝，则不当寒，香气属阳，亦不当寒。岂知阴阳之中又各分阴阳，郁金味辛而寒，梅花独作寒香，勿谓辛香遂不寒也。但寒而香者，阴中之阳耳。冰片自散郁火，能透骨除热，治惊痫痰迷，目赤浮翳，性走而不守，亦能生肌止痛，然散而易竭，是终归阴寒也。"这是持片脑性寒之说的。前人对片脑的主治，无多争论，性寒性热，只是两种不同的解说而已。故傅仁宇折衷其间，而谓为味凉性热，亦言之成理，总之，过于辛散之品，不能多用，这一点是肯定的。

五、张飞畴"金针开内障论"

张倬，字飞畴，清初长州人，张石顽次子，曾佐父成《医通》《伤寒缵论》《绪论》诸书，精眼科，用金针施治多效验，并于《医通》中著《金针开内障论》[24]云：

"内障一证，皆由本虚邪入，肝气冲上，不能外越，凝结而成，故多患于躁急善怒之辈。初起之时，不痛不痒，视物微昏，或朦胧如轻烟薄雾，次则空中常见黑花，或如蝇飞蚁垂，睹一成二，瞳神渐渐变色，而至失明。初时一眼先患，次则相率俱损，能睹三光者可治。若三光已绝，虽龙树复出，亦难挽回。古人虽立多名，终不越有水无水之辨。若有水而光泽莹彻者易明，无水而色不鲜明者难治。忽大忽小，收放如气蒸动者，针之立明。若久视定而不动者为死翳，纵水未枯，治之亦难全复。翳色白或带青，或如炉灰色，糙米色者易明，若真绿正黄色者不治。凡翳不拘何色，但有棱角，拨即难落。翳状破散，及中心浓重者，非拨可除。若犹能视物者，其翳尚嫩，不可便针，俟翳老，然后针之。又一种翳色虽正，水纵不枯，目珠软塌者，此必不治，不可轻用金针。如一眼先暗，而三光已绝，其后眼续患，亦难针治。若夫瞳神散大，或紧小，或浑黑，或变色而无障翳，至不睹三光者，此内水亏乏，不在证治。倪仲贤[25]所云：园翳、冰翳、滑翳、涩翳、散翳、浮翳、沉翳、横翳、枣花翳、白翳黄心、黑水凝翳、惊振内障等症，金针拨之，俱可复明。但针后数十日中，宜服磁朱[26]消翳等药，后则常服补肾调养气血之剂，以助其光。其翳状《龙木论》[27]中已悉，不暇再述。"

以上言诸种宜拨不宜拨的各种障翳，大抵翳嫩者不宜拨，翳老后始可拨，水未枯能睹三光者，拨之易明，水已枯而三光绝者，拨之无益也。

"姑以针时手法言之。若江西流派，先用冷水洗眼，使翳凝定，以开锋针先刺一穴，续进园针拨翳，或有开孔拨翳，俱用鸭舌针者，云虽龙树真传，但针粗穴大，每至痛极欲晕。余所用毫针，细而尖锐，取穴轻捷，全无痛楚。然必择吉日，避本命对冲日、闭破日、尻神在头日、风雨阴晦日、酷暑严寒日，令病人先食糜粥，不可过饱，少停，向明端坐，一人扶定其首，禁止旁人喧杂，及左右经孕孝服不洁之人，医者凝神澄虑，慎勿胆怯手颤，以左手大次二指，按开眼胞，使其转睛向鼻，睁目如努出状。右手大次中三指，捻正金针镶处之上，看准穴道，从外眦一边，离黑珠约半米长许，平对瞳神，下针最便，必须手准力完，一针即进，切勿挠动，使之畏恐。所以开单瞖，须遮避好眼，方可进针，进针之后，以下唇略抵针柄，轻轻移手于针柄尽处，徐徐抬进，第一宜轻，稍重则痛，俟针进约可拨至瞳神时，以名指曲附大指次指，承其针柄，虚虚抬着，向上斜回针锋，至瞳神内夹道中，贴瞖内面，往下拨之，瞖即随落。若不落，再如前手法，从上往下拨之，倘三五拨不下，须定稳念头，轻轻拨之自落。惟死瞖拨之不动者忌拨。有拨落而复起者，当再拨之。其瞖随针捺于黑珠之下，略顿，起针，缓缓抬出。但元气虚人，针后每多作呕，以托养神膏者，属胃气也。须预备乌梅之类，勿使其呕为妙。呕则防瞖复上。上则一两月后复针，瞖既尽，不可贪功多拨，多拨则有伤损神膏，呕动胃气之害。凡瞖嫩如浆，不沾针首，而不能拨下，或拨下而复泛上满珠者，服补养兼消瞖药自明。先与千金磁朱丸七服，次与皂荚丸[28]，生熟地黄丸[29]，并进，否则俟凝定再针，不可限以时日。有种瞖虽拨落，圆滑而捺下复滚上者，必略缩针头，穿破其瞖，捺之自下，不下，亦如前用药自消。或有目珠难于转内者，针内眦亦得，此名过梁针，取穴较外眦稍远一线，针法与外眦无异，但略觉拗手，然鼻梁高者，难于转针，不可强也。若针右眼外眦，下针之后，换左手转针，拨瞖手法，亦须平日演熟，庶无失误。"

以上是言拨针手法，第一是稳，持针的手不能颤动。第二是轻，尽量减少痛觉。第三是敏，上往下拨，必须敏捷无碍。第四是谨，手法的进行，不贪多，不贪深，必须谨慎将事。如此稳、轻、敏、谨的进行，才可以保证安全无恙。

"出针之后，令病者垂垂闭目，用绵纸五七重，量纸厚薄及天时寒暖封固，更以软帛裹黑豆数粒，以线系定镇眼，使目珠不能动移，动则恐瞖复上。是以咳嗽之人，不宜用针，亦是此意。又肝虚人，时有泪出，勿用黑豆，宜以决明子代之，则无胀压珠痛之患。然觉紧则宜稍松，觉宽则宜稍收，以平适为主。封后静坐时许，然后轻扶，高枕仰卧，不须饮食，若饥则不妨少与，周时后以糜粥养之，戒食震牙之物及劳动多言，不可扳动露风，露风则疼痛，疼痛则复暗，不可不慎。过七日方可开封看物，切勿劳视。亦有针时见物，开封时反不见者，木虚故也。保元汤、六味丸补养自明。针后微有咳嗽，难用黄芪者，以生脉散代之。若形白气虚者，大剂人参以补之。肥盛多痰湿者，六君子加归芍以调之。一月之内，宜美味调摄，毒物禁食，不得高声叫唤，及洗面劳神。百日之中，禁犯肩劳恼怒，周年勿食五辛、酒、面等物。若犯前所定诸条，致重丧明者，不可归罪于医也。"

以上关于针后的调养，以及服食诸禁，其中最关紧要的，莫过于充分休息，勿犯劳损，勿犯恼怒诸项，同时适当地配合内服方药，亦最有裨益。

"其有进针时手法迟慢，目珠旋转，针尖划损白珠外膜之络而见血，及伤酒客辈，目中红丝血缕者，虽为小过，切勿惊恐，如法针之，所谓见血莫惊休住手是也。又进针后触着黄仁，而血灌瞳神，急当出针，而服散血之药，所谓见血莫针须住手是也。法虽若此，医者能无咎乎？又年高卫气不固，针时神膏微出者，即与保元汤调补之。开封时白睛红色，勿讶，以封固气闭，势使然也。其用针未熟者，量针穴与瞳神相去几许，以墨点针上，庶指下无过浅过深之惑。凡初习针时，不得人目轻试，宜针羊眼，久久成熟，方可治人。谚云：'羊头初试，得其轻重之宜'正初习金针之要法，不可以其鄙而忽诸。"

以上关系用针前后可能出现的几种情况，均应得到及时的正确处理，不能有所失措，惟于初学用针者，更不要轻于试尝。

附：造金针法

"用上赤不脆金，抽作金丝，粗如底针，约长三寸，敲作针形，以小光铁锤，在镞上缓缓礶之，令尖圆若绣针状，赤不可太细，细则易曲易断，如觉柔软，再礶令坚，不可锉击，恐脆则有伤，断入目中，为害不浅。缘金银之性，经火则柔，礶击则坚，务令刚柔得宜。以坚细中空慈竹三寸作柄，则轻便易转，且不滑指，柄中以蜡入满，嵌入大半，留锋寸余，针根用银镶好，无使动摇，针锋以银管护之。先用木贼草擦令圆锐，更以羊肝石磨令滑泽，穿肤不疼，则入目不痛，方可用之。造成后，亦宜先针羊眼，试其柔脆，庶几无失。"

用金针拨内障法于《千金》《外台》中均有记载，惟张飞畴所述，是其亲身在临床上所亲历者，故较切近实际，故备录之，以为精斯道者的参考应用。

注释

[1] 在第十二卷。

［2］书题梁溪流寓李药师撰，不知何许人。

［3］李时珍《本草纲目》已引之，今有葆光道人秘传本，凡十卷。

［4］书一卷，不著撰人名氏，词甚简略，惟所附方药颇多。

［5］见卷一《五轮所属论》。

［6］见卷一《目为至宝论》。

［7］八卦《易·系辞》云："易有太极，是生两仪，两仪生四象，四象生八卦。"即乾☰、坎☵、艮☶、震☳、巽☴、离☲、坤☷、兑☱也。

［8］文王八卦的方位是：火南水北，木东金西。

［9］伏羲八卦的方位是：乾上坤下，离左坎右。

［10］见《审视瑶函·勿以八廓为无用论》。

［11］见《审视瑶函·内外二障论》。

［12］见《素问·灵兰秘典论》。

［13］《素问·六节藏象论》云："凡十一脏取决于胆也。"

［14］《灵枢·决气》篇。

［15］《素问·举痛论》。

［16］《素问·五藏生成》篇："肝受血而能视。"目字应作肝。

［17］《读医随笔·气血精神论》。

［18］《素问·痹论》。

［19］《素问·灵兰秘典论》。

［20］《素问·六元正纪大论》。

［21］《张氏医通·七窍门》。

［22］《本草经疏》三十卷，明·缪希雍著。

［23］《医林探源》十卷，清·汪绂辑。

［24］见《张氏医通》卷八，七窍门。

［25］即倪维德，著《原机启微》二卷，眼科医家多宗之。

［26］磁朱丸：磁石、朱砂。治内障拨后，翳不能消，用此镇之。

［27］羌活除翳汤：麻黄根、薄荷各五分，生地黄一钱，当归、川芎、黄柏、知母、荆芥各六分，藁本七分，防风八分，羌活钱半，川椒、细辛各三分。治太阳翳膜遮睛。

［28］皂荚丸：蛇蜕、蝉蜕、元精石、穿山甲、当归、生白术、茯苓、谷精草、木贼、白菊花、刺猬皮、龙胆草、赤芍、连翘、獭猪爪、人参、川芎、牙皂，烧灰存性，共为末，炼蜜丸。治外内一切障膜，翳嫩不宜针拨者。

［29］生熟地黄丸：生地黄、熟地黄、石斛、牛膝、菊花、羌活、防风、杏仁、枳壳，研末，用生鸡肝捣烂为丸，治肝虚目暗，内外诸障。

第六章　喉科学说

一、概　　说

咽喉的疾病，《素问》《灵枢》以降，均略有记述。惟形成专科专著，则较晚而鲜。明医惟《薛立斋医案》中，有《口齿类要》一卷，余则甚少见。因专门医术，多出自专家传授，而挟是术者，又往往艰于叙述故也。喉科专著之传者，无过于《重楼玉钥》，书凡四卷，第一卷总论证治，第二卷论方药，第三四卷论针法。原叙云：

"吾郑梅涧先生，性好岐黄家言，其先世得喉科秘授，故于此尤精，远近无不知之，救危起死，不可胜数。予尝见有垂毙者，先生刺其颈，出血如墨，豁然大愈，其妙如此，而未尝受人丝粟之报。"

今第二卷之末，附论喉间发白证二条，特标题曰"梅涧医语"，说明这书并不是郑梅涧所作，而书中所论，又以针法为详，方药为略，原叙谓郑氏治疗，亦以针刺收效，其确为专家传授可知，而世少有通其术者，仅取其养阴清肺一方，并称其神奇而已。其次有《咽喉脉证通论》一卷，道光七年刻本，前有仁和许乃济一序，略谓：

"浙西有世业喉科者，应手立愈，顾秘其书，不肯授人。吾家珊林孝廉购得之，参校付梓，题曰《咽喉脉证通论》。相传宋有异僧，寓杭之千佛寺，遗一囊去，中即是书。"

是这书的命名，亦为许氏所命，并不是僧遗的旧名。光绪间，武进费晋卿先后得着几种写本，并校定其异同云：

"是书苟宋时人所作也，不应有棉花疮云云，此疾元时始入中国，何先数百年已能言之凿凿如此耶？第综其方论，凡夫喉症之虚实缓急，辨析造微，多所依据，则知非近人所能。苟非宋，亦不出元明间一巨手耳！余先后得四五写本，改窜涂乙，各不相同，因即数本中排比参校，穷数月之力，如理乱丝，不啻数芟之而数析之也。今春手录定本，不敢自秘，爰授之手民，以永厥传，简首仍署曰宋僧原本，亦疑意尔。"

费氏命名，与许氏相同，当仍以许书为主，然漏许序未列，竟使读书者莫知其原始了。又其次有《喉科秘钥》二卷，为歙县许乐泉[1]所刻，其序云：

“道光庚子，见乡先辈郑西园专业是科，回生起死，咸目为仙，留心访之，盖有秘传善本，辗转觅得，凡三昼夜钞成，后遇此症，按方施治，无不立效。同治二年春，于役下蔡，遇贼奔避，行李书箧，捐弃一空。明年春，监修泗州试院，见舟人携竹箧求售，识为故物，遂购得之，余物皆失，而是书独存。秋晤句容杨春华，方以重价购得《喉科紫珍集》[2]因并刻之。”

按《重楼玉钥》，道光十八年津门冯相棻序中，亦谓不知郑梅涧为何许人，此郑西园者，是否与梅涧有关，实难逆料。

白喉一证，略盛于嘉庆、道光年间，治法散见于《吴医汇讲》《疡科心得集》中，然皆语焉不详。世医每执伤寒之法，以辛温升散治之，贻祸颇烈，后乃有《白喉忌表抉微》一书出，托之洞主仙师乩语[3]，风行颇广，实即取之于《重楼玉钥》中也。但白喉一证，却亦有表里之分，偏执养阴。亦过犹不及。嘉庆六年，常熟陈耕道者著《疫痧草》一书，立疏达、清散、清化、下夺、救液诸法，而白喉的治法始立。光绪九年，扬州夏春农复著《喉疫浅论》上下卷，大体祖述陈氏，而方法尤称完备。衡山李伦青，名纪方者，得其外祖李慎徽之传，著《白喉全生集》一卷[4]，以寒热为纲领，寒热中又分轻重虚实，审证既的，用药随之，可谓治白喉最善之作。民国初年，孟河丁甘仁行医沪上，治喉痧多验，著《喉痧证治概要》一卷，亦吸收叶天士、金保三、邵琴夫诸医家之经验而成者，极汗、清、下三法的妙用，近人著作中，应推首选。

二、郑梅涧“喉间发白论”

郑梅涧，里籍不详，相传《重楼玉钥》四卷是其所著。细审之，卷二目录中，有“附录梅涧论症一则”之目，正文卷二之末，又作“梅涧医语”，计论喉间发白症二则。是又非其所著甚明矣。惟发白两论为梅涧所著，似无疑义。兹备录之，以觇其论治白喉的梗概。

（一）论喉间发白症

"喉间发白之症，予经历十余，俱已收功。此症属少阴一经，热邪伏其间，盗其肺金之母气，故喉间起白。缘少阴之脉，循喉咙，系舌本，治法必以紫正[5]、地黄汤[6]为主方，除紫荆皮、茜草二味。此二药开结，破肝血之燥热，今喉间之白，因邪伏于少阴肾经，蓄久而发，肝失水养，非喉本症风热结于血分可比，故此二药，最不相宜，用之复伤其阴，而白反弥漫不解，只用紫正汤微加细辛，清解少阴之邪。初服一二剂，其白不增不减，略转微黄色，十有九治。若服药后白反漫延呛喉，是邪伏肾经，肾阴已伤，元气无从逐邪，即不治矣。此症服药，大便解出结粪，地道通而肺气行，邪从大便出，其白即转黄色，七日后愈矣。可知邪伏少阴，盗其母气，非臆度也。"[7]

从少阴肾水与太阴肺金相生的关系言，肾损及肺，固属水子盗金母之气。但是犯肺金的并不是肾水，而是肾经的火邪，因此，还是火热刑金的问题。色白，正是肺金受伤之色，所以"邪从大便出，其白即转黄"。肺与大肠相表里，肺中有实邪，便得导之从大肠而去。惟其谓"微加细辛，清解少阴之邪"，细辛温散少阴之寒邪可也。若用以清解少阴之热，颇涉抱薪救火之嫌，连气味苦平的紫荆皮尚不可用，何况辛温的细辛呢？这一措施，颇涉臆度。

（二）论喉间发白治法及所忌诸药

"喉间起白如腐一症，其害甚速。乾隆四十年前无是症，即有亦少。自二十年来，患此症者甚多，惟小儿尤甚。且多传染，一经误治，遂至不救，虽属疫气为患，究医者之过也。按白腐一证，即所谓白缠喉是也。诸书皆未论及，惟《医学心悟》言之。至于论治之法，亦未详备。缘此症发于肺肾，凡本质不足者，或遇燥气流行，或多食辛热之物，感触而发。初起者，发热或不发热，鼻干唇燥，或咳或不咳，鼻通者轻，鼻塞者重。音声清亮，气息调匀易治，若音哑气急，即属不治。近有好奇之辈，一遇此症，即用象牙片动手于喉中，妄刮其白，益伤其喉，更速其死，岂不哀哉！余与既均三弟疗治以来，未尝误及一人，生者甚众，经治之法，不外肺肾，总要养阴清肺，兼辛凉而散为主。

养阴清肺汤：大生地二钱，麦冬一钱二分，生甘草五分，丹皮八分，元参一钱五分，贝母八分去心，薄荷五分，炒白芍八分。

质虚加大熟地，或生熟地并用。热甚加连翘，去白芍，燥甚加天冬、茯苓。如有内热及发热，不必投表药，照方服去，其热自除。

吹药方：青果皮二钱，黄柏一钱，川贝母一钱，冰片五分，儿茶一钱，薄荷叶一钱，凤凰衣五分，各研细末，再入乳钵内和匀，加冰片乳细。

喉间起白所切忌药味：麻黄，误用哑咽不可救。桑白皮，肺已虚，不宜泻。紫荆皮，破血不可用。防风，不可用。杏仁，苦降更不宜。牛蒡子，能通十二经，不可用。山豆根，不可用。黄芩，过清凉。射干，妄用即哑。花粉，不可用。羌活，过散表，切不可用。桔梗，肺虚不宜升。荆芥，不可用。

咽喉诸症禁忌，凡咽喉诸症，切不可发表，虚证不宜破血。

暂受风寒喉痛治法：清解汤：防风八分，桔梗六分，牛蒡子八分，甘草五分，秦艽一钱，川芎五分，薄荷五分，枳壳八分，当归一钱。引加葱白二寸，宜停荤腥。"[8]

清肺汤不失为太少阴咽喉病的好方，功在益太少二经之阴，而去其燥热之邪，生地、丹皮、元参，益少阴之阴而退其虚火也；麦冬、贝母、生甘草，所以益太阴之阴而去其燥热也。但毕竟是扶正为主，清热不足，故有热甚加连翘，燥甚加天冬、茯苓之法也。因此本方只宜于虚热，不利于实火，其热甚加连翘的同时，还须去白芍的意义，就是防白芍敛邪之故。《白喉治法忌表抉微》谓"此方乃治白喉之圣药，翼然八柱，颠扑不破，但有镇润，而无消导，盖所谓镇润得宜，下元自会通畅，无所用其消导也。分两悉照原方，不可轻重，小儿减半，守方服去，自然全愈，切勿中改"。这又未免失之胶柱。其实，它虽如此说，在实际运用时，它还是有肿甚加煅石膏，大便燥加清甯丸、元明粉，小便短赤加大木通、泽泻、知母等加减法，来通畅下元，何尝不用消导呢？

三、宋异僧"论咽喉脉证"

《咽喉脉证通论》一卷，相传为宋异僧所遗，但费伯雄已辨明其不足信，并说："夫方技之书，类多托于奇人异士，隐僻怪诞者流，神其说以炫人耳目。"第其人虽不可考，而其方论却具至理，非大医家不能作。全书除列述锁喉、重舌、气痈、乳蛾、弄舌、缠喉、哑瘴、骨槽、悬蜞、烂喉癣、热风喉痹、弱证喉癣、喉闭、呛食、发颐、悬痈、喉菌、牙痛十八证，不悉举外，兹录其有关咽喉证治四论，借以窥其崖略。

（一）脉证通论

"夫喉者，吾生气机出入之门户，瞬息存亡之际，性命系焉。偶一受病，危在须臾，迫不及待，所贵医者，能识受病之原，与夫虚实痰火风寒热毒之异，更于望闻问中参究脉理，尤为先务之急。自来业喉科者，全不讲脉，所以治之鲜效，今试论之。

假如其脉洪大而实，其人气粗而躁，此有余之证，用药则以散风下气，清火消痰。散之者：荆芥、防风、羌活、独活、紫苏是也。下之者：枳壳、枳实、青皮、厚朴、山楂、前胡是也。清之者：山栀、黄芩、黄柏，甚则犀角、黄连。消痰则以胆星、蒌仁、杏仁为主。若脉洪大而浮软无力，或弦缓而涩，其人气委而静，此不足之证，用药则以凉血、生血、滋润、消痰。凉之者：丹皮、白芍是也。生之者：生地、当归是也。润之者：苡仁、花粉、知母是也。消痰则以贝母、蒌仁、杏仁，兼用山栀、黄芩、黄柏、犀角、黄连。或有纯是阴脉者，或有纯是阳脉者，当以病治病，脉不与焉。即以荆芥、防风、牛蒡、射干、黄芩、枳壳、银花、独活、生地、丹皮、花粉为治，再以保命丹或红内消同服，日用吹药，夜用噙药，无不见效。更有一种热病而服热药，火毒炽甚而发于喉间，大寒大热，疼痛不止。或舌胀而木，伸缩不能，饮食难进。其脉洪实有力，大便不行，宜急下之。若脉洪弦而浮无力，宜凉血行血为主，若过用疏风散火之剂，恐变别证，最称难治。又有一种出外急走远路，脱力而伤肺气，喘息难舒，以致喉痛舌胀，地阁下肿，突如锁喉之状，内视之非重舌，外视之非痰毒，寒热大作，痰涎汹涌，六脉洪大空中，面色发黄而浮，初以防风通圣散探之，或效一二，即以凉血、生血、顺气之药治之。又有似喉证非喉证者，其喉亦痛，牙关紧闭，胸胁痛，四肢挛厥作痛，腹痛，因受有重伤，或用力太过，致瘀血凝滞，当以行血破瘀为要，初起可救，过五六日不治。

又如弱证喉癣，虽是肺经之病，亦有兼他经而起者，何以知之？假如喉间红瘰作痛，是肺经火盛之故，若颈项之筋，有时或左或右，作胀而梗。气闷不快，此怒气伤肝，左关脉必洪大而弦，当清肝火，以舒筋凉血为主，用药则以当归、牛膝，佐以柴胡、黄芩、羚羊。若兼右关微弱而缓，乃脾胃有亏，须兼用白芍、茯苓，此肝脾与肺共病也。

喉间红瘰作痛，其舌紫色，或生刺作痛，或作木干枯，是心经受亏，无血营养，以致虚火炽盛，且兼思虑过度，郁气所成，左寸脉必浮洪，当以犀角、黄连为主，佐以当归、白芍，此心与肺共病也。

喉间红瘰作痛，满唇焦裂，口热如烧，或作干呕，是胃经虚火炽盛，右关脉必洪弦且紧，当以山栀、黄芩为主，佐以当归、白芍、山药，此胃与肺共病也。

喉间红瘰作痛，夜间舌干口苦，汤水不进，或有嗽而无痰，更兼滑精者，是肾水枯竭，虚火上炎，两尺脉必洪数无力，当以山药、知母、黄柏为主，佐以花粉、泽泻、白芍、茯苓，此肾与肺共病也。

若夫肺经独病，或吐血而成，或嗜酒而发，或脾泻而生，气血消散，嗽重声哑，喘急痰多，声如曳锯，睡卧不得，六脉洪大而浮，肺部更甚，当以薏仁、山药、贝母、黄芩、蒌仁、牛蒡为主，佐以当归、白芍、熟地、茯苓、丹皮、犀角、黄柏、知母服之。喉痛虽止，然不过待日而已。更有六脉沉隐，神脱气败，饮食不进，步履不前，盗汗自汗如雨，脾气溏泻，死无疑矣。

若年老人喉间红瘰作痛，或舌上生刺，或破肿，或水胀，言语不清，六脉微洪，五至有余，饮食动静形色神气如常，此血少火盛，当以黄芩、丹皮、茯苓、熟地、当归、白芍为主，佐以元参、牛蒡、枳壳、银花、花粉、山药、苡仁，甚则加犀角、黄连，不同前论。

若小儿痘后或疹后患此，当以犀角、黄连，败其热毒，更以凉血补血健脾之药佐之，术草参芪，断不可用。此外，用药与大人相同。

若女人胎前患此者，先以安胎为主，次以凉血为佐。红内消、保命丹忌用，余药无妨。产后一月未满者，当以熟地、当归补血，枳壳、青皮下气，元参、射干、牛蒡、元胡索、银花消肿，少加黄芩、花粉以清热，红内消、保命丹可用，但不宜多，吹药、噙药忌之。如经期适来，当以破血下血之药为主，凉血者少用。红内消、保命丹、噙药，服之亦无忌，兹论其大略如此。"[9]

喉科而重视切脉，这与齐德之强调疡科当重视脉诊，具有同样重要的意义。齐德之说："原夫疮肿之生，皆由阴阳不和，气血凝滞，若不诊候，何以知阴阳勇怯，血气聚散耶？"[10]这是很有道理的。而且喉科的病变主要在肺，其反映于脉，当比他病更为敏捷，以手太阴为人身气血之大会也。通论的前半，重在脉证合参的分析，脉实证实，脉虚证虚，这种脉证一致的证候，易于辨识和治疗，如脉证不符，或脉实而证虚，或证虚而脉实，便当更细致地分析这种错综复杂的情况，其中的虚实，必有真假主次的关系存在，不能孟浪从事。例如：同一洪弦脉，一个洪弦有力，一个洪弦无力，这便有虚实之不同了，不能一样对待。从"弱证喉癣"以下的后半篇，主要提出脏腑间交互为病，亦有主次之分。正如周学海所说："凡证之变有万，无非各专证之所互乘也。脉之变亦有万，无非各主脉之所互乘也。"[11]从脉从证两个方面都分清了主次，便着眼于主证主脉，兼顾其次要的脉证，这是辨证论治的一个重要环节。所谓"弱证喉癣"，是书中所提十八证之一，即是以喉间红筋红癣，蔓延而生，津咽疼痛，夜间发热，口燥舌干，六脉洪数为主要症状的一种喉证，所以在以下各证中，都提到了"喉间红癣作痛"的症状。意思就是以喉癣一症为例，亦当分析其为究系某经某脏之病，特别是要分析其为以某脏某经为主的病证。

（二）通治用药

"夫喉证向有三十六法，今余列十八证，名目虽简，而治法已备。要之，十八证中，又可以风与痰与火概之。凡遇此证，不论缓急，只以下气消痰为主，次则清火凉血。若不分先后，混乱用药，贻害匪浅。今开用药大概于左，惟高明者临时参用可耳。

药用防风、前胡、丹皮、独活各一钱，杏仁、薏仁、山楂各三钱，车前、木通各八分。两剂后加山栀、胆星各一钱，生地二钱。如火未熄，加黄芩一钱，以保命丹、红内消同服。

误用黄连、半夏、生姜、桔梗之类，难以收功，照前方加羌活、独活服几剂自愈。

牙关难开，须加真北细辛一分。

单蛾、双蛾至八九日后，方可用针刺出毒血，未满十日，万不可刺。

或有疔疮根脚，红内消不可用，用之反凶。煎药中加地丁草七八钱自愈。保命丹可服。颈间痰毒，须加象贝母、草河车、猴姜。若日久难愈，以虾蟆一个，研好朱砂五分灌于中，泥裹煨，研末服之，自消。"

三十六症之名，《重楼玉钥》中均已一一列出，计：斗底风、叉喉风、咽疮风、鱼鳞风、双松子、单松子、帝中风、双鹅风、单鹅风、双燕口、单燕口、重腭风、木舌风、重舌风、坐舌莲、合架风、角架风、爆搜牙、牙痈风、悬旗风、夺食风、鱼口风、驴嘴风、鱼腮风、双搭颊、单搭颊、落架风、粟房风、瘰疬风、穿额风、肥株子、掩颈风、双缠风、单缠风、边头风、乘枕风。这样名目繁多，主要都是从局部症状来命的名，并不代表寒热虚实证候的性质，通论约之而为十八，并以风、痰、火三者来概括复杂的喉病的病因病变，这于辨证颇有执简驭繁之利，所立治法，以下气消痰为主，而以清火凉血佐之，气能下走，则风息痰消火降，故以之为主也。

（三）用药禁忌

"古有甘桔汤，乃清喉之要剂，今人见有患喉证者，即用之而无疑，嗟乎！此犹抱薪救火，非能愈疾，而更增其疾矣。何以言之？夫喉证乃火毒上升所致，须以降气泻火为要，甘草补中而不泻火，既受其补，则火愈炽，病愈重矣。桔梗引诸药上行，药既上行，则痰与火亦引之而上行，势必喉间壅塞，于病更加重矣。故小儿惊痰，大人痰火，桔梗是最忌者。《本草》云：升麻引胃中清气上行，又可代犀角，似乎可用，不知一用则痰火与气，一齐上涌于咽喉之间，四肢逆冷，喘急异常，为害匪浅，若在他证，犹或可用，如锁喉服之，则不治矣。半夏虽消痰，若喉证痰重者误用之，祸不旋踵。盖此乃治脾家湿滞之痰，至于喉证有痰，总不外肺中热火，何可以半夏之燥烈治之乎？老姜辛辣发散，虽喉证亦以发散为主，然过用辛辣之味，则以火益火，大非所宜。此五者与喉证关系甚重，故特表而出之。至别药之中，亦多禁忌，惟业医者审择用之，兹不多赘。"

桔梗、甘草、升麻、半夏、生姜，特以为是喉证禁忌药者，以升麻、桔梗之性升，有助于风、痰、火之上盛也。半夏、生姜虽可祛痰，但一个辛燥，一个辛散，燥与散均不利于火热也。云甘草为补，似应指炙甘草而言，若用生甘草，亦清热解毒之妙药，不应概而论之。不过这种常用之品，往往为一般所不留意，非于喉科富有临床经验者，不能道之也。

（四）丸散方药

"牛黄解毒丸（即噙药）

治一切喉风痹闭，咳嗽喘急，痰涎壅塞，胸膈迷闷，并口舌等证，无不见效。

牛黄五分，青黛一两（飞净），冰片五分，雄黄五钱，儿茶三钱，官硼五钱，薄荷三两（另研），胆星四两。

研细末，生蜜和丸，如芡实大，每噙一丸，待其自化咽下，一日夜须噙四丸，小儿减半。

红内消散

治咽喉一切诸症，并无名肿毒，已溃未溃，均可使用，厥效如神。

大蜈蚣（去头足，切断，同米炒，以米黑为度)、乳香（去油尽)、血竭（另研)、象贝母、雄黄、穿山甲（炒)、没药（去油尽)、辰砂（水飞净)、麝香（拣去毛皮干研)。

各等分，惟麝香少许研细末，每服七分，小儿减半，和煎药同服，酒下亦可。

保命丹锭子

治咽喉口齿新久肿痛，并解诸毒，磨服神效。

麝香（拣去毛皮干研）三钱，辰砂（明透者，水飞净）三钱，冰片（梅花大块）一钱，珍珠（研细末）一钱，琥珀一钱，山豆根一两（熬汁另用)，文蛤（洗净煅）一两，山慈菇（洗去皮毛净焙）二两，雄黄（鲜明大块研净）三钱，千金子（白者去油）一两，红毛大戟（浙江紫大戟为上，北方帛系大戟不堪用，去芦根洗净，焙干为末）二两五钱。

研末，以糯米粥和山豆根汁打糊为锭，每重一钱，病轻者一锭，重者连服二锭。

胆冰消毒散（初起吹药）

血竭一钱，胆矾一钱，雄黄一钱，乳香三钱（去油），冰片一钱，白占二钱，灯芯灰不拘。

冰硼散（收功吹药）

冰片一钱，硼砂一钱，山豆根二钱五分。

玉屑散（一名五马破曹）

治咽喉口舌颈项破烂诸痛皆效。

薄荷二两（另研），官硼三钱五分，雄黄三钱，儿茶一钱，冰片三分。

研细末，贮瓷瓶内，临用挑少许置舌上，嘴含片刻咽下，日用八九次，如锁喉风口内干枯，牙关紧闭，不能嘴含者，以无根水灌下，自能开关生津，惟脾虚胃弱者，不宜多用。"

这是用于喉证中的六种成品药，不是单以这六种成品药治所有喉证，而是于各种喉证中，可选择其中的某一种或两种，以配合具体的处方用，所以《通论》于所列十八种喉证中，除各有其主治之方外，大多都配合用上了这几种成品药的，因此，这是几种喉科必备的成方。几个成方的大体运用是：胆冰消毒散，为一般喉证初起的吹药。牛黄解毒丸，是治痰热证的嚼药，可防治喉头闭塞。红内消散，用于消肿脱毒。保命丹锭子，多用于肿疡疼痛。冰硼散，收功吹药。玉屑散愈溃疡，生津液。

四、陈根儒"喉证四论"

陈根儒，清末萧山人，以名宿学而知医，曾著《温热论笺正》两卷，继又成《喉证要旨》一卷，对温热之学，颇多研究，而又学有本源，故发为议论，每有卓识，兹备录其《要旨》四论，藉以窥其全貌。

（一）原　　病

"《素问·阴阳别论》曰：一阴一阳结，谓之喉痹。王太仆注：一阴谓心主之脉，一阳谓三焦之脉，三焦心主之脉并络喉，气热内结，故为喉痹。李念莪辑《内经知要》于《病能篇》引此文而添注曰：一阴，肝与心主也。一阳，胆与三焦也。肝胆属木，心主三焦属火，四经皆亢上，其脉并络于喉，阳邪内结，痹证乃生。说兼风火，似较王注为精。然肝胆之所以得生风助火，实因金受火刑，不能平木，故木寡于畏，侮所不胜耳！是以其源实专主于火。李说虽精，不及王注之确。《素问》此语，实综举喉证之要，赅括简尽，惜王注之后，无人阐之。近来白喉盛行，议者纷纭，其主温经者，偶见辛温之药得效，不悟怫郁得散之理，以为证固阴寒，岂知内热郁结盛者，因而转甚告毙者多矣。其主辛凉者，见温药之害，以为病类风湿，遂专主辛凉发散，岂知火毒盛者，散风之药，转助其焰，而肺虚尤甚者，其气立尽矣。二者皆误。于是养阴忌表之说，如世传《白喉治法忌表抉微》，谓白喉为肺虚之本象，为温证中最重之一端，其所见固远胜于时流，治法亦多合者，惜其未明气血为病先后之序，且有因温暑之蒙痹而成者，尚多所遗，故特本《素问》之语，表而出之。

夫温邪感人，所以首先犯肺，亦以内外相感，虚处受邪耳！但温邪从口鼻而入，自卫而营，先伤气分，后及血分，未传心包，流连肠胃，故养阴清络，降胃导肠，便得其治。若喉证，其血热内毒，蕴结三焦，心包先已有病，肺气渐伤，受邪尤易，故一感其气，即便炽张，上窜咽喉，为祸甚捷。其病由营及卫，血为本，气为标，故散热调胃，均非其治，要以清宫凉血、通阳利小便为主，则心包三焦之火，得以下行，然后再事降胃导肠，使血毒已结者，得从大便而去。若徒通大便，则心包三焦之热，仍蕴于中，血垢虽从肠胃少解，然旋解旋生，无益于事。盖肠胃为受盛之腑，非酿病之原；肺为受病之脏，非发病之地。心包与三焦相为表里，三焦命门，相火所寄，故相火为病，必本三焦，后及心包，上干于心，心主血，心受邪热，故血热而生毒。《经》云：诸痛痒疮，皆属于心。其义一也。

总之，心火刑金，故肺病而卫气伤，气伤不可复散，故忌表，其理与暑邪中心相似，其重者音哑，是非徒肺气受伤，实肺系腐烂，与金实不鸣者迥异。肺为华盖，百脉朝宗，一身之气，皆赖统摄，故肺全则人得全，肺坏则无以为生矣，此病之原也。"

其主要论点有三：据王太仆释《素问》一阴一阳结之说，谓三焦心包相火之炽盛，刑及肺金，是为喉证致病的根源。此其一。心主血，心受邪热，故血热而生毒，其病由营及卫，血为本，气为标，肺气渐伤，受邪尤易，故一感其气，即便炽张，上窜咽喉，为祸甚捷。此其二。要以清宫凉血，通肠利小便为主，务使心包三焦之火得以下行，再事降胃导肠，使血毒从大便而去。火既刑金，则肺病而卫气伤，故不应再散其既伤之卫气，而有忌表之说。此其三。

（二）治　要

"喉证之原，既属心火刑金，血热生毒，则其治自以清心凉血保肺为要。《白喉治法忌表抉微》本《重楼玉钥》《白喉捷要》等书，师《温病条辨》养阴、润下、清宫诸法，于义为得。然其表中所列去取之药[12]，亦尚有可议者。且谓郁勃之火，全集肺胃二经，则亦似是而非。盖既集于胃，则在经者可表而去，在里者可下而去，不为难治矣。盖心主三焦之脉均络于喉，故二经热毒发见于此，而肺脏受困于无形，最为酷烈，故难治耳。大概白喉初起，以清血通阳利小便为主，可于导赤散中加犀角、羚羊角、丹皮、白芍、川连、连翘、沙参、麦冬、人中黄、人中白、鲜茅根、芦根等，以凉血清心，养阴败毒，使郁结之伏热，均得从小便而去。舌苔厚腻，或胸腹微满者，加大黄、元明粉、枳实、瓜蒌等，下其痰沫秽浊。川朴温燥，未可骤加，须舌苔不燥、胸满、时吐白沫者，方可少加。

毒稍重者，即用西法血清追毒以佐之，不必俟困。盖药物入胃始得分布，不如血清直追之速。以肠胃为多血多气之腑，去其垢秽，虽减杀其势，然心为血之本脏，其脉络贯于全身，毒敷殆遍，肠胃一隅所减甚微，故擒贼擒王，不如直取三焦心主耳。西医治喉用血清之法，实与《素问》暗合。亦有火毒郁结已甚，或膜原有伏邪，清润下夺，一时格不能入，则火郁发之，温开之药，如川朴、生姜、郁金、菖蒲、附片等，亦可暂时酌用以为引，所谓反佐耳。但一剂之后，即当舍之。须知从治反治，不过暂借其力以夺门斩关，用之得当，其后尚有流弊，况不当乎！

服药之外，漱洗外敷，尤不可缺。一见白点，即宜以冷薄荷硼砂汤时时漱之，漱后即用犀黄、辰砂、冰片、雄精、人中黄、硼砂等药合散吹之，腐重者加脑砂少许，或用雷氏六神丸数粒研入，吐出痰涎，旋吹旋漱，漱后更以新棉拭之，务令白腐脱尽。譬如疮疡，脓腐不尽，新肌不长，而脓水所至，更蚀好肉，此理甚喻。然揩拭须轻重得宜，必精手术，西医之法甚良，为喉科者，所当习之。

其证身热者尚轻，无热者为重，以其火热不得出行，郁结尤甚，锢蔽尤深耳。其脉浮洪弦数沉细不等。大抵浮洪者，毒浅易治，沉细者毒深，且多积滞，当辨其有力无力，若沉细而有力者，急下之，下之必得痰沫酱垢如胶漆者为止，不厌频也。自利者，仍当下之，此与协热下利，疹不忌泻同法，以大毒得行也。声哑者重，速理肺系。神昏不醒者难治。其余治法，如《抉微》所述，此主治之大要也。"

首先提出凉血清心、通利小便和养阴败毒，为治白喉的正法。凉血清心，是绝其致病之源；通利小便，是使心包的热毒有所排泄；养阴败毒，是救治肺金既已伤损的津气。其次是主张参用西医的白喉血清疗法，也就是抗毒素治疗。但是这里并不存在有与《素问》暗合的问题。又其次提出加强对局部的治疗，如吹药、嚼药、漱洗药之类，既是保持疮疡面的清洁，亦可以促其脱毒去腐。身热而脉浮洪有力者为阳证，身无热而沉细无力者为阴证，阳证易愈，阴证难疗。无论阳证、阴证，均必须使血分热毒有所排泄，而勿贻固结弥深之戚。

（三）知　　防

"《素问·四气调神大论》曰：圣人不治已病，治未病；不治已乱，治未乱。夫病已成而后药之，乱已成而后治之，譬犹渴而掘井，斗而铸锥，不亦晚乎！言疾病之宜预防也。原夫喉证之盛，虽有时为疫气所感，然感其气者，大抵平日将息失宜，脏腑先病，如燃放鞭炮，一个既响，全串皆及。然寻视其处，有未发者，则必其中空无引火之药也。鞭炮处烈焰之中，而空者能全。故知人当疫疠之际，其脏腑盛者，能免于患也。今西医防疫，如临大敌，中医每非笑之。夫疫虫固有是物，但视其人之所感何如耳！是以防其已然，防之未必能止；不如防其未然，使不能传之为得也。夫白喉之传，其人血必先热，肺气已溃，故疫虫得随气吸入，集于肺中，物必自腐而后虫生，理固然也。今欲防喉证，莫如使血毋热，欲血毋热，当慎其居处，节其饮食，时其药饵而调之，无病之时，常如有病，则病无自入矣。居处之法，春夏宜凉，秋冬宜温，温清适中，常如秋深，衣被欲轻，风火欲避，烈焰寒冰，当知所忌。至于饮食，淡泊最宜，熏炙寒冷，皆能伤肺。血气凝迫，火热郁伏，始于皮毛，中及经络，既入三焦，有感斯作，酒助心火。药治已病，醇醪温补，不可常进，冬夏入房，尤宜谨慎，四时醉饱，皆病之本，天和宜养，节欲惩忿，婴孩饥寒，古有明训。男女老少，所感皆同，慎之慎之，允记于衷。营血流通，卫气自固，升降出入，无有所阻。此防患之至言，养生之要道也。"

注意饮食起居的卫生，毋使血分生热，肺气受伤，这在当时提出来，是有积极的预防意义的。现行预防接种吸附精制白喉类毒素，或白喉百日咳破伤风混合菌苗，使人体产生免疫力，效果极为良好。当然，有了这种良好的接种免疫方法，不能说我们饮食起居有关生活的各个方面，就可以不注意了。白喉杆菌，主要是由病人和带菌者的飞沫或接触传染，特别是春初秋末，儿童应多加注意。

（四）辨　药

"《白喉治法忌表抉微》后列猛将、正将、次将及禁忌等药，偶因一时成败而为去取，其实多可议者。余恐因此印定病家医家之心眼，遇应用之药不敢用，不应用之药，以仙师之言不敢议，转以误人，故特将其三表所列，与所谓禁忌者，详引经训之要，稍加按语，以告当世，神而明之，存乎其人。

1. 正将

大生地：《本经》甘寒无毒，主逐血痹。按：痹，结也，血因热痹，故生地甘寒凉血，使得行也。

天冬：《本经》苦平无毒，久服轻身益气。叶天士谓其禀金气，入手太阴；得火味，入手少阴。

麦冬：《本经》甘平无毒，主心腹结气。叶天士谓心腹者，肺脾之分，结气者，邪热之气结也。

元参：《本经》气味苦微寒。叶天士谓入足少阴肾与手少阴心、手厥阴心包。按：元参色黑入肾，壮水制火，深合经旨。沙参味苦微寒无毒，主血结，益肺气，为养阴妙品。丹参气味苦微寒无毒，主治心腹邪气，均为可取。

煅石膏：《本经》气味辛微寒，无毒，治中风寒热，心下逆，口干舌焦，不能息。叶天士谓入手足阳明、肺与膀胱四经，能泻阳明实火。

当归：《本经》气味苦温无毒，主治咳逆上气，诸恶疮疡。叶天士谓入肝养血，入心清火。

白芍：《本经》气味苦平无毒，主治血痹，破坚积寒热疝瘕，止痛利小便，益气。叶天士谓入手太阴肺与手少阴心。按：白芍入心肺，世少知者，与证颇合。

丹皮：《本经》气味辛寒无毒，主治惊痫邪气，安五脏，疗痈疮。叶天士谓入肺与小肠。

贝母：《本经》气味辛平无毒，为喉痹主治之药。

薄荷：《从新》称其辛能散，凉能清，升浮能发汗。

生甘草：叶天士《本草经注》谓其气平，禀天秋凉之金气，味甘无毒，禀地和平之土味。肺主气，为五脏之长，脾统血，为万物之母，所以主五脏六腑寒热邪气也。

大木通：《本经》气味辛平无毒，通和九窍血脉关节。按：叶天士谓专入手太阴肺，通调水道，自是喉证之要药。

神曲：《从新》称其平散气，甘调中，温润胃。按：神曲气味辛雄，非喉证所宜，慎用。

焦山楂：《从新》称其破气消食，化痰散瘀，发痘疹，疗小肠疝气。

陈皮：《本经》橘皮气味苦辛温无毒，主治下气通神。张隐庵谓下肺主之气，通心主之神。叶天士谓得火金之味，入手少阴心、手太阴肺，辛能散，苦能泻。

砂仁：辛温香窜，殊非所宜。

郁李仁：气味酸平无毒，利小便水道。

知母：《本经》气味苦寒无毒，除邪气浮肿下水，补不足，益气。叶天士谓入足少阴肾、手少阴心。按：壮水制火，元参知母之类是也。

生土牛膝兜：即天云精，《从新》称其辛甘而寒，吐痰除热，解毒杀虫，治乳蛾喉痹。

泽泻：《本经》气味甘寒无毒。

清宁丸：能使邪热从大便中出，证轻者得效，重则非生大黄不可。

2. **猛将**

龙胆草：《本经》气味苦涩，大寒无毒，主治杀虫毒。

生石膏：见上。

犀角：《本经》气味苦酸，咸寒无毒。叶天士谓入足少阴肾、手少阴心，亦清热散毒，壮水制火之品也。

瓜蒌：《从新》称其泻火润肺，滑肠止血，治热痰之功。

生栀仁：《本经》气味苦寒无毒。丹溪谓能引火从小便而出，自是佳品。

连翘：《本经》气味苦平无毒，主治痛肿恶疮瘰痛，结热蛊毒。叶天士谓入手太阴肺、手少阴心、手厥阴心包。按《素问》云：诸痛痒疮，皆属于心。连翘主治疮疡，清心之功也。

川朴：《本经》气味苦温。叶天士虽谓其味苦，可以清心。然性终燥烈，慎用为是。

枳实：《本经》气味苦寒无毒。叶天士谓能清三焦之相火。

莱菔子：《从新》称其辛温，长于利气。丹溪谓治痰有冲墙倒壁之功，若肺气虚者，宜审之。

生大黄：《本经》气味苦寒无毒，主下瘀血闭寒热，荡涤肠胃，推陈致新，通利水谷，调中化食，安利五脏。叶天士谓入心与小肠经。按：大黄为凉血神品，自是喉证要药。

元明粉：为朴硝提炼而成。《本经》谓朴硝气味苦寒无毒，主治百病，逐六腑积聚，能益水养阴。

川黄柏：即黄檗。《本经》气味苦寒无毒，主治五脏肠胃中结热。叶天士谓其禀水气，得火味，入心肾二经，心属火，结热，火气结也，味苦泻热，所以主之。

马兜铃：《从新》称其泻肺下气。

蓝草根：即锭青草根，其功用与青黛略同。

3. **次将**

次生地：见上。

粉葛根：《本经》气味甘辛平无毒，治诸痹，解诸毒。叶天士谓入手太阴肺、足阳明胃，为和散肺胃之佳品。

金银花：《从新》称其除热解毒。

冬桑叶：《本经》气味苦寒有小毒，能发汗燥湿。按：初起宜用，日久津液亏竭者宜慎之。

藿梗：《从新》称其宣去恶气。然性温芳烈，终与温热不宜。

枇杷叶：《从新》称其泻肝下气，降火消痰，自是佳品。

紫菀：《本经》气味苦温无毒。叶天士谓入手厥阴心包、手少阴心。按：紫菀本春升木气，性与荆芥相似，紫菀可用，荆芥何嫌，盖亦佐使之药。

柿霜：《从新》称其生津化痰，清上焦心肺之热，治咽喉口舌疮痛。

小木通：见上

枳壳：《本经》气味苦酸微寒无毒，主治咳嗽，散留结，胸膈痰滞。

炒麦芽：《从新》称其下气消食，除结祛痰。

竹叶：《从新》称其辛淡甘寒，凉心缓脾，清上焦烦热。

车前子：《本经》气味甘寒无毒。主治气癃，导小便，除湿痹，张隐庵谓小便者，心火之去路，其说从导赤散悟出。

灯心：《从新》称其甘淡微寒，降心火，清肺热，利小肠。

莲子心：即莲芯，《本经》谓气味苦寒无毒，清心去热。

4. 禁忌

麻黄：《本经》气味苦温，发表出汗，自当禁用。

杏仁：《本经》气味苦温冷利，有小毒，主治咳逆上气，雷鸣喉痹。张隐庵谓冷利者，温润之意，杏仁质润下行，主能下气，气下则雷鸣喉痹皆愈矣。非在必禁之列，临证酌用可耳。

射干：本草皆言其泻火解毒，散血消痰之功，实证宜用，无所忌也。

桑白皮：《本经》甘寒无毒，补虚益气，于喉证相宜。

柴胡：气味轻升，凡有结气，皆能散之，为肝胆风木专药，能助火热，宜列禁忌。

僵蚕：《本经》气味咸，辛平无毒。张隐庵谓蝉蜕、僵蚕皆禀金水之精，故《本经》主治略同。按：谓凉散过甚，殊属不尔。

蝉退：即蝉蜕，气味咸，甘寒无毒，主治风热，与僵蚕略同。

荆芥：《本经》气味辛温，下瘀除湿。风湿甚者少用，偶用为佐，不妨。

细辛：《本经》气味辛温，宜禁。

桔梗：气味辛温有小毒。

升麻：气平微寒，其性虽升，与细辛、柴胡有别。

紫荆皮：《纲目》谓气味苦平无毒，主治通小肠、解诸毒物痈疽喉痹也。

山豆根：《从新》称其苦寒泻心火，以保肺金，治喉痛喉风，龈肿齿痛，用之得宜有效。

桂枝：辛温宜禁，然《本经》有主喉痹之说，盖取其利小便，下肺气，亦视用之之法何如耳！

羌活：气味苦甘平无毒，虽为风药，非升散之品，但性燥湿，未免伤阴。

马勃：《从新》称其辛平轻虚，清肺解热，治喉痹咽痛，以为禁忌，殊不可解。

黄芩：《本经》气味苦寒无毒。主治诸热。叶天士谓入肺与心，正为养阴清热主治之佳品，列于禁忌，殊为无理。

牛蒡子：《从新》称其辛苦而寒，泻热散结除风，宣肺气，清咽喉，酌用可也。

前胡：《从新》称其降火消痰之功，与柴胡不同。

花粉：即瓜蒌根。《本经》气味苦寒无毒，治渴安中。叶天士谓入心肾膀胱。按：花粉养阴止渴，清金润肺，殊为佳品，不当禁也。

防风：气味甘温，能助风火，宜禁。

苏叶：辛温发散，宜禁。

以上所述，皆《白喉忌表抉微》所列者，其外可用之药尚多，姑举一二，以俟隅反。

黄连：《本经》气味苦寒无毒。张隐庵谓泻火热而养阴，叶天士谓气寒入肾，味苦入心，与经治喉痹深合。

滑石：《本经》气味甘寒无毒。主利小便，荡胃中积聚寒热。叶天士谓其禀寒水之气，入膀胱小肠二经。

款冬花：《本经》气味辛温无毒。主治咳逆上气，善喘喉痹。叶天士谓其禀木气入肝，得金味入肺，肺主气，气逆则火乘金，肺气宣通，则下降之令行。喉痹者，火结于喉而闭塞也。喉亦属肺，款冬辛温通肺，故并主喉痹也。

白茅根：《本经》气味甘寒无毒。张隐庵谓其色白味甘，根多津汁，禀金水相生之气化。

百合：气味甘平无毒，张隐庵谓色白属金，味甘属土。

赤小豆：《本经》气味甘酸平无毒。主治排痈肿脓血。按：小豆色赤入心与小肠，通调水道，殊为佳品。

猪苓：《本经》气味甘平无毒。叶天士谓其禀金气，入手太阴。

羚羊角：《本经》气味咸寒无毒。按：其气味，纯禀乎水，壮水制火，治喉妙品。

原蚕砂：《本经》气味甘辛温无毒。若喉瘖，初起宜用之。

葶苈子：《本经》气味辛寒无毒。主治结气。叶天士谓其得水之气，得金之味，为肺实喉痹之要药。

夏枯草：《本经》气味苦辛寒无毒。叶天士谓禀金水之气独全，入手太阴肺、手少阴心。

大青：泻心胃热毒。

天竺黄：《从新》称其泻热豁痰凉心，功同竹沥。

人中黄：甘寒入胃，清痰火，解五脏实热，可代金汁。

人中白：咸凉降火，治肺痿。

竹沥：泻火滑痰润燥。"

托名于洞主仙师的《白喉治法忌表抉微》将所用分为三等，第一等药称为正将，其中列大生地等二十味，认为这些都是治白喉大中至正之药，极稳极效的。第二等药称为猛将，列龙胆草等十四味，认为这些药非极重之症，以及误服禁忌之药，渐见败象者，不可轻用。第三等药称为次将，列次生地等十五味，认为这些药可用于白喉初起，辨别未明及症之轻者。凡属疮疡科，极重视单味药的选择应用，这一点是可以理解的，但选择是否十分标准，这要决定于他的学养功夫及其临证经验，便很难从一般的概念来衡量它。不过也如陈根儒指出的，神曲气味辛雄，砂仁辛温香窜，均非喉证所宜，而偏被列为正将。川朴性最燥烈，莱菔子亦不宜于肺气虚者，偏被列入猛将。藿梗辛温芳烈，冬桑叶不宜于津液亏竭者，亦被列入次将。相反，射干之泻火解毒，桑白皮的甘寒益气，僵蚕、蝉蜕的善退风热，紫荆皮的通痹解毒，山豆根的泻火保肺，马勃的清肺解热，黄芩的泻肺清心，牛蒡子的宣肺清咽喉，天花粉的养阴止渴等，均于喉证大有益处的，反列为禁忌。这些意见都很值得考虑，亦是有理论根据的。盖《抉微》一书着重于养阴清肺，但泥于养阴清肺，从其三表用药的选择来看，仍嫌其析理未纯，未臻于火候也。

五、丁泽周"论喉痧症治"

丁泽周，字甘仁，清末民初间，江苏武进人，孟河医派大家之一，名噪沪上垂四十年，著有《药性辑要》《脉学辑要》若干卷、《孟河丁氏医案》八卷、《喉痧症治概要》一卷。民国初年沪上喉痧流行颇盛，丁泽周多年临证，学验两富，独具心得，其论有云。

（一）证治概要

"时疫喉痧，由来久矣。壬寅春起，寒暖无常，天时不正，屡见盛行。予临诊二十余年，于此症略有心得，爰述其大概，与同志一商榷之。

凡痧麻种类甚多，有正痧，有风痧、红痧。惟时疫喉痧为最重，传染迅速，沿门阖境，竟有朝发而夕毙，夕发而朝亡者，暴厉夭札，殊深浩叹！业是科者，当谨慎而细察，悉心而辨治焉。如幼时初次出痧，谓之正痧，因胎中有伏热，感时气而发，寒热咳嗽，烦闷泛恶，咽喉或痛或不痛，即有咽痛，亦不腐烂，此正痧之病形也。

夏秋时之红痧、风痧，初起时寒热骨痛，胸闷呕恶，舌苔白腻，外热极重，而里热不盛，咽喉不痛，或咳嗽，或不咳嗽，此红痧、风痧之病情也。其病源良由夏受暑湿，秋感凉邪，郁于太阴阳明。太阴者肺也，阳明者胃也，肺主皮毛，胃主肌肉，邪留皮毛肌肤之间，则发为红痧、风痧。凡痧子初发时，必有寒热咳嗽、胸闷、泛恶、骨痛等症，揆度病因，盖外邪郁于腠理，遏于阳明，肺气不得宣通，胃气不得泄越也。必用疏散之剂，疏表解郁，得汗，则痧麻透，而诸症俱解，此治正痧风痧之大略也。

独称时疫烂喉痀痧者何也？因此症发于夏秋者少，冬春者多，乃冬不藏精，冬应寒而反温，春犹寒禁，春应温而反冷，经所谓非其时而有其气[13]，酿成疫疠之邪也。邪从口鼻入于肺胃，咽喉为肺胃之门户，暴寒束于外，疫毒郁于内，蒸腾肺胃两经，厥少之火，乘势上亢，于是发为烂喉痀痧。痀与痧略有分别，痀则成片，痧则成颗，其治法与白喉迥然不同。《白喉忌表》

一书，立滋阴清肺汤，原宗仲景猪肤汤之遗意，由少阴伏热升腾，吸受疫疠之气，与内蕴伏热，相应为患。若至音哑气喘，肺炎叶腐，危在旦夕间矣，滋阴清肺，尚恐不及，宜加珠、黄、金汁，或救十中一二。苟与表散，引动伏火，增其炎焰之势，多致夭枉。此时疫喉痧，当与白喉分别清楚，不容稍混也。

白喉固宜忌表，而时疫喉痧初起，则不可不速表，故先用汗法，次用清法，或用下法，须分初、中、末三层，在气在营，或气分多，或营分多，脉象无定，辨之宜确，一有不慎，毫厘千里。初则寒热烦躁，呕恶，咽喉肿痛，腐烂，舌苔或白如积粉，或薄腻而黄，脉或浮数，或郁数，甚则脉沉似伏，此时邪郁于气分，速当表散，轻则荆防败毒[14]，清咽利膈汤[15]去硝黄，重则麻杏石甘汤。如壮热口渴烦躁，咽喉肿痛腐烂，舌边尖红，绛中有黄苔，痧疹密布，甚则神昏谵语，此时疫邪化火，渐由气入营，即当生津清营解毒，佐使苏透，仍望邪从气分而解，轻则用黑膏汤、鲜石斛、豆豉之类；重则犀豉汤[16]、犀角地黄汤，必待舌色光红或焦糙，痧子布齐，气分之邪已透，当用大剂清营凉解，不可再行表散，此治时疫喉痧用药之次第也。假使早用寒凉，则邪遏在内，必至内陷神昏，或泄泻等症，致成不救。如表散太过，则火炎愈炽，伤津劫液，引动肝风，发为痉厥等险象，仍当大剂清营凉解，或可挽回。先哲云：痧疹有汗则生，无汗则死。金针度人，二语尽之矣。故此证当表则表之，当清则清之，或用釜底抽薪法，亦急下存阴之意。谚云：救病如救火，走马看咽喉。用药贵乎迅速，万不可误时失机。此症有不治难治数条，开列于后：

脉伏者不治。泄泻不止者不治。会厌腐去，声哑气急者不治。始终无汗者难治。痧疹遍体虽见，而头面不显者难治。此皆时疫喉痧危险之症。其余用药得宜，虽重亦可挽回，此不过言其大略耳。"

痧，方书名麻疹，浙人呼为瘄子，丁泽周所谓的正痧、风痧、红痧，殆即指麻疹而言，所以有咽痛，有不咽痛，虽有咽痛，亦不腐烂。时疫烂喉痧痧，亦称烂喉疫痧，既见痧疹，又有烂喉之症，而且往往痧疹轻者，其喉烂亦浅；痧疹重者，其喉烂亦深。夏春农著的《疫喉浅论》两卷，就是专门研究这个病的。他说：

"口鼻吸受天地疫厉不正之气，与肺胃蕴伏之热混合盘踞，一遇少阳相火沸腾，肺胃蕴热与疫疠之毒，一齐上干，或加外风相搏，遂令咽喉暴痛暴腐也。肺主皮毛，胃主肌肉，三焦火炎，熏蒸营血，故为痹为痧也。此疫喉痧之所由来也。愚见以三焦相火为发源，以肺胃二经为战场，以吸受疫疠之气为贼渠也。"[17]

也就是说病因是外之疫毒、内之相火，病变却在肺胃二经。据临床所见，多属于现代医学所诊断的猩红热，特别是脓毒症型的猩红热。丁泽周于此提出白喉固可忌表，而时疫喉痧初起，则不可不速表，的是经验之谈。

（二）自订方八首

1. 解肌透痧汤

"专治痧麻初起，恶寒发热，咽喉肿痛，妨于咽饮，遍体疲痛，烦闷泛恶等症（痧麻见咳嗽为轻，无咳嗽为重）。

荆芥穗钱半，净蝉衣八分，嫩射干一钱，生甘草五分，粉葛根二钱，熟牛蒡二钱，轻马勃八分，苦桔梗一钱，前胡钱半，连翘壳二钱，炙僵蚕三钱，淡豆豉三钱，鲜竹茹二钱，紫背浮萍三钱。

如呕恶甚，舌白腻，加玉枢丹四分冲服。

2. 加减麻杏石甘汤

专治痧麻不透，憎寒发热，咽喉肿痛，或内关白腐，或咳嗽气逆之重症。

净麻黄四分，熟石膏四钱，象贝母三钱，鲜竹叶三十张，光杏仁三钱，射干八分，炙僵蚕三钱，白萝菔汁一两，生甘草六分，连翘壳二钱，薄荷叶一钱，京元参钱半。

3. 加减升麻葛根汤

专治痧麻虽布，而头面鼻独无，身热泄泻，咽痛不腐之症。

川升麻五分，生甘草五分，连翘壳二钱，炙僵蚕三钱，粉葛根钱半，苦桔梗一钱，金银花三钱，干荷叶一角，薄荷叶八分，京赤芍二钱，净蝉衣八分，陈莱菔三钱。

4. 加减黑膏汤

专治疫邪不达，销烁阴液，痧麻布而不透，发热无汗，咽喉肿红，燥痛白腐，口渴烦躁，舌红绛起刺，或舌黑糙无津之重症。

淡豆豉三钱，薄荷叶八分，连翘壳三钱，炙僵蚕三钱，鲜生地四钱，熟石膏四钱，京赤芍二钱，净蝉衣八分，鲜石斛四钱，生甘草六分，象贝母三钱，浮萍草三钱，鲜竹叶三十张，茅芦根各一两。

5. 凉营清气汤

专治痧麻虽布，壮热烦躁，渴欲冷饮，甚则谵语妄言，咽喉肿痛腐烂，脉洪数，舌红绛，或黑糙无津之重症。

犀角尖五分（磨冲），鲜石斛八钱，黑山栀二钱，牡丹皮二钱，鲜生地八钱，薄荷叶八分，川雅连五分，京赤芍二钱，京元参三钱，生石膏八钱，生甘草八分，连翘壳三钱，鲜竹叶三十张，茅芦根各一两，金汁一两（冲服）。

如痰多加竹沥一两，冲服，珠黄散每日服二分。

6. 加减滋阴清肺汤

专治疫喉、白喉，内外腐烂，身热苔黄，或舌质红绛，不可发表之症。

鲜生地六钱，细木通八分，薄荷叶八分，金银花三钱，京元参三钱，川雅连五分，冬桑叶三十张，连翘壳三钱，鲜石斛四钱，甘中黄八分，大贝母三钱，鲜竹叶三十张，活芦根一两（去节）。

如便闭加生川军三钱，开水泡，绞汁冲服。

7. 败毒汤

专治痧麻未曾透，项颈结成痧毒，肿硬疼痛，身热无汗之症。

荆芥穗钱半，薄荷叶一钱，连翘壳三钱，生蒲黄三钱，熟石膏四钱，炒牛蒡二钱，象贝母三钱，益母草三钱，生甘草六分，京赤芍三钱，炙僵蚕三钱，板蓝根钱半。

如大便泄泻，去牛蒡、石膏，加葛根、黄芩、黄连，此肺胃疫毒，邪热移于大肠也。如初病泄泻，可仿喻氏逆流挽舟之法，荆防败毒加减。如挟食滞，可加楂曲之类，亦不可执一而论。

8. 加减竹叶石膏汤

专治痧麻之后，有汗，身热不退，口干欲饮，或咽痛蒂坠，咳嗽痰多等症。

青竹叶三十张，桑叶皮各钱半，金银花三钱，鲜苇茎一两（去节），熟石膏三钱，光杏仁三钱，连翘壳三钱，白萝卜汁一两，生甘草六分，象贝母三钱，冬瓜子四钱。"

一二三方，都重在疏表、透达痧麻，于辛凉疏散之中，无不寓有生津养液之用，只要津液不枯，则热可解、毒可散，所以它完全不同于一般的发散剂。四五六三方，则以凉血清热脱毒为主，而重在控制喉部的肿痛疡腐。但其中亦寓有生津养液之用，津液能存，则血可滋营、毒可消散、腐疡可愈，这也不同于一般的荡涤火热邪气。第七方治痧麻未透而郁结于表者，故从肌肉清以透之，毫不伤燥。第八方治痧麻已透，而里热与痰结余毒不清，故用清热豁痰之法，不滋不伐。的是治温热学的老手，不愧为孟河名家。

（三）选用效药

1. 吹药

（1）玉钥匙：治一切喉症，肿痛白腐，将此药吹之，能退炎消肿，惟阴虚白喉忌用。

西瓜霜五钱，西月石五钱，飞朱砂六分，僵蚕五分，冰片五分。研极细末。

（2）金不换：功效较玉钥匙尤胜，治疫喉，生肌长肉，方如下：

玉钥匙加人中白三钱，青黛三钱，西黄三钱，珠粉三钱。

（3）加味珠黄散：治喉症立能消肿止疼，化毒生肌。

珠粉七分，西黄五分，琥珀七分，西瓜霜一钱。

（4）锡类散：治一切喉痧喉痈，腐烂作痛，痰涎甚多，渴饮难下，此散吹入，能豁痰开肺，去腐生新。

象牙屑四分，璧钱三十个，西黄七厘，冰片五厘，青黛七分，人指甲七厘，珠粉四分。

以上吹药，研细末贮瓶，勿令出气。

2. 外贴药

贴喉异功散：治喉症肿痛，用太乙膏[18]上药少许，贴人迎穴，半日起泡，即揭去。

斑蝥四钱，血竭六分，乳香六分，没药六分，全蝎六分，元参六分，麝香三分，冰片三分。

斑蝥去头、翅、足，用糯米拌炒，以米色微黄为度，除血竭外，合诸药共研细末，另研血竭，拌匀，瓷瓶收贮，勿令出气。

3. 敷药

（1）三黄二香散：清火解毒，用菜油调敷。

大黄二两，蒲黄一两，雄黄二钱，麝香三分，冰片三分。

（2）冲和膏：消肿止痛，用陈醋白蜜调，炖温敷。

紫荆皮五两，独活三两，白芷三两，赤芍二两，石菖蒲两半。

（3）紫金锭（即玉枢丹）：消肿解毒，用陈醋磨敷。

山慈菇二两，川文蛤（即五倍子捶破洗刮内栉）二两，红大戟一两，当门子三钱，千金子二两。

所有选用诸方，骤视之均为疡医所用成药，但各方与成药均不一样，而是经丁泽周临床应用加减过的，故有其独特的经验。

注释

［1］许乐泉，名佐廷，精喉科。

［2］《喉科紫珍集》，分载七十二证，亦专家传授之书。

［3］纂录此书者，自署名耐修子。

［4］书成于光绪八年。宣统元年，江阴尚有刻本，惜经癸丑之乱，今已不可多得。

［5］紫正散：紫荆皮二钱，荆芥穗八分，北防风八分，北细辛四分去节。

［6］地黄汤，即地黄散，一名内消散。小生地二钱，京赤芍八分，苏薄荷六分，牡丹皮八分，牙桔梗八分，生甘草六分，净茜草一钱，灯心草二十节，红内消（即茜草藤）一钱。（紫地二散常合用，勿离用）

［7］［8］见《重楼玉钥》卷二末附"梅涧医语"。

［9］在《咽喉脉证通论》中原名"总论"。

［10］见《外科精义·论疮肿诊候入式法》。

［11］《脉简补义·读医须先识各经主脉主证》。

［12］即指《白喉治法忌表抉微》选定药将三表中所列的药品。

［13］见《伤寒论·伤寒例》。

［14］荆防败毒散：荆芥穗、防风、羌活、独活、柴胡、前胡、川芎、枳壳、桔梗、茯苓各一两，甘草五钱，每服一两，加生姜三片，薄荷少许煎。

［15］清咽利膈汤：金银花、防风、荆芥、薄荷、桔梗、黄芩、黄连各钱半，山栀、连翘各二钱，元参、煨大黄、朴硝、牛蒡子、甘草各七分，作一剂，水二盅，煎一盅，食后服，去金银花，名清心利膈汤，治积热咽喉肿痛，痰涎壅盛。

3820

[16] 犀豉汤：犀角、香豉、牛蒡子、荆芥、连翘、焦栀仁、马勃、大贝母、蝉衣、赤芍、桔梗、甘草。

[17]《疫喉浅论·疫喉痧总论》。

[18] 太乙膏：玄参、白芷、当归身、生地、土木鳖、赤芍药、大黄各五钱，乳香、没药各二钱，阿魏一钱，轻粉一钱五分，血余一团，肉桂二钱五分，黄丹（水飞）六两五钱。先将草药用麻油一斤浸之，春五夏三秋七冬十日，倾入锅内，文武火熬至药枯浮起为度。住火片时，用布袋滤净药渣，将锅展净，入油锅内，下血余再熬，以柳枝挑看，俟血余熬枯浮起，方为熬熟。每净油一斤，将炒过黄丹六两五钱，徐徐投入，不住手搅，俟锅内先发青烟，后起白烟，叠叠升起，其膏已成，将膏滴入水试看，软硬适中，下锅，方下阿魏，散膏面上，化过，次下没药轻粉末，搅匀，倾入水内，以柳木棍搅成一块。摊贴。（《外科正宗》方）。